Infektiologie
Aktuelle Aspekte
Jahrbuch 2001/2002

O. Janata
E. Reisinger
(Hrsg.)

Infektiologie
Aktuelle Aspekte

Jahrbuch 2001/2002

Springer-Verlag Wien GmbH

Dr. Oskar Janata
Facharzt für Innere Medizin, Hygienebeauftragter Arzt im Donauspital im SMZ-Ost,
A-1220 Wien, Langobardenstraße 122

Prof. Dr. Emil C. Reisinger
Facharzt für Innere Medizin, Med. Chem. Labordiagnostik u. Tropenmedizin
Universitätsklinik für Innere Medizin, Abt. f. Infektiologie u. Tropenmedizin
D-18057 Rostock, Ernst-Heydemannstraße 6

Gedruckt auf säurefreiem, chlorfrei gebleichtem Papier – TCF
SPIN: 10834265

Die Deutsche Bibliothek – CIP-Einheitsaufnahme
Ein Titeldatensatz für diese Publikation ist bei
Der Deutschen Bibliothek erhältlich

ISSN 1617-4941
ISBN 978-3-211-83662-0   ISBN 978-3-7091-6236-1 (eBook)
DOI 10.1007/978-3-7091-6236-1

Prolog

Im Laufe der letzten Jahrzehnte wurden zumindest in den Industrienationen durch die Verbesserung der Hygienesituation, durch die Zunahme des Wissensstandes in der Epidemiologie und Ätiologie von Infektionskrankheiten und durch die Entwicklung neuer antiinfektiöser Substanzen und Impfstoffe gewaltige Fortschritte in der Diagnostik und Therapie von Infektionskrankheiten erreicht. Diese Erfolge hätten nun vermuten lassen können, daß Infektionskrankheiten an Bedeutung verlieren würden. Diese Vermutung hat sich aber nicht bewahrheitet, nach wie vor stellen Infektionen bei Erwachsenen in etwa 20% den Grund für eine ambulante Konsultation dar, 15% der Spitalseinweisungen gehen auf Infektionen zurück und mindestens 5% aller hospitalisierten Patienten erleiden eine nosokomiale Infektion. In den Vereinigten Staaten stieg die jährliche Mortalität an Infektionskrankheiten von 1980 – 1996 von 41 auf 63 pro 100.000 Personen. Der Anstieg der Mortalität war natürlich in erster Linie durch die AIDS-Epidemie verursacht, die vorwiegend die 25-44jährigen betraf und in dieser Altersgruppe zu einer Versechsfachung der Mortalität führte. Jedoch stieg bei den über 65jährigen ebenfalls die Todesrate an Infektionskrankheiten global um 25% an, die Mortalität an Atemwegsinfektionen um 20%, die der Septikämien sogar um 83%. Dafür sind verschiedene Gründe anzuschuldigen:

1. Im Laufe der letzten 20 Jahre haben große Veränderungen in der Pathologie von Infektionen stattgefunden, die eng zusammenhängen mit Innovationen in der modernen Medizin, mit den besseren Überlebenschancen von immunkompromittierten Patienten und mit der höheren Lebenserwartung der Bevölkerung. Die Entwicklung der Intensivbehandlung, der Chirurgie, der Organtransplantationen, der Implantatchirurgie, der onkologischen Chemotherapie und Radiotherapie haben die Grundlage für Infektionen mit bisher wenig pathogen oder apathogen angenommenen Erregern geschaffen. Dazu gehören gewisse Bakterien, Pilze, opportunistische Parasiten und auch Viren. Auf Intensivstationen können bis zu 40% der Patienten nosokomiale Infektionen erleiden, nach wie vor ist die häufigste Todesursache an Intensivstationen eine Infektion, auch bei Transplantierten stehen Infektionen an erster Stelle.

2. Änderungen der Lebensgewohnheiten unserer Bevölkerung wie Reisen in die Tropen, Änderung des Sexualverhaltens, Drogen, aber auch Trends in der industriellen

Lebensmittelproduktion haben größere Bevölkerungsgruppen mit einer ganzen Reihe von mehr oder weniger neuen, autochthonen oder exotischen Infektionskrankheiten konfrontiert. In diesem Zusammenhang hat AIDS mit seiner Fülle von Infektionsproblemen, aber auch Tropenkrankheiten, allen voran Malaria ein völlig neues Infektionsszenario geschaffen.

3. Im Laufe der letzten Jahre wurden mehr als 20 neue Infektionskrankheiten beschrieben. Die Einführung der Molekularbiologie in die Diagnostik von Erregern eröffnet völlig neue Möglichkeiten. Neue Ergebnisse geben zur Vermutung Anlaß, daß bei der koronaren Herzkrankheit, beim Typ I-Diabetes und bei der Depression ein infektiöses Agens beteiligt ist.

Die oben aufgezählten Ursachen für entweder neue Infektionskrankheiten oder Infektionen bei Patienten mit z. B. erworbener Immundefizienz erfordern häufig invasive diagnostische Methoden und den Einsatz von hochentwickelten und teuren Laboratoriumsmethoden. Die Indikationsstellung für diese Untersuchungen wird immer schwieriger und ihre Auswertung immer komplizierter. Die Anwendung der neuen antibakteriellen, antiviralen, antimykotischen und antiparasitären Medikamente mit ihren häufig geringen therapeutischen Breiten bei Patienten mit schweren Grundkrankheiten und / oder Multiorganversagen erfordert sowohl profunde Kenntnisse in der Pharmakologie, Pharmakodynamik und Pharmakokinetik dieser Substanzen als auch in der Klinik dieser Erkankungen. Das Management dieser Patienten mit ihren komplexen Problemen kann den Allgemein-Internisten überfordern. Um in Zukunft die kompetente Behandlung von Patienten mit Infektionskrankheiten und den ökonomischen Einsatz von Ressourcen für die Diagnostik und Therapie dieser Patienten sicherzustellen, ergriff die Österreichische Gesellschaft für Infektionskrankheiten die Initiative und stellte den Antrag zur Schaffung des Zusatzfacharztes „Infektiologie" im Rahmen des Sonderfaches Innere Medizin. Das Zusatzfach „Infektiologie" existiert bereits in den USA, Kanada, der Schweiz und den EU-Ländern Schweden, Dänemark, Finnland, Großbritannien, Irland, Italien sowie in einigen Bundesländern Deutschlands. Die Ausbildungsordnung für dieses Zusatzfach beinhaltet 2 Jahre klinische Ausbildung in Infektiologie und 1 Jahr wahlweise Ausbildung in Hygiene und Mikrobiologie, Pathologie, medizinisch-chemischer Labordiagnostik, Krankenhaushygiene, Virologie oder Tropenmedizin (jeweilige Mindestdauer 3 Monate). Die Absolvierung eines Kurses für Tropenmedizin (mind. 3 Monate), eines Kurses für Infektiologie der Österreichischen Gesellschaften für Infektiologie bzw. Chemotherapie (mind. 60 Stunden) und eines Kurses für Krankenhaushygiene (mind. 20 Stunden) sind Pflicht.

Das Aufgabengebiet des zukünftigen Infektiologen wird nicht im niedergelassenen Bereich sondern im Spitalsbereich, hier wieder vorwiegend in Schwerpunktkrankenhäusern, liegen. Zu den wichtigsten Aufgaben gehört eine infektiologische Konsiliartätigkeit an Intensivstationen, Dialysestationen, haematologisch-onkologischen Abteilungen, chirurgisch orientierten Abteilungen, Transplantationseinheiten, AIDS-Stationen etc. Diese Tätigkeit deckt sich weitgehend mit den Vorstellungen des Gesundheitsministeriums, das im Auftrag der WHO im Rahmen des ABS (AntiBiotika-Strategie) – Projekts von 1998 – 1999 Leitlinien für den optimierten Einsatz von Antibiotika entwickelte und dabei den Terminus Antibiotikaexperte schuf. Zu dessen Aufgaben gehört in Kooperation mit den Mikrobiologen die Dokumentation von Infektionserregern und deren Resistenz, der effiziente und kostengünstige Einsatz von Antibiotika, die bei den Medikamentenkosten in vielen Krankenhäusern den ersten Platz einnehmen sowie die Fortbildung in Diagnostik und Therapie von Infektionen.

In einem 1998 im Journal for Clinical Infectious Diseases (CID 1998; 27; 478-486) publizierten Artikel wurde die infektiologische Konsiliartätigkeit an der Duke University bei 244 hospitalisierten Patienten mit Staph. Aureus Bakteriämien bewertet. Dabei stellte sich heraus, daß die bettenführenden Ärzte die Empfehlungen der Konsiliarinfektiologen nur zu 46% befolgten. Eine gute Compliance mit den Therapieempfehlungen bestand nur bei den Patienten mit den schwersten Verläufen der Staphylokokkeninfektionen. Obwohl in der Compliance Gruppe (n = 112) metastatische Komplikationen in 43 vs 20% und Endokarditis in 27 vs 1,5% häufiger auftraten, waren die Heilungsraten mit 80 vs 64% signifikant besser und die Rezidivraten mit 6 vs 18% signifikant geringer. Die Autoren kommen zu dem Schluß, daß die Expertise von Infektionsspezialisten einen signifikanten Einfluß auf den Behandlungserfolg hat.

Prim. Prof. Dr. Hannes Pichler
Präsident der Österreichischen Gesellschaft für Infektionskrankheiten

Vorwort des Herausgeber

Mit dem vorliegenden 3. Band des Jahrbuches Infektiologie – Aktuelle Aspekte ist es uns gelungen auf dem Weg vom Experiment zur Institution ein beachtliches Stück weiterzukommen. Auch in dieser Ausgabe sind die thematischen Fixpunkte ein Erreger des Jahres, diesmal Borrelia burgdorferi, ein Antibiotikum des Jahres – Amphotericin B, eine Pro und Contra Diskussion zum Thema Heliobacter, ein State of the Art Artikel zur Chlamydien Diagnostik und ein historischer Rückblick auf E. Behring und die Immuntherapie. Der Bogen der übrigen Themen spannt sich von Infektionen wie der Akuten Otitis media, die jeden Allgemeinmediziner bei der täglichen Routine beschäftigen, bis hin zum Bioterrorismus, Gott Lob, bis dato aber nur theoretische Bedrohung unserer Gesellschaft.

Der Dank der Herausgeber gilt an erster Stelle natürlich den Autoren für Ihre Beiträge, ausdrücklich bedanken wir uns aber auch bei den Reviewern, die einen wesentlichen Beitrag zur Qualitätssicherung des Jahrbuches leisten. Natürlich gilt der Dank der Herausgeber auch dem Redaktionsteam, ohne dessen Unterstützung der Kontakt zu den Autoren und Reviewern nicht möglich wäre und dem Sponsor Bristol Myers Squibb für dessen Engagement in der Organisation.

Herausgeber und Redaktionsteam wünschen den Lesern, daß Sie Interessantes, Wissenswertes oder auch nur Denkanstöße für die tägliche Praxis in dem vorliegenden Jahrbuch finden und so das Interesse am Themenkreis Infektionskrankheiten weiter wächst.

O. Janata　　　　　　　　　　*E. C. Reisinger*

Herausgeber

OA Dr. Oskar Janata, Hygieneteam, Donauspital im SMZ Ost
Langobardenstraße 122, 1220 Wien

Univ.-Prof. Dr. Emil Reisinger, Vorstand der Univ. Klinik f. Innere Medizin,
Abt. f. Infektions- u. Tropenmedizin, Ernst-Heydemannstr. 6, D-18057 Rostock

Redakteure

Univ.-Prof. Dr. Franz Allerberger, Bundesstaatliche Bakt. Serol. Untersuchungsanstalt
Schöpfstraße 41, 6020 Innsbruck

Univ.-Prof. Dr. Heinz Burgmann, Klinische Abt. f. Infektionen u. Chemotherapie,
AKH Wien, Währinger Gürtel 18-20, 1090 Wien

OA. Dr. Oskar Janata, Hygieneteam, Donauspital im SMZ Ost
Langobardenstraße 122, 1220 Wien

Dr. Robert Krause, Abt. f. Infektiologie, Med. Universitätsklinik Graz,
Auenbruggerplatz 15, 8036 Graz

OA. Dr. Arno Lechner, 2. Med. Abt., LKH Salzburg
Müllner Hauptstr. 48, 5020 Salzburg

Univ.-Prof. Dr. Emil Reisinger, Vorstand der Univ. Klinik f. Innere Medizin,
Abt. f. Infektions- u. Tropenmedizin, Ernst-Heydemannstr. 6, D-18057 Rostock

OA. Dr. Regina Watschinger, Inst. f. Med. Mikrobiologie u. Hygiene, KH d.
Elisabethinen, Fadingerstr. 1, 4020 Linz

OA. Dr. Agnes Wechsler-Fördös, Hygieneteam, KA Rudolfstiftung Wien
Juchgasse 25, 1030 Wien

Doz. Dr. Thomas Weinke, Klinikum Ernst v. Bergmann, Abteilung f.
Gastroenterologie u. Infektiologie, Schalottenstraße 72, D-14467

Erstautoren

Univ.-Prof. Dr. Franz Allerberger, Bundesstaatliche Bakt. Serol. Untersuchungsanstalt
Schöpfstr. 41, 6020 Innsbruck

OA Dr. Hugo Bonatti, Klin. Abt. f. allg. Chirurgie, Anichstr. 35, 6020 Innsbruck

Univ.-Prof. Dr. J. Peter Guggenbichler, Leiter der Abt. f. Infektiologie u. präventive
Medizin, Kinderklinik Erlanger, Loschgestr. 15, D-91054 Erlangen

OA. Dr. Oskar Janata, Hygieneteam, Donauspital im SMZ Ost
Langobardenstr. 122, 1220 Wien

Univ.-Prof. Dr. Manfred Kist, Abt. f. Mikrobiologie u. Hygiene, Univ. Klinik
Freiburg, Hermann-Herderstr. 11, D-79104 Freiburg

Univ.-Prof. Dr. Günter J. Krejs, Vorstand der Med. Univ. Klinik Graz, A. ö. LKH
Graz, Auenbruggerplatz 15, 8036 Graz

Dr. Jens. K. Kuhn, Institut f. Med. Mikrobiologie, Univ. Berlin,
Hindenburgdamm 27, D-12203 Berlin

Univ.-Doz. Dr. Robert W. Kurz, Zentrum f. ambulante Rehabilitation,
Wehlistr. 127, 1020 Wien

Dr. Matthias Lademann, Abt. f. Tropenmedizin u. Infektionskrankheiten, Univ.
Klinik f. Innere Med., Ernst-Heydemannstr. 6, D-18057 Rostock

Dr. Michael Lafrenz, Abt. f. Tropenmedizin u. Infektionskrankheiten, Univ. Klinik f.
Innere Med., Ernst-Heydemannstr. 6, D-18057 Rostock

OA. Dr. Arno Lechner, 2.Med. Abt., LKH Salzburg
Müllner Hauptstr. 48, 5020 Salzburg

OA Dr. Nikolaus Lilgenau, Abt. f. Dermatologie, KH Rudolfstiftung,
Juchgasse 25, 1030 Wien

Dr. Micha Löbermann, Abt. f. Tropenmedizin u. Infektionskrankheiten, Klinik und
Poliklinik f. Innere Medizin, Universität Rostock, Ernst-Heydemannstr. 6, D-18057
Rostock

Univ.-Prof. Dr. Thomas Löscher, Abteilung für Infektions- und Tropenmedizin, Medizinische Klinik Innenstadt, Klinikum der Ludwig-Maximilians-Universität, Leopoldstrasse 5, D-80802 München

Univ.-Prof. Dr. Peter Malfertheiner, Abt. f. Gastroenterologie, Hepathologie u. Infektionskrankheiten, Otto-v.-Guericke Univ., Leipzigerstr. 44, D-39120 Magdeburg

Dr. Wolfram W. Moll, Wasso Hospital, Loliondo via Arusha, P.O. Box 42, Tanzania

OA Dr. Gerhard Moser, Abt. f. Hals-, Nasen-, Ohrenkrankheiten, LKH Salzburg, Müllner Hauptstr. 48, 5020 Salzburg

Dr. Michael Petzsch, Abt. f. Kardiologie, Klinik und Poliklinik f. Innere Medizin, Universität Rostock, Ernst-Heydemannstr. 6, D-18057 Rostock

Prim .Univ.- Prof. Dr. Hannes Pichler, Präsident d. Österreichischen Gesellschaft f. Infektionskrankheiten, 4. Med. Abt. mit Infektions- u. Tropenmedizin, KH KFJ, Kundratstr. 3, 1100 Wien

OA Dr. Claus Pototschnig, Klin. Abt. f. allg. HNO-Heilkunde, Anichstr. 35, 6020 Innsbruck

Dr. Silvio Pötschner, Facharzt für Ohrenheilkunde, Mariahilferstr. 1D/XIII, 1060 Wien

Univ.-Prof. Dr. Emil C. Reisinger, Abt. f. Tropenmedizin u. Infektionskrankheiten, Klinik und Poliklinik f. Innere Medizin, Universität Rostock, Ernst-Heydemannstr. 6, D-18057 Rostock

Dr. Mascha Schmied, Klin. Abt. f. Neurologische Rehabilitation, AKH Wien, Währinger Gürtel 18-20, 1090 Wien

Ao. Univ.-Prof. Dr. Peter Schnider, Klin. Abt. f. Neurologische Rehabilitation, AKH Wien, Währinger Gürtel 18-20, 1090 Wien

Univ.-Prof. Dr. Gerold Stanek, Leiter der Abt. f. Infektionsimmunologie, Klin. Inst. f. Hygiene der Universität Wien, Kinderspitalg. 15, 1095 Wien

Dr. Beate Steiner, Abt. f. Hämatologie u. Onkologie, Klinik und Poliklinik f. Innere Medizin, Universität Rostock, Ernst-Heydemannstr. 6, D-18057 Rostock

Univ.-Prof. Dr. Florian Thalhammer, Abt. f. Infektionen u. Chemotheraphie, AKH Wien, Währinger Gürtel 18-20, 1090 Wien

HptmA. Dr. Herbert Tomaso, Inst. f. Hygiene und Sozialmedizin, Univ. Innsbruck, Fritz-Pregl-Str. 3, 6010 Innsbruck

Ao. Univ.-Prof. Dr. Cornelius Wimmer, Abt. f. Orthopädie, Univ. Klinik Innsbruck, Anichstr. 35, 6020 Innsbruck

Reviewer

OA Dr. Gedoeon Perneczky, Abt. f. Neurochirurgie, KH Rudolfstiftung, Juchg. 25, 1030 Wien

Univ.-Prof. Dr. Therese Popow-Kraupp, Institut f. Virologie, AKH Wien, Kinderspitalg. 15, 1090 Wien

Univ.-Prof. Dr. Emil C. Reisinger, Abt. f. Tropenmedizin u. Infektionskrankheiten, Klinik und Poliklinik f. Innere Medizin, Univ. Rostock, Ernst-Heydemannstr. 6, D-18057 Rostock

Ao. Univ.-Prof. Dr. Peter Schnider, Klin. Abt. f. Neurologische Rehabilitation, AKH Wien, Währinger Gürtel 18-20, 1090 Wien

Univ.-Doz. Prof. Dr. Herwig Swoboda, Vorstand der HNO-Abt., KH Lainz, Wolkersbergenstr. 1, 1130 Wien

OA. Dr. Regina Watschinger, Inst. f. Med. Mikrobiologie u. Hygiene, KH d. Elisabethinen, Fadingerstr. 1, 4020 Linz

OA Dr. Heinz Winkler, Abt. f. Orthopädie, A. ö. KH Krems/Donau, Mitterweg 10, 3500 Krems

Redaktion

Gerald Hirn, Bristol-Myers Squibb GesmbH.
Columbusgasse 4, 1101 Wien

Wolfang Ulm, Bristol-Myers Squibb GesmbH.
Columbusgasse 4, 1101 Wien

Brigitte Palmetshofer, Bristol-Myers Squibb GesmbH
Columbusgasse 4, 1101 Wien

Inhaltsverzeichnis

ERREGER DES JAHRES

Diagnostik und Therapie der Lyme-Borreliose

M. Lafrenz

In den westlichen Industrieländern ist die Lyme-Borreliose die häufigste durch Arthropoden übertragene Infektionskrankheit. In unseren Breiten gilt als Überträger der Holzbock, Ixodes ricinus. Erregerreservoir sind vor allen Dingen in Waldgebieten beheimatete Säuger.

Um die verschiedenartigen Symptome zu bündeln und dem pathogenetischen Ablauf gerecht werden zu können, ist die Lyme-Borreliose in 3 Stadien eingeteilt worden: Stadium I umfasst die frühe lokale Infektion, das Stadium II die frühe und Stadium III die späte Generalisation. Der Übergang von einem Stadium in das andere ist oft fließend und es können klinische Erscheinungen, die verschiedenen Stadien zugeordnet werden, nebeneinander bestehen. Auch muss nicht die Reihenfolge der Stadien gesetzmäßig durchlaufen werden, sondern die Erstmanifestation der Erkrankung kann in jedem Stadium erfolgen.

Wie bei vielen Infektionskrankheiten ist die Kenntnis der epidemiologischen Situation für die Bewertung der erhobenen serologischen Befunde und deren Einordnung in ein klinisches Krankheitsbild von Bedeutung. In Endemiegebieten kann bei der Durchschnittsbevölkerung mit einer Antikörperprävalenz bis zu 20% gerechnet werden. Diese Zahl steigt bei Risikogruppen, wie z.B. Waldarbeitern, bis auf 90% an; in eigenen Untersuchungen betrug dieser Wert rund 45%. Allerdings haben nur ein geringer Anteil (die Angaben schwanken von 0,8 bis 4%) Beschwerden im Sinne einer Borreliose. So zeigten in einer größeren Studie von knapp 1.200 Patienten mit einem Erythema chronicum migrans (ECM) nur etwa 10% neurologische Symptome bzw. Arthritiden. Alle anderen Krankheitsbilder traten zusammen genommen bei weniger als 5% der Patienten mit ECM auf[3, 4, 9, 15].

Nach Hochrechnungen wird in Deutschland mit bis zu 60.000 Neuerkrankungen pro Jahr an Lyme-Borreliose gerechnet. Wegen der fehlenden Meldepflicht liegen jedoch keine exakten Daten vor. Dabei ist das Risiko, sich mit Borrelien zu infizieren, abhängig von der Größe der Zeckenpopulation und ihrer Durchseuchung mit Borrelien sowie von Art und Länge des Aufenthaltes des Wirtes (Mensch) in dem jeweiligen Endemiegebiet.

In den meisten Fällen erfolgt die Übertragung der Borrelien auf den Menschen durch infizierte Nymphen. Ihr Anteil an der Zecken-Population schwankt je nach geographischer Breite zwischen 0 bis 50%, in Zentraleuropa, d. h. auch für die deutschen und österreichischen Endemiegebiete liegt dieser Wert meist zwischen 10 bis 30%[13, 14].

Untersuchungen zur Abschätzung des Infektionsrisikos wurden bisher nur vereinzelt durchgeführt[13, 14]. Danach treten klinische Erscheinungen nur in etwa 2 – 4% aller Zeckenbisse auf. Die Inzidienz der Lyme-Borreliose liegt für verschiedene Regionen Europas zwischen 70 und 140 Erkrankungen pro 100.000 Einwohner und Jahr. Die Übertragung der Borrelien von der Zecke auf den Wirt erfolgt während einer Blutmahlzeit in der Regel nach 24 – 48 Stunden. Dabei werden entweder Borrelien aus dem Verdauungstrakt regurgitiert oder infizierter Zeckenspeichel gelangt beim Saugakt in die Blutbahn des Wirtes. Die Übertragungszeit ist in Europa mit durchschnittlich 20 Stunden offensichtlich etwas kürzer als in Amerika[9], kann aber auch wesentlich kürzer sein.

Erreger der Lyme-Borreliose ist die humanpathogene Spirochäte Borrelia burgdorferi sensu lato, die in 3 Spezies unterteilt wird:
– B. burgdorferi, vornehmlich in Nordamerika und Europa
– B. afzelii, vor allem in Europa
– B. garinii, hauptsächlich in Europa und in den gemäßigten Klimazonen Asiens verbreitet

Nach elektrophoretischer Auftrennung von Ganzzell-Lysaten mit der Polyacrylamidgel-Elektrophorese ließen sich bei B. burgdorferi sensu lato 30 verschiedene Proteinbanden identifizieren. Ein diagnostisch verwertbares und von geographischem bzw. biologischem Ursprung unabhängiges Hauptprotein mit konstantem Molekulargewicht von 41 kDa ist das Flagellin. Daneben ließen sich weitere charakteristische Banden mit variablen Molekulargewichten charakterisieren: 31 – 33 kDa für das OSP-A (Outer Surface Protein A), 34 – 36 kDa (OSP-B) und 20 – 23 kDa (OSP-C)[3, 9].

Anamnese

Die sorgfältige Erhebung der Anamnese spielt auch für dieses Krankheitsbild eine wesentliche Rolle. Aus ärztlicher Erfahrung ist bekannt, dass Patienten nur die für sie wichtigen und von ihnen in ursächlichem Zusammenhang mit ihrer Krankheit gesehenen Symptome bzw. Beschwerden angeben. Aus diesem Grunde sind Patienten mit verdächtigen Beschwerden gezielt nach Zeckenbissen zu fragen. Wenn ein Zeckenbiss angegeben wird, sollte versucht werden, die Dauer der Exposition zu eruieren. Selbstverständlich sollte auch nach Hautrötungen gefragt werden, wobei durchaus das Erscheinungsbild des ECM von der beschriebenen klassischen Morphe abweichen kann. Selten kann es auch zum Borrelien-Lymphozytom, der Lymphadenosis cutis benigna (LCB) kommen.

Auch uncharakteristische allgemeine Symptome wie Abgeschlagenheit, rezidivierende Temperaturerhöhungen, Müdigkeit, Konjunktivitis, Pharyngitis/Bronchitis, regionale Lymphangitis und Lymphadenitis, aber auch Druckgefühl im Oberbauch sollten erfasst und gewertet werden. Gelegentlich werden auch plötzlich auftretende Herzrhythmusstörungen oder andere kardiale Missempfindungen berichtet, die häufig nur kurzfristig auftreten – einige Tage bis zu etwa 6 Wochen. Zu berücksichtigen ist, dass alle diese Symptome ohne Hinweise auf ein ECM auftreten können.

Bei Patienten mit rheumatischen Beschwerden sollte immer auch nach Symptomen, z.B. aus dem neurologischen Bereich geforscht werden und umgekehrt. Arthralgien, Arthritiden, Myalgien wie auch Sensibilitätsstörungen, radikuläre Symptome und Schmerzsymptomatiken, Hinweise auf Meningitiden, aber auch Raynaud-Phänomene und Kältesensibilitäten sollten abgefragt und erfasst werden.

Klinik

Aus systematischen Gründen soll bei der Darstellung der klinischen Erscheinungen an der Stadieneinteilung festgehalten werden (Tabelle 1).

Stadium I: Die typische Manifestation ist das **Erythema (chronicum) migrans** (Abb. 1–4 im Farbbildteil), das wenige Tage bis mehrere Wochen – durchschnittlich 10 Tage – nach dem Zeckenstich auftreten kann. Aus einer initialen Papel entsteht ein sich zentrifugal ausbreitendes Erythem, das im Verlaufe von Wochen oder Monaten häufig zentral abblasst. Im Zentrum bleibt meist ein kleiner Fleck bzw. ein kleines Knötchen. Ein Erythema migrans kann wenige Tage bis zu einem Jahr bestehen bleiben; heilt aber in der Regel nach durchschnittlich 10 Wochen ab. Erst wenn das Erythem länger als ein halbes Jahr bestehen bleibt, wird von einem Erythema „chronicum" migrans gesprochen[3, 8, 9, 15].

Bereits sehr frühzeitig kann es zur Schwellung regionärer Lymphknoten und zu einer exanthematischen Ausbreitung weiterer fleckförmiger oder anulärer Erytheme kommen, die auf eine bakteriämische Aussaat des Erregers zurückgeführt werden.

Wenn es nicht zu einem sich ausbreitenden Erythem an der Stichstelle kommt, sondern lediglich eine etwa 4 bis 5 cm Durchmesser betragende Hautrötung auftritt, wird von einem Erythema non migrans gesprochen. Andere atypische Erytheme können ebenfalls auftreten: schuppende, fleckige oder hämorrhagische Erytheme wurden beobachtet.

Differentialdiagnostisch ist u. a. an das klassische streptokokkenbedingte Erysipel und das arzneimittelallergische Exanthem zu denken. Aber auch das Exanthema anulare (centrifugum oder rheumaticum) und die Tinea corporis sind zu bedenken.

Das sogenannte **Borrelien-Lymphozytom** kann ebenfalls in der Frühphase der Infektion – gegen Ende des erstens bzw. zu Beginn des zweiten Stadiums – auftreten und manifestiert sich als livid-rötliche polsterartige Schwellung oder Knoten. Als Prädilektionsstellen sind Bereiche weicher gut durchbluteter Gewebspartien wie Ohrläppchen, Brustwarzen und Skrotalhaut zu nennen. Unbehandelt kann das Borrelienlymphozytom Monate bis zu mehr als einem Jahr bestehen bleiben. Die Größe variiert von 0,5 bis zu 5 cm Durchmesser[8].

Folgende Hauterscheinungen kommen differentialdiagnostisch in Betracht: Insektenstichreaktion, Histiozytom, Sarkoidose, Granuloma eosinophilicum faciei, polymorphe

Tabelle 1: Stadienneinteilung der Lyme-Borreliose mit den ihnen zugeordneten Symptomen und Krankheitsbildern

Lyme-Borreliose

Stadium I

– unspezifische Symptome („grippaler Infekt"):
Fieber, Abgeschlagenheit, Kopf-, Glieder- u.
Gelenkschmerzen etc.

– Lymphknotenschwellungen, vorwiegend regionär

– Erythema migrans (chronicum)

– Lymphadenosis cutis benigna

Stadium II

Frühe Generalisation

● Neurologische Manifestationen
  – lymphozytäre Meningitis
  – Meningo-Polyneuro-Radiculitis (Bannwarth-
  – Syndrom)
  – Meningo-Radikulitis
    – myelitis
    – enzephalitis
  – Hirnnervenparesen
  – zerebrovaskuläre Symptome
  – Menière-Symptomatk

● Internistische Manifestationen
  – Arthritis – mono(oligo)articulär
  – Pancarditis – Endo-/Myo-/Pericarditis
  – Rhythmusstörungen/av-Blockierung
  – Myositis
  – Begleithepatitis (passager)
  – Hämat-, Proteinurie (passager)
  – interstitielle Pneumonie

● Ophthalmologische Manifestationen
  – Chorioretinitis
  – Uveitis
  – Neuritis nervi optici

Stadium III

Späte Generalisation

● Neurologische Manifestationen
  – Mono-/Polyneuritiden, ACA-assoziiert
  – Enzephalomyelitis, progressiv
  – zerebrovaskuläre Symptome

● Dermatologische Manifestationen
  – Acrodermatitis chronica atrophicans (ACA)

  – zirkumskripte Sklerodermie – Morphaea
  – Lichen sclerosus et atrophicus

● Mono/Polyarthritis (Synovitis)

Tabelle 2: Neurologische und psychiatrische Krankheitsbilder bei Lyme-Borreliose

Manifestationen der Neuroborreliose

Neurologie	*Psychiatrie*
Neuritiden – poly- oder mononeuritisch	Depressive Verstimmung
Hirnnervenparesen	Atypisches depressives Syndrom
Lymphozytäre Meningitis	Hirnorganisches Psychosyndrom
Meningoradiculitis cranialis et spinalis	Organische Psychosen
Meningomyelitis/-myeloradikulitis	Demenz
Meningoenzephalitis/-enzephaloradikulitis	Anorektische Syndrome
Enzephalitis – fokal oder generalisiert	
Zerebrale Vaskulitis	
Progressive Enzephalomyelitis	
Chorioretinitis/Neuritis nervi optici	
Myositis	

Lichtdermatose, pseudolymphomatöse Arzneireaktion, B-Zell Lymphom der Haut, Lupus erythematodes.

Etwa ein Fünftel der Patienten klagt über Allgemeinsymptome im Sinne eines grippalen Infektes mit Muskel- und Gliederschmerzen, seltener Muskelkrämpfen sowie Muskelfaszikulationen. Aber auch psychopathologische Symptome, wie depressive Verstimmungen und ein atypisches depressives Syndrom, sind gelegentlich zu beobachten[5].

Bei über 90 % heilt das Stadium I ohne antibiotische Behandlung folgenlos aus.

Stadium II: Das zweite Stadium – das der frühen Generalisation – kann Wochen bis einige Monate nach der Infektion auftreten und ist durch neurologische Krankheitsbilder gekennzeichnet (Tabelle 2). Als Leitsymptom gilt die Meningo- poly-radiculoneuritis Garin-Bujadoux-Bannwarth. Wochen bis Monate nach einem Zeckenstich treten brennende radikuläre Schmerzen auf, häufig in lokaler Beziehung zum vorangegangenen Zeckenstich. Asymmetrische und unsystematisch verteilte schlaffe Lähmungen werden während des initialen Schmerzsyndroms häufig beobachtet, in über der Hälfte der Fälle zusätzlich mit sensiblen Ausfällen belastet. Eine Di- oder Tetraplegiesymptomatik ist möglich. Meningitische und enzephalitische Krankheitsbilder gelten bei Erwachsenen in Europa jedoch als selten. Bei Kindern wird eine Fazialisparese häufig beobachtet und gilt als Leitsymptom. Alle anderen Hirnnerven – außer N. olfactorius – können ebenfalls betroffen sein. Symptome wie ein hirnorganisches Psychosyndrom, epileptische Anfälle, progrediente Gangstörungen oder apoplektische Insulte sind vergleichsweise selten (Tabelle 2)[5, 9, 10, 12].

Weitere Prädilektionsorgane sind das Herz in Form von Myo-, Peri- oder Pankarditis mit Auftreten verschiedener Rhythmus- und atrioventrikulärer Überleitungsstörungen. In seltenen Fällen kann es auch zu einer dilatativen Cardiomyopathie sowie eingeschränkter linksventrikulärer Funktion mit manifester Herzinsuffzienz und Synkopen kommen. Am Auge wurden Uveitiden, Konjunktivitiden, Chorioretinitiden, Iridozyklitiden und Panophthalmitiden beobachtet. Selten können auch das Innenohr, die Leber, Niere, Lunge, Muskel, Milz und andere Organe betroffen sein[1, 3, 9, 15].

Stadium III: Durchschnittlich 3 Monate nach der Infektion, aber auch noch nach Jahren und auch unter Umgehung der beiden ersten Stadien kann das dritte Stadium – das der späten Generalisation - in Erscheinung treten. Es ist gekennzeichnet durch die Lyme-Arthritis, die Acrodermatitis chronica atrophicans und die chronische Enzephalomyelitis.

Bei der Arthritis stehen chronisch-rezidivierende mono- oder oligoartikuläre Gelenkentzündungen im Vordergrund. Vorwiegend betroffen sind die Kniegelenke, gefolgt von Sprung-, Ellenbogen-, Finger-, Zehen-, Handwurzelgelenken sowie das Kiefergelenk[1,3].

Selten kommt es nach einem jahre- bis jahrzehntelangen Verlauf zur bereits 1902 als Acrodermatitis chronica atrophicans (ACA) beschriebenen Hautveränderung[8,9,15]. Initial kann die ACA als Rötung und Schwellung der Haut imponieren um dann zur Atrophie der Haut mit livider Verfärbung, bevorzugt an den Akren und den Streckseiten der Extremitäten zu führen.

Die sehr seltene Spätmanifestation der chronischen Enzephalomyelitis geht mit Para- und Tetraparesen einher, tritt noch nach Jahren schleichend auf und erweist sich hinsichtlich Diagnostik, Therapie und Prognose als problematisch[3,5,9,10,12,15].

Diagnostik

Die Lyme-Borreliose ist primär eine klinische Verdachtsdiagnose bei der dem serologischen Befund eine wesentliche Bedeutung zukommt. Der Serologie sind jedoch Grenzen gesetzt, die beachtet werden müssen.

In den frühen Stadien der Infektion kann die Serokonversion fehlen. Aus diesem Grunde ist in den Frühstadien die serologische Untersuchung zwei bis drei Wochen später durch eine Zweituntersuchung zu ergänzen – wie auch bei der Serodiagnostik anderer Infektionskrankheiten. Zum Zeitpunkt der Zeckenentfernung hat eine serologische Untersuchung keine medizinische Relevanz, ist aber (u. a. aus juristischen Gründen) empfehlenswert, um den Ausgangstiter festzustellen[11].

Die Serodiagnostik der Lyme-Borreliose erfolgt in einer Stufendiagnostik. Der Nachweis von Antikörpern gegen Antigene von Borrelia burgdorferi kann in Screening-Verfahren auf mehrere Arten geführt werden. Durchgesetzt haben sich ELISA- oder Immunfluoreszenz-Tests. Dabei sollten Antikörper der IgG- und IgM-Klassen bestimmt werden. Frühestens nach dem dritten Tag des Antigenkontaktes können IgM-Antikörper gebildet werden, denen nach einigen Wochen IgG-Antikörper folgen. Die IgM-Antikörper verschwinden nach einigen Wochen, können jedoch im Verlauf einer chronischen Infektion durchaus wieder erscheinen. Gelegentlich treten in der Frühphase der Erkrankung statt der IgM-Antikörper IgA-Antikörper auf. Bei dringendem Verdacht einer Borrelien-Infektion im Stadium I und negativem IgM-Antikörpernachweis sollte nach IgA-Antikörpern gefahndet werden[6,9,11,16].

Bei positivem oder grenzwertigem Befund der Screening-Untersuchung sollte in der zweiten Stufe der Diagnostik ein Immunoblot als Bestätigungstest angeschlossen werden.

Zur Diagnostik einer Neuroborreliose ist der Nachweis intrathekal gebildeter Antikörper erforderlich. Dazu sind Liquor- und Serumproben vom gleichen Tag zu untersuchen. Die Bestimmung des Liquor-/Serumindex ermöglicht den Nachweis der intrathekal gebildeten Antikörper[4, 9, 10, 16].

Prinzipiell ist zu sagen, dass die Serodiagnostik eine genaue klinische Differentialdiagnostik nicht ersetzt. Der positive Ausfall der serologischen Untersuchungsmethoden hat nur im Zusammenhang mit klinischen Befunden Bedeutung.

IgG-Antikörper können über Jahre persistieren. Andererseits muss auch an die Möglichkeit des Auftretens falsch-positiver Reaktionen gedacht werden. Hiermit ist am ehesten zu rechnen bei Autoimmunerkrankungen sowie einigen bakteriell bzw. viral bedingten Erkrankungen – Syphilis, Epstein-Barr- und Herpes-Virusinfektionen. Auch im IgM-Bereich kann es zu unspezifischem Persistieren oder zu falsch-positiven – z.B. bei Vorhandensein von Rheumafaktoren, einer Epstein-Barr-Virusinfektion etc. – und auch zu falsch-negativen Befunden kommen.

Die Diagnose „seronegative Lyme-Borreliose„ darf nicht leichtfertig gestellt werden. Die Ausschöpfung der klinischen und laborchemischen diagnostischen Möglichkeiten wie Versand des Untersuchungsmaterials an mehrere Laboratorien, die mit verschiedenen Borrelien-Isolaten arbeiten, sowie die Einbeziehung weiterer Untersuchungsmethoden (z. B. Immunoblot, PCR, Untersuchung auf zelluläre Antikörper) sind zu empfehlen. Für die Seronegativität könnte eine Diskrepanz zwischen dem Antigenspektrum des verantwortlichen Erregers und dem zur Serodiagnostik verwendeten Borrelien-Isolat, eine Antigendrift im befallenen Organismus, die „Unerreichbarkeit„ der Borrelien für immunkompetente Zellen oder auch die Einbindung der Antikörper in zirkulierende Immunkomplexe sein[3]. In den meisten Fällen der Verdachtsdiagnose „seronegative Lyme-Borreliose„ handelt es sich jedoch nicht um Borreliose.

Da die serologischen Verfahren z. Z. nicht standardisiert sind, sollten Verlaufsuntersuchungen nicht in verschiedenen Laboratorien durchgeführt werden.

Der direkte mikroskopische Nachweis der Erreger in verschiedenen klinischen Proben (Blut, Liquor, Biopsie) ist trotz Anwendung unterschiedlicher Anreicherungsverfahren außerordentlich schwierig und bleibt häufig ohne Ergebnis. Da außerdem ein negativer mikroskopischer Befund eine Erkrankung nicht ausschließt, haben diese Methoden keinen Eingang in die Routinediagnostik gefunden. Der kulturelle Nachweis von Borrelien ist geeignet, die Diagnose definitiv zu erhärten. Die Anzucht von Borrelien ist allerdings zeitaufwendig und kostenintensiv und hat häufig in den Spätstadien der Erkrankung geringe Erfolgsaussichten, so dass diese Diagnostik Speziallaboratorien vorbehalten sein sollte[2, 3, 4, 6, 9, 11, 16].

Die Polymerasekettenreaktion (PCR) spielt derzeit in der Diagnostik der Lyme-Borreliose eine untergeordnete Rolle. Auch hier ist eine Standardisierung der Untersuchungsmethoden ebensowenig erfolgt wie eine Vereinheitlichung der Bedingung für Probengewinnung, Probentransport und Materialaufbereitung. Die PCR-Untersuchung sollte auf ausgewählte differentialdiagnostisch schwierige Fälle limitiert sein, und ihre Ergebnisse sollten nur in der Gesamtschau aller Befunde gewertet werden. Als bevorzugte Materialien für eine solche PCR-Untersuchung gelten Liquor und Gelenkpunktat[2, 6, 9].

Therapie

Grundsätzlich gilt, dass ein frühzeitiger Therapiebeginn am erfolgversprechendsten ist. Allerdings ist vor einer generellen prophylaktischen Anwendung von Antibiotika nach Zeckenstichen zu warnen. Auch hier gilt der Grundsatz, dass nur Patienten mit klinischen Erscheinungen behandelt werden sollen. Isoliert erhöhte Serumtiter stellen keine Indikation zur antibiotischen Behandlung dar.

Obwohl die bisherigen Untersuchungen bezüglich der Wirksamkeit und der Überprüfbarkeit einer Antibiotika-Therapie widersprüchliche Ergebnisse lieferten, ist therapeutischer Nihilismus nicht angebracht. Ohne Therapie ist die Wahrscheinlichkeit rezidivierender oder progressiver Krankheitsverläufe deutlich höher. Bei der antibiotischen Therapie wird neuerdings eine Verlängerung der Therapiedauer auf 3 bis 4 Wochen empfohlen und weniger zu einer Intensivierung der Antibiotika-Gaben geraten.

Bei der Entscheidung zur Antibiotika-Therapie sind einige prinzipielle Erwägungen erforderlich. Dabei spielt zunächst die Empfindlichkeit des Erregers gegenüber dem gewählten Antibiotikum eine Rolle. Zum anderen sollte die Erreichbarkeit des Erregers bedacht werden, z. B. die Gewebegängigkeit des Antibiotikums, die Überwindung der Blut-Liquor- bzw. Hirn-Schranke, der Aufenthalt des Erregers in schlecht durchbluteten Geweben wie z. B. der Synovia, die intrazelluläre Lokalisation des Erregers etc. Auch die lange Generationszeit des Erregers von 7 bis 20 Stunden, die Ausbildung von „Persisterformen„ und die variierende Antibiotika-Empfindlichkeit verschiedener Stämme spielen eine Rolle. Um Therapiefehler und –versager möglichst klein zu halten, ist eine stadien- und syndromorientierte Therapie empfehlenswert.

In den frühen Stadien (Erythema migrans, Borrelien-Lymphozytom) und bei leichten Beschwerden im Übergang vom I. zum II. Krankheitsstadium steht die orale antibiotische Therapie im Vordergrund. Hier ist Doxycyclin: 2x 100 mg per os täglich für 2 bis 4 Wochen und Amoxicillin: 3x 1000 mg per os täglich für 2 bis 4 Wochen zu nennen. Als Alternativen gelten orale Cephalosporine, z. B. Cefuroxim[4, 7, 9, 11].

Bei ausgeprägten Symptomen des zweiten und dritten Krankheitsstadiums sollte auf die orale Therapie verzichtet werden. Als Mittel der Wahl haben sich Penizillin G und die Cephalosporine der dritten Generation, hier besonders Ceftriaxon und Cefotaxim, erwiesen. Folgende Dosierungen werden dabei empfohlen:
- Penizillin G, 20 Mill. IE i. v. täglich für 2 bis 4 Wochen (z. B. 4×5 Mill. IE)
- Ceftriaxon, 1× 2 g i. v. täglich für 2 bis 4 Wochen
- Cefotaxim, 3× 2 g i. v. täglich für 2 bis 4 Wochen

Der Behandlungserfolg kann zur Zeit – wenn auch nur eingeschränkt – lediglich klinisch beurteilt werden. Bei Titerkontrollen lässt sich häufig unmittelbar nach Abschluss einer antibiotischen Behandlung ein Ansteigen der Titerwerte beobachten. Bei Langzeitkontrollen gehen die Titer zurück, können aber auch längere Zeit, ohne dass Symptome vorhanden sind, auf dem früheren hohen Niveau stehen bleiben. Antikörpertiter-Verlaufskontrollen sind für die Beurteilung des Therapieerfolges nur eingeschränkt verwertbar. Da die Borreliose einen schubweisen Verlauf aufweist und sichere Heilungskriterien fehlen, sind längerfristige Kontrollen einzuplanen[3, 6, 9, 11].

Von Oschmann und Kraiczy[9] sind Kriterien zur Retherapie aufgestellt worden. Sie orientieren sich im wesentlichen an klinischen Symptomen. So ist ein nicht komplett innerhalb von 4 Wochen zurückgebildetes Erythema migrans oder über 2 Wochen persistierende Schmerzsymptome mit persistierenden neurologischen Defiziten und einer Pleozytose über 6 Monate nach Therapie eine Indikation zu einer erneuten Behandlung. Bei der Lyme-Arthritis ist das Ausbleiben der Teilremission innerhalb der ersten 4 Wochen bzw. ein persistierender Gelenkerguss über 3 Monate und bei der Neuroborreliose persistierende neurologische Defizite und Pleozytose über 6 Monate nach Therapie als Zeichen für eine erneute Behandlung anzusehen[9].

Bei Persistenz der Beschwerden über die Therapie hinaus oder bei Wiederauftreten der Symptome sind verschiedene – klinisch jedoch nicht gesicherte – Therapieformen angewandt worden. So wurde nach parenteraler Behandlung für weitere 4 bis 6 Wochen eine orale Therapie angeschlossen bzw. über 3 Monate einmal wöchentlich 2 g Ceftriaxon verabfolgt. Auch die sogenannte „pulsed high dose" ist hier zu nennen. Hierbei werden 3× 4 g Cefotaxim i. v. täglich für 2 Tage gegeben und danach 10 Tage Pause eingeschaltet. Dieser Zyklus wird insgesamt acht Mal wiederholt[6, 7, 9]. Als Alternative in den Stadien II und III wurden orale Gaben von Trimethoprim plus Roxithromycin beschrieben[17, 18].

Nach bisher vorliegenden Untersuchungen ist eine transplazentare Übertragung von Borrelia burgdorferi möglich. Trotz bisher ungenügender Datenlage ist anzunehmen, dass die Häufigkeit der Übertragung allerdings sehr niedrig ist. Das Risiko dürfte am höchsten am Ende des Stadium I zum Zeitpunkt des Erythema migrans sein, da zu diesem Zeitpunkt die für die Infektion des Feten erforderliche Bakteriämie vorliegt. Eindeutige Zusammenhänge zwischen einer Borrelien-Infektion und kongenitalen Mißbildungen konnten bisher nicht sicher hergestellt werden. Auf Grund bisher vorliegender Untersuchungen ist in der Schwangerschaft die Therapie mit Ceftriaxon oder Cefotaxim zu empfehlen[3].

Literatur

1. Burmester GR: Internistische Manifestationen bei der Lyme Borreliose. In: Krause A, Burmester GR: Lyme Borreliose. G. Thieme-Verlag., Stuttgart, New York 1999
2. Hofmann H, Brettschneider S, Bruchbauer H: Diagnostic value of serology, culture and PCR in early and late Lyme borreliosis. In: Süss J, Kahl O.: Tick-born Encephalitis and Lyme Borreliosis. Pabst Science Publishers, Lengerich 1997.
3. Horst H: Einheimische Zeckenborreliose bei Mensch und Tier. Demeter-Verlag im Spitta-Verlag, 3. Aufl., Balingen 1997
4. Kaiser R: Frühsommermeningoenzephalitis und Lyme-Borreliose – Prävention vor und nach Zeckenstich. Dt. med. Wschr. 1998; 123: 847-853
5. Kohler, J: Die Lyme-Borreliose in Neurologie und Psychiatrie. Fortschr. Med. 1990; 108: 191-193
6. Landgraf S, Dechant C, Manger B et al: Lyme-Borreliose: Aktueller Stand der Diagnostik und Therapie. Med. Klin. 1999; 94: 105-108
7. Loewen PS, Marra CA u. Marra F: Systematic review of the treatment of early Lyme disease. Drugs 1999; 57: 157 – 73
8. Neubert U: Hautmanifestationen. In: Horst H: Einheimische Zeckenborreliose bei Mensch und Tier. Demeter-Verlag im Spitta-Verlag, 3. Aufl., Balingen 1997.
9. Oschmann P u. Kraiczy P: Lyme-Borreliose und Frühsommer-Meningoenzephalitis. UNI-MED-Verlag, Bremen 1998
10. Reimers CD: Neurologische Manifestationen der Borrelia-burgdorferi-Infektionen. In: Horst, H: Einheimische Zeckenborreliose bei Mensch und Tier. Demeter-Verlag im Spitta-Verlag, 3. Aufl., Balingen 1997
11. RKI: Epidemiol. Bull. 1998; 22: 159-161
12. Schielke E: Neuroborreliose. In: Krause A, Burmester GR: Lyme Borreliose. G. Thieme-Verlag Stuttgart – New York 1999
13. Stanek G, O'Connell S, Cimmino M, et al: European Union Concerted Action on Risk Assessment in Lyme-Borreliosis: Chemical Case Definitions for Lyme Borreliosis. Wien. klin. Wschr. 1996; 108: 741-747
14. Stanek G: Biology of Borrelia burgdorferi: Risk of Infection of Lyme Borreliosis. In: Süss, J. u. Kahl O: Tick-born Encephalitis and Lyme Borreliosis. Pabst Science Publishers, Lengerich 1997
15. Steere AC: Borrelia burgdorferi (Lyme Disease, Lyme Borreliosis). In: Mandell GL., Bennett JE and Dolin R: Principles and Practice of Infectious Diseases. Churchill Livingstone, 5. Auflage, Philadelphia 2000.
16. Wilske B, Fingerle V, Hause U et al.: Borrelien. Laboratoriums Medizin, Diagnost. Bibliothek 1997: 1-12
17. Gasser R, Dusleag J. Oral treatment of late borreliosis with roxithromycin plus co-trimoxazole. Lancet 1990; 336: 1189-90.
18. Reisinger EC, Wendelin I, Gasser R. Trimethoprim is active against Borrelia burgdorferi in vitro. European Journal of Clinical Microbiology and Infectious Diseases 1997; 16: 458-460.

ANTIBIOTIKUM DES JAHRES

Amphotericin B – Antimykotikum des Jahres

B. Steiner, M. Freund

Pilzinfektionen haben in den letzten zwei Jahrzehnten in ihrer Gesamtheit erheblich zugenommen. Bei Patienten ohne schwere Grunderkrankungen treten sie vorwiegend als Dermatophytien oder oberflächliche Candidiasis auf und bereiten in ihrer Behandlung kaum Schwierigkeiten. Dagegen sind gerade die systemischen Mykosen und Organinfektionen zu einem großen diagnostischen und therapeutischen Problem bei immunsupprimierten Patienten geworden[1]. Opportunistische sytemische Mykosen treten zu 80% bei diesen Patienten auf und sind von einer hohen Letalität begleitet (Abbildungen 1-4). Gemeinsam ist den in Europa vorkommenden Erregern von Mykosen (Tabelle 1), daß für die Entstehung von schweren Infektionen beim Menschen prädisponierende Faktoren nötig sind (Tabelle 2).

Der Behandlungserfolg systemischer Mykosen ist maßgeblich abhängig vom Grad der Immunsuppression des Patienten. Solange beim Patienten eine insuffiziente Immunabwehr vorliegt, ist ein Versagen auch sehr intensiver antimykotischen Pharmakotherapie unabhängig vom Erregerspektrum wahrscheinlich. Die Letalität der Candidämie liegt trotz intensivem Einsatz von Antimykotika bei 50%, bei Aspergillosen bis zu 95%, bei Kryptokokkosen bis zu 40%[2]. Für die Behandlung sytemischer Mykosen stehen derzeit verschiedene Wirkstoffe zur Verfügung (Tabelle 3).

Das Breitband-Antimykotikum Amphotericin B gilt heute als das Therapeutikum der Wahl bei systemischen Pilzinfektionen. Es wurde als erstes bedeutendes Antimykotikum bereits vor 30 Jahren eingeführt und ist zuverlässig in der Behandlung von Mykosen, ohne daß sich gravierende Resistenzprobleme entwickelt haben.

Amphotericin B ist ein in der Natur vorkommendes Makrolid-Polyen-Breitspektrum-Antimykotikum, das ursprünglich von Streptomyces nodosus-Stämmen (einem Actinomycet aus einer 1953 in Venezuela genommenen Bodenprobe) produziert wurde. Es hat praktisch keine Wirkung auf Bakterien und Viren. Demgegenüber steht eine hohe Effektivität gegenüber zahlreichen Pilzarten wie Aspergillus- und Candida-Species, Blastomyces dermatitidis, Cryptococcus neoformans, Paracoccidioides brasiliensis, bestimmte Formen von Mucor, Hyalohyphomykose, Phaeohyphomykose, Coccidioides

Tabelle 1: Pilze und deren klinische Relevanz in unserer Klimaregion

Erreger	Erkrankung
Aspergillus sp.	Tracheobronchitis Invasive pulmonale Aspergillose Dissiminierte Infektionen (incl. ZNS) Hautläsionen Sino-nasale Infektionen
Candida sp.	Leber-, Milzinfektionen Orale und ösophageale Infektionen Vaginale Infektion Fungämie, Sepsis Pulmonale Candidose Endophthalmitis Hautläsion
Fusarium sp.	Fungämie Pneumonie Hautläsion Sinusitis
Cryptoccocus sp.	Meningitis
Mucorales sp.	Pneumonie Dissiminierte Infektionen, Hirnabszeß Hautläsionen Sinusitis
Scedosporium sp.	Hirnabszeß Hautläsionen Knochen- und Weichteilinfektionen
Trichosporon sp	Fungämie Pneumonie Endocarditis

immitis und Histoplasma capsulatum. Die chemische Struktur wurde 1970 aufgeklärt. Diese besteht aus einem großen Makrolid-Laktonring mit 37 Kohlenstoffatomen (Abbildung 5). Eine Seite des Rings ist aufgrund einer konjugierten Haptaen-Kette hydrophob, die anderen mit sieben Hydroxylgruppen konjugierten Seitenketten hydrophil, folglich ist das Gesamtmolekül amphophil. Der Makrolidring enthält einen ketalischen Ring, an dem der Aminozucker Mykosamin gebunden ist[3]. Die Substanz ist wasserunlöslich und auch in zahlreichen gebräuchlichen Lösungsmitteln nicht löslich. Aufgrund seiner chemischen Beschaffenheit zerstört das Polyen Bilayer-Membranen vollständig durch die Bindung an die Ergosterol-Komponente der Zellmembran, die Membranpermeabilität verändert sich mit der Folge, daß die Zelle essentielle zytoplasmatische Komponenten verliert. So kommt es zum Zusammenbruch des Stoffwechsels und zum

Tabelle 2: Prädisponierende Faktoren für die Entwicklung von invasiven Mykosen

Grunderkrankung

- Immunsuppression durch hämatologische Neoplasie
- solide Tumorerkrankung
- Neutropenie nach Chemotherapie oder im Rahmen der Grunderkrankung
- Knochenmark- oder Organtransplantation
- Komplikation nach abdominal-chirurgischer Operation
- Perforation im Bauchraum
- Polytrauma
- Vorausgegangene invasive Pilzinfektionen
- Leberzirrhose, Pankreatitis
- Bakterielle Sepsis
- HIV-Infektion

Andere Risikofaktoren

- Breitspektrum-Antibiotika > 14 Tage
- Hochkalorische parenterale Ernährung
- Längerfristige invasive Beatmung
- Schock (hoher APACHE bzw. SAPS Score)
- Ausgedehnte Verbrennungen
- Unterernährung
- Behandlung mit Kortikosteroiden
- H-2-Antagonisten
- Dialysebehandlung
- Frühgeborene Kinder < 1500g

Zelltod. Die verhältnismäßig selektive Toxizität des Polyens gegenüber Pilzen erklärt sich aus der Tatsache, daß Säugetierzellmembranen anstelle von Ergosterol hauptsächlich Cholesterol enthalten. Konzentrationsabhängig wirkt die Substanz fungistatisch oder fungizid gegenüber zahlreichen human- und tierpathogenen Pilzen, vor allem He-

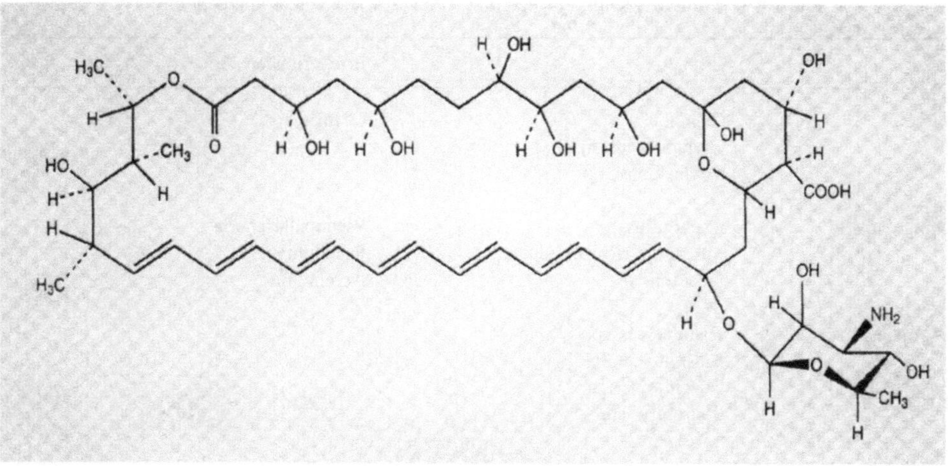

Abb. 5: Amphotericin B – chemische Struktur

Tabelle 3: Wirkstoffe systemischer Antimykotika

Stoffgruppe	Substanz
Polyen	Amphotericin B, Nystatin
Azole	Fluconazol, Itraconazol, Ketoconazol, Voriconacol, Miconazol
Pyrimidin	Flucytosin
Benzofuran	Griseofulvin
Allylamin	Terbinafin
Echinocandin	Carpofungin

fen und Schimmelpilzen (Tabelle 4). Vereinzelt gibt es Berichte über Resistenzentwicklungen bei einzelnen Candida spp. (C. albicans, C. tropicalis, C. gulliermondii, C. parapsilosis, C. lusitaniae). Der wichtigste Resistenzmechanismus gegenüber Amphotericin B beruht auf einer zunehmenden Substitution von Ergosterol in der Zellmembran durch andere Komponenten, so daß die Bindung des Polyens abnimmt und ein Verlust an Wirksamkeit auftritt[4]. Man nimmt heute an, daß die Wirkung von Amphothericin B auf Pilzzellen mehr als einen Mechanismus umfaßt. Neben der veränderten Membranpermeabilität kann eine oxidative Schädigung der Pilzzelle erfolgen.

Die Pharmakokinetik von Amphotericin B ist sehr komplex und noch nicht vollständig aufgeklärt. Mittlere Spitzenspiegel von 2-3 mg/l werden nach i.v.-Applikation von 0,7-1 mg/kg erzielt. Die initiale Halbwertzeit beträgt 24 h, die terminale 15 Tage. Es ist bemerkenswert, daß die Plasmaspiegel nach Dosissteigerung über 50 mg nicht weiter ansteigen. Nach intravenöser Infusion können nicht mehr als 40% der Dosis im Serum oder in der extrazellulären Flüssigkeit wiedergefunden werden[5]. Die Substanz zeigt keine ausreichende Penetration der intakten Blut-Hirn-Schranke, intracerebral wird eine

Tabelle 4: Klinisch wichtige Erreger und Erregerlücken von Amphotericin B

	Erreger	Erregerlücken
Hefen:	Candida sp.	C. lusitaniae
	Cryptococcus sp.	
	Trichosporon sp.	
Schimmelpilze:	Aspergillus sp.	Pseudoallescheria
	Mucor sp. (Rhizopodus)	Paecilomyces
	Fusarium sp.	Acremonium
Dimorphe Pilze:	Histoplasma sp.	
	Blastomyces sp.	
	Coccidioides sp.	
	Sporothrix sp.	

Kommentar: Dermatophyten sind zwar empfindlich, aus pharmakokinetischer Sicht jedoch kein Anwendunggebiet für Amphotericin B

Tabelle 5: Dosierung von Amphotericin B und liposomalem Amphotericin B (Ambisome)

Dosierung	Amphotericin B	
	konventionelles	liposomales
Testdosis	0,1 mg/kg uber 5 min	entfällt
initial 1h danach	0,5 mg/kg/d in 3h	1,0 mg/kg/d
Erhaltungsdosis	1,0 mg/kg /d	3,0 mg/kg/d
max. Tagesdosis	1,5 mg/kg	4,0 mg/kg
Gesamtdosis	4,0 g	16,0 g

Dosis intrathekal	0,2 - 0,5 mg alle 48 - 72h
Therapiedauer	3 - 4 (-12) Wochen
Kommentar	Die Tagesdosis von konventionellem Amphotericin B sollte nicht mehr als 1,0 mg/kg KG bzw. 1,5 mg/kg KG jeden 2.Tag alternierend betragen.

Gewebekonzentration von nur 2% erreicht. In Ausnahmefällen kann eine intrathekale Applikation erfolgen (Dosierung s. Tabelle 5). Anscheinend wird der größte Teil im Gewebe, insbesondere in Leber, Milz, Lunge und Nieren angereichert und von hier aus nur langsam wieder freigesetzt. Konzentrationen von ca. 60% des Serumspiegels konnten bei entzündlichen Veränderungen in Pleura-, Peritoneal- und Synovialflüssigkeit sowie im Kammerwasser festgestellt werden[6]. Untersuchungen zur Plazentagängigkeit von Amphotericin B beim Menschen liegen nicht vor. Reproduktionsuntersuchungen bei Tieren zeigen keine fetotoxischen Wirkungen nach intravenöser Gabe von Amphotericin B. Gradoni et al. (1994) berichtet über eine kurze Amphotericin B-Therapie bei viszeraler Leishmaniose während der Schwangerschaft, die zu einer vollständigen Remission der Erkrankung führte. Die Frau brachte ein gesundes Kind zu Welt, das acht Monate überwacht wurde (klinisches Bild, Laboruntersuchungen), ohne daß pathologische Veränderungen festgestellt werden konnten[7].

Amphotericin B als Antimykotikum mit großer Wirksamkeit verursacht gravierende akute und chronische toxische Reaktionen. Fieber tritt bei 40% und Schüttelfrost bei 60% der behandelten Patienten auf. Initial kommt es zum Hämatokritabfall um 15%, weitere dosisunabhängige Erscheinungen sind Hautausschlag, Anaphylaxie mit Glottisödem, akutes Leberversagen, Thrombopenie, Schwindel, Grand-mal-Anfall, Hörverlust, Herzrhythmusstörungen mit Herzstillstand, Übelkeit, Erbrechen, Gastroenteritis, Dyspnoe, Bronchospasmus und Lungenödem[8]. Die Nephrotoxizität ist die schwerwiegendste Nebenwirkung von Amphotericin B. Bei annähernd 90% der Patienten steigen die Retentionsparameter im Serum an. Prentice et al. (1997) berichten über einen Anstieg des Serumkreatinin um 100% bei jedem zweiten behandelten Patienten[9]. Substitutionspflichtige Elektrolytstörungen sind regelmäßig zu beobachten. Die vorherige Gabe von 10 –15g NaCl scheint die Nephrotoxizität wirksam zu reduzieren. Irreversible Schäden sind nach einer Kumulativdosis von 4-5 g zu erwarten. Aufgrund der kumulativen Toxizität ist die verabreichbare Menge an Amphotericin B häufig der limitierende

Faktor bei der Behandlung schwerer systemischer Mykosen. Zur Reduktion der akuten und chronischen Toxizität und zur Erhöhung der therapeutischen Effizienz wurden Lipid-assoziierte Amphotericin B-Präparate entwickelt, die deutlich höher dosiert werden können. Durch Inkorporation von Amphotericin B in verschiedene Lipidstrukturen entstehen Polyen-Lipidkomplexe mit unterschiedlichen physikochemischen Eigenschaften: liposomales Amphotericin B (Ambisome), Amphotericin B-Lipidkomplex (ABLC) und die kolloidale Dispersion von Amphotericin B (ABCD). Die genannten Präparate unterscheiden sich in ihrem molaren Amphotericin B-Gehalt und in ihrer Pharmakokinetik, allen gemeinsam jedoch ist eine beträchtliche Reduktion der Toxizität[10]. Liposomales Amphotericin B (AmBisome), daß in Deutschland zugelassene Präparat, hat sich als therapiesicher und wirksam zur Behandlung schwerer Organmykosen erwiesen. Die Anwendung ist angezeigt, wenn es unter konventionellem Amphotericin B zu einer erheblichen kumulativen Toxizität gekommen ist oder aber bei niereninsuffizienten Patienten die Gabe von konventionellen Amphotericin B kontraindiziert ist. Auch in der Transplantationsmedizin hat sich liposomales Amphotericin B als wirksam und therapiesicher erwiesen[11, 12]. Die Mischung von Amphotericin B in konventionellen Lipidlösungen erbrachte dagegen keine Reduktion toxischer Nebenwirkungen und keinen therapeutischen Gewinn[13].

Da die Verträglichkeit von Amphotericin B individuell verschieden ist, muß die Dosierung bei jedem Patienten eingestellt werden. Man kann die Behandlung mit einer Testdosis von 10 mg Amphotericin B über 5 min bzw. 0,1 mg/kg KG beginnen. Bei klinisch beherrschbaren Reaktionen soll die Tagesdosis so gesteigert werden, daß spätenstens nach Tag 3 der Behandlung die Enddosis von 1 x tgl. 0,5-0,7 mg/kg KG über 6 h erreicht ist. Angesichts schwerster Organmykosen bei immunsupprimierten Patienen sollte nach der Gabe der Testdosis von Amphotericin B und dem Ausbleiben schwerer Unvertäglichkeitsreaktionen sofort mit der Infusion von 1 mg/kg KG Amphotericin B begonnen werden, um schneller kritische klinische Situationen beherrschen zu können (Tabelle 5). Durch die Co-Medikation von Pethidin vor bzw. parallel zur Amphotericin B-Applikation kann die Verträglichkeit erheblich gesteigert werden. Da Amphotericin B sehr langsam ausgeschieden wird, können auch alternierend jeden zweiten Tag bis maximal 1,5 mg/kg KG infundiert werden.

Kinder sollten zu Beginn mit einer sehr niedrigen Dosis Amphotericin B behandelt werden, eine Steigerung der Gesamttagesdosis auf 1-2 mg, also weniger als 0,25 mg/kg KG, ist möglich. Wenn keine schwerwiegenden Nebenwirkungen auftreten, können maximal 0,25 mg/kg KG verabreicht werden. Alternativ ist liposomales Amphotericin B zu empfehlen[14].

Interaktionen zwischen Amphotericin B und anderen Medikamenten sind zu beachten. Die synergistische Wirkung von Amphotericin B und Flucytosin ist in vitro gezeigt worden, jedoch in keiner klinischen Studie bisher belegt worden. Dabei ist auf die Myelotoxizität zu achten[15]. Wegen der Hypokaliämie kann die Wirkung von Glucocorticoiden, ACTH, Muskelrelaxantien und Glykosiden verstärkt werden. Alkylantien, Colistin, Cyclosporin, Cisplatin, Diuretika und Vancomycin potenzieren die Nephrotoxizität von Amphotericin B. Chloridhaltige Lösungsmittel und antimikrobielle Substanzen (z.B. Benzylalkohol) bewirken ein Ausfällen von Amphotericin B. Da Amphotericin B nicht wasserlöslich ist, wird es weder durch eine Hämodialyse noch mittels Peritonealdialyse eliminiert .

Fazit für die Praxis
Fortschritte in der Behandlung schwerstkranker Patienten mit dem Ziel der Verbesserung der Prognose bedingen auch eine Zunahme von Pilzinfektionen bei immunsupprimierten Patienten. Als häufige Erreger treten neben opportunistischen Pilzen, wie Aspergillus- und Candida-Arten auch obligat pathogene Pilze (Kryptokokken- und Fusarium-Arten) auf. Als Therapie der Wahl stehen Amphotericin B, liposomales Amphotericin eventuell in Kombination mit Flucytosin oder Azol-Derivaten in unterschiedlichen Dosierungen zur Verfügung. Wichtig ist neben der medikamentösen Therapie die immunologische Rekonstitution und eine eventuelle operative Sanierung abzeßbildender Mykosen. Prophylaktisch sollte bei exponierten Patientengruppen neben intensiver Hygiene und exogener Expositionsminderung frühzeitig eine empirische Therapie mit Amphotericin B eingeleitet werden.

Literaturverzeichnis

1. Fridkin SK, Jarvis WR. Epidemiology of nosocomial fungal infections. Clin Microbiol Rev 1996;9:499-511.
2. Amstrong D. Treatment of opportunistic fungal infections. Clin Infect Dis 1993;16:1-9.
3. Bennett JE, Antifungal agents In: Gilman AG, Rall TW,Nies AS et al.eds. Goodman and Gilman's The Pharmacological Basis of Therapeutics, 8th ed. Elmsford, NY: Pergamon Press;1990:chapter 50.
4. Denning DW, Bailey GG, Hood SV. Azole resistance in candida. Eur J Clin Microbiol Infect Dis 1997;16:424-436.
5. Martino P, Dirmena C, Micizzi A et al.. Prospective study of candida colonization, use of empiric amphotericin B and development of invasive mycosis in neutropenic patients. Eur J Clin Microbiol Infect Dis 1994;13:797-804.
6. Pleyer U, Grammer J, Pleyer JH et al. Amphotericin B bioavailability in the cornea. Studies with local administation of liposome incorporated amphotericin B. Ophtalmologe 1995;92:469-475.
7. Gradoni L,Gaeta GB, Pellizzer G et al. Mediterranean visceral leishmaniasis in pregnancy. Scand J Infect Dis 1994;26:627-629.
8. Richardson MD, Warnock DW. Fungal Infection. Blackwell Scientific Publication, Oxford, England 1993.
9. Prentice HG, Catovsky D, Aoun M, et al. AmBisome versus amphotericin B in patients with fever unresponsive to antibiotic therapy for 96 hours, or with confirmed fungal infection. 2nd International Symposium on Febrile Neutropenia, Brussels, November 1995.
10. Ringden O et al. Efficacy of amphotericin B encapsulated in liposomes (AmBisome) in the treatment of invasive fungal infections in immunocompromised patiens. J Antimicrob Chemother 1997;28(suppl B):73-82.
11. Leenders AC,Daenen S,Jansen RL et al. Liposomales amphotericin B compered with amphotericin B deoxycholate in the treatment of documented and suspected neutropenia-associated invasive fungal infections. Br J Haematol 1998;103:205-212.
12. Mills W,Chopra R, Linch DC et al. Liposomales Amphotericin B in the Treatment of fungal infections in neutropenic patients: a single centre experience of 133 episodes in 166 patients. Br J Haematol 1994;8556:754-760.
13. Andriole VT. History of antifungal therapy. Inf Dis Clin Practice 1998;7(suppl.):S2-S7.
14. Zoubek A, Emminger T et al. Conventional vs liposomal amphotericin B in immuno-suppressed children. Pediatr Haematol 1992;9:187-190.
15. Dismukes WE, Cloud G, Gallis HA et al. Treatment of cryptococcal menigitis with cpmbination amphotericin B and flucytosin for four as compared with six weeks.New Engl J Med 1997;317:334-341.

PRO UND KONTRA

H. pylori-Eradikation zur Prävention des Magenkarzinoms – Pro

P. Malfertheiner

Weltweit liegt das Magenkarzinom nach dem Lungenkrebs an zweiter Stelle der Todes-ursachen infolge von Krebsleiden[1], und in Deutschland ist trotz einer deutlich rückläufi-gen Inzidenz die Zahl der Neuerkrankungen von etwa 12.000 pro Jahr immer noch sehr hoch. Die Bedrohlichkeit dieser Zahl wird dadurch verstärkt, daß zum Zeitpunkt der Diagnose nur bei etwa 10 % der Betroffenen ein Frühstadium des Magenkarzinoms vorliegt und nur für diese kleine Gruppe von Patienten eine reelle Aussicht auf Heilung besteht. Der Hauptgrund für die zumeist erst im fortgeschrittenen Stadium des Magen-karzinoms erfolgende Diagnose liegt in der schleichenden Natur dieser Erkrankung und einer oft sehr spät auftretenden Symptomatik. Sehr oft werden Patienten auf ihre Krankheit erst durch das Manifestwerden von „Alarmsymptomen,, (Gewichtsabnahme, Anämie u.a.), nicht selten sogar ohne nennenswerte begleitende abdominelle Beschwer-den, auf ihre Krankheit aufmerksam.

Auf Grund dieser klinischen Gegebenheit wird die Bemühung um präventive Maß-nahmen, die Erkennung der Risikofaktoren und ihre mögliche Beseitigung zur entschei-denden Herausforderung bei der Bekämpfung des Magenkarzinoms.

Mit der Entdeckung von Helicobacter pylori (H. pylori) wurde der wichtigste Risiko-faktor für die Entstehung des Magenkarzinoms identifiziert. Damit stellt sich die H. py-lori-Infektion, seit 1994 auch von einer Arbeitsgruppe der WHO als Karzinogen dekla-riert[2], an die Spitze einer Reihe weiterer aufgezeigter Risikofaktoren für das Magenkar-zinom (Tabelle 1). Die Zielsetzung einer Interventionsstrategie zur Vermeidung des Magenkarzinoms ist damit klar vorgegeben, und muß auf die Beseitigung dieser Risiko-faktoren ausgerichtet werden. Nach einer Einschätzung von Parsonnet, einer Epidemio-login aus den Vereinigten Staaten, könnte die Inzidenz des Magenkarzinoms um 60-70% durch Heilung der H. pylori-Infektion gesenkt werden[3]. Der Beweis dafür konnte bislang nicht erbracht werden, da die geforderten Präventionsstudien, falls über-haupt realisierbar, bis zu ihrem Abschluß noch lange Zeit in Anspruch nehmen werden.

Die derzeitige Beweislage für die H. pylori-Infektion als karzinogenem Risiko und die daraus resultierende Rationale für die Prävention des Magenkarzinoms durch Heilung

Tabelle 1: Risikofaktoren für Magenkrebs

- H. pylori-Infektion
- niedriger sozio-ökonomischer Status
- hoher Konsum gesalzener und geräucherter Nahrungsmittel
- niedriger Konsum von frischen Früchten und Gemüse
- Familienanamnese mit Magenkarzinom
- regionale/geographische Risikogebiete

---

der H. pylori-Infektion leitet sich aus dem Kenntnisstand von a) epidemiologischen Untersuchungen, b) der möglichen histomorphologischen Progredienz der chronischen Gastritis zum Karzinom und c) biologischen sowie molekularen Mechanismen der H. pylori-getriggerten Karzinogenese ab. Auf diesen Grundlagen basierend wird anschließend die Erfahrung und Rationale der H. pylori Eradikation zur Magenkarzinomprophylaxe dargestellt.

Die epidemiologische Evidenz

Bereits 1991 erschienen 3 große wissenschaftlich unanfechtbare epidemiologische Untersuchungen, die für H. pylori-Infizierte übereinstimmend ein 3 bis 6-fach erhöhtes Risiko aufzeigten, an einem Magenkarzinom zu erkranken[4, 5, 6].

Diese Untersuchungen beruhten auf dem Antikörpernachweis gegen H. pylori in menschlichen Seren, die im Rahmen von prospektiv angelegten Kohorten-Studien lange Zeit vor dem Ausbruch der Krankheit gewonnen und aufbewahrt wurden. In diesen Seren von Magenkarzinompatienten wurde im Vergleich zu alters- und geschlechtsgleichen Menschen signifikant häufiger das Vorliegen einer H. pylori-Infektion nachgewiesen.

In den letzten 10 Jahren folgte eine Vielzahl von qualitativ sehr unterschiedlichen epidemiologischen Untersuchungen aus der ganzen Welt, die in einer Metaanalyse von Huang und Hunt zusammengefaßt sind und aus der unzweifelhaft bestätigt wird, daß die H. pylori-Infektion das Risiko der Krebserkrankung um das 3-fache anhebt (Odds Ratio 3,06; 95% CI 1.49-6.31)[7]. In Regionen mit hoher Inzidenz des Magenkarzinoms muß das H. pylori bedingte Risiko noch höher angesetzt werden[8].

Speziellen pathogenetischen Faktoren des Bakteriums wird eine Verstärkung des Krebsrisikos zugeschrieben. Am besten dokumentiert ist dies für Stämme mit der

Tabelle 2: Warum H. pylori-Eradikation zur Magenkarzinomprophylaxe? PRO-Argumente

---

- H. pylori ist der wichtigste und am besten dokumentierte Risikofaktor für das Magenkarzinom
- H. pylori prädisponiert für das Magenkarzinom über die Induktion der chronischen Gastritis
- H. pylori induziert und unterhält viele biologische und genetische Mechanismen in der sequentiellen Evolution des Magenkarzinoms
- Nach H. pylori-Eradikation sind biologische, genetische und morphologische Veränderungen der Magenschleimhaut partiell reversibel
- Die entscheidenden prospektiven Studien zur Prävention des Magenkarzinoms stehen noch aus, aber die Plausibilität des verfügbaren Wissens spricht für die möglichst frühzeitige Präventionsstrategie.

H. pylori Gastritis
als möglicher Wegbegleiter für das Magenkarzinom

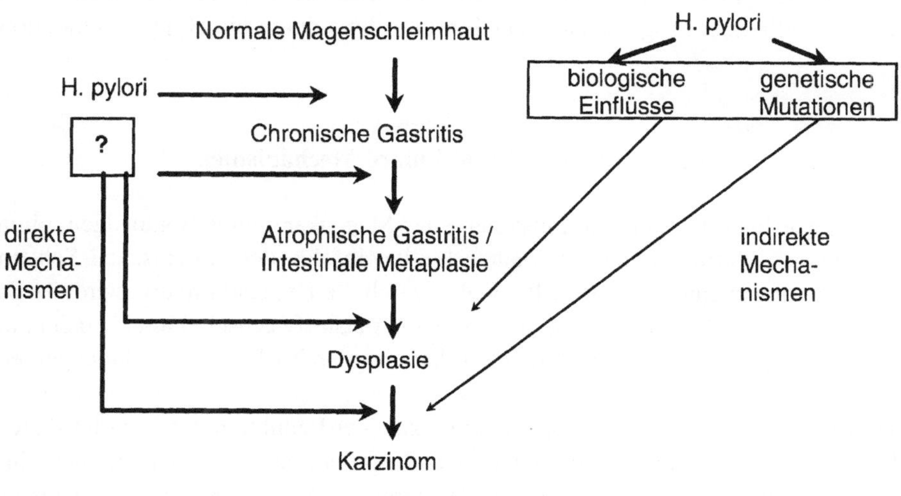

Abb. 1

CagA-Pathogenitätsinsel, einem Komplex bestehend aus 31 Genen und der sich darunter befindlichen Produktion des immundominanten CagA-Proteins. In epidemiologischen Untersuchungen hat sich insbesondere in westlichen Ländern gezeigt, daß bei Patienten, die mit CagA-positiven H. pylori-Stämmen infiziert sind, das Risiko für die Entstehung eines Magenkarzinoms noch höher liegt[9].

Die H. pylori-Infektion als erhöhtes Risiko für das Magenkarzinom gilt für die beiden überwiegenden histologischen Magenkarzinomtypen, den intestinalen und diffusen Typ und für das im distalen Magenabschnitt lokalisierte Karzinom. Das proximale Magenkarzinom, insbesondere an der Cardia lokalisiert, scheint nicht durch die H. pylori-Infektion prädisponiert. Allerdings und entgegen einigen Untersuchungen ist auch eine negative Korrelation dieser Assoziation nicht gegeben.

b) Histomorphologische Sequenz der H. pylori-induzierten Gastritis zum Karzinom

Die Sequenz von chronischer Gastritis über Atrophie, Metaplasie und Dysplasie zum Karzinom wurde erstmalig 1988 von Correa als Hypothese dargestellt und bildet heute das pathogenetische Grundgerüst des Magenkarzinoms[10].

Auch wenn diese Sequenz nur für einen bestimmten Karzinomtyp, nämlich dem vom Intestinalzelltyp nach Lauren plausibel ist, so ist die Vorstellung einer Magenkarzinomprophylaxe durch Unterbrechung der Entzündungskaskade über die Behandlung der H. pylori-Infektion bestechend. Wie in Abbildung 1 dargestellt, ist der unbestrittene Effekt der H. pylori-Infektion die Induktion einer chronischen Magenschleimhautentzündung, während die weitere mögliche Progression in atrophische, dysplastische und letztlich neoplastische Veränderungen der Magenschleimhaut durch H. pylori nicht gesichert sind. Allerdings gibt es auch für diese weiteren Phasen der Sequenz eine Reihe von direkten und indirekten Möglichkeiten der Einflußnahme durch die H. pylori-Infektion.

c) Biologische und molekulare Mechanismen

Unter den Mechanismen, die die Entstehung des Magenkarzinoms begünstigen, nimmt die progressive Verminderung der Säuresekretion infolge der atrophischen Schleimhautveränderungen eine primäre Stellung ein. Durch die Hypochlorhydrie wird die Etablierung einer Darmflora begünstigt, die in den Nitratstoffwechsel eingreift, indem aus diätetischen Aminen und Amiden potentiell karzinogene N-Nitroso-Verbindungen entstehen.

Darüber hinaus führt die H. pylori-Infektion zu einer Reduktion der Ascorbinsäure in der Magenschleimhaut und dem Magensaft und entzieht damit der Schleimhaut einen potenten Schutzfaktor, der durch Antioxidierung vor der Karzinomentwicklung schützt[11]. Im Rahmen des Entzündungsprozesses werden durch Aktivierung von Makrophagen und polymorphonukleären Leukozyten hochreaktive Sauerstoffmetaboliten freigesetzt, die aufgrund der reduzierten Ascorbinsäure nicht adäquat abgefangen werden

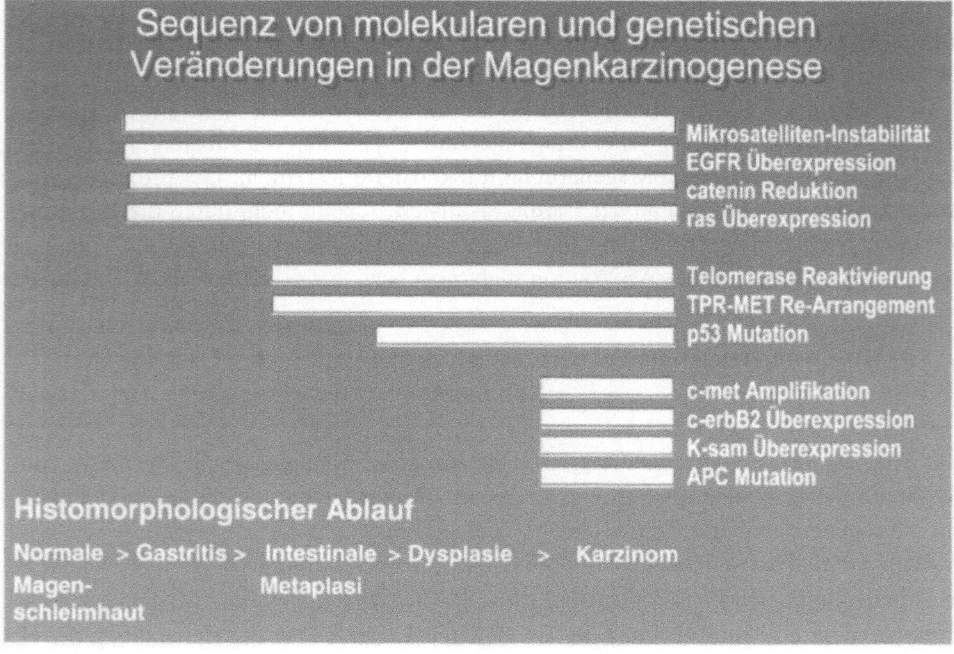

Abb. 2

können. Durch dieses ungünstige Überwiegen von reaktiven Sauerstoffprodukten kann es zu DNA-Schädigungen mit Mutationen des genetischen Codes kommen. Die einzelnen molekulargenetischen Veränderungen[13], die in den verschiedenen Phasen der H. pylori-induzierten Gastritis mit nachfolgender Sequenz der Karzinogenese auftreten, sind in Abbildung 2 illustriert. Eine starke Unterstützung der H. pylori getriggerten Magenkarzinomgenese kommt von experimentellen Tierstudien, die beispielsweise an der mongolischen Wüstenmaus die von H. pylori ausgehende Karzinomsequenz eindrucksvoll nachweisen konnten[13].

Als letzte Konsequenz all der bisher nachgewiesenen Veränderungen kommt es zu einer erhöhten Zellproliferation, die ab einem bestimmten Punkt über den kompensatorischen Mechanismus und möglichweise ursprünglichen Trigger der erhöhten Apoptose hinausgeht, und so die Entwicklung des Magenkarzinoms besiegelt[14]. Die H. pylori-Infektion ist unter dieser Betrachtungsweise nicht nur als Initiator in der Magenkarzinogenese, sondern auch als Promotor anzusehen.

Die entscheidende Frage ist, ab welchem Punkt in der Kaskade der chronischen Gastritis auf dem möglichen Weg zum Magenkarzinom eine Behandlung der H. pylori-Infektion die fatale Evolution verhindern kann?

Bisherige Studien zum Effekt der H. pylori-Therapie auf Progredienz und Reversibilität der chronischen Magenschleimhautveränderungen

Es ist gesichert, daß es durch H. pylori-Eradikation zu einer völligen Ausheilung der chronisch aktiven Gastritis kommt, die dadurch gekennzeichnet ist, daß sehr frühzeitig, meist bereits nach 4 Wochen die akute Entzündungskomponente in Form von neutrophilen Granulozyten verschwindet während erst über einen längeren Zeitraum auch die lymphozytären Infiltrationen normalisiert werden. Völlig ungeklärt ist, und dies trotz einer langen Liste von inzwischen publizierten Arbeiten, ab welchem Stadium der atrophischen Schleimhautveränderungen, insbesondere bei Vorliegen von intestinaler Metaplasie auch diese durch die H. pylori-Eradikation rückbildungsfähig sind. Eine endgültige Aussage hinsichtlich der Reversibilität solcher Veränderungen kann nicht getroffen werden, da die Mehrzahl aller Arbeiten erheblich methodische Fehler im Studienansatz (zu geringe Anzahl von Biopsieproben, unterschiedliche Graduierung der Atrophie durch die beteiligten Pathologen) mitführen. Ganz ohne Zweifel aber ist, daß verschiedene, in den Mechanismus der Magenkarzinogenese involvierten, direkten oder indirekten Faktoren durch die H. pylori-Eradikation eliminiert werden. Dies gilt für die gesteigerte Proliferation des foveolären Epithels, die verminderte Vitamin C-Sekretion, die gesteigerte Produktion von reaktiven Sauerstoffmetaboliten sowie die gesteigerte Produktion von N-Nitroso-Verbindungen[16].

Eine wichtige Arbeit ist die von Uemura und Mitarbeitern, die bei einer großen Anzahl von Patienten endoskopischen Mukosaresektionen von Magenfrühkarzinomen und anschließend die Patienten in eine Gruppe mit und ohne H. pylori-Therapie unterteilten. In der H. pylori-behandelten Gruppe wurden während einer zweijährigen Nachbeobachtung keine Rezidive eines Magenkarzinoms sowie einen Rückgang der intestinalen Metaplasie im Gegensatz zu 9 % Magenkarzinomrezidiven in der unbehandelten Gruppe beobachtet. Diese Untersuchung ist bislang von keiner anderen Arbeitsgruppe bestätigt und hat die Qualität einer Beobachtungsstudie mit entsprechender Minderung der wissenschaftlichen Aussage. Trotzdem kann diese Beobachtung in die vorbestehenden Kenntnisse um die Bedeutung der H. pylori-Infektion beim Magenkarzinom sinnvoll miteinbezogen werden und als weitere Unterstützung für eine Eradikationstherapie zur Karzinomprophylaxe ausgeführt werden.

Derzeitiger Stand

Sorgfältige Analysen, die von Sipponen in Finnland und von Stolte in Deutschland initiiert wurden, konnten einen besonderen Phänotyp der H. pylori-induzierten Gastritis identifizieren, an den sich häufiger die Entwicklung eines Magenkarzinoms setzt. Die Charakterisierung eines bestimmten Phänotyps der Gastritis mit erhöhtem Risiko für das Magenkarzinom ist auch die Grundlage, der in Deutschland, Österreich und der Tschechei durchgeführten PRISMA-Studie (präventive Interventionsstudie zu neoplastischen Veränderungen des Magens), die zum Ziel hat, an einer Risikogruppe durch H. pylori-Therapie eine Senkung der Inzidenz neoplastischer Veränderungen (Dysplasie, Adenom, Karzinom) zu erzielen. Um eine begrenzte Nachbeobachtungszeit dieser Patienten zu gewährleisten, schließt diese Studie nur Männer in der Altersgruppe zwischen 55 und 65 Jahren mit H. pylori-Infektion mit dem Gastritisphänotyp, der zum Magenkarzinom prädisponiert, ein. Diese ist eine von vielen weltweit initiierten prospektiven Studien mit dem Ziel des eindeutigen wissenschaftlichen Belegs des Nutzens der H. pylori-Eradikationstherapie zur Krebsvermeidung bzw. Senkung des Magenkrebses.

Zusammenfassung

Die Entstehung des Magenkarzinoms ist multifaktoriell und setzt sich bei etwa 70-80 % der Patienten aus dem Zusammenspiel von H. pylori-Infektion, genetischer Prädisposition und Umweltfaktoren zusammen. Derzeit ist der Ansatz einer Prävention pragmatisch am günstigsten und effektivsten in einer 7-tägigen Therapie der H. pylori-Infektion zu sehen. Außerhalb von Studien wird diese Strategie bei Patienten mit individuell abgeschätztem erhöhtem Risiko bei Familienangehörigen ersten Grades von Magenkarzinompatienten und in besonders exponierten Risikoregionen angesetzt. Die zukünftige Entwicklung zielt auf eine weltweite Magenkarzinombekämpfung und die Prävention des peptischen Ulkus ab und läßt den Einsatz neuer breit anwendbarer Therapieformen (z.B. Vakzinierung, spezifische Gentherapie-ausgerichtete Medikamente), erwarten.

Literatur

1. Parkin DM, Pisani P, Ferlay J. Estimates of the worldwide incidence of 25 major cancers in 1990. Int J Cancer 1999;80:827-841

2. IARC Working Group. Monographs on the evaluation of the carcinogenic risks to humans: schistosomes. liver flukes and Helicobacter pylori. IARC Publication. Geneva 1994:177-241

3. Parsonnet J. Helicobacter pylori and gastric cancer. Gastroenterol Clin North Am 1993; 22: 89-104

4. Forman D, Newell DG, Fullerton F et al. Association between infection with H. pylori and risk of gastric cancer: evidence from a prospective investigation. Br Med J 1991;302:1302-1305

5. Nomura A, Stemmermann GN, Chyou PH, Kato I, Perez-Perez GI, Blaser MJ. Helicobacter pylori infection and gastric carcinoma among Japanese Americans in Hawaii. N Engl J Med 1991;325:1132-1136

6. Parsonnet J, Friedmann GD, Vandersteen DP et al. Helicobacter pylori infection and the risk of gastric carcinoma. N Engl J Med 1991;325:1127-1131

7. Huang JQ, Hunt RH. An overview of Helicobacter pylori epidemiology studies. Helicobacter pylori. Basic Mechanisms to Clinical Cure 1998. Hunt RH, Tytgat GNJ (eds.) Kluwer Academic Publishers Dordrecht, Boston, London 1998;295-307

8. Kikuchi S, Wada O, Nakajima T et al. Serum anti-Helicobacter pylori antibody and gastric carcinoma among young adults. Cancer 1995;75:2789-93

9. Webb PM, Crabtree JE, Forman D. Gastric cancer, cytotoxin-associated gene A-positive Helicobacter pylori, and serum pepsinogens: an international study. The Eurogst Study Group. Gastroenterology 1999; 116: 269-76

10. Correa P. Human gastric carcinogenesis: a multistep and multifactorial process – first American Cancer Society award lecture on cancer epidemiology and prevention. Cancer Res 1992;52:6735-40

11. Mirvish SS. Effects of vitamin C and E on N-nitroso compound formation, carcinogenesis and cancer. Cancer 1986;58:1842-50

12. Sobala GM, Pignatelli B, Schorah CJ, Bartsch H, Sanderson, M, Dixon MF, Shires S, King RF, Axon ATR. Levels of nitrite, nitrate, N-nitroso compounds, ascorbic acid and total bile acids in gastric juice of patients with and without precancerous conditions of the stomach. Carcinogenesis 1991;12:193-198

13. Ebert MPA, Yu J, Sung JJ, Malfertheiner P. Molecular alterations in gastric cancer: the role of H. pylori. Eur J Gastroenterol Hepatol 2000;12:795-798

14. Watanabe T, Tada M, Nagai H, Sasaki S, Nakao M. Helicobacter pylori infection induces gastric cancer in Mongolian Gerbils. Gastroenterology 1998;115:642-648

15. Xia HHX, Talley NJ. Apoptosis in gastric epithelium induced by Helicobacter pylori infection: implications in gastric carcinogenesis. Am J Gastroenterol 2001;96;1:16-26

16. Stolte M, Bayerdörffer E, Meining A, Miehlke S, Malfertheiner P. Helicobacter pylori und Magenkarzinom. Ist eine präventive Interventionsstudie sinnvoll? Pathologe 1998;19:330-334

17. Meining A, Bayerdörffer E, Müller P, Miehlke S, Lehn N, Hölzel D, et al. Gastric carcinoma risk index in patients infected with Helicobacter pylori. Virchows Arch 1998;432:311-314

18. Miehlke S, Hackelsberger A, Meining A, Hatz R, Lehn N, Malfertheiner P, et al. Severe expression of corpus gastritis is characteristic in gastric cancer patients infected with Helicobacter pylori. Br J Cancer 1998;78:263-266

Helicobacter pylori – Eradikation zur Prävention des Magenkarzinoms – Kontra

G. J. Krejs – Vorstand der Medizinischen Universitätsklinik Graz

Die Entdeckung des Helicobacter pylori (H.p.) im Jahre 1982 hat unser Verständnis über die Pathophysiologie des peptischen Geschwürs wesentlich geändert. Am Ende des 20. Jahrhunderts gab es dementsprechend zwei wesentliche Ätiologien für das peptische Geschwür: die vorbestehende Infektion der Magenschleimhaut mit Helicobacter pylori und nichtsteroidale Antirheumatika. Bald nachdem dieses Umdenken erfolgte, nämlich dass das Magengeschwür zum Teil eine Infektionskrankheit ist, wurde auch klar, dass ein Zusammenhang zwischen H.p. und Magenkarzinom besteht. Dies wurde in epidemiologischen Studien durch signifikant häufigeres Vorhandensein von Helicobacter-Antikörpern viele Jahre vor der Magenkarzinomdiagnose im Vergleich zu gleichaltrigen Kontrollpersonen festgestellt[1,2]. Die WHO hat daraufhin den Helicobacter als biologisches Karzinogen eingestuft[3]. Entsprechende Meta-Analysen zeigten, dass das Risiko ein Magenkarzinom zu entwickeln bei H.p.-positiven Personen im Durchschnitt 5x höher war, als bei H.p.-Negativen[4]. Entsprechende Risikoberechnungen zeigen, dass etwa 1% von H.p.-infizierten Menschen an Magenkrebs erkranken, während dies nur bei 1 von 750 Nichtinfizierten geschieht[5].

Auf den ersten Blick erscheint deshalb die Helicobacter-Eradikation als Prophylaxe des Magenkarzinoms ein sehr attraktives Konzept. Es gibt keinen anderen Krebs, für den wir das Risiko um einen Faktor 5 mit einer einwöchigen medikamentösen Behandlung reduzieren können. Bei den Therapieempfehlungen von Maastricht 1996 und 2000[6] haben wir in Bezug auf Magenkrebs folgendes vereinbart: Personen mit einer positiven Familienanamnese und solche nach Magenteilresektion wegen Karzinoms (oder Mucosektomie wegen Frühkarzinoms) sollten eine Eradikationsbehandlung erhalten.

Was spricht gegen eine allgemeine Magenkrebsprophylaxe durch H.p.-Eradikation?

Erstens ist das Magenkarzinom spontan im Abnehmen. Während früher in Österreich Zahlen von 35 und mehr pro 100.000 Einwohnern pro Jahr registriert wurden, zeigt sich eine spontane Abnahme mit einer Inzidenz von 22 für das Jahr 1998. Auch ohne H.p.-Eradikation hat die Häufigkeit des Magenkarzinoms bei uns also abgenommen und wir werden bald dort sein, wo die USA in einer ähnlichen Entwicklung hingelangten, nämlich bei etwa 10 Fällen pro 100.000 Einwohner pro Jahr. Dies hat sicherlich mit der besseren Lebensmittelkonservierung, der allgemeinen Verfügbarkeit von Kühlketten, mit der verbesserten Lebensmittelhygiene und einem besseren Ernährungsbewußtsein (zum Beispiel Konsum von frischem Gemüse und Obst während des ganzen Jahres) zu tun. Diese spontane Abnahme der Magenkarzinominzidenz spricht also gegen eine Prophylaxe durch allgemeine H.p.-Eradikation.

Zweitens sind etwa 30% der Bevölkerung bei uns H.p.-positiv, also eine große Zahl. Bei den über 50jährigen liegt dies bei 50%. Medizinstudenten in Österreich sind heute in 12% der Fälle positiv[7]. Von den 8 Millionen Einwohnern in Österreich sind etwa 2,5 Millionen über 50, davon sind etwa die Hälfte, nämlich 1,3 Millionen mit H.p. infiziert. Um diese 1,3 Millionen zu behandeln (50 Euros pro Therapie) braucht man 65 Millionen Euro. Für die Diagnostik an der doppelten Zahl von Menschen (2,6 Millionen Einwohner) braucht man noch einmal 40 Millionen Euro um den H.p.-Status festzustellen. Für Diagnostik und Therapie wären also zusammen 105 Millionen Euro notwendig. Wer die Spardiskussionen der österreichischen Krankenkassen verfolgt, kann sich kaum vorstellen, dass diese Kosten von den Krankenkassen in naher Zukunft übernommen werden können. Vorbeugung wird in Österreich im allgemeinen durch die Krankenkassen leider viel zu wenig unterstützt.

Drittens sind Resistenzentwicklung und Medikamenten-Nebenwirkungen zu berücksichtigen. Wenn man so viele Menschen mit Antibiotika behandelt, ist mit vermehrter Resistenzentwicklung zu rechnen. Dies betrifft sowohl Makrolidantibiotika als auch Metronidazol. In Österreich sind derzeit etwa 8% von H.p. resistent gegen Chlarithromycin und etwa 27% resistent gegen Metronidazol[8]. Die Resistenzen auch anderer Bakterien würden deutlich ansteigen, was zur Limitierung unseres antibiotischen Armamentariums führt. Darüberhinaus gibt es durch die genannten Antibiotika gelegentlich schwere Nebenwirkungen wie zum Beispiel eine pseudomembranöse Colitis oder Herzprobleme durch Verlängerung der QT-Zeit[9].

Viertens ist als Nachteil der H.p. Eradikation auch anzuführen, dass mit der Eradikation des Helicobacters die Häufigkeit des Adenokarzinoms im distalen Ösophagus zunimmt. Wenngleich hier noch weitere epidemiologische Daten notwendig sind, um die Gewichtung dieses Einflusses abschätzen zu können, sollte man diesen Umstand nicht außer Acht lassen[10]. Derzeit sterben von 10.000 H.p. negativen Personen 10 an einem Adenokarzinom des distalen Ösophagus, die Tendenz ist steigend. Von 10.000 H.p. positiven sterben 55 an einem Magenkarzinom, die Tendenz ist fallend. Spätestens wenn diese Inzidenzzahlen sich weitgehend genähert haben wäre eine allgemeine H.p.-Eradikation als Prophylaxe abzulehnen.

Fünftens gibt es gewisse Hinweise, dass eine H.p.-Eradikation zu gastroösophagealem Reflux führen kann[11]. Wenngleich auch hier noch nicht das letzte Wort gesprochen ist und bei der Maastricht-Konferenz 2000 keine einheitliche Akzeptanz dieses Phänomens festgestellt wurde, so wollen wir doch vermeiden, dass die neue Volkskrankheit gastroösophagealer Reflux noch mehr zunimmt.

Sechstens gibt es keine prospektiven klinischen Studien, die tatsächlich eine Verringerung der Magenkrebshäufigkeit durch H.p.-Eradikation zeigten. Zu solchen Studien wurde aufgerufen[12] und im deutschen Sprachraum ist eine solche Studie in Planung[13]. Bis diese Ergebnisse vorliegen, kann diesbezüglich jedoch keine allgemeine Empfehlung gemacht werden.

Aus all den angeführten Gründen erscheint mir derzeit eine allgemeine Magenkarzinom-Prophylaxe durch H.p.-Eradikation nicht angezeigt. Die Situationen, in denen eine Prophylaxe indiziert ist, wurden in Maastricht 2000 definiert (siehe oben). Selbstverständlich muss ich einräumen, dass diese Empfehlung sich ändern könnte, falls eine effektive H.p. Impfung oder eine Monotherapie zur Verfügung stehen wird. Weiters wäre es denkbar, dass die Magenkarzinomprophylaxe eines Tages empfohlen wird, wenn wir diejenigen Subtypen von H.p. kennen und einfach diagnostizieren können, die tatsächlich zum Karzinom führen.

Referenzen:

1. Parsonnet J, Friedmann GD, Vandersteen DP, Chang Y, Vogelmann JH, Orentreich N, Sibley RK: Helicobacter pylori infection and risk of gastric carcinoma. N Engl J Med 1991; 325: 1127-1131.
2. Nomura A, Stemmermann GN, Chyou P-H, Kato I, Perez-Perez GJ, Blaser MJ: Helicobacter pylori infection and gastric carcinoma among Japanese Americans in Hawaii. N Engl J Med 1991; 3252: 1132-1136.
3. International Agency for Research on Cancer. WHO. Schistosomes, liver flukes and Helicobacter pylori. IARC monographs on the evaluation of carcinogenic risks to humans. Volume 61. Lyon, France, IARC, 1994.
4. Forman D, Webb P, Parsonnet J: H. pylori and gastric cancer. Lancet 1994; 343: 243-244.
5. Kuipers EJ: Review article: exploring the link between Helicobacter pylori and gastric cancer. Aliment Pharmacol Ther 1999; 12 (Suppl 1): 3-11.
6. Malfertheiner P, Megraud F, O'Morain C, Bell D, Bianchi-Porro G, Deltenre M et al: Current European concepts in the management of Helicobacter pylori infection – the Maastricht Consensus Report. Europ J Gastroent Hepatol 1997; 9, 1-2.
7. Hoffmann KM, Eherer AJ, Hammer HF, Krejs GJ: Are dyspeptic symptoms linked to Helicobacter pylori? A prospective cohort study among medical students. Gastroenterology 2001; 120 (Suppl 1): A396.
8. Gschwantler M, Dragosics B, Schütze K, Wurzer H, Hirschl AM, Pasching E, Wimmer M, Klimpfinger M, Oberhuber G, Brandstätter G, Hentschel E, Weiss W: Famotidine versus omeprazole in combination with clarithromycin and metronidazole for eradication of Helicobacter pylori – a randomized, controlled trial. Aliment Pharmacol Ther 1999; 13: 1063-1069.
9. Paar D, Terjung B, Sauerbruch T: Life-threatening interaction between clarithromycin and disopyramide. Lancet 1997; 349: 326-327.
10. Graham DY. Can therapy even be denied for Helicobacter pylori infection? Gastroenterology 1997; 113 (6 Suppl.): S. 113-7.
11. Labenz J, Blum AL, Bayerdörffer E, et al: Curing Helicobacter pylori infection in patients with duodenal ulcer disease may provoke reflux oesophagitis. Gastroenterology 1997; 112: 1442-7.
12. Fennerty MB: Should we treat H. pylori infection to prevent gastric cancer? Gastroenterology 1997; 112: 1044-1045.
13. Stolte M, Bayerdörffer E, Miehlke S, Meining A, Dragosics B, Oberhuber G, Malfertheiner P: Helicobacter pylori-Eradikation zur Prophylaxe des Magenkarzinoms? Leber Magen Darm 1998; 28: 128-135.

HISTORISCHER RÜCKBLICK

100 Jahre Nobelpreis für Medizin

Emil Adolph von Behring (1854–1917) – Retter der Kinder und Soldaten

R. W. Kurz

Zusammenfassung:

Vor genau hundert Jahren wurde das erste Mal der Nobelpreis für Medizin verliehen. Diese Auszeichnung wurde im Jahre 1901 an Emil Adolph von Behring für seine Arbeiten über die Serumtherapie und deren Anwendung gegen die Diphtherie vergeben. Das Nobelpreiskomitee anerkannte damit die herausragende Bedeutung der Arbeiten und Entdeckungen Behring's, durch die eine neue Dimension in der medizinischen Forschung eröffnet wurde. Behring's Erkenntnisse beflügelten die Entwicklung der sich erst neu etablierenden wissenschaftlichen Disziplinen Mikrobiologie und Immunologie nicht nur in ihren theoretischen Grundlagen, sondern ermöglichten in relativ kurzer Zeit deren Umsetzung in der klinischen Praxis. Durch Behring's Entdeckungen wurde in Form der Serumtherapie den Ärzten erstmalig eine hochwirksames Heilmittel gegen eine, der gefürchteten Infektionskrankheiten zur Verfügung gestellt. Der Ehrentitel Behring's, der ihn als „Retter der Kinder und Soldaten" in die Geschichte der Medizin eingehen ließ, scheint jedenfalls gerechtfertigt.

1. Kindheit und frühe Jahre:

Emil Adolph Behring wurde am 15. März 1854 im westpreußischen Hansdorf geboren, welches heute dem polnischen Ilawa (Deutsch-Eylau) entspricht. Im gleichen Jahr erblickte auch sein Landsmann Paul Ehrlich das Licht der Welt, mit dem Behring zeitlebens eine innige und kongeniale Freundschaft verbinden sollte. Beiden Forschern wurde im Laufe ihres Lebens die Ehre zuteil, für ihre Verdienste jeweils mit einem Nobelpreis ausgezeichnet zu werden.

Emil Behring wurde als fünftes von zwölf Kindern geboren und wuchs in einfachen Verhältnissen auf. Sein Vater war Dorfschullehrer, der als Berufsziel für den Sohn ebenfalls den Lehrberuf oder den eines Pfarrers auserkoren hatte. Trotz der bestehenden materiellen Beschränkungen wurde Behring der Besuch des Gymnasiums in Hohenstein ermöglicht, in welches er im Jahre 1866 eintrat. Schon bald entwickelte er ein reges Interesse für die Medizin. Ein Medizinstudium überstieg jedoch die finanziellen Möglichkeiten der Familie. Deshalb verpflichtete sich Behring, nach einem Abschluß des Medizinstudiums für 10 Jahre als Militärarzt zu dienen. Auf diesem Wege konnte er sein Berufsziel Arzt zu werden, durch die staatliche Unterstützung des Friedrich-Wilhelm Institut für Militärsanitätswesen erfüllen. Behring war nicht der einzige Arzt, der auf diesem Weg seine Ausbildung der Armee verdankte und später durch seine wissenschaftlichen Arbeiten internationale Anerkennung ernten sollte. So war der Entdecker des Diphtherieerregers Friedrich Loeffler (1852-1915) ein Kommilitone Behring's gewesen und auch Rudolf Virchow (1821-1902) und Hermann von Helmholtz (1821-1894) verdankten die Möglichkeit ihres Medizinstudiums dem Militär. Im Jahre 1878 promovierte Behring und erhielt 1880 nach Ablegung des Staatsexamen seine Approbation. Danach arbeitete er kurze Zeit als Unterarzt an der Berliner Charite' um noch im gleichen Jahr als Militärarzt in Posen seinen Dienst aufzunehmen.

2. Mikrobiologie – Wissenschaft im Werden:

Die Erforschung der Infektionserkrankungen und daraus resultierende Möglichkeiten zur Bekämpfung dieser Plagen der Menschheit waren die vordringlichsten medizinischen Aufgabenstellungen im ausklingenden 19. Jahrhundert. Kein Wunder, daß auch Behring's Forscherdrang sich dieser Problemstellung zuwandte, wiewohl oder gerade weil die Mikrobiologie als eigenständige Wissenschaft erst im Entstehen begriffen war.

Um 1860 hatte Louis Pasteur (1822-1895) erkannt, daß Infektionen allgemein und die Sepsis als deren schwerste Verlaufsform durch die, in der Luft suspendierte Mikroorganismen entstehen. 1872 veröffentlichte der Breslauer Botaniker Julius Cohn (1828-1898) eine morphologische Klassifikation der Bakterien und vertrat auch die Auffassung, daß die verschiedenen Infektionserkrankungen auf unterschiedliche Erreger zurückzuführen seien. 1876 erschienen die grundlegenden Arbeiten Robert Koch's über die Ursachen des Milzbrandes und trugen so wesentlich dazu bei, daß sich im Weiteren die Bakteriologie als eigenständige Wissenschaft etablieren konnte. Es keimte allmählich die Hoffnung, durch diesen neuen Zweig der Medizin den ungezählten Opfern der teilweise endemisch auftretenden Infektionserkrankungen eine gezielte Therapie zu ermöglichen und die Ohnmacht diesen Erkrankungen gegenüber zu überwinden. Doch auch gegenteilig lautende Stimmen waren zu vernehmen. So sprach Rudolf Virchow, als Begründer der Zellularpathologie, der Mikrobiologie nur einen geringen Stellenwert zu und bezeichnete den sich neu etablierenden Zweig der Wissenschaft als „eine wenig bebaute Provinz der medizinischen Botanik".

Entsprechend der damals vorherrschenden Lehrmeinung stütze sich die menschliche Immunabwehr auf drei fundamentalen Mechanismen. Diese Konzeption umfaßte die Phagozytose als vitale Tätigkeit lebender Zellen, weiters eine unspezifische „Bakterizidie" des Normalblutes und schließlich eine postulierte „Giftgewöhnung" gegenüber infektiösen Erregern, die man sich ähnlich wie die Gewöhnung eines Alkoholikers oder Morphinsüchtigen an deren Suchtgifte vorstellte.

3. Zeitgemäße Infektionsbekämpfung der 2. Hälfte des 19. Jhdts:

Joseph Lister (1827-1912) konnte mit seiner 1867 beschriebenen Methode der Wunddesinfektion mittels Carbolspray und carbolgetränkten Verbänden erste Erfolge in der Bekämpfung der Wundinfektion verzeichnen. Dadurch kam die Suche nach besser verträglichen Desinfektionsmitteln in Gange, an der sich auch Behring eifrig beteiligte.

Ab dem Jahre 1881 verfaßte er seine ersten wissenschaftlichen Abhandlungen, die auch teilweise zur Veröffentlichung kamen. Darin begann er ein neues Konzept zu entwickeln, daß neben der „äußeren" Desinfektion, wie sie von Lister bekannt war, auch eine „innere", den Organismus als Gesamtheit betreffende geben sollte. Für dieses Ziel mußten allerdings erst geeignete Substanzen gefunden werden. Jodoform war die erste chemische Verbindung, die Behring intensiv auf ihre Brauchbarkeit für die „innere" Desinfektion untersuchte. Diese Substanz war zwar bereits 1820 entdeckt worden, fand aber erst 1880 Eingang in die Wundbehandlung. Es folgten eine Reihe von Publikationen Behring's über den Einsatz dieses Desinfektionsmittels. Behring fand dabei im Wesentlichen heraus, daß Jodtinkturen zwar stark desinfizierend gegen Bakterien wirkten, jedoch auch gegen den Wirt eine unheilvolle Wirkung entfalteten. Die Toxizität der Jodverbindungen war zu groß, um sie als geeignet für die „innere" Desinfektion erscheinen zu lassen. So erkannte Behring bald, daß er sich mit diesem Ansatz eine „innere" Desinfektion zu erreichen, in einer Sackgasse befand.

Diese frühen Arbeiten erschienen kurzfristig betrachtet von wenig Erfolg gekrönt zu sein, sollten aber doch die Basis bilden, auf der seine späteren, bahnbrechenden Entdeckungen aufbauten. In Anerkennung dieser ersten Arbeiten wurde Behring 1887 zum Stabsarzt ernannt und zur weiteren Ausbildung an das Bonner Pharmakologische Institut abkommandiert. Dort beschäftigte man sich unter der Leitung von Carl Bintz (1832-1913) bereits seit einiger Zeit intensiv mit der Suche nach effektiven Desinfektionsmitteln. 1889 schließlich führte Behring's Lebensweg weiter nach Berlin. Dort arbeitete er als Assistent am Hygieneinstitut, welches damals von Robert Koch geleitet wurde. Im Berliner Hygieneinstitut traf Behring auf den aus Tokio stammenden Shibasaburo Kitasato (1856-1931), der an Koch's Institut als Hospitant arbeitete. Robert Koch war zu dieser Zeit intensiv mit der Tuberkulinforschung beschäftigt, war doch die Tuberkulose jene Infektionserkrankung, die die meisten Opfer forderte. Trotz der medizinischen Dringlichkeit und des brennenden persönlichen Interesses an der Tuberkuloseforschung seitens Koch, respektierte dieser die eigenständigen Forschungsinitiativen der beiden neuen Mitarbeiter.

4. Diphtherie und Tetanus – Volksseuchen des ausgehenden 19. Jhdts:

Weshalb sich Behring's und Kitasato's Interesse auf die Diphtherie und den Tetanus konzentrierte, ist nur zu leicht nachzuvollziehen. Diese beiden Infektionserkrankungen waren neben der Tuberkulose die großen Volksseuchen des ausgehenden 19. Jhdts, die ungezählte Menschenleben forderten. So hatte auch gerade im Jahre 1880, als Behring approbierte, in Deutschland eine verheerende Diphtherieepidemie gewütet.

Die Diphtherie selber war als eigenständiger Krankheitskomplex erst seit 1826 bekannt, nachdem sie Pierre Bretonneau (1778-1862) als „Diphtheritis" beschrieben hatte. Diese Erkrankung forderte damals besonders unter den Kindern zahlreiche Opfer. 1883 hatte Erwin Klebs (1834-1913) erstmals die Corynebakterien als Erreger der Diphtherie entdeckt. Ein Jahr später gelang es schließlich Friedrich Löffler diese Erreger zu kultivieren und die pathognomonischen Membranen im Tierversuch zu reproduzieren. Im gleichen Jahr 1884 entdeckte Arthur Nicolaier (1862-1942) die Tetanusbakterien. Diese Entdeckung griff der Kollege Behring's Shibasaburo Kitasato auf und beschäftigte sich in der Folge mit der Züchtung von Tetanuskulturen.

Einen wesentlichen Impuls für seine Arbeiten erhielt Behring durch die Überlegung, daß es ein „Gift" der Diphtherieerreger geben müßte. Dies folgerte man aus dem Umstand, daß die systemischen Komplikationen der Erkrankung wie Lähmungen, Herzrhythmusstörungen etc. nicht durch die Vermehrung der Bakterien erklärbar waren, da sich diese meist nur lokal nachweisen ließen. Somit begann die fieberhafte Suche nach dem postulierten Toxin der Diptherieerreger, bis schließlich den beiden Franzosen Pierre Paul Emile Roux (1853-1933) und Alexander Yersin (1863-1943) die Isolierung dieser Substanz gelang, die sie als „Exotoxin" bezeichneten.

5. „Blut ist ein besonderer Saft" – der Durchbruch:

Die Arbeiten in dem von Robert Koch geleiteten Hygienischen Institut in Berlin gestalteten sich äußerst fruchtbar. Am 4. Dezember 1890 wurde schließlich die erste bahnbrechende Arbeit Behring's publiziert. Behring bekleidete damals noch den Rang „Stabsarzt" und arbeitete in Koch's Institut als Assistent mit dem Hospitanten Kitasato Shibasaburo zusammen. In ihrem ersten, gemeinsam verfaßten Artikel: „Über das Zustandekommen der Diphtherie-Immunität und der Tetanus-Immunität bei Thieren" findet man schon eine Reihe jener Kernaussagen, die im Weiteren ein neues Kapitel der Immunitätslehre allgemein, sowie der Therapie von Infektionserkrankungen im Speziellen eröffnen sollten. Schon in den ersten Zeilen bringen die beiden unmißverständlich zum Ausdruck, daß sie von ihren Arbeiten einen therapeutischen (heilenden) Effekt für infizierte Tiere und einen prophylaktischen (immunisierenden) Nutzen gegen die Diphtherie und den Tetanus nachgewiesen hätten. Weiters, daß die Immunität von Tieren, die gegen Tetanus immun sind, auf der Fähigkeit des *zellfreien Blutes* beruhen müsse, welche die toxischen Substanzen der Tetanusbakterien unschädlich macht.

Das damit zum Ausdruck gebrachte neue Konzept einer „azellulären" Immunabwehr mußte den heftigen Widerspruch Virchows erwecken, der die sog. Zellularpathologie begründet hatte. Dieses Konzept geht davon aus, daß sich alle Krankheitsgeschehnisse ausschließlich auf zellulärer Ebene manifestieren.

Aber auch der postulierte Immunmechanismus einer „Giftgewöhnung" (s.o.) wurde durch den Inhalt der ersten Arbeit über die tetanuszerstörende Wirkung von immunen Kaninchen widerlegt. So wiesen die Autoren auf den grundlegenden Unterschied zwischen einem lebenden Infektionsmaterial und den nicht vermehrungsfähigen Giftstoffen hin, gegen die der Körper antitoxische Substanzen produziert. Letztere sind durch das zellfreie Blut übertragbar. Ihre Abhandlung endet geradezu in einem Ausruf: „Blut ist ein besonderer Saft".

Neben verständlicher Euphorie kommt jedoch auch die Warnung vor voreiligen Schlüssen zum Ausdruck. Die Autoren weisen eindringlich darauf hin, daß es sich um Tierexperimente handelt und ein therapeutisches Potenzial für den Menschen damit noch nicht bewiesen sei. Die Bedeutung dieser kurzen Veröffentlichung liegt darin, daß durch sie unzweifelhaft die Serumtherapie begründet wurde. Das erste Mal wurde ein überzeugender Hinweis erbracht, daß es im Serum als Antwort auf eine Infektion Substanzen geben müsse, die körperfremdes Material zu neutralisieren imstande sind.

Die Krankheitssymptome eines an Tetanus Erkrankten werden durch ein von den Erregern produziertes Toxin verursacht, welches von Kitasato schon früher entdeckt worden war. In ihrem ersten Artikel berichteten die Autoren knapp, *daß* es ihnen gelungen war Kaninchen gegen Tetanus zu immunisieren, nicht aber wie. Durch den Größenunterschied zwischen Kaninchen und Mäusen war genug antikörperhaltiges Serum vorhanden um Mäuse passiv zu immunisieren. Die derart induzierte passive Immunität ist eine zeitlich limitierte, da die Antikörper allmählich vom Empfänger abgebaut werden. Dies war Behring nicht in dem Ausmaße bewußt. Sehr wohl aber hatte Behring erkannt, daß es sich bei der passiv übertragenen Immunität gegen Tetanus um einen höchst spezifischen, auf den Tetanus beschränkten Vorgang handelte. Damit wurde die hohe Spezifität der Antikörper unterstrichen. Dies und die Möglichkeit der Induktion spezifischer Antikörper in einem Wirtsorganismus, zählen zu den wesentlichsten Beiträge der Mikrobiologie zur Medizin.

Schon eine Woche später findet man im gleichen Publikationsorgan den nächsten Artikel Behring's, den er alleine verfaßt. Darin beschäftigt er sich nun ausschließlich mit der Diphtherie. Die schmerzliche Bedeutung der Diphtherie lag im Umstand, daß hauptsächlich Kinder von dieser Infektionskrankheit dahingerafft wurden. Ähnlich wie beim Tetanus werden auch bei der Diphtherie die Krankheitssysmptome durch ein Toxin ausgelöst.

Behring hatte die Erfahrungen von der erfolgreichen Immunisierung gegen den Tetanus einfach auf die Diphtherie umgelegt. Er führte nun aus, daß es sich bei der Immunität gegen Diphtherie ebenfalls (wie bei dem Tetanus) um eine Resistenz gegen die Toxine der Erreger handelt und nicht um eine Immunität gegen die Erreger selbst. Diese Behauptung wurde zwar schon in der ersten Arbeit aufgestellt, nunmehr werden die erforderlichen Versuchsreihen beschrieben.

Die Ergebnisse in dieser experimentellen Serie sind nicht ganz so überzeugend, wie die bei der Behandlung des Tetanus. Doch wurde mit diesen Arbeiten der erste Schritt auf einem Weg getan, der schlußendlich ein so überragender Erfolg der Medizin werden sollte. Durch die Arbeiten Behring's war es innerhalb der nächsten Jahre möglich geworden, durch die Serumtherapie erkrankte Menschen zu heilen, und durch einen Impfstoff potentielle Erankungen zu verhindern.

Erwähnenswert erscheint der Umstand, daß Behring's Entdeckung einer möglichen Immunisierungen durch Serum, nicht gänzlich neu war. Schon 1888 hatte der Pariser Physiologe Charles Richet (1850-1935) beobachtet, daß das Serum von mit Staphylokokken infizierten Hunden bei Kaninchen einen Schutz gegen eine Staphylokokkeninfektion erzeugte. Emil Behrings Verdienst war es jedoch, daß er den Wert dieser Beobachtungen erkannte und als erster eindeutig darauf hinwies, daß zellfreie Blutflüssigkeit die toxischen Substanzen von Diphtherie- und Tetanusbazillen unschädlich machen und daher therapeutisch von großem Nutzen sein kann.

6. „Retter der Kinder und Soldaten":

Legendenhaft wurde die Beschreibung der Heilung eines an Diphtherie erkrankten 8-jährigen Kindes zu Weihnachten 1891 in der chirurgischen Abteilung der Charite in Berlin. Diese Begebenheit ist historisch nicht vollständig belegt, wird jedoch gerne aus verständlichen Gründen immer wieder zitiert. In jedem Falle ging Behring im Anschluß an seine erfolgreichen Tierexpermente daran, den potentiellen therapeutschen Nutzen seiner bisherigen Ergebnisse für den Menschen zu untersuchen. Mit der gebotenen Sorgfalt begannen die ersten Versuche an Menschen. Die Ergebnisse fanden in gemeinsamen Veröffentlichungen mit Oskar Boer und Albrecht Kossel ab 1893 Eingang in die Literatur. Die anfänglichen stolzen Erfolge der Senkung der Mortalität durch Diphtherie von 52% auf 25% wurden jedoch bald durch sich einstellende therapeutische Fehlschläge getrübt. Diese Therapieversager waren vermutlich durch einen zu geringen Antitoxingehalt der verwendeten Seren verursacht und trugen zu einer starken Verunsicherung der Ärzte bei. Es erhoben sich sogar mißgünstige Stimmen, die meinten, Behring preise eine homöopathische Therapie an. Behring ging umgehend daran sein Konzept zu verteidigen. Er veröffentlichte 1893 nochmals einen umfassenden Artikel „Zur Behandlung der Diphtherie mit Diphtherieheilserum". Darin stellt er nochmals klar, daß das Diphtherieserum nur gegen Diphtherie, nicht aber gegen Sekundärinfektionen durch andere Erreger wirke. Neben der detailierten Darstellung der Grundsätze der Behandlung der Diphtherie mit dem Heilserum gab Behring in dieser Veröffentlichung auch seiner Vermutung Ausdruck, daß es sich bei den „Heilkörpern" gegen das Diphtherietoxin, um Eiweißsubstanzen handeln müsse. Weiters kritisierte Behring in dieser Abhandlung die für ihn offensichtliche, mangelnde Sorgfalt an den chirurgischen aber auch Internen Abteilungen dem infektiösen Hospitalismus gegenüber. Die hygienischen Grundsätze, die seit Lister's Arbeiten zum Allgemeingut hätten zählen sollen, waren Behring ein dringendes Anliegen. Auch in seiner Dankesrede anläßlich der Überreichung des Nobelpreises nütze er abermals die Gelegenheit an die fundamentalen Grundsätze Lister's zu erinnern.

Einen besonderen Beitrag leiste allerdings Paul Ehrlich, der lebenslange Freund und kongeniale Forscherkollege Behring's. Ihm ist letztlich gerade in dieser Phase des aufkeimenden Zweifels an Behring's Therapieform zu verdanken, daß diese doch noch den endgültigen Durchbruch schaffte und nicht durch fehlende Einsicht in Vergessenheit gedrängt wurde. Schon das von Virchow angezweifelte Konzept eines humoralen, also azellulären Immunsystems, wurde durch Arbeiten Ehrlich's gestützt, als ihm der Nachweis einer Antikörperbildung gegen pflanzliche Gifte gelang. Im Hinblick auf die Serumtherapie selbst, erkannte Ehrlich den Hintergrund der „Therapieversager" und wies auf die dringend notwendige Standardisierung und Anreicherung der Heilseren hin. Diese waren bis zu diesem Tage durch einen stark schwankenden Gehalt an Antitoxin gekennzeichnet, weswegen sie eine unsichere Heilwirkung entfalteten. Schließlich gelang es durch diesen essentiellen Beitrag Ehrlich's eine zuverlässige Therapie für die an Diphtherie Erkrankten zu etablieren. Dem Siegeszug der Serumtherapie der Diphtherie stand nunmehr nichts im Wege und um die Jahrhundertwende wurde Behring euphorisch als „Retter der Kinder" gefeiert, ein Ehrentitel der während des I. Weltkrieges auf „Retter der Kinder und Soldaten" erweitert wurde (s.u.).

7. Am Höhepunkt – Nobelpreis und Adelsstand:

Im Jaher 1893 wurde Behring zum Professor ernannt und 1894 wurde ihm das Ordinariat für Hygiene in Halle übertragen. Ein Jahr später wechselte er als Ordinarius für Hygiene nach Marburg / Lahn und wurde dort aber von den Verpflichtungen eines Hochschulehrers in der Betreuung von Studenten freigestellt. So konnte er ungehemmt seine rastlose Forschungstätigkeit entfalten.

1901 wurde Behring schließlich mit dem ersten Nobelpreis für Medizin ausgezeichnet. Diese Auszeichnung wurde Behring vom Nobelpreiskomitee zuerkannt, weil er eine verläßliche Waffe gegen eine zerstörerische Erkrankung gefunden hatte und damit einen Weg gewiesen hatte, wie Heilung und Immunität gegen tödliche Krankheiten erworben werden kann. Die Frage scheint gerechtfertigt, weswegen nicht auch Kitasato mit dem Nobelpreis bedacht wurde, da eine Teilung desselben durchaus möglich gewesen wäre. Folgende Überlegungen mögen dazu geführt haben: dem wörtlichen Willen des Stifter's Alfred Nobel ist zu entnehmen, daß das Komitee jenen Forscher mit dem Preis ehren solle, dessen Beitrag am wichtigsten zu bewerten ist. In diesem Sinne wurde offensichtlich Behring's Verdienst höher als jenes seines Mitarbeiters Kitasato eingeschätzt. Darüberhinaus war im ausklingenden 19. Jhdt. die Diphtherie bereits als Plage in Europa und Amerika bekannt und raffte die Menschen und dabei besonders schmerzlich Kinder hinweg. So räumte man dieser Erkrankung und deren erfolgreichen Therapie vermutlich den höheren Stellenwert ein. Die Arbeit über die Anwendung des Diphtherieantitoxins trägt lediglich Behring's Namen. Die sich ergebenden therapeutischen Möglichkeiten durch das Tetanusantitoxin, zu dessen Entwicklung Kitasato wesentlich beigetragen hatte, waren um die Jahrhundertwende noch nicht in dem Maße bekannt, wie sie sich später in schrecklichem Ausmaße während des I. Weltkrieges offenbaren sollten. In seiner Dankesrede bei Entgegennahme des Nobelpreises würdigte Behring eine Reihe von Forschern, deren Arbeiten ihm die Grundlagen zu seinen wissenschaftlichen Erfolgen gaben. Der Name Kitasato blieb allerdings unerwähnt. Im Jahr der Verleihung des Nobelpreises wurde Behring in den Adelsstand erhoben. Diese beiden und viele noch folgenden Auszeichnungen taten der unermüdlichen Forschertätigkeit Behring's keinen Abbruch. Er nutzte im weiteren die Mittel die ihm durch den Nobelpreis zufielen zum Aufbau des Hygieneinstitus in Marburg. Aus diesen Laboratorien sollten später die Behringwerke hervorgehen, an denen Behring auch finanziell beteiligt war und die ihm zu beachtlichen Wohlstand verhalfen.

Nachdem Behring nun das therapeutische Potential der Sera immuner Tiere erkannt und ausreichend etabliert hatte, wandte er sich nun gänzlich der weitere Erforschung der Heileffekte durch Immunsera zu. 1913 wurde durch die Herstellung eines „Diphtherie-schutzmittels", welches aus einem ausgewogenem Gemisch aus Toxin und Antitoxin bestand eine neue Ära der Schutzimpfung gegen die Diphtherie eingeleitet. Behring machte in seiner diesbezüglichen Publikation darauf aufmerksam, daß durch diese Impfung eine langanhaltende Antitoxinproduktion induziert würde und nannte es wiedereinmal die „innere" Desinfektion nach der er stets gestrebt hatte. Darüberhinaus war der Arbeitsgruppe um Behring ein weiterer Erfolg gegönnt. Basierend auf den Arbeiten Kitasato's konnte eine wirksame Schutzimpfung gegen die Tetanusinfektion entwickeln. Deren Bedeutung wurde besonders im I. Weltkrieg erkannt und trug Behring schließlich den zweiten Ehrentitel „Retter der Soldaten" (s.o.) ein.

Im Jahre 1906 heiratete Behring die Tochter des Direktors der Beliner Charite, Else Spinola die ihm sechs Kinder gebar. Behrig blieb in Marburg bis zu seinem Tode am am 31. März 1917.

8. Wo Behring scheiterte und irrte:

Neben allen Erfolgen gab es auch Bereiche in denen die sich die Ansichten Behring's als unrichtig herausstellten. So war er war der festen Meinung, daß es keine „Überdosierung" seines Heilserums geben könne. Diesbezüglich stellte es sich aber heraus, daß die mehrfache Anwendung heterologer Seren, sehr wohl Nebenwirkungen im Sinne von anaphylaktischen Reaktionen nach sich ziehen konnte. Die Zusammenhänge dieser Reaktionen wurden zu diesem Zeitpunkt allerdings noch nicht erkannt.

Eine andere Ansicht Behring's hätte sich fast als eine fatale Fehleinschätzung für sein Lebenswerk herausgestellt. Er verwarf anfangs die von Ehrlich vertretene Forderung sein Heilserum möglichst rein darzustellen, um so den therapeutischen Nutzen zu optimieren. Zur Untermauerung der Ablehnung Ehrlich's Hypothese, wurde ein sehr unwissenschaftlicher Vergleich herangezogen: „Wer käme, so meinte Behirng etwa auf die Idee, vorzüglichen Rheinwein extrahieren zu wollen, um diesen Extrakt nachher wieder in Wasser aufzulösen und zu genießen. Trotz der eher ablehnenden Haltung Behring's wurde Ehrlich's Anregung aufgegriffen und ermöglichte schließlich doch die erfolgreiche Umsetzung der Verfeinerung der Serumtherapie der Diphtherie.

Das größte Scheitern im erfolgreichen Forscherleben Behring's war jedoch sicher das Unvermögen, einen wirkungsvollen Therapieansatz gegen die Tuberkulose zu finden. Seit der Jahrhundertwende verwendete er einen großen Teil seiner Energie für die Suche nach einem Heilserum gegen die Tuberkulose. Das Koch'sche Tuberkulin hatte sich nicht als jenes erfolgversprechendes Heilmittel herausgestellt, wie anfangs erwartet. Behring nahm die Suche nach einem verbesserten Heilserum mit einem fast verzweifelten Eifer auf, ohne jedoch zu einem wirksamen Mittel gegen die Tuberkulose zu finden. So scheiterte er ebenso wie sein Lehrer Robert Koch an dieser heimtückischen Infektionserkrankung.

Literatur:

Literatur bei Verfasser.

RESTING

Ab 1892 unterstützten die Farbwerke Meister, Lucius&Brüning (Frankfurt-Höchst) die Arbeiten Behring's.
Diese finanzielle Unterstützug würdigte Behring beonders in einem 1894 erscheinenen Artikel (9).
Ungewöhnlich war, daß sich Behring seine Erfindung patentieren ließ, was nach dem Patentgesetz vom 7. 12.
1823 möglich war, nach dem zwar keine Heilmittel, jedoch Verfahren zu deren Herstellung patentfähig sind.
Dieser Schritt war die Grundlage für den Reichtum, den sich Behring in seinem Leben erwarb.

Univ.-Doz. Dr. Robert W. Kurz
Zentrum für Ambulante Rehabilitation, PV Ang
Wehlistraße 127
A 1020 Wien

WAS TUN BEI . . .

Aktuelle Aspekte der Liquordiagnostik bei infektiösen Erkrankungen des Zentralnervensystems

M. Schmied, E. Auff, P. Schnider

Einleitung

Infektiöse Erkrankungen des Zentralnervensystems (ZNS) können u.a. durch Bakterien, Viren oder Pilzpathogene verursacht sein. Eine rasche und strukturierte Diagnosefindung ist wichtig für die nachfolgende Behandlung und die Vermeidung von unter Umständen tödlichen Komplikationen oder Spätfolgen. Die Untersuchung des Liquors ist dabei ausschlaggebend für die Diagnose. Liquorzellzahl und Liquorchemie geben schon erste wichtige Hinweise für eine ätiologische Zuordnung der Infektion. Aus dem Liquor ist aber auch der direkte Keimnachweis mittels Kultur, Oberflächeneigenschaften und Nukleinsäurenachweis möglich. Die technische Weiterentwicklung von Methoden zielt vor allem darauf ab, die diagnostische Sensitivität und Spezifität zu verbessern. Zusätzlich ist ein richtiges Management des Patienten vor allem im Falle der akuten bakteriellen Meningitis von grösster Bedeutung.

Akute bakterielle Meningitis

Die bakterielle Meningitis ist eine durch Mikroorganismen verursachte eitrige Infektion des Subarachnoidalraumes häufig assoziiert mit einer entzündlichen Mitbeteiligung des ZNS, die Bewusstlosigkeit, Anfallsaktivität und erhöhten intrakraniellen Druck verursachen kann. Die Meningen, der Subarachnoidalraum und auch das Hirnparenchym sind von der entzündlichen Reaktion in unterschiedlichem Ausmass betroffen.

Epidemiologie und Ätiologie

Die Inzidenz der bakteriellen Meningitis liegt bei 5-10 / 100.000 Einwohner pro Jahr. Dabei sind ca. 30% Erwachsene und 70% Kinder betroffen. Die Inzidenz der häufigsten

Tabelle 1: Bakterielle Erreger und prädisponierende Faktoren für einer bakteriellen Meningitis

Abschätzung prädisponierender Faktoren	Wahrscheinlicher Erreger	Häufigkeit (%)
Sinusitis, Mastoiditis, Otitis media	Pneumokokken, Meningokokken	60-80
Schädelhirntrauma, Liquorrhö	Pneumokokken	50
	H.influenzae	30-40
	gramneg. Enterobakterien	10
nosokomiale Meningitis	gramneg.Enterobakterien,	60-90
(nach neurochirurgischer	Pseudomonas aeruginosa,	
Intervention)	Staphylokkokken	
Ventrikulitis bei externer Liquordrainage,	Staph. epidermidis,	60
Shuntinfektion	Staph. aureus,	20-30
	gramneg. Enterobakterien	5-10
Pneumonie	Pneumokokken,	20-40
	Streptokokken	20-30
Endokarditis	Streptokokken,	20-30
	Staph. aureus	40
Rezidivierende Meningitis	Pneumokokken	60-70
Petechien	Meningokokken,	60-80
Immunsuppression	Listeria monozytogenes,	>50
	Gramneg. Enterobakterien	
Alkoholismus, Splenektomie,	Pneumokokken	>50
i.v. Drogenabhängigkeit	Staphylokokken, Pseudomonas aeruginosa	>50

Keime beim Erwachsenen sind S. pneumoniae 30-50%, N. meningitidis 10-35 %, S. agalactiae (Streptokokken der Gruppe B) 12%, L. monozytogenes 8%, H. influenzae 1-3%[1]. In der präantibiotischen Ära hatte die bakterielle Meningitis einen zumeist fatalen Verlauf mit Mortalitätsraten von 95-100%. Derzeit liegt die Mortalitätsrate bei Pneumokokkenmeningitis unter antibiotischer Behandlung noch immer bei 10-20% (bei N. meningitidis 10-14%, H influenzae1-3%, L. monzytogenes 8%)[2]. Prädiktoren für einen ungünstigen Verlauf sind höheres Lebensalter (über 60 Jahre), ein initiales epileptisches Anfallsgeschehen, eine apurulente (niedrige Zellzahl) bakterielle Meningitis mit hoher Keimzahl eine wesentliche Grunderkrankung (wie z.B. Splenektomie oder bakterielle Endokarditis), sowie der verspätete Beginn einer antbiotischen Therapie[3,4]. Das Spektrum der meningealen Mikroorganismen, die eine bakterielle Meningitis verursachen, ist oft abhängig von prädisponierenden Faktoren (Tabelle1).

Klinische Aspekte

Die klinischen Kardinalsymptome der bakteriellen Meningitis sind Fieber, Kopfschmerz, Nackensteifigkeit verschiedener Ausprägung mit begleitenden meningealen Zeichen (wie z.B. Kernig und Brudzinski Zeichen) und unterschiedliche Grade der Bewusstseinstörung in 85%. An unspezifischer Begleitsymptomatik bestehen desweiteren oft Übelkeit, Erbrechen (35%), Schwitzen, Myalgien, Photophobie, Hirnnervenbefall mit fokaler Herdneurologie (10-20%)[5]. Bei 27% der Erwachsenen entwickelt sich die

Tabelle 2: Akutmanagement bei Verdacht auf bakterielle Meningitis

Klinische Symptomatik	Step by Step Protokoll
Fieber, Meningismus, Kopfschmerzen	1) Fundi **2) Lumbalpunktion** 3) Blutkultur, Akutlabor 4) empirische antibiotische Therapie
Papillenödem, neurologische Herdsymptomatik, Bewusstseinsstörung	1) Blutkultur, Akutlabor 2) empirische antibiotische Therapie 3) Bildgebung (CCT) **4) wenn keine Raumforderung oder Ödem: Lumbalpunktion**

akute Symtomatik innerhalb von 24 Stunden, in 53% ist der Verlauf subakut innerhalb von 1-7 Tagen. Kinder sind oft nicht meningeal. Immunkomprimierte ältere Patienten haben häufig initial kein Fieber und eine variable meningeale Symptomatik.

In jedem Fall muss die Diagnose einer bakteriellen Meningitis bei Veränderung im mentalen Status, Fieber und der Verdachtsdiagnose solange bestehen bleiben, bis sie durch die Liquordiagnostik widerlegt werden kann[6]. Ziel der Akutversorgug ist der Beginn einer antibiotischen Therapie innerhalb von 1-2 Stunden (Tabelle 2).

Aufgrund eines eröhten Hirndruckes besteht naturgemäss das Risiko einer Einklemmungssymptomatik. Das Vorliegen von Stauungspapillen ist bei akutem Hirndruck allerdings seltener als bei cronischer Hirndrucksymptomatik und das Fehlen von Stauungspapillen schliesst daher eine Hirndrucksteigerung nicht unbedingt aus[7].

Folgende Punkte sollen bei einer Lumbalpunktion bei erhöhtem intrakraniellen Druck berücksichtigt werden[8]:

1. Verwendung von 22- oder 25 Gauge Liquornadel
2. 3-5ml Liquor für Analyse
3. eventuell i.v. Bolusgabe von Mannitol (1g/kg KG) und Liquorpunktion 30-60 min. später. (je nach Notwendigkeit zusätzlich zur Mannitolgabe Intubation und Hyperventilation)

Diagnostik

Konventioneller Liquorbefund und Kultur

Die Diagnosestellung erfolgt durch

1. Erhöhung der Liquorzellzahl auf mehr als 1000 Leukozyten/mm^3 bestehend aus mehr als 60% polymorphkernigen Leukozyten, begleitet von einem erniedrigten Glukosegehalt.
2. Nachweis bakterieller Mikroorganismen im Liquor mittels Kultur, Lichtmikrosko-

pie eines Ausstriches mit Gramfärbung oder Antigennachweis mittels Latexagglutinitation (LA).

Ungefähr 6 ml Liquor sind ausreichend für die Bestimmung von Zellzahl, Glukose und Proteinkonzentration, Gramfärbung mit Kultur und Latexagglutination. Zusätzlich sollte 1ml Liquor für den Nukleinsäurenachweis auf virale DNA für differentialdiagnostische Zwecke zurückbehalten werden. Obwohl nicht defintiv beweisend sind gewisse Veränderungen in der konventionellen Liquoruntersuchung typisch für bakerielle Meningitiden (Tabelle 3).

Zu Beginn der Erkrankung findet man in ungefähr 10-20% der Patienten eine Zellzahl unter 1000 Zellen/mm³ im Liquor. Eine ähnlich niedrige Zellzahl ist bei teilweise anbehandelter Meningitis oder bei fulminanter meningealer Infektion (meist verursacht durch Pneumokokken) oder bei immunsupprimierten, leukopenischen Patienten zu erwarten. Gewisse Keime wie Listerien können sowohl eine eitrige als auch eine gemischt granulozytäre-lymphozytäre Pleoztose hervorrufen. Die Sensitivität der Gramfärbung bei unbehandelten bakteriellen Meningitiden liegt bei 70-90%, die Kulturen sind in 70-85% positiv[9]. Die Erhöhung von Laktat im Liquor erweist sich oft als zusätzlicher hilfreicher Parameter. Ungefähr die Hälfte der Patienten haben auch eine positive Blutkultur. Die Sensitivität von Kultur und Gramfärbung sinkt jedoch bei antibiotisch anbehandelten Patienten auf weniger als 50%. Als allgemeine Regel gilt, dass Kulturen und Gramfärbung aus dem Liquor 24 Stunden nach Beginn einer antimikrobiellen Therapie negativ sein sollten, wenn der Erreger sensitiv auf die antibiotische Therapie ist[10]. Die initiale Diagnosestellung der bakteriellen Meningitis erfolgt daher aufgrund von Veränderungen der Zellzahl mit polymorphkernigen Leukozyten, erniedrigter Glukose- und erhöhter Proteinkonzentration sowie dem Antigennachweis. Die Liquorzellzahl steigt kurzeitig in der Regel unmittelbar nach Beginn der antibiotischen Therapie. Bei der Mehrzahl der Patienten normalisiert sich der Liquorglukosegehalt innerhalb von 3 Tagen unter Behandlung. Liquoruntersuchungen nach antibiotischer Behandlung zeigen bei 36% eine Glukosekonzentration <50mg/dl, in 38% eine Proteinkonzentration von über 45mg/dl. Der Rückgang der Zellzahl auf normale Werte dauert dabei länger[11].

Tabelle 3: Charakteristische Liquorveränderungen bei bakterieller Meningitis[8]

Erhöhter Liquordruck	>180mmH₂O
Durchsichtigkeit	Trüb
Zellzahl	>10 bis < 10,000/mm³ (Sediment >80% polymorphnukleäres Zellbild)
Glucose	<40mg/dl in 60%
Protein	>50mg/dl
Gramfärbung	Positiv in 70-90% unbehandelter Patienten, Spezifität 100%
Kultur	Positiv in 80%
Latexagglutination	Spezifisch für Antigen von S. pneumoniae, N. meningitidis, E. coli, und Streptokokken der Gruppe B
Limulus Test auf Endotoxin	Positiv bei gramnegativer Meningitis
PCR für bakterielle DNA	Sensitivität und Spezifität unbekannt

Antigennachweis

• **Latexagglutination (LA):**

Die meisten zur Verfügung stehenden Testkits basieren auf einer Agglutination von Polystyrenlatexpartikel, die mit polyklonalen oder monoklonalen Antikörpern gegen das gewünschte Oberflächenantigen beschichtet sind. Im Allgemeinen sind diese Tests sehr schnell durchzuführen (10-15min). Neben Liquor können Harn und Blut zur Untersuchung dienen. Latexagglutination und Endotoxintest sind vor allem hilfreiche Methoden für die Diagnosestellung bei Patienten, die bereits antibiotisch anbehandelt wurden und deren Gramfärbung negativ ist. Mittels Latexagglutination werden bakterielle Antigene von S. peumoniae, N. meningitidis, H. influenzae Typ b, Streptokokken der Gruppe B und E. coli K1 Stämme aus dem Liquor nachgewiesen. Die LA hat eine Spezifität von 96% für S. pneumoniae und 100% für N. meningitidis. Die Sensitivität für den Nachweis von S. pneumonae aus dem Liquor liegt bei 69-100% und 33-70% für N. meningitidis[12,13]. Wichtig in der Beurteilung des Ergebnisses ist, dass eine negative LA gegen bakterielle Antigene eine bakterielle Meningitis nicht ausschliesst.

• **Limulus-Test auf Endotoxin:**

Mit Blutzellen des Pfeilschwanzkrebses (Limulus polyphemus) können durch Gelierung Endotoxine (Lipopolysaccharide) in geringen Mengen nachgewiesen werden. Der Test ist positiv bei Meningitiden, die durch gramnegative Erreger hervorgerufen werden. Pneumokokken können zu falsch positiven Ergebnissen führen. Die Sensitivität dieses Verfahrens liegt bei 99,5% mit einer Spezifität von 86-99,8%[13]. Bei Neugeborenen ist dieser Test aufgrund seiner mangelnden Sensitivität nicht geeignet.

Antikörpernachweis

Die Bestimmung spezifischer Antikörper im Liquor sowie die intrathekale Antikörperproduktion kann vor allem für die Differentialdiagnose hilfreich sein. Etabliert sind folgende Methoden:

• Indirekte Immunfluoreszenz (Nachweis bei Treponema pallidum, Borrelia burgdorferi und Toxoplasma gondii)
• Hämagglutinationstest (Nachweis bei Toxoplasma gondii, Candida albicans)
• Komplementbindungsreaktion (Nachweis bei viralen Erregern)
• Enzyme-linked-Immuno-Sorbent-Assay (ELISA) (Nachweis von IgM bei Borrelien, Toxoplasmen, Treponemen)
• Radioimmunoassay: kompetitive Bindung von radioaktiv markierten und Patientenantikörpern gegen das Testantigen
• Neutralisationstest (Nachweis von antiviralen Antikörpern)
• Immunoblot (Nachweis intrathekaler Immunglobulinproduktion)

Nukleinsäurenachweis

Die Polymerase-Ketten Reaktion (PCR) ist als Amplifikationsnachweismethode von DNA vor allem für virale Erreger und Mykobakterien etabliert worden. Eine erweiterte Technik dieser Methode ist die (reverse-transcriptase) RT-PCR zur Bestimmung von messenger und ribosomaler RNA. Technische Probleme ergeben sich vor allem durch die Amplifikation von kontaminierter DNA und dadurch bedingten falsch positiven Ergebnissen.

Differentialdiagnostische Überlegungen

Herpes Simplex Typ I Enzephalitis (HSV-1)

Die Liquoruntersuchung zeigt zu Beginn eine granulozytäre Pleozytose (25-50%) gefolgt von einer lymphozytären Pleozytose von 5 bis 500 Zellen/mm³, eine mässige Proteinerhöhung und eine normale bis leicht erniedrigte Glukosekonzentration. Gelegentlich besteht ein xanthochromer Liquor mit Erytho- und Siderophagen, die auf das hämorrhagische Bild dieser Enzephalitis hinweisen. Virale Kulturen aus dem Liquor sind fast immer negativ. Mittels PCR kann eine spezifische Diagnose gestellt werden jedoch mit limitierter Zuverlässigkeit[15] . Die PCR ist zu Beginn typischerweise positiv (> 95% Sensitivität, 100% Spezifität), mit abnehmender Sensitivität in der ersten Woche der Encephalitis. PCR Bestimmungen aus blutigem Liquor können zudem ein falsch negatives Ergebnis aufweisen. Zusätzlich ist die Titerbestimmung von Immunglobulin G (IgG) gegen HSV aus Serum und Liquor für die Diagnosestellung hilfreich. Antikörper gegen HSV treten zumeist 8-12 Tage nach Krankheitsbeginn auf und können ca. 30 Tage bestimmt werden. Eine Serum/Liquorratio von Antikörpern kleiner als 20:1 ist konklusiv für eine intrathekale Immunglobulinsynthese.

Tuberkulöse Meningitis

Die tuberkulöse Meningitis verursacht durch M. tuberculosis ist in den Lehrbüchern als subakute lymphozytäre Meningitis beschrieben. Sie verursacht meistens in der Folge eine chronische aseptische basale Meningitis mit Hirnnervenbeteiligung. Die Inzidenz der tuberkulösen Meningitis hat zugenommen[16].

Diagnostik

Die Diagnose kann nicht aufgrund von klinischen Befunden gestellt oder ausgeschlossen werden. Eine vorbestehende Anamnese ist dabei hilfreich. Der intradermale Tuberkulin Test bleibt von nur sehr begrenztem Wert und ist in 50-70% negativ und wird während der Behandlung oft positiv[17]. Die Diagnose ist abhängig von der Liquordiagnostik. Patienten mit eingeschränkter zellulärer Immunität können atypische Liquorbefunde haben. Ein azellulärer Liquor wurde bei älteren und HIV- Patienten beschrieben. Zumeist besteht im Liquor ein lymphozytäres Zellbild im Liquor von 10-100 Zellen/mm³. In den ersten 10 Tagen einer Infektion kann jedoch ein polymorphkerniges („buntes") Zellbild bestehen. Der Proteingehalt ist fast immer erhöht und die Liquorglukose ist in 70 % erniedrigt, unterschreitet jedoch selten Werte von 20mg/dl. Die sorgsame und wiederholte mikroskopische Suche nach säurefesten Stäbchen mit Ziehl-Neelsen Färbung ist nach wie vor eine der effektivsten jedoch mühsamsten diagnostischen Prozeduren. In diesem Fall sollen ausreichende Liquormengen zu Verfügung stehen (10 ml) . Säurefeste Stäbchen findet man in ca 10-20% der Ausstriche[18, 19]. Goldstandard der Diagnostik bleibt die Kultur, die jedoch leider insensitiv und langwierig ist (bis zu 8 Wochen Löwenstein-Jensen Kultur). Der Erreger kann in ca. 10-50% der Patienten isoliert werden.

Aufgrund der relativ geringen Ausbeute von Ausstrich und Kultur, werden molekularbiologische Tests entwickelt, um die Sensitivität des Keimnachweises zu erhöhen. Die Sensitivität der PCR wird mit 48% und einer Spezifität von 100% geschätzt. Gegenüber einer Sensitivität von 39% und Spezifität von ebenfalls 100% durch die Kultur[20]. Damit erweist sich diese Methode leider nach wie vor als unökonomisch und wenig Vorteil bringend gegenüber der herkömmlichen Kultur. Die ELISA Methodik für mykobakterielle Antikörper konnte sich bis jetzt in der Standarddiagnostik aufgrund des Mangels an Sensitivität nicht durchsetzen.

Aseptische Meningitissyndrome

Bei aseptischen Meningitissyndromen kommt es zu entzündlichen Veränderungen im Liquor jedoch zu keinem herkömmlichen bakteriellen Keimnachweis. Die Ätiologie kann infektiöse und nicht infektiöse Ursachen haben. Organismen, die zu einer aseptischen Meningitis führen sind zumeist Enteroviren (Arboviren, Herpes Simplex Virus Typ 2 (HSV-2), Pilze, humanes Herpesvirus Typ 6 (HSV-6), Varizella zoster Virus (VZV), Epstein-Barr Virus (EBV), Mycoplasma pneumoniae, Borrelia burgdorferi, und Treponema pallidum.

Diagnostik

Folgende diagnostische Liquoruntersuchungen sollten bei Verdacht auf infektiöse aseptischer Meningitissyndrome durchgeführt werden[16]:
  1. Virale Kultur
  2. RT-PCR für Enteroviren
  3. HIV-1 RNA
  4. PCR: HSV-2, HHV-6, VZV, EBV

5. Virus-spezifische IgM Antikörper
6. Tuschefärbung und Pilzkultur
7. Kryptokokken Polysaccharidantigen
8. Komplementfixation von Antikörper gegen Coccidoides immitis
9. Histoplasma Polysaccharidantigen
10. VDRL, FTA-Abs, MHA-TB
11. Borrelia burgdorferi Antigen

Pilzmeningitis

Pilzinfektionen sind in ihrer Inzidenz angestiegen. Dies ist durch Maßnahmen zur verbesserten phamakologischen Immunsuppression und durch den häufigeren Einsatz von antimikrobiellen und antiviralen Therapien bedingt. Weiters ist in den letzten Jahren eine Zunahme an sogennnanten „high-risk" immunsupprimierten Patienten zu verzeichnen. Zusätzlich entwickeln HIV positive Patienten im Rahmen von opportunistischen Infektionen schwere Pilzinfektionen. Sowohl primäre (Kryptokokkus, Blastomyces, Histoplasma, Coccidoides) als auch sekundäre (Aspergillus, Candida) Pilzpathogene können eine lebensbedrohliche ZNS Infektion hervorrufen[21].

Diagnostik

Die Analyse des Liquors beinhaltet zusätzlich zu den oben angeführten Routinemethoden die Messung des Liquordruckes, die Tuschefärbung und Pilzkultur. In den meisten Fällen besteht eine mononukleäre Pleozytose um 20-500 Zellen/mm^3. Bei zusätzlich vorhanden eosinophilen Granulozyten muss an eine Infektion mit Kryptokokkus immitis gedacht werden. Bei immunsupprimierten Patienten kann die Zellzahl auch weniger als 20 Zellen/mm^3 betragen. Die Liquorproteingehalt ist meist erhöht, die Glukosewerte sind variabel, jedoch eher erniedrigt zu erwarten. Liquordruckmessungen im Rahmen der Liquorpunktionen können diagnostischen aber auch therapeutischen Wert haben - speziell im Falle der Kryptokokkenmeningitis - und sollten deshalb dokumentiert werden. Der Kulturnachweis ist der Goldstandard für die Diagnose der Pilzmeningitis, kann aber mitunter negativ wegen des langsamen Wachstums sein und auch spät einlangen. Candida Spezies wachsen innerhalb von 2-3 Tagen, aber dimorphe Pilze wie Histoplasma capsulatum können mehrere Wochen für Wachstum und Identifizierung benötigen. Das Ausmass der Pilzbesiedelung im Liquor während einer Infektion kann variabel sein und wird in colony forming units angegeben (CFU/ml). Es werden Werte zwischen 1 (dimorphe Pilze) und 10^6 (Hefepilze) CFU/ml gefunden. Ausreichende Liquormengen (10-30 ml) verbessern die Kulturbedingungen. Gleichzeitig sollten Liquor und Serum auf Pilzantigen und Antikörper untersucht werden, da sie (z.B. im Falle des sehr sensitiven und spezifischen Kryptokkokken Polysaccharidantigentestes) noch vor Beendigung, oder bei negativer Kultur diagnostische Aussagekraft haben. Die Laktatkonzentration im Liquor ist oft unspezifisch erhöht[22].

Virale Meningitis

Epidemiologie und Ätiologie

Die klinischen Symptome einer viralen ZNS Infektion sind zumeist so unspezifisch dass eine ätiologische Zuordnung kaum möglich ist. Der Virusnachweis gelingt in nur 20% der Fälle mit Meningitis, und in nur 30% der Fälle mit Enzephalitis. Die Entwicklung neuer Techniken zum Nukleinsäurenachweis von viraler DNA (PCR) und die Bestimmung intrathekaler virusspezifischer Antikörpersynthese haben ihre Wichtigkeit, um eine schnelle Diagnosestellung mit verbesserter Sensitivität und Spezifität zu ermöglichen.

In Europa finden sich unter den häufigsten identifizierten viralen Pathogenen zu 50-80 % Enteroviren (EV) (Coxsackie-A,-B, ECHO), 10-20% (nicht immunisierter Menschen) Mumps-, zu 5-10% Herpesviren, variable Ergebnisse für Arboviren, und <1% lymphozytäres Choriomeningitisvirus (LCMV) und HIV[23].

Diagnostik

Die Liquoranalyse bleibt die wichtigste Untersuchung in der Diagnostik der viralen Meningitis. Das typische Zellbild besteht aus einer lymphozytären Pleozytose mit Zellzahlen unter 500 Zellen/mm^3. Zu Beginn der Infektion kann gelegentlich auch eine transiente polymorphkernige Pleozytose bestehen. Bleibt diese bestehen, sollte immer an eine bakterielle Meningitis gedacht werden. Die Liquorglukose bleibt normal in 90% der Fälle. Besteht eine erniedrigte Glukosekonzentration sollte immer an eine nicht virale Ursache der Meningitis gedacht werden (tuberkulöse oder Pilzinfektion, Neoplasie oder Sarkoidose). Der Proteingehalt im Liquor ist typischerweise leicht erhöht, übersteigt jedoch fast nie Werte von 800 mg/dl[24].

Obwohl Kultur aus Liquor, Blut, Stuhl oder Sputum und Serumuntersuchung in der spezifischen Diagnosestellung ihre Bedeutung haben, sind sie oft für die Akutdiagnostik ungeeignet und limitiert in ihrer Sensitivität (z.B. 65-75% für Enteroviren). Für eine virusspezifische Antikörperproduktion ist ein 4-facher (IgG) Titeranstieg von einem Serumwert aus der Rekonvaleszenzphase (2-4 Wochen nach Beginn der Erkrankung) des Patienten im Vergleich zur Aktuphase nötig. Damit ist jedoch nur eine retrospektive Diagnosestellung möglich. Gepaarte Werte aus Serum und Liquor erhöhen die Spezifität der Diagnose. Eine erhöhte virusspezifische Liquor:Serum Antikörperratio bei fehlender ähnlicher Liquor:Serum Albuminratio spricht für eine intrathekale Antikörperproduktion. Der Nachweis von virusspezifischem IgM im Serum oder Liquor spricht für eine akute Infektion.

In vielen Labors ist jedoch der Nukleinsäurenachweis die alternative Methode der

Tabelle 4: Sensitivität und Spezifität der PCR für ausgesuchte virale ZNS Infektionen[26]

Pathogen	Sensitivität (%)	Spezifität (%)
Herpes simplex Virus Typ 1	>95	100
Zytomegalievirus	80-100	75-100
Varicella Zoster Virus	N/A	100
Epstein-Barr Virus	97	100
JC Virus	74-92	92-96
Enterovirus	97	100

Wahl. Vor allem die PCR kombiniert mit der RT-PCR für Enteroviren erlaubt eine hohe Sensitivität und fast 100% Spezifität[25] (Tabelle 4).

Zusammenfassung

Der erste und wichtigste Schritt in der Diagnostik von entzündlichen Erkrankungen des Nervensystems ist die Liquoruntersuchung. Mit Ausnahme von Neugeborenen zeigen Patienten mit bakterieller Meningitis eine typische Konstellation von Zellzahl, Zellbild und Liquorchemie. Die Gramfärbung bleibt eine rasche, genaue und billige Methode um pathogene Bakterien im Liquor nachzuweisen. Die Kultur gilt als Standard für die ätiologische Spezifizierung. Der Antigennachweis darf nie die Kultur oder Gramfärbung ersetzen. Die Antikörperbestimmungen bringen bei gängigen Keimen Vorteile, die sich weder in der Gramfärbung noch in der Kultur nachweisen lassen (Viren, chronische und aseptische Entzündungen). Ein Nachteil ist allerdings oft eine retrospektive Diagnosestellung aufgrund wiederholter Bestimmung mit dem Nachweis eines Titeranstieges. Die Entwicklung molekularbiologischer Methoden (PCR) hat wesentliche Forschritte vor allem hinsichtlich Spezifität und Sensitivität bei viralen Erregern gebracht. Trotzdem müssen diese Untersuchungsmethoden als Hilfsbefunde angesehen werden und sollten in Einklang mit Anamnese, Klinik und übrigem Liquorbefund gebracht werden. Ziel muss in erster Linie die optimale Behandlung des Patienten sein.

Literatur

1. Pfister HW, Bleck TB. Bacterial meningitis in Neurological Disorders : Course and Treatment. Brandt T., Caplan LR, Dichgans J (eds), Academic press, London 1996
2. Durand MD, Calderwood SB, Weber DJ et al. Acute bacterial meningitis in adults. A review of 493 episodes. NEJM 1993; 328:21-8
3. Pfister HW, Feiden W, Einhäupl KM. Spectrum of complications during bacterial meningitis in adults. Arch Neurol 1993; 50: 575-81
4. Geiseler PJ, Nelson KE, Levin S, Reddi KT, Moses VK. Community-acquired purulent meningitis: a review of 1,316 cases during the antibiotic era. Rev Infect Dis 1980; 2:725-45
5. Ashwal S. Neurologic evaluation of the patient with acute bacterial meningitis. Neurol Crit Care 1995; 13: 549-77
6. Tunkel AR, Scheld WM. Acute bacterial meningitis. Lancet 1995; 1675-80
7. Marton KI, Gean AD. The spinal tap: new look at an old test. Ann Intern Med 1986; 104: 840-48
8. Loos K. Acute meningitis in Prognosis of Neurological Disorders, 2nd ed, Evans RW, Baskin DS, Yatsu FM (eds) Oxford University, New York, 2000
9. Loos K. Acute bacterial meningitis. Semin in Neurol 2000; 20: 293-306
10. Dunbar SA, Eason RA, Muster DM et al. Microscopic examination and broth culture of cerebrospinal fluid in diagnosis of meningitis. J Clin Microbiol 1998; 36: 1617-20
11. Durack TD, Spanos A. End-of-treatment spinal tap in bacterial meningitis: is it worthwhile? JAMA 1982; 248: 75-8
12. Hoban DJ, Witwiki E, Hammond GW. Bacterial antigen detection in cerebrospinal fluid of patients with meningitis. Diagn Microbiol Infect Dis 1985; 3: 373-79
13. Maxson S, Lewon MJ, Schutze GE. Clinical usefulness of cerebrospinal bacterial fluid antigen studies. J Pediatr 1994; 125: 235-38
14. Dwelle TE, Dunkle LM, Blair L. Correlation of cerebrospinal fluid endotoxin-like activity with clinical and laboratory variables in gram-negative bacterial meningitis in children. J Clin Microbiol 1987; 25: 856-58
15. Shoji H, Honda Y, Murai I, Sato Y, Oizumi K et al. Detection of varicella-zoster DNA by polymerase chain reaction in cerebrospinal fluid of patients with herpes zoster meningitis. J Neurol 1992; 239: 69-70
16. Loos K. Mycobacterium tuberculosis meningitis and other etiologies of aseptic meningitis syndrom. Semin Neurol 2000; 20: 329-35
17. Leonard JM, Des Prez RM. Tuberculous meningitis. Med Clin North Am 1990; 69: 769-97
18. Thwaites G, Chau TT, Mai NT et al. Tuberculous meningitis J Neurol Neurosurg Psychiatry 2000; 68: 289-99
19. Starke JR. Tuberculosis of the central nervous system in children. Semin Pediatr Neurol 1999; 6: 318-31
20. Kox LF, Kujjper S, Kolk AH. Early diagnosis of tuberculous meningitis by polymerase chain reaction. Neurology 1995; 45: 2228-32
21. Gottfredsson M, Perfect JR. Fungal meningitis. Semin Neurol 2000; 3: 307-22
22. Body BA, Oneson RH, Herold DA. Use of cerebrospinal fluid lactic acid concentration in the diagnosis of fungal meningitis. Ann Clin Lab Sci 1987; 17: 429-34
23. Malessa R, Tyler KL, Viral infections of the central nervous system in Neurological Disorders: Course and Treatment. Brandt T, Caplan LR, Dichgans J et al. (eds) Academic press, London, 1996
24. Rotbart HA Viral meningitis. Semin Neurol 2000; 20: 277-92
25. Rotbart HA, Swayer MH, Fast S et al. Diagnosis of enteroviral meningitis using the polymerase chain reaction with colorimetric microwell detection assay. J Clin Microbiol 1994; 32: 2590-92
26. Zunt JR, Marra CM Cerebrospinal fluid testing for the diagnosis of central nervous system infection. Neurol Clin 1999; 17: 675-8

Chlamydien

G. Stanek

Einleitung

Chlamydien sind obligate intrazelluläre Bakterien, die einen einzigartigen Entwicklungszyklus vollziehen. Der biphasische Vermehrungszyklus wechselt von sporenartigen, infektiösen, metabolisch inaktiven Elementarkörpern zu nicht infektiösen, metabolisch aktiven Vermehrungsformen, den Initial- oder Retikularkörpern. Der Entwicklungszyklus wurde erstmals 1932 von Bedson und Bland beschrieben[1]. Diese Forscher sowie Miyagawa und Mitarbeiter, die Chlamydien erstmals in embryonierten Hühnereiern anzüchteten, hielten sie zunächst für Viren[2]. Erst in den 1960er Jahren wurden Chlamydien allgemein als Bakterien akzeptiert. Die Zellwand ist der gramnegativer Bakterien ähnlich, allerdings scheint Peptidoglykan zu fehlen, welches sonst einen wesentlichen Strukturanteil der Zellwand der Bakterien ausmacht. Wegen des Bedarfs an energiereichen Stoffwechselprodukten scheinen Chlamydien vollständig von ihrem Wirt abhängig zu sein.

Hauptproblem war primär die Anzüchtung von Chlamydien, die erst seit Mitte der 1960er Jahre in der Zellkultur erfolgt.

Drei Chlamydienarten verursachen eine Reihe von menschlichen und tierischen Erkrankungen. *C. trachomatis* ist in erster Linie ein humanpathogenes Bakterium und verursacht Erkrankungen von Auge, Urogenitaltrakt und Respirationstrakt.

C. pneumoniae verursacht Erkrankungen des menschlichen Respirationstrakts. Dazu wird diskutiert, ob *C. pneumoniae* ursächlich an der Entstehung von Atherosklerose beteiligt ist. Dieser Chlamydienart wird auch eine Rolle bei der Entstehung von Multipler Sklerose und Alzheimer Krankheit zugedacht, was bisher weder bewiesen noch widerlegt ist. *C. psittaci* ist primär tierpathogen. Einige Stämme können schwere Erkrankungen des Menschen verursachen.

Taxonomie

Chlamydien sind die einzigen Mitglieder der Ordnung *Chlamydiales*, Familie *Chlamydiaceae*, Gattung *Chlamydia*[3,4]. Wegen der großen biologischen und genetischen Unter-

Tabelle 1: Taxonomie der Chlamydien nach Moulder (1984)[3]

Ordnung	Familie	Gattung	Art
Chlamydiales	*Chlamydiaceae*	*Chlamydia*	*Chlamydia pneumoniae* *Chlamydia trachomatis* *Chlamydia psittaci*

Taxonomie der Chlamydien nach Vorschlag von Everett et al. (1999)[5]

Familie	Gattung	Art
Chlamydiaceae		
	Chlamydia	*Chlamydia trachomatis* *Chlamydia muridarum* sp. nov. *Chlamydia suis* sp. nov.
	Chlamydophila gen. nov.	
		Chlamydophila pecorum comb. nov. *Chlamydophila pneumoniae* comb. nov. *Chlamydophila psittaci* comb. nov. *Chlamydophila abortus* gen. nov., sp. nov. *Chlamydophila caviae* gen. nov., sp. nov. *Chlamydophila felis* gen. nov., sp. nov.
Parachlamydiaceae fam. nov.		
	Parachlamydia gen. nov.	
Simkaniaceae fam. nov.		
	Simkania gen.nov.	
Waddliaceae fam. Nov.		*Waddlia chondrophila*

schiede zwischen diesen Arten ist zu erwarten, daß mit den wachsenden Kenntnissen weitere Arten definiert werden. Anfänglich wurden Chlamydien unter anderem Bedsonien und Miyagawanellen genannt. Seit mehr als 3 Jahrzehnten ist *Chlamydia* die einzige Gattung der Familie *Chlamydiaceae* aus der Ordnung *Chlamydiales*. Drei bereits genannte Arten werden unterschieden: *C. trachomatis*, *C. pneumoniae* und *C. psittaci* (Tabelle 1). Eine weitere Art, *C. pecorum*, wurde 1992 vorgeschlagen[5]. Ergebnisse phylogenetischer Analysen der 16S und 23S rRNA-Gene legen nahe, daß die Ordnung *Chlamydiales* zumindest vier verschiedene Familien beherbergt und daß sich innerhalb der *Chlamydiaceae* zwei unterschiedliche Linien in 9 verschiedene Cluster verzweigen. Diese Klassifizierung enthält neben der Familie *Chlamydiaceae* in der Ordnung *Chlamydiales* die neuen Familien *Simkaniaceae*, *Parachlamydiaceae* und *Waddliaceae*[6]. Die Familie *Chlamydiaceae* selbst wird durch eine neue Gattung und fünf neue Arten bereichert (Tabelle 1). Allerdings basiert diese Taxonomie auf einer einzigen Sequenz einer kleinen „intergenic" rRNA-Region. Ob evolutionäre Maßstäbe an die biologische Taxonomie angelegt werden sollen, bleibt offen. Dazu kommt noch, daß die Belange der öffentlichen Gesundheit durch geringe Akzeptanz neuer Bakteriennamen in Schwierigkeiten geraten könnten, denn „Chlamydia" wird erst jetzt allmählich in der Allgemeinheit bekannt.

C. trachomatis ist die am besten erforschte Art; drei Biovare werden unterschieden. Das okulogenitale oder Trachom-Biovar umfaßt 12 Serotypen (A, B, Ba, C, D, E, F, G, H. I,. J, K), welches Trachom, Konjunktivitis und Urogenitalinfektionen verursacht. Das dritte Biovar umfaßt die 3 Serotypen L_1, L_2 und L_3, die Erreger des Lymphogranuloma venereum (LGV). Das Maus-Biovar, das einen einzigen nicht-humanen Serotyp enthält, MoPn, ist Erreger der Mauspneumonitis.

C. psittaci-Stämme sind weitaus heterogener. Sie zeigen eine sehr große Antigen-Variabilität und können eine große Zahl von Wirten nutzen wie Vögel, Säuger und Reptilien.

C. pneumoniae galt ursprünglich *C. psittaci* eng verwandt. Nun aber zeigen Ergebnisse von DNA-Studien, daß es weder *C. psittaci* noch *C. trachomatis* nahe steht. Allerdings gibt es bisher nur wenige *C. pneumoniae*-Isolate, sodaß eine verläßlich Beschreibung der Unterschiede noch nicht möglich ist.

Chlamydien sind zweifelsfrei Bakterien. Sie besitzen eine gramnegativen Bakterien ähnliche Zellwand, enthalten prokaryonte Ribosomen, vermehren sich durch einfache Zweiteilung und sind gegenüber zahlreichen Antibiotika empfindlich wie Erythromycin, Tetrazyklinen und Rifampicin. Sie enthalten DNA und RNA, sind aber insofern Viren ähnlich, als sie für ihre biosynthetischen Funktionen Wirtszellen benötigen. Allerdings benötigen Chlamydien nur Vorstufen vom Wirt, sie synthetisieren mithilfe der Wirts-ATP ihre eigenen DNA, RNA und Proteine.

Folgende Merkmale unterscheiden die drei Chlamydienarten grob voneinander:

Die Elementarkörper von *C. trachomatis* und *C. psittaci* sind gewöhnlich kugelförmig, die von *C. pneumoniae* birnenförmig und zeigen einen periplasmischen Spalt unterschiedlicher Größe. Von *C. trachomatis* gebildete Einschlußkörper enthalten Glykogen, jene von *C. pneumoniae* und *C. psittaci* nicht. Weiters können von *C. psittaci* infizierte Zellen mehrere Einschlußkörper enthalten während mit *C. trachomatis* infizierte Zellen nur einen Einschlußkörper enthalten. Die bevorzugten Wirte und die verursachten Erkrankungen sind ebenfalls verschieden.

Die strukturelle und genetische Heterogenität der Chlamydien steht im Gegensatz zu den zahlreichen funktionellen Ähnlichkeiten. Hier ergeben sich Fragen für die Evolutionsgenetik.

Entwicklungszyklus

Der biphasische Entwicklungszyklus der Chlamydien ist unter Bakterien einzigartig. Chlamydien bilden zwei verschiedene Lebensformen, die an die jeweilige Umgebung angepaßt sind. Die Elementarkörper sind klein, 200 bis 300 nm im Durchmesser, extrazellulär und ähnlich Sporen ohne Stoffwechsel mit einer starren Zellwand zum Schutz vor äußerer Einwirkung. Elementarkörper adhärieren an der Zellwand geeigneter, eukaryonter Zellen. Hierauf folgt die Penetration in ein Zellmembran-gebundenes Bläschen, in dem sie zu den größeren, 700 bis 1000 nm messenden Retikularkörpern reifen. Die Retikularkörper sind nicht infektiös, zart, synthetisieren aber Makromoleküle und vermehren sich durch einfache Zweiteilung. Nach zahlreichen Teilungen differenzieren die Retikularkörper in Elementarkörper. Während dieser intrazellulären Vermehrung bleiben sie im Einschlußkörper, der im Zytoplasma der Wirtszelle klar zu erkennen ist. Mit *C. psittaci* infizierte Zellen lysieren schließlich, die Elementarkörper werden freigesetzt und können andere Zellen infizieren. Mit *C. trachomatis* infizierte Zellen lysieren nicht regelmäßig.

Zellwand

Die Zellwand besteht aus einer äußeren und inneren Membran sowie Lipopolysaccharid (LPS). Peptidoglykan, Hauptbestandteil der meisten Bakterienzellwände, scheint zu fehlen, obwohl einige Eigenschaften wie eine geringgradige Penizillin-Empfindlichkeit und Penizillin-bindende Proteine von *C. trachomatis* eher für das Vorliegen von Peptidoglykan sprechen. Die Zellwand dient dem Schutz vor Umgebungseinwirkungen. Die Rigidität der Zellwand von Elementarkörpern wird durch kreuzvernetzte Proteine erzielt. Die dichte Proteinschicht geht verloren, wenn die Elementarkörper im Einschlußkörper in Retikularkörper differenzieren. Damit käme den vernetzen Proteinen die gleiche Funktion zu wie dem Peptidoglykan.

MOMP (Major Outer Membrane Protein)

Hauptbestandteil der äußeren Membran der Zellwand ist das sogenannte MOMP. Es macht etwa 60% des Trockengewichts der Außenmembran aus, hat ein Molekulargewicht von ca. 40kDa, bildet Multimere und transmembrane Komplexe. Vermutlich fungiert es als Porin.

C. trachomatis wurde in 15 Serovare unterteilt, wobei der Großteil der Heterogenität auf Antigen-Unterschiede des MOMP zurückzuführen ist[7]. MOMP enthält Gattungs-, Spezies-, Subspezies und Serotyp-spezifische Epitope, was darauf hinweist, daß das Protein konservierte und variable Abschnitte enthält[8,9]. Die DNA-Sequenzen der MOMP-Gene von *C. trachomatis* und *C. psittaci* weisen 60-70% konservierte Abschnitte auf. Dies ist deshalb interessant, weil die hohe Interspezies-Übereinstimmung von MOMP mit der niedrigen DNA-Übereinstimmung von weniger als 10% kontrastiert.

Die zeitliche Expression des MOMP-Gens von *C. trachomatis* Serotyp L hängt von zwei korrespondierenden mRNA ab. Eine mRNA wird zuerst gebildet, die Bildung der anderen beginnt ungefähr 16 Stunden nach der Infektion, dann wenn sich die Retikularkörper rasch teilen und vermutlich große Mengen MOMP benötigen.

OMPs (Outer Membrane Proteins)

Zysteinreiche Proteine, sogenannte OMPs, haben einen beträchtlichen Anteil am Aufbau der Zellwand von *C. trachomatis*. Drei solcher Proteine wurden in LGV-Stämmen nachgewiesen. Sie haben Molekulargewichte von ca. 62 kDa, 59 kDa und 12 kDa. Das 62 kDa fehlt in den Trachomstämmen (Serovare A-K)[10].

OMPs finden sich hauptsächlich in Elementarkörpern. Sie werden im Entwicklungszyklus erst spät gebildet, wenn sich die Retikularkörper in Elementarkörper umwandeln[10]. Das gibt den Hinweis, daß sie – auch wegen ihrer Kreuzvernetzung – in der Struktur-Einheit des Elementarkörpers eine Rolle spielen. Analog zu den MOMPs scheint auch eine gewisse, noch nicht ausreichend aufgeklärte Serotyp-Heterogenität der zysteinreichen OMPs zu bestehen.

POMPs (Putative Outer Membrane Proteins)

POMPs, auch OMP90 oder „polymorphic outer membrane proteins", wurden erst kürzlich nachgewiesen. Sie scheinen eine Rolle bei der Anlagerung und dem Eindringen der Chlamydien in die Zelle zu spielen. *C. trachomatis* besitzt zumindest 9 Proteine dieser neuen Proteinfamilie, *C. pneumoniae* ungefähr 20[11].

Lipopolysaccharid (LPS)

Chlamydien-LPS wurde chemisch noch nicht vollständig identifiziert. Aber immunologische Studien zeigen, daß es der kurzen LPS-Kette der Rauhform von Salmonella Minnesota Re-Mutanten ähnlich ist[12]. Chlamydien besitzen ein spezifisches Epitop, das sich unter den Prokaryonten durch eine einzigartige glykosidische Verbindung auszeichnet, nämlich α-KDOp(2→8) α-KDOp (2→4) α-KDO[13]. LPS wird oft als das gattungsspezifische Antigen bezeichnet, weil es ursprünglich als immunreaktiver Teil aller Chlamydien-Arten erkannt und später als LPS identifiziert worden ist.

Genom

Chlamydien besitzen eines der kleinsten Genome unter den Bakterien. Es besteht etwa aus $5\text{-}10 \times 10^5$ Basenpaaren, etwa gleich groß wie das Mykoplasmen Genom und nur ein Viertel desjenigen von *Escherichia coli*. Der GC-Gehalt des Chlaymdiengenoms beträgt 40-45 mol%. Hybridisierungsstudien haben gezeigt, daß die drei Chlamydien-Arten etwa gleich entfernt miteinander verwandt sind. Jede Art besitzt etwa 10% mit den anderen Arten übereinstimmende DNA-Sequenzen[14]. Fast alle Stämme von *C. trachomatis* und *C. psittaci* tragen ein 7-7,5 kb Plasmid mit unbekannter Funktion. *C. pneumoniae* enthält nach dem Stand des Wissens kein Plasmid.

Die komplette Sequenz des Genoms von *C. trachomatis* wurde 1998 beschrieben[15].

Stoffwechsel

Den Stoffwechsel von Chlamydien zu studieren ist durch die intrazelluläre Vermehrung der Bakterien sowie durch den Wechsel von Elementarkörpern zu Retikularkörpern erschwert. Einerseits sind die biochemischen Prozesse der Wirtszellen von denen der Chlamydien zu unterscheiden, und andererseits Elementarkörper von Retikularkörpern. Welche Mängel im Stoffwechsel die Vermehrung der Chlaymdien vollständig vom Wirt abhängig machen sind nicht völlig klar. Ausgestattet sind Chlamydien mit eigenen Ribosomen und RNA-Polymerase und syntethisieren RNA, DNA und Proteine. In welchem Ausmaß die Makromolekülproduktion der Chlamydien von Vorstufen abhängt, die von den Wirtszellen stammen ist unbekannt. Es ist allerdings gesichert, daß Chlamydien keine ATP bilden sondern dieses von der Wirtszelle erhalten, und deshalb als Energieparasiten bezeichnet wurden, auch Nukleotide für die RNA-Synthese werden vom Wirt bezogen.

Von *C. trachomatis* wird Glykogen im Einschlußkörper gespeichert, eine besondere Eigenheit des Stoffwechsels, die bei *C. pneumoniae* und *C. psittaci* nicht vorhanden ist.

Gast-Wirtsbeziehung

Zelltropismus. Okulogenitale Stämme von *C. trachomatis* infizieren Zellen von Konjunktiva, Urethra und Cervix des Menschen, also kubisches Epithel. LGV-Stämme von *C. trachomatis* und *C. psittaci* gelangen in das Retikuloendotheliale System, wo sie sich in Makrophagen einnisten. Mit Ausnahme von MoPn-Stämmen infiziert *C. trachomatis* nur menschliche Zellen. *C. pneumoniae* scheint auch nur den Menschen als Wirt zu benützen. *C. psittaci* hat ein viel breiteres Wirtsspektrum und kann zahlreiche Organe des Wirts infizieren.

Intrazelluläres Überleben und Wachstum. Alle Chlamydien vermehren sich in Epithelzellen. Dabei hemmen sie die Fusion von Lysosomen und Phagosomen, welche die Chlamydien enthalten. Wie Chlamydien das bewerkstelligen ist unbekannt, scheint aber mit Eigenschaften der Zelloberfläche verbunden zu sein, weil z.B. in vitro die Fusion durch Vorbehandlung der Chlamydien mit spezifischen Antikörpern gehemmt wird. Auch isolierte Zellwände der Elementarkörper aber nicht Retikularkörper von *C. psittaci* hemmen die Fusion.

Reaktionen des Wirts

Entzündung am Ort der Chlamydien-Infektion ergibt sich aus der unspezifischen Abwehr. Die Bildung von Lymphfollikel findet sich gewöhnlich bei Infektionen mit okulogenitalen *C. trachomatis*-Stämmen, während granulomatöse Veränderungen, meistens in Lymphknoten, typisch für LGV-Infektionen sind. Die Entzündungsreaktion trägt natürlich auch zu den pathologischen Veränderungen bei. Die Bildung von Lymphfollikel in der Konjunktiva führt beim Trachom zur mechanischen Irritation, zur Narbenbildung, und schließlich zur Erblindung. Die Tuben-Infertilität ist die Folge von wiederholter Entzündung und Vernarbung des Tubenepithels durch Infektion mit *C. trachomatis*.

Immunantwort. Sowohl die zelluläre als auch die humorale Immunantwort wird durch eine Chlamydien-Infektion aktiviert. Wie beide Immunantworten die Chlamydieninfektion unter Kontrolle bringen ist noch unbekannt.

Bei der Infektion des Menschen werden Serum- und Schleimhaut-Antikörper gebildet. Das sekretorische IgA könnte am Ort der Schleimhaut-Infektion die Propagation der Chlamydien beeinflussen. Da Chlamydien aber intrazellulär leben, scheint die zellvermittelte Immunität zur Beseitigung der Chlamydieninfektion unbedingt erforderlich zu sein.

Erkrankungen durch Chlamydien

Chlamydia trachomatis-Infektionen

Infektionen des Genitaltrakts: Stämme des okulogenitalen Biovars von *C. trachomatis* (Serovare D-K) verursachen in den westlichen Ländern der nördlichen Hemisphäre am häufigsten Geschlechtskrankheiten. Die Symptomatik ist in Tabelle 2 zusammengestellt.

Die Infektion von Urethra oder Cervix kann mit eitrigem Ausfluß verbunden sein. Allerdings verlaufen etwa ein Drittel der Infektionen bei Männern und Dreiviertel der Infektionen bei Frauen asymptomatisch. Keimträger, etwa bei asymptomatischen Cer-

Tabelle 2: Durch *Chlamydia trachomatis* (D - K) in Industrieländern häufig verursachte Erkrankungen

Frau	Mann
Urethritis	Urethritis
Cervicitis	Epididymitis*
Endometritis (PID)	Prostatitis *
Salpingitis (PID)	
Peritonitis (PID)	
Proktitis	Proktitis
Periappendicitis	
Perihepatitis	
Konjunktivitis	Konjunktivitis
Arthritis	Arthritis

(PID) = pelvic inflammatory disease = Adnexitis
und aszendierende Infektion ins kleine Becken
* Infektionen der akzessorischen Sexualdrüsen

vix-Infektionen, sind für die hohe Prävalenz von *C. trachomatis* in der sexuell aktiven Bevölkerung verantwortlich.

Komplikationen durch genitale C. trachomatis-Infektionen: Bei Frauen können unbehandelte *C. trachomatis*-Infektionen zu Endometritis, Salpingitis und Perihepatitis führen. Diese als Adnexitis bezeichneten chronischen Infektionen (Englisch pelvic inflammatory disease = PID) verlaufen oft ohne Beschwerden, können sich aber auch in heftigen Unterbauchschmerzen äußern, die zur Hospitalisierung zwingen. Adnexitis kann zu einer Vernarbung der Tuben führen. Eine unbehandelte, chronische Chlamydieninfektion gilt als die häufigste Ursache von extrauteriner Schwangerschaft oder Tuben-Infertilität.

Bei Männern kann eine unbehandelte Chlamydieninfektion zu Epididymitis, einer schmerzhaften Nebenhodenentzündung, und möglicherweise zur Infertilität führen.

Gelegentlich kann sich bei Frauen und viel häufiger bei Männern, die an einer *C. trachomatis*-Infektion leiden, ein Reiter-Syndrom entwickeln. Das Reiter-Syndrom wird auch als Reaktive Arthritis bezeichnet, welche häufiger bei Personen mit dem Gewebstyp HLA B27 nach Infektionen mit Chlamydien, Shigellen, Yersinien und anderen Bakterienarten gesehen wird.

Neugeboreneninfektionen: Mehr als 30% der Kinder, die von Müttern mit einer urogenitalen Chlamydieninfektion auf natürlichem Weg geboren werden, entwickeln selbst eine Chlamydieninfektion. Davon erkranken zwischen 25 und 50 % an einer Konjunktivitis, 10 bis 20% entwickeln eine Pneumonie. Weiters können Infektionen von Ohren, Nasopharynx, Vagina und Rektum auftreten. Die Prophylaxe der Gonokokken-Bindehautinfektion von Neugeborenen mit Silberazetat kann selbstverständlich Chlamydien nicht aus dem Respirationstrakt eliminieren.

Lymphogranuloma venereum (LGV): LGV ist eine Geschlechtskrankheit, die in tropischen Gebieten gesehen wird. Verursacht wird LGV durch die invasiven Serovare L_1, L_2 und L_3 von *C. trachomatis*. Bei systemischer Ausbreitung manifestiert sich LGV mit Fieber, Myalgien und Gehirnhautreizung. Bei Männern kommt es häufiger als bei Frauen zur kräftigen Schwellung von regionalen inquinalen oder femoralen Lymphknoten.

Augeninfektionen: Das Trachom wird durch *C. trachomatis* (Serovare A, B, Ba, C)-Infektion des Konjunktivalepithels verursacht. Trachom ist in den meisten Entwicklungsländern endemisch. Die Infektion erfolgt im Kindesalter. Beginnend mit einer akuten Konjunktivitis entwickelt sich eine chronisch follikuläre Keratokonjunktivitis mit Pannusbildung. Wiederholte Infektionen führen zu einer Vernarbung der Konjunktiva, die Augenlider rollen sich ein und die Wimpern kratzen bei jedem Lidschluß an der Kornea. Im Lauf der Zeit kommt es zu einer Zerstörung der Kornea und zur Erblindung.

Eine unkomplizierte Konjunktivitis wird häufig bei sexuell aktiven Erwachsenen mit Genitalinfektion gesehen. Der Infektionsweg dürfte die Selbstinokulation sein. Der Krankheitsverlauf ist gewöhnlich selbstbegrenzend und führt nicht zur Sehbehinderung.

Chlamydia psittaci-Infektionen

Psittacose/Ornithose: Eine menschliche Infektion durch tierpathogenene *C. psittaci*-Stämme kann nach Kontakt mit infizierten Tieren, insbesondere nach Vögelkontakt erfolgen. Die meisten derartigen Infektionen ereignen sich im beruflichen Kontakt mit Geflügel (Truthühner) oder Haustieren. Die Symptome sind sehr variabel und können – wenn unbehandelt - von einer milden Erkrankung bis zu einer schweren, tödlich verlaufenden Pneumonie reichen.

C. pneumoniae-Infektionen

Atypische Chlamydienisolate von der Bindehaut (Stamm Taiwan 183 aus 1965) und Erreger akuter respiratorischer Infektionen (Stamm AR 39 aus 1983) wurden zuerst als TWAR-Stämme bezeichnet. Aufgrund der deutlichen Unterschiede zu den anderen Chlamydien wurde 1989 für diese Stämme die Bezeichnung *C. pneumoniae* vorgeschlagen[16].

C. pneumoniae verursacht Pneumonie und Bronchitis, meist ohne Fieber oder nur gering erhöhter Temperatur und mäßigem Husten. Seltener sind Pharyngitis, Laryngitis und Sinusitis. Folgen einer *C. pneumoniae*-Infektion können Asthma und Arthritis sein. Seit Jahren und mit zunehmender Evidenz wird auch der Zusammenhang zwischen *C. pneumoniae*-Infektionen und atherosklerotischen Gefäßerkrankungen, Alzheimer Krankheit und Multipler Sklerose diskutiert.

Die Übertragung von *C. pneumoniae* erfolgt durch Tröpfcheninfektion von Mensch zu Mensch. Das höchste Infektionsrisiko für die Erstinfektion besteht für Schulkinder. Reinfektionen scheinen sehr häufig zu sein.

Diagnose

In der medizinischen Mikrobiologie wird gewöhnlich der direkte Nachweis des Krankheitserregers aus geeignetem Untersuchungsmaterial angestrebt. Allerdings ist die Anzüchtung von Chlamydien technisch schwierig und erfordert für *C. trachomatis* zumindest 2 Tage bis Einschlußkörper nachgewiesen werden können. Daher werden Nicht-Kultur-Methoden wie Antigennachweis oder Nukleinsäureamplifikationstests (NAT) bevorzugt, die auch kommerziell erhältlich sind. Sensitivität und Spezifität dieser Methoden wurden in den letzten Jahren sehr verbessert. Diese Methoden führen schnell zu Ergebnissen, sind allein aber nur bei akuten Erkrankungen erfolgreich. Bei chronischen Manifestationen ist eine Kombination mit indirekten Nachweismethoden erforderlich.

Direkter Nachweis

1) C. trachomatis-Infektionen
Trachom: Erregernachweis aus Konjunktivalabstrich mittels Giemsa-Färbung (Ein-

schlußkörper, unspezifisch), Anzüchten in Zellkultur, Immunfluoreszenz oder heute besser Antigen-Nachweis mittels ELISA, DNS-Hybridisierung oder NATs wie PCR und LCR.

Okulogenitale Infektionen (Urethritis, Cervicitis, Salpingitis, Adnexitis, Prostatitis, Proktitis, Einschluß-Konjunktivitis, Neugeborenen-Konjunktivitis, Säuglingspneumonie): Erregernachweis aus Abstrichmaterial, Sekreten durch Anzüchtung in Zellkultur oder mittels DNA-Hybridisierung, NATs wie PCR und LCR oder Antigennachweis mittels ELISA.

Lymphogranuloma inquinale (L. venereum): Erregernachweis aus Abstrich-, Punktionsmaterial durch Anzüchtung in Zellkultur oder mittels NATs wie PCR und LCR oder Antigennachweis mittels ELISA.

2) C. psittaci-Infektionen (Ornithose/Psittakose)
Erregernachweis aus Sekreten des tiefen Respirationstrakts (bronchoalveoläre Lavage) mittels Zellkultur oder NATs wie PCR.

3) C. pneumoniae-Infektionen (Pneumonie, Bronchitis)
Erregernachweis aus Sekreten des tiefen Respirationstrakts (bronchoalveoläre Lavage) mittels NATs wie PCR.

Indirekter Nachweis

Serologische Tests sind von verschiedenen Herstellern kommerziell erhältlich. Unterschiedliche Verfahren und Antigene (LPS, MOMP) werden verwendet. Unterschiedliche, altersabhängige Seroprävalenzen lassen sich in verschiedenen Ländern nachweisen. Ergebnisse eigener Untersuchungen zeigen, dass bei Personen aus dem Wiener Raum eine altersabhängige Seroprävalenz bei 20-Jährigen etwa 20%, bei 60-70-Jährigen über 70% liegt. Diese Seroprävalenz kommt in erster Linie durch IgG-Antikörpern gegen *C. pneumoniae* zustande.

Die Serodiagnostik stützt sich auf den signifikanten Anstieg der Konzentration spezifischer Antikörper der IgA- und IgM-Klasse in gepaarten Serumproben. Verlaufs- und Eradikationskontrolle sind durch Beobachtung des Abfalls dieser Antikörper-Konzentrationen und des spezifischen IgG ebenfalls möglich, allerdings ist Langzeitbeobachtung nötig (4-Monats-Intervalle). IgA-Serumantikörper können insbesondere bei reaktiver Arthritis persistieren.

Die Interpretation von serologischen Ergebnissen bei Patienten mit Verdacht auf eine Chlamydien-Infektion ist schwierig. Eine detaillierte Ausführung der Interpretation von Ergebnissen mit den verschiedenen, zahlreichen Testsystemen würde weit über den Rahmen dieser Darstellung hinausgehen.

Therapie

1) C. trachomatis-Infektionen
In Europa werden Geschlechtskrankheiten gegenwärtig am häufigsten durch *C. tra-*

chomatis verursacht. Richtlinien zur Therapie wurden von der Arbeitsgruppe für STD und dermatologische Mikrobiologie der Österr. Gesellschaft für Dermatologie und Venerologie erarbeitet[17]. Folgende Empfehlungen werden gegeben:

Therapie der unkomplizierten C. trachomatis-Infektion des Erwachsenen:
Azithromycin 1 g als Einzeldosis oder Doxycyclin 100 mg/2 x täglich/ 7 Tage

Alternativ können verwendet werden: Minocyclin (100 mg/2 x täglich/ 7 Tage), Josamycin (750 mg/2 x täglich/ 7 Tage), Erythromycin (500 mg/4 x täglich/ 7 Tage), Ofloxacin (200 mg/2 x täglich/ 7 Tage), Roxithromycin (150 mg/2 x täglich/ 7 Tage) oder Clarithromycin (250 mg/2 x täglich/ 7 Tage)

Therapie der komplizierten C. trachomatis-Infektion des Erwachsenen:
Azithromycin 1 g als Einzeldosis 2-4 x in wöchentlichen Abständen oder Doxycyclin 100 mg/2 x täglich

Alternativ können verwendet werden: Minocyclin (100 mg/2 x täglich), Josamycin (750 mg/2 x täglich) oder Erythromycin (500 mg/4 x täglich)

Die Behandlungsdauer wird im Einzelfall entschieden und beträgt mindestens 14 Tage.

Therapie der C. trachomatis-Infektion in der Gravidität:
Josamycin (750 mg/2 x täglich/ 7 Tage) oder Erythromycin (500 mg/4 x täglich/ 7 Tage)

Alternativ kann verwendet werden: Amoxicillin (500 mg/ 3 x täglich/ 14 Tage)

Therapie der C. trachomatis-Infektion bei Neugeborenen:
Neonatale Augeninfektion: Erythromycin 12,5 mg/kg KG/ 4 x täglich/ 14 Tage
Chlamydienpneumonie: Erythromycin 12,5 mg/kg KG/ 4 x täglich/ 21 Tage

Therapie der C. trachomatis-Infektion bei Kindern:
Kinder mit < 45 kg Körpergewicht: Erythromycin 12,5 mg/kg KG/ 4 x täglich/ 14 Tage

Kinder ab 8 Jahren oder mit > 45 kg Körpergewicht: Azithromycin 1 g als Einzeldosis

Therapie des Lymphogranuloma venereum (alle Formen):
Doxycyclin 100 mg/2 x täglich/ 21 Tage

Alternativ können verwendet werden: Erythromycin (500 mg/4 x täglich/ 21 Tage) oder Cotrimoxazol (80/400 mg/ 2 x täglich/ 21 Tage)

2) C. pneumoniae- und C. psittaci-Infektionen
Zur Behandlung dieser Chlamydien-Infektion werden in erster Linie empfohlen:
Doxycyclin oder Makrolide.

Alternativ können Chinolone verwendet werden,

für *C. psittaci*-Infektionen alternativ gegebenenfalls auch Chlorampenicol.

Literatur

1. Bedson SP, Bland JOW. A morphological study of psittacosis virus, with the description of a developmental cycle. Br J Exp Pathol 1932; 13:461-466
2. Miyagawa Y, Mitamura T, Yaoi H et al. Studies on the virus of lymphogranuloma inquinale Nicholas, Favre and Durand. Fourth report. Cultivation of the virus on the chorioallantoic membrane of the chick embryo. Jap J Exp Med 1935; 13:733-750
3. Storz J, Page LA. Taxonomy of the Chlamydiae: Reasons for classifying organisms of the genus Chlamydia, Family Chlamydiaceae, in a separate order: Chlamydiales ord. nOv. INt J Syst Bacteriol 1971; 21:332-334
4. Moulder JW, Hatch JP, Kuo CC et al. Genus I. Chlamydia Jones, Rake and Stearns 1945, Seiten 729-739. In: Krieg NR und Holt JG (Hrsg.), Bergeÿs Manual of Systematic Bacteriology Band 1. Williams and Wilkins 1984 Baltimore, MD.
5. Fukushi H, Hirai K. Proposal of Chlaymydia pecorum sp. nov. for Chlamydia strains derived from ruminants. Int J Syst Bacteriol 1992; 42:306-308
6. Everett KD, Bush RM, Andersen AA. Emended description of the order Chlamydiales, proposal of Parachlamydiaceae fam. nov. and Simkaniaceae fam. nov., each containing one monotypic genus, revised taxonomy of the family Chlamydiaceae, including a new genus and five new species, and standards for the identification of organisms. Int J Syst Bacteriol 1999; 49:415-40
7. Stephens RS, Tam MR, Kuo CC, Nowinski RC. Monoclonal antibodies to Chlamydia trachomatis: antibody specificities and antigen characterization. J Immunol 1982; 128:1083-1089
8. Zhang YX, Stewart S, Joseph T, et al. Protective monoclonal antibodies recognize epitopes located on the major outer membrane protein of Chlamydia trachomatis. J Immunol 1987;138:575-581
9. Batteiger BE, Newhall V WJ, Jones RB. Differences in outer membrane proteins of the lymphogranuloma venereum and trachoma biovars of Chlamydia trachomatis. Infect Immun 1985; 50:488-494
10. Hatch TP, Miceli M, Sublett JE. Synthesis of disulfide-bonded outer membrane proteins during the developmental cycle of Chlamydia psittaci and Chlamydia trachomatis. J bacteriol 1986; 165:379-385
11. Grimwood J, Mitchell WP, Stephens RS. Phylogenetic analysis of a multigene family conserved between Chlamydia trachomatis and Chlamydia pneumoniae, 1998; p.263-266. In RS Stephens et al. Chlamydia Infections.SF, California
12. Nurminen M, Leinonen M, Saikku P, Mäkelä PH. The genus-specific antigen of Chlamydia: resemblance to the lipopolysaccharide of enteric bacteria. Science 1983; 220:1279-1281
13. Brade H, Brade L, Nano. FE. Chemical and serological investigations on the genus specific lipopolysaccharide epitope of Chlamydia. Proc Natl Acad Scie USA 1987; 84:2508-2512
14. Cox RL, Kuo CC, GGraystone JT, Campbell LA. Deoxyribonucleic acid relatedness of Chlamydia sp. Strain TWAR to Chlamydia trachomatis and Chlamydia psittaci. Int J Syst bacteriol 1988; 38:265-268
15. Stephens RS, Kalman S, Lammel C et al. Genome sequence of an obligate intracellular pathogen of humans: Chlamydia trachomatis. Science 1998; 282:754-759
16. Grayston JT, Kuo CC, Campbell LA, Wang SP. Chlamydia pneumoniae sp. Nov. for Chlamydia sp. strain TWAR Int J Syst Bacteriol 1989; 39:88-90
17. Stary A, Tschachler E, Heller-Vitouch C, Geusau A, Stingl G, Söltz-Szöts J, Höpfl R, Kirnbauer R, Kopp W, Mayerhofer S, Rieger A. Richtlinien zur Therapie der klassischen Geschlechtskrankheiten und Sexually Transmitted Diseases der Arbeitsgruppe für STD und dermatologische Mikrobiologie der ÖGDV. September 2000: 14-17

Clostridium botulinum und Botulismus

F. Allerberger, K. Pfaller, M. P. Dierich

Einleitung

Die Bezeichnung Botulismus (*lat.* botulus = Wurst) oder Wurstvergiftung läßt sich auf einen Ausbruch im Jahr 1793 in Kleinenzhof (Württemberg, Deutschland) zurückführen[1]. Dreizehn Personen erkrankten und sechs davon starben nach dem Genuß einer sog. Blunze (Saumagen-Blutwurst). Während von den zuständigen Gesundheitsbehörden eine „Belladonnavergiftung" diagnostiziert wurde, führte das weiterhin gehäufte Vorkommen von Erkrankungen im Zusammenhang mit verdorbenen geräucherten Blutwürsten letztendlich zum Erlaß staatlicher Vorschriften betreffend der richtigen Herstellung von Blutwurst (erstmalig 1802 in Stuttgart).

Van Ermengem gelang anläßlich einer Gruppenerkrankung in Ellezelles (Henegau, Belgien) der primäre Erregernachweis[2]. Beim Ellezelles-Ausbruch erkrankten im Jahr 1894 23 Musiker (3 Todesfälle) am Genuß eines „schlechtschmeckenden, sauer riechenden Schinkens, den man in Salzlake aufbewahrt hatte"[2]. Aus den Überresten des Schinkens, sowie aus Milz und Dickdarm eines Verstorbenen isolierte van Ermengem einen anaerob wachsenden Sporenbildner. An Tauben und Meerschweinchen konnte er durch Verfütterung des Fleisches sowie durch Injektion von Kulturfiltraten neuroparalytische Symptome auslösen. Van Ermengem (1851-1922) war damals Professor für Bakteriologie an der medizinischen Fakultät in Gent. Er nannte den Erreger *Bacillus botulinus*, da er den Ellezelles-Ausbruch für die gleiche Krankheit wie die sog. Wurstvergiftung betrachtete. Fleischerzeugnissen kommt heute als Infektionsquelle nur mehr untergeordnete Bedeutung zu.

Große Ausbrüche in den USA im Jahr 1914 durch Genuß verdorbener vegetabilischer Handelskonserven, vornehmlich Oliven und Spinat, führten – bedingt durch große finanzielle Unterstützungen seitens der Konservenindustrie – zur intensiven Erforschung von *Clostridium botulinum*[3]. Mit der Übertragung von Aufsichtsbefugnissen über die Konservenindustrie an die staatlichen Gesundheitsbehörden in den frühen 1920er Jahren, verloren kommerziell hergestellte Konserven weitgehend an Bedeutung als Infektionsquelle für Botulismus.

Mikrobiologie

Clostridium botulinum ist heute ein Sammelbegriff für sehr unterschiedliche sporenbildende Bakterien, welche jedoch aufgrund der Bildung eines humanmedizinisch äußerst bedeutsamen Toxins als eine Spezies geführt werden (Abb.1). Eine Klassifizierung ent-

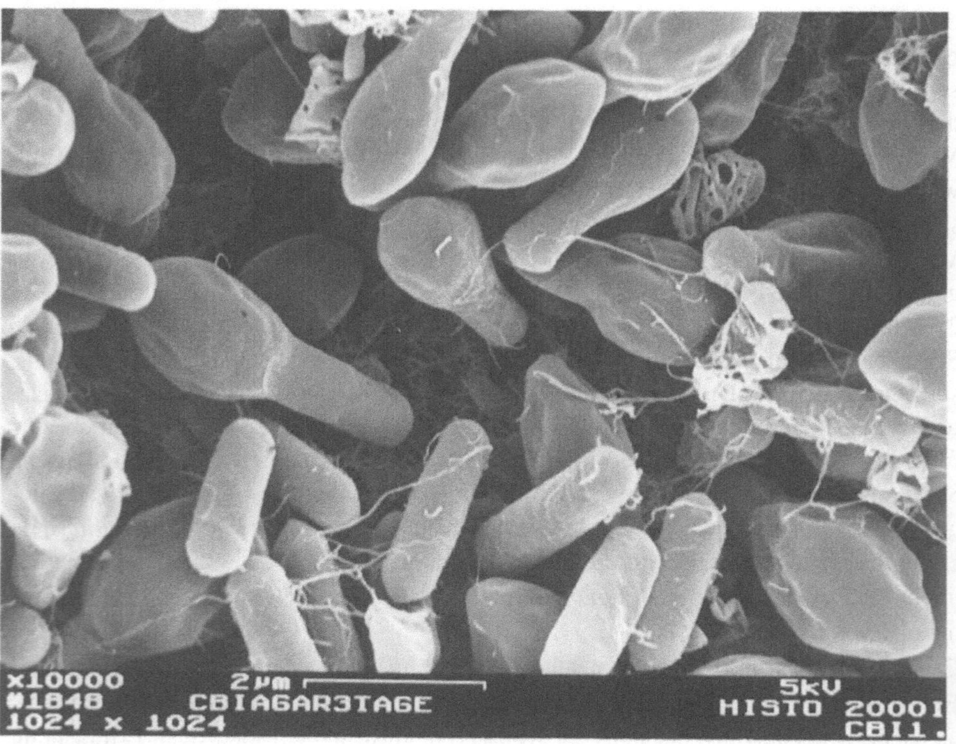

Abb. 1: Rasterelektronenmikroskopische Aufnahme von *Clostridium botulinum* (Schweizer Fälle von Wundbotulismus, Februar 2000) nach 3tägiger Inkubation auf CBI-Medium

sprechend phänotypischer Eigenschaften und gemäß DNA-Homologie-Studien würde in vier separaten Spezien resultieren. Die Spezies *C. botulinum* wird in vier Gruppen, I – IV, unterteilt[4]. *C. botulinum* Stämme der Gruppe I sind phänotypisch und genotypisch eng mit *Clostridium sporogenes* verwandt; hingegen deutlich unterscheidbar von *C. botulinum* der Gruppe II. *C. botulinum* Isolate der Gruppe III ähneln *Clostridium novyi*; *C. botulinum* Stämme der Gruppe IV gleichen *Clostridium subterminale*. Tabelle 1 fasst die unterschiedlichen Merkmale der vier Gruppen von *C. botulinum* zusammen. Vereinzelte Fälle von Botulismus wurden zudem von Clostridien verursacht, die aufgrund ihrer biochemischen Charakteristika eindeutig als *Clostridium butyricum* und *Clostridium baratii* identifiziert wurden, aber dennoch Botulinum Neurotoxin produzierten[5,6,7].

Es gibt bislang keinen traditionellen mikrobiologischen Test der für *C. botulinum* spezifisch wäre[8]. Mehrere Nährmedien stehen für den kulturellen Nachweis von *C. botulinum* zur Verfügung[9,10], wobei jedoch für die Unterscheidung von ähnlich wachsenden Clostridien, z.B. *C. botulinum* Gruppe I versus *C. sporogenes*, wiederum der Toxinnachweis erforderlich ist. Prüfung auf Lipase und Lezithinase werden auf eihältigen Nährmedien duchgeführt. Extrazelluläre Lezithinase wird von *Bacillus cereus*, *Clostridium bifermentans*, *C. novyi* und *C. perfringens* produziert und äußert sich als Auftreten von opaken Zone in der Umgebung der Kolonien (Bildung von unlöslichen Diglyceriden). Lipasebildung äußert sich durch Auftreten eines perlenartigen Glanzes der Kolonien (Hydrolyse von Glyceriden). Aufgrund der Beweglichkeit des Erregers ist ein ausreichendes Vortrocknen der Agarplatten zur Hinanhaltung des Phänomens Schwärmen erforderlich.

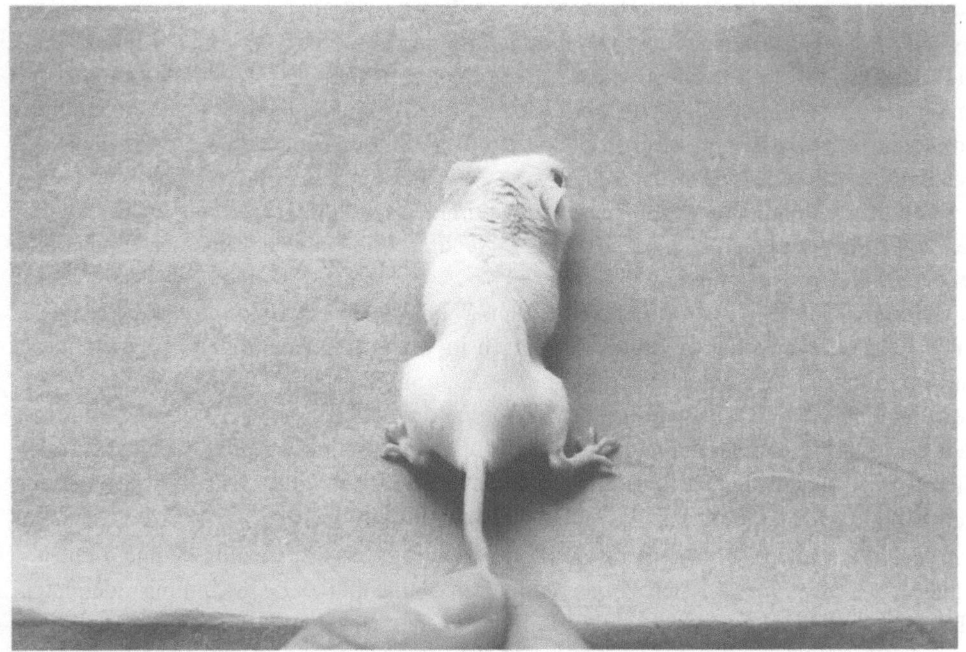

Abb. 2: Mäuse-Tierversuch im Februar 2000 bei Schweizer Fällen von Wundbotulismus. Nach intraperitonealer Injektion von Botulinum-Toxin findet sich eine charakteristische Wespentaille

Der Nachweis von Botulinum-Neurotoxin gilt als primäre Methodik für die Identifizierung von *C. botulinum*, der Mäuse-Tierversuch ist dabei unverändert die Standardmethode. Auf PCR basierende Teste lassen sich aufgrund vielfältiger Interferenzen nur beschränkt für den Nachweis von *C. botulinum* in Lebensmitteln einsetzen[11,12]. Das Vor-

Tabelle 1: Zusammenfassung phänotypischer Eigenschaften von *Clostridium botulinum* (D = Dezimale Reduktionszeit; HS = hitzesensibel; HR = hitzeresistent; *proteolytische Stämme; **sacharolytische Stämme)

| | *Clostridium botulinum* | | | |
	Gruppe I	Gruppe II	Gruppe III	Gruppe IV
Toxintyp	A,B*,F*	B**,E,F**	C,D	G
Proteolytisch	Ja	Nein	Nein	Schwach
Wachstum bei:				
(Temperaturbereich)	10–48	3,3–45	12,5–48	25–45
Inhibierende				
NaCl-Konzentration	10%	5%	2%	6,5%
Inhibierender				
pH-Bereich	≤4.6	≤5.0	≤5.0	?
Zeit (in min) für 90%				
Sporenabtötung (= 1D) bei				
100°C	25	<0,1	0,2	HS+HR
Lipase	+	+	+	–
Lezithinase	+	+	+/–	–

kommen von „silent genes", deren Nachweis bei *C. botulinum* nicht mit der Präsenz von Toxinen in der Probe korreliert, wurde zudem beschrieben[13].

Beim Mäuse-Tierversuch werden circa 0,5 ml der Probe intraperitoneal injiziert und die Tiere für 4 Tage auf charakteristische Krankheitszeichen (Wespentaille durch Lähmung der Zwerchfellmuskulatur) beobachtet (Abb.2). Einige Toxine, insbesondere die von nicht-proteolytischen Isolaten, benötigen für die biologische Aktivierung eine Vorbehandlung mit Trypsin.

Vielfältige Bemühungen den Tierversuch durch Testsysteme basierend auf Zellkulturen zu ersetzen, blieben bislang erfolglos[14]. Auch ELISA-Entwicklungen erwiesen sich letztendlich als nicht praktikabel[14].

Bei klinischem Botulismusverdacht sollten 2-3 ml Serum, 5-10 g Stuhl, 5 ml Mageninhalt und sofern vorhanden epidemiologisch involvierte Lebensmittelreste zur Untersuchung eingesandt werden. Serumproben sollten möglichst früh im Krankheitsverlauf gewonnen werden, da in später gewonnen Proben meist kein freies Toxin mehr zu finden ist (eingefrorene Seren die ursprünglich für virologische Fragestellungen abgenommen wurden bieten sich an). Die Diagnostik des Säuglingsbotulismus beruht primär auf dem Keimnachweis und dem Toxinnachweis aus Stuhlproben.

Die Untersuchung von epidemiologisch inkriminierten Lebensmitteln und Lebensmittelresten ist aufgrund der vorgenannten Probleme bei der Gewinnung adequater Humanproben jedenfalls anzustreben. Beim britischen Haselnuß-Yoghurt Ausbruch gelang der Toxinnachweis mit keinem von 23 Patientenseren und nur mit einer von 8 untersuchten Stuhlproben[15]. An den Centers for Disease Control and Prevention gelang der Toxinnachweis in den Jahren 1975 bis 1988 für 37% der Seren und für 23 % der Stuhlproben von 309 Botulismus-Patienten[16].

Klinische Manifestationen

Clostridium botulinum Isolate zeichnen sich durch die Bildung eines (nur selten von mehr als einem) von 7 antigenetisch differenten Botulinum Neurotoxinen aus[14]. *C. botulinum* Toxin gilt als die giftigste aller natürlich vorkommenden Substanzen. Botulinum Toxin ist ein Sammelbegriff für 7 strukturell ähnliche Proteine, welche als Serotypen A, B, C, D, E, F und G bezeichnet werden[14]. Alle Toxinserotypen wirken gleich: über den Blutweg gelangen sie an die präsynaptischen Nervenendigungen, werden durch Endozytose aufgenommen und verhindern die Azetylcholinfreisetzung an motorischen Endplatten und efferenten parasympathischen Nerven[17].

Humane Botulismus-Erkrankungen sind meist auf Toxine vom Typ A oder B, bei Fischprodukten als Infektionsquelle auf E, zurückzuführen; F Toxin wurde im Zusammenhang mit Säuglingsbotulismus beschrieben. Toxine vom Typ C und D wurden bislang nur bei Botulismus von Tieren und Vögeln dokumentiert.

Die Menge von Typ A Toxin, die für den Menschen tödlich ist, beträgt 0,1 bis 1,0 g (entsprechend 3.000 bis 30.000 Maus LD50 intraperitoneale Dosen)[18]. Trotz des ubiquitären Vorkommens von *C. botulinum* sind Erkrankungen relativ selten. Beim Menschen werden drei Formen von Botulismus unterschieden, welche nur im Hinblick auf die Eintrittspforte des Toxins differieren: Nahrungsmittelbotulismus, Säuglingsbotulismus und Wundbotulismus.

NAHRUNGSSMITTELBOTULISMUS

Botulismus ist meist die Folge des Verzehrs inadequat zubereiteter Lebensmittel, in welchen *C. botulinum* sich vermehren und Toxin produzieren konnte. Wachstum von *C. botulinum* kann, muß aber nicht, den Geschmack des Nahrungsmittels beeinflussen. Die Zeitspanne zwischen Nahrungsaufnahme und Auftreten von Krankheitssymptomen beträgt wenige Stunden bis zu mehreren Tagen (Median 12-36 Stunden). Auf unspezifische frühe Symptome, wie Schwäche, Übelkeit und Schwindel, folgen Sehstörungen (Doppelbilder, „unscharfes" Sehen) und zunehmende Sprech- und Schluckbeschwerden als Zeichen neurologischer Implikationen der extraokulären und pharyngealen Muskulatur. Neben den Symptomen aufgrund beeinträchtigter neuromuskulärer Reizleitung (typischerweise eine absteigende, bilaterale, schlaffe Lähmung) finden sich auch Zeichen einer Blockade des parasympatischen Systems (trockener Mund, Obstipation, Harnretention). Klares Bewußtsein und Fehlen von Fieber gelten als charakteristisch. Aufgrund der hohen Affinität von Botulinumtoxin für neuromuskuläre Rezeptoren können bis zum Sistieren letzter Krankheitssymptome Zeitspannen von bis zu 12 Monaten vergehen. Beeinträchtigungen der Zwerchfell- und Atemmuskulatur waren vor Einführung der künstlichen Beatmung für eine hohe Letalität verantwortlich, die derzeit in Industriestaaten bei circa 10% liegt[16]. Bei den 184 Fällen von Nahrungsmittelbotulismus, die von 1994 bis 1998 in Italien diagnostiziert wurden, starben nur 6 Patienten[19]. In Deutschland wurden im Jahr 1997 insgesamt 7 Fälle von Nahrungsmittelbotulismus (bei insgesamt 4 Ausbrüchen) identifiziert[20].

SÄUGLINGSBOTULISMUS

Säuglingsbotulismus wurde erstmalig 1976 beschrieben[20]. Diese Verlaufsform betrifft hauptsächlich Säuglinge im Alter von unter 12 Monaten und soll das Resultat von oraler Aufnahme von *C. botulinum* Sporen sein, welche auskeimen und nach Kolonisierung des kindlichen Intestinaltraktes Toxin produzieren. Man geht davon aus, dass beim Säugling die Darmflora nicht in der Lage ist eine Kolonisierung mit C. *botulinum* zu verhindern[22]. Honig wurde als mögliche Infektionsquelle genannt. Die meisten Erkrankungen wurden in Kalifornien dokumentiert, vereinzelt wurden Erkrankungen aber auch außerhalb der USA beschrieben[23]. In Deutschland wurde im Jahr 1997 ein Fall von Säuglingsbotulismus identifiziert[20]. In Italien wurden seit 1984 13 Fälle von Säuglingsbotulismus bei Kindern im Alter von 6 bis 32 Wochen und 3 Fälle im Erwachsenenalter diagnostiziert[19]. Kolonisierungen des Gastrointestinaltraktes Erwachsener sowie daraus resultierende Erkrankungen gelten als extreme Raritäten[15]. Die Centers for Disease Control and Prevention (CDC, Atlanta, GA) führen solche Fälle im Alter von über 12 Monaten als eine 4. Form von Botulismus („child or adult botulism from intestinal colonization")[16].

WUNDBOTULISMUS

Fälle von Wundbotulismus wurden erstmalig 1951 in den USA beobachtet und seither immer wieder beschrieben[25]. Bislang wurden nur Typ A und Typ B impliziert. In Italien wurden seit Errichtung des nationalen Referenzlabors für Botulismus im Jahr 1976 nur 4 Fälle dokumentiert[19]. In Deutschland gelangte 1997 kein Fall zur Kenntnis[20]. Vier Fälle wurden zum Jahreswechsel 1999/2000 in der Schweiz im Zusammenhang mit subkutaner Injektion von kontaminiertem Heroin beobachtet[26]. Bei klinischem Verdacht sollte bei der Einsendung von Wundabstrichen in das mikrobiologische Labor gezielt nach *Clostridium botulinum* gefragt werden

Botulismus-Antitoxin kann nur freies Toxin binden. Zum Zeitpunkt der Präsentation beim Arzt bzw. der Stellung der Verdachtsdiagnose Botulismus ist in vielen Fällen das Toxin jedoch bereits an den peripheren Nervenendigungen gebunden und somit einer Therapie mit Antitoxin nicht mehr zugänglich.

Wesentlich für den Rückgang der Letalität dürfte weniger die Verfügbarkeit von Antitoxin sondern mehr die Möglichkeit zur künstlichen Beatmung sein. Verstarben in Großbritannien bei einem Botulismusausbruch durch kontaminierte Entenpastete (Paté de canard) 1922 noch 8 von 8 Erkrankten, so war beim Ausbruch durch kontaminiertes Haselnuß-Yoghurt im Jahr 1989 bei 27 Erkrankten nur mehr 1 Todesfall zu verzeichnen[27]. Bei diesem Ausbruch erwies sich – wie bei früheren Ausbrüchen – Guillain-Barré-Syndrom als die am häufigsten gestellte Fehldiagnose.

Epidemiologie

Botulismus ist in Österreich nach dem Epidemiegesetz von 1915 nicht meldepflichtig. Konkrete Zahlen über die Häufigkeit dieser Erkrankung lagen vor 1999 nicht vor[20]. In der medizinischen Literatur der Nachkriegszeit finden sich zwei Publikationen über insgesamt 4 Fälle von Nahrungsmittelbotulismus in Österreich[28,29]. Im Jahr 1999 wurde die Bundesstaatliche bakteriologisch-serologische Untersuchungsanstalt in Innsbruck vom Bundesministerium für Arbeit, Gesundheit und Soziales (GZ:20.323/12-VIII/A/99) mit der Errichtung einer Referenzzentrale für Botulismus beauftragt. In den Jahren 1999 und 2000 gelangten der neuen Referenzzentrale je eine klinische Botulismus-Diagnose (23a, männlich; 44a, weiblich) zur Kenntnis. Beim 23-Jährigen wurde letztlich die Diagnose intracerebrale Hämorrhagie gesichert. Ein labordiagnostisch gesicherter Fall von Nahrungsmittelbotulismus fand sich im Februar 2001 bei einem 37-jährigen Kärntner, welcher nach Konsum von in Ungarn hausgemachten Einweckgemüsen und Einweckobst mit Schluckproblemen und permanenten Doppelbildern am Landeskrankenhaus Villach (Abteilung f. Neurologie u. Psychosomatik) stationär behandelt wurde. *C. botulinum* Neurotoxin Typ B wurde im Serum und im Stuhlfiltrat des Patienten nachgewiesen; aus der Stuhlprobe wurde zudem *C. botulinum* angezüchtet.

Wirbeltiere, von Affen bis zu Goldfischen, sind empfindlich gegenüber Botulinumtoxin. Sie variieren zwar in ihrer Empfindlichkeit, aber nur wenige Spezies (z.B. Kojoten) tolerieren oral appliziertes Botulinum Neurotoxin. Invertebraten, die nicht auf Acetylcholin als Neurotransmitter angewiesen sind, sind gegenüber Botulinum Neurotoxin hingegen generell resistent. Terrestrische und aquatische Invertebraten (Fliegen, Maden, Larven) können so die Quelle von Botulismusausbrüchen bei Wasservögeln sein. Besonders wenn nach Überschwemmungen Feuchtstellen wieder austrockenen, können Sporen in abgestorbenen Invertebraten (einer attraktiven Nahrung für viele Wasservögel) auskeimen und Toxin bilden. Obwohl Ausbrüchen bei Wasservögeln oft großes öffentliches Interesse zukommt (Verdacht auf „Vögelsterben wegen chemischer Umweltverschmutzung") hat Botulismus nur bei Rindern, Schafen, Pferden und in Nerzfarmen wirtschaftliche Bedeutung.

Botulismus bei Rindern tritt als Lamsiekte-Form (*Africaans:* Lahmkrankheit) und als Forage-Vergiftung auf. Die Lamsiekte-Form findet sich in Ländern mit Mangel an Phosphat im Boden, was Rinder zur Aufnahme von Tierkadavern und Knochen (und damit gelegentlich von Botulinum-Toxin) veranlaßt[30]. Forage-Vergiftung findet sich in allen Ländern wo geballtes Heu oder Silage verfüttert wird[31]. Kleintiere (vor allem Katzen, aber auch Nagetiere, Vögel) bilden die Toxin-Quelle, von der aus das Toxin ins Futter diffundieren kann, wobei 50 bis 100 Gramm kontaminierter Silage ausreichen um ein Rind zu töten.

Auch bei Pferde-Botulismus sollen Karkassen von Katzen oder Nagetieren die hauptverantwortlichen Quellen für das Toxin sein.

Botulismus bei Schafen hat nur in Australien und Afrika Bedeutung. Phosphatmangel im Futter scheint auch hier hauptverantwortlich zu sein. Schafe meiden frische Kaninchenkadaver, erst nach mindestestens 8 Tagen − und somit ausreichender Zeit für die Bildung von Botulinum-Toxin – werden Kaninchenkadaver von Schafen angenommen[32].

Nerz ist eines der empfindlichsten Wirbeltiere, weshalb sich bei deren Massentierhaltung die aktive Immunisierung durchgesetzt hat[33]. Nerzserum eignet sich aufgrund seiner immanenten Mäusetoxizität nicht für den diagnostischen Mäuse-Tierversuch.

Prävention

Laborversuche haben bestätigt, dass *C. botulinum* in der Lage ist, sich unter – für Anaerobier – „ungewöhnlichen" Bedingungen zu vermehren. Obwohl in allen rohen Agrarprodukten (Gemüse, Fisch, Fleisch) grundsätzlich mit dem gelegentlichen Vorkommen von *C. botulinum* Sporen zu rechnen ist, sind Botulismus-Ausbrüche sehr selten und können meist mit Fehlleistungen bei der Lebensmittelherstellung erklärt werden. Keinesfalls sollten bombierte Konserven oder offensichtlich verdorbene Nahrungsmittel „zur Probe gekostet" werden. Erhitzten auf 121°C für 3min bei der Dauerkonservenherstellung oder Ansäuerung auf pH<4,6 beim Einlegen von Gemüse verhüten das Auskeimen von *C. botulinum* Sporen. Vegetativformen sowie Botulinum Toxine werden durch übliche Kochtemperaturen (z.B. 74°C) schnell zerstört[34]. Die Bedeutung von Honig als Infektionsquelle für Säuglingsbotulismus wird kontrovers beurteilt. Derzeit ist Großbritannien das einzige Land in dem gesetzlich eine entsprechende Konsumenteninformation vorgeschrieben ist. *C. botulinum* gilt als ubiquitär. Seine Sporen können in Erde, Bodensedimenten von Flüssen oder Seen, sowie im Intestinaltrakt von Fischen und Tieren gefunden werden. Der Nachweis gelang auch auf Agrarprodukten wie Spinat, Zwiebelschalen, Pilzen, Knoblauch, Kohl, auf Fisch und Fleisch, sowie in Honig [35,36]. Trotz weiter Verbreitung in Erde sind von rohen Agrarprodukten nur etwa 2-5% kontaminiert[37], zudem ist der Kontaminationslevel meist sehr niedrig. Über 5 Sporen/g – wie sie für Forellen aus Aquakulturen berichtet wurden[38] – gelten als Ausnahmen. Dennoch muß bei der Lebensmittelproduktion generell auf dieses Risiko Bedacht genommen werden.

Danksagung:
Den Kollegen Prof. Dr. H. Scholz, Dr. F. Schautzer, Dr. A. Kronfusz und Dr. H. Mack danken wir für die Mithilfe bei der epidemiologischen Abklärung des Botulismus-Falles im Februar 2001. Dr. M. Brett vom Food Safety Microbiolgoy Laboratory am Central Public Helath Laboratory in England danken wir für die Durchführung der Bestätigungsreaktionen.

Literatur

1. Meyer KF: Botulismus. In: Handbuch der pathogenen Mikroorganismen. Vierter Band. Kolle W, Kraus R, Uhlenhuth P (Hrsg.) Gustav Fischer und Urban & Schwarzenberg, Jena, Berlin, Wien, 1928, 1269-1364.
2. van Ermengem E: Der *Bac. botulinus* und der Botulismus. Handb. d. pathog. Mikroorganismen. 2. Aufl. 1912, Bd.4.
3. Bengtson IA (1924) Studies on organisms concerned as causative factors in botulism. Wash. 1924, Gov. Print. Off. 8°. Treasury Dept. U.S. Publ. Health Service, Hyg. Lab. Bull. Nr. 136.
4. Collins MD, Lawson PA, Willems A et al. (1994) The phylogeney of the genus *Clostridium*: proposal of five new genera and eleven new species combinations. International Journal of Systematic Bacteriology 44: 812-826.
5. Hall JD, McCroskey LM, Pincomb BJ, Hatheway CL (1985) Isolation of an organism which produces type F botulinum toxin from an infant with botulinum. Journal of Clinical Microbiology 21: 654-655.
6. McCroskey LM, Hatheway CL, Fenecia L, Pasolini B, Aureli P (1986) Characterisation of an organism that produces type E botulinal toxin but which resembles *Clostridium butyricum* from the faeces of an infant with type E botulism. Journal of Clinical Microbiology 23: 201-202.
7. McCroskey LM, Hatheway CL, Woodruff BA, Greenberg JA, Jurgenon P (1991) Type F botulinum due to neurotoxigenic *Clostridium baratii* from an unknown source in an adult. Journal of Clinical Microbiology 29: 2618-2620.
8. Brett MM (1998) Evaluation of the use of the bioMerieux Rapid ID 32A for the identification of *Clostridium botulinum*. Letters in Applied Microbiology 26: 81-84.
9. Dezfulian M, McCroskey LM, Hatheway CL, Dowell VR (1981) Selective Medium for Isolation of *Clostridium botulinum* from Human Feces. Journal of Clinical Microbiology 13: 526-531.
10. Malnick H, Williams K, Phil-Ebosie J, Levy AS (1990) Description of a medium for isolating *Anaerospirillum* spp., a possible cause of zoonotic disease, from diarrheal feces and blood of humans and use of the medium in a survey of human, canine, and feline feces. Journal of Clinical Microbiology 28: 1380-1384.
11. Campbell KD, Collins MD, East AK (1993) Nucleotide sequence of the gene coding for *Clostridium botulinum* type G (*Clostridium argentinense*) neurotoxin: genealogical comparison with other clostridial neurotoxins. Biochemica Biophysica Acta 1216: 487-491.
12. Szabo EA, Pemberton JM, Gibson AM, Eyles MJ, Desmarchellier PM (1994) Polymerase chain reaction for the detection of *Clostridium botulinum* types A, B and E in food, soil and infant faeces. Journal of Applied Bacteriology 76: 539-545.
13. Hutson RA, Zhou Y, Collins MD, Johnson EA, Hatheway CL, Sugiyama H (1996) Genetic characterization of *Clostridium botulinum* type A containing silent type B neurotoxin gene sequences. Journal of Biology and Chemistry 271: 10786-10792.
14. Wictome M, Shone CC (1998) Botulinum neurotoxins: mode of action and detection. Journal of Applied Microbiology Symposium Supplement 84: 87S-97S.
15. O'Mahony M, Mitchell E, Gilbert RJ, Hutchinson DN, Begg NT, Rodhouse JC, Morris JE (1990) An outbreak of foodborne botulism associated with contaminated hazelnut yoghurt. Epidemiol. Infect. 104: 389-395.
16. Centers for Disease Control and Prevention: Botulism in the United States, 1899-1996. Handbook for Epidemiologists, Clinicians, and Laboratory Workers, Atlanta, GA, Centers for Disease Control and Prevention, 1998.
17. Niemann H: Molecular biology of clostridial neurotoxins. In: A Sourcebook of Bacterial Protein Toxins. Alouf JH and Freer JH (eds.) Academic Press, London, 1991, pp. 303-348.
18. Schanz EJ, Sugiyama H (1974) The toxins of *Clostridium botulinum*. Essays in Toxicology 5: 99-199.
19. Aureli P, Fenica L, Franciosa G (1999) Classic and emergent forms of botulism: the current status in Italy. Eurosurveillance 4: 7-9.
20. Therre H. (1999) Botulism in the European Union. Eurosurveillance 4: 2-7.
21. Midura TF, Arnon SS (1976) Infant botulism: identification of *Clostridium botulinum* and its toxins in feces. Lancet ii: 934-936.
22. Moberg LJ, Sugiyama H (1979) Microbial ecological basis of infant botulism as studied with germfree mice. Infection and Immunity 25: 653-657.

23. Smith GE, Hinde F, Westmoreland D, Berry PR, Gilbert RJ (1989) Infantile botulismus. Archives of Disease in Childhood 64: 871-872.
24. Chia JK, Clark JB, Ryan CA, Pollak M (1986) Botulism in an adult associated with food-borne intestinal infection with *Clostridium botulinum*. New England Journal of Medicine 315: 239-241.
25. Merson MH, Dowell VR (1973) Epidemiological, clinical and laboratory aspects of wound botulism. New England Journal of Medicine 289: 1005-1010.
26. Burnens A (2000) Cases of wound botulism in Switzerland. Eurosurveillance Weekly 3. Febr. 2000, issue 5, p. 1.
27. Brett M. (1999) Botulism in the United Kingdom. Eurosurveillance 4: 9-11.
28. Krepler P, Piringer WA, Weingarten K (1963) Botulismus bei Kindern. Wiener klinische Wochenschrift 75:541-547.
29. Golser A, Plöchl E (1992) Nahrungsmittelbotulismus bei zwei Brüdern. Pädiatrie und Pädologie 27:21-24.
30. Thiele A., Viljoen PR, Green HH, DuToit PJ, Meier H, Robinson EM (1927) Lamsiekte (parabotulism) in cattle in South Africa. Rep.Dir. Vet. Educ. Res. ii: 821-1361.
31. Fjolstad M., Klund T. (1969) An outbreak of botulism among ruminants in connection with ensilage feeding. Nord. Vet. Med. 21: 609-613.
32. Benetts HW, Hall HAT (1938) Botulism of sheep and cattle in Western Australia: Its cause and its prevention by immunization. Austr. Vet. J. 14: 105-118.
33. Pridham TJ (1961) Simultaneous immunization of mink against virus enteritis, distemper, and botulism. Canad. Vet. J. 2: 212-216.
34. International Commission on Microbiological Specifications for Foods (ICMSF): Microorganisms in Foods 5. Blackie Academic & Professional, London 1996, p.86.
35. Rhodehamel EJ, Reddy N, Pierson MD (1992) Botulism: the causative agent and its control in foods. Food Control 3:125-143.
36. Dodds KL: *Clostridium botulinum* in foods. In: AHW Hauschild and KL Dodds (eds.) *Clostridium botulinum*: Ecology and Control in Foods. Marcel Dekker, New York, 1993, pp. 53-68.
37. Roberts TA: *Clostridium botulinum*: Occurrence and Importance in Foods. Food Microbiology, University of Surrey, 1995
38. Huss HH, Pederson A, Cann DC (1974) The incidence of *Clostridium botulinum* in Danish trout farms. I. Distribution in fish and their environment. Journal of Food Technology 9: 445-450.
39. Allerberger F (2001) An isolated case of foodborne botulism, Austria 2001. Eurosurveillance Weekly 5: 1-2.

Einsatz von Botulinumtoxin in der HNO-Heilkunde

C. Pototschnig, W. F. Thumfart

1 Geschichtliche Entwicklung

Bereits 1870 wurde in der Publikation von Justinus Kerner in den „Tübinger Blättern für Medizin und Arzneykunde" eine umfangreiche Beschreibung des Krankheitsbildes der Wurstvergiftung – dem Botulismus – aufgezeigt. Die Symptome der Vergiftung die wenige Stunden bis einige Tage nach dem Genuß verdorbener Speisen (Wurst und überalterte Konserven) auftraten, sind Erbrechen, Durchfall, Herzfrequenzabnahme, Abnahme der Sekretion von Tränen und Speicheldrüsen sowie eine progrediente Lähmung beginnend bei den Augenmuskeln über die Muskulatur der Extremitäten und der Atmung.

1896 gelang es, den Erreger des Botulismus zu isolieren. Der als Bacillus botulinus streng anaerobe sporenbildende Erreger ist heute als Clostridium botulinum bekannt. Der Wirkstoff ist das vom Erreger abgeschiedene Toxin, das als giftigste bekannte Substanz gilt.

2 Pharmakologie

Die BoNT sind eine Gruppe von 9 bakteriellen Proteinen, die in die Subtypen A, B, C_{1-3}, D, E, F und G unterteilt werden. BoNT A ist dabei die giftigste bekannte Substanz überhaupt und zusammen mit dem nahe verwandten Tetanus Toxin werden sie als clostridiale Neurotoxine bezeichnet.

Die BoNT führen zu einer schlaffen Parese der betroffenen Muskulatur wobei die Aufnahme der in den Lebensmitteln vorhandenen Toxine über die Magen-Darm-Passage erfolgt. Ausnahme ist nur der Säuglings- Botulismus. Hier kommt es nach Verzehr von z.B. Honig zur Vermehrung von Clostridien im Darm der Säuglinge mit entsprechender Toxinbildung.

In allen Fällen kommt es nach einer Latenz von 12–48 h zu den oben angeführten Symptomen.

Ziel der BoNT ist die cholinerge neuromuskuläre Endplatte. Hier kommt es zur Bindung an die präsynaptische Membran der peripheren α- und γ-Motoneurone und Blockade der exozytotischen Ausschüttung von Acetylcholin aus den synaptischen Terminalen. Es kommt hierdurch zu einer Verhinderung der Erregung der postsynaptischen Membran der Muskelfasern mit daraus folgender chemischer Denervierung und schlaffer Lähmung.

Trotz des als irreversibel zu verstehenden Mechanismus kommt es nach einigen Wochen zu einer zunehmenden Acetylcholin-Ausschüttung präsynaptischer Terminale mit Rückkehr der Muskelfunktion.

Viele Hypothesen über die Bindung der BoNT an die neuronale Membran und ihren genauen Wirkungsmechanismus wurden entwickelt. Neuesten Erkenntnissen zufolge fungieren Gangliosidmoleküle als low-affinity Akzeptorstellen und reichern BoNT an der neuronalen Membran an. Hier kommt es durch laterale Diffusion zur Übergabe der gebundenen Toxinmoleküle an Proteinakzeptoren (z.B. Synaptotagmin).

Durch Ausbildung von neuen Endplatten sowie neuem SNAP-25 kommt es dann zu einer Erholung der Übertragungsfunktion und Rückkehr der muskulären Aktivität.

3 Therapeutischer Einsatz

Als Medikament zum Einsatz kam Botulinum-Toxin A erstmalig durch Scott (1980) bei der Behandlung des Strabismus. Sein Ziel war durch partielle Schädigung der Augen-Muskeln eine Positionskorrektur der Augen bei Strabismen zu erreichen. Inzwischen haben die davon abgeleiteten Indikationen im Falle der *Fokalen Dystonien* und anderer spastischer Symptomenkomplexe eine ständige Erweiterung erfahren.

Der Einsatz von lokalen Injektionen mit BoNT A hat bei der Behandlung des Blepharospasmus, des Spasmus hemifacialis und des Torticollis spasmodicus einen festen Platz eingenommen. In weiterer Folge sind neben der Spasmodischen Dysphonie noch Behandlungen bei Dysphagie mit Spasmen von oberem und unterem Ösophagus-Sphinkter, oralen oder pharyngealen Spasmen sowie als passagere Unterstützung bei verschiedenen operativen Eingriffen hinzugekommen.

Zur Behandlung der oben beschrieben Krankheitsbilder wird zur Zeit ausschließlich Botulinum-Toxin A verwendet, das ein Molekulargewicht von 140.000 bis 150.000 Dalton hat.

Verwendet wird in den USA u.a. **Botox**® (alter Handelsname: Oculinum®; Smith-Kettlewell Institute, in der BRD über Pharm-Allergan), sowie das in Europa verbreitete **Dysport**® Ipsen-Pharma (früher Public Health Laboratory Service, Porton Down, und Speywood, England).

3.1 Einsatz von Botulinum Toxin in der HNO

Gerade in der HNO bietet sich aufgrund der komplexen Störungsbilder und der anatomisch anspruchsvollen Region des Kopf-Halsbereiches der Einsatz eines minimal invasiven Konzeptes in idealer Weise an.

3.1.1 Behandlung laryngealer Funktionsstörungen

3.1.1.1 Anatomie und Physiologie

Bedingt durch die anatomische Lage des Kehlkopfs an der Kreuzung von Luft- und Speiseweg ist die primäre Aufgabe des Larynx der Schutz der Lunge (Aspirationsvermeidung) mit einem funktionsfähigen Schlußmechanismus (Sphinkterfunktion). Diese phylogenetisch älteste Aufgabe wurde zunehmend durch die Aufgabe der Stimmgebung beeinflußt.

Während der Schutzmechanismus (Sphinkter) unbewußt ablaufen muß, ist der zweite Aufgabenbereich des Larynx, die Stimmgebung willentlich und emotional gesteuert.

Dieses komplexe Funktionssystem erfordert eine entsprechende anatomische und neurophysiologische Abstimmung, die den Kehlkopf zu einem der anspruchvollsten Organsysteme und gleichzeitig zu einem sehr sensiblen System macht. Bereits geringste Störungen können das System in schwerste Störungen versetzen und bedeuten für die betroffenen Patienten massive, tlw. lebensbedrohliche Folgen (Stimmverlust, Schluckstörungen bis zur Schluckunfähigkeit, Aspirationspneumonie etc.).

Positionierung und Feineinstellung der Larynxanatomie erfolgen über ein komplexes neuromuskuläres System.

Die Hals- und äußere Larynxmuskulatur (u.a. M. cricothyreoideus anterior) ist für die Grobeinstellung des Systems verantwortlich. Die Innervation läuft dabei über die Ansa cervicalis N. hypoglossus sowie den N. laryngeus superior aus dem N. vagus.

Die Feineinstellung ist Aufgabe der inneren Kehlkopfmuskulatur. M. thyreoarytaenoideus (pars medialis und pars lateralis), M. cricoarytaenoideus lateralis, M. arytaenoideus transversus haben dabei die Aufgabe des Kehlkopfschlusses, der M. cricoarytaenoideus posterior fungiert als einziger Kehlkopföffner. Atmung, Schlucken und Aspirationsprophylaxe werden hierdurch sicher geregelt.

Daneben erlaubt das feine Zusammenspiel der aufgeführten Muskeln nach Rückmeldung über den N. laryngeus superior für die Supraglottis und den N. laryngeus inferior für Glottis und Subglottis eine differenzierte Bildung von Sprech- und Singstimme.

Bei der Überprüfung der neurophysiologischen Parameter der Larynxfunktion bietet sich die von Thumfart (1981) vorgestellte transorale Ableitung mittels bipolarer hooked-wire Elektroden an.

Im Gegensatz zu Oberflächenelektroden erlauben diese Nadelelektroden die Messung extrazellulärer Muskelpotentiale, die eine genaue Aussage über die Nerven und Muskelfunktion bieten.

Nach lupenendoskopisch kontrollierter Applikation von Lokalanästhetika (Xylocain-

Spray) erfolgt die Insertion der Platindrahtelektroden in die Zielmuskulatur. Verwendet
wird dabei heute idealerweise ein Applikator-System der Firma inomed, Tenningen.

3.1.1.2 Stimmstörungen

Bedingt durch dieses komplexe Zusammenspiel von nervalen, muskulären bindegewebigen und epithelialen Systemen im Larynx führen bereits geringste Störungen zu einer
deutlichen Leistungs- und Qualitätsbeeinträchtigung der Stimme – zur Dysphonie.

Ursache von Dysphonien können schon leichte Veränderungen der Schleimhautober-
fläche (z.B. Leukoplakien), Massenzunahme der Stimmlippen (z.B. Laryngitis, Tu-
more) Spannungsänderungen und -verlust (Fehlbelastungen, psychogene Ursachen,
Lähmungen etc.) sein. Heiserkeit, Stimmunreinheiten, Einschränkungen des Stimmum-
fanges der Dynamik sind die hörbaren Symptome.

Eine der schwersten, besonders komplexe und lange völlig verkannte Form der funktionellen Dysphonie ist die früher als *Spastische Dysphonie* bezeichnete Störung. Heute
wird zur Abgrenzung zu corticospinalen Läsionen der Begriff *Spasmodische Dysphonie*
einheitlich verwendet.

Symptome: Die Stimme der Patienten klingt gequält, scheppernd, sakkadierend und
angespannt. Stimmabbrüche mit Stöhnen und knarrenden Stimmeinsätzen und ge-
quetschten Lauten wechseln mit in schweren Fällen völligem Stimmverlust bei extrem
angespannter Muskulatur von Larynx, Hals, Gesicht und Atemmuskulatur. Kompensa-
torisch wird versucht mit Flüstern, inspiratorischem Sprechen und massivem Pressein-
satz die Kommunikation aufrecht zu erhalten.

Mitbewegungen während des Stimmeinsatzes in Gesicht und Hals mit Tics und spastischen Bewegungsmustern, auch der Thorax- und Abdominalmuskulatur, führen zu
Verzerrungen und Entstellungen.

Emotionale Lautäußerungen wie Singen, Lachen, Weinen etc. sind häufig völlig un-
beeinflußt, die Stimme klingt dabei normal.

Bei der indirekten Laryngoskopie des Larynx findet sich bei Respiration ein norma-
les Kehlkopfbild. Bei Stimmgebung kommt es dann zu einem unkontrollierten Anein-
anderpressen von Stimmlippen und Taschenfalten mit der o.g. Stimmsymptomatik. Differentialdiagnostisch wichtig ist die Abgrenzung zu anderen Stimmstörungen mit hy-
perfunktioneller Komponente oder verstärktem Taschenfalteneinsatz.

Die primären Aufgaben des Larynx mit Abschluß der Trachea zur Protektion im
Sinne eines Sphinktermechanismus überlagern die kommunikativen, phylogenetisch
jüngeren Aufgaben, die Stimmbildung.

Erstmalig durch Traube 1871 als „spastische Form der nervösen Heiserkeit" beschrieben, ist bis in die 80er Jahre eine rein psychogene Ursache angenommen worden.

Die wechselnde Beschwerde-Symptomatik, ein vom Patienten in seinem Erklärungs-
wunsch häufig zeitlich korrelierter, besonders hoher emotionaler Streß, die zum Teil
massive Diskrepanz zwischen stark gestörter Sprechstimme und tlw. völlig ungestörter

emotionaler Stimme (Singen, Lachen, Weinen), sowie die hohe Therapieresistenz festigten die Bewertung als psychogene Störung.

Erst die Erkenntnisse der Untersuchungen der letzten Jahre haben die Bewertung der *Spasmodischen Dysphonie* drastisch geändert. Abweichungen bei hirnstammaudiometrischen Untersuchungen, tlw. pathologische Blinkreflexe und das kombinierte Auftreten mit anderen Bewegungsstörungen im Kopf-Hals-Bereich führten zur Klassifizierung einer neurologischen Erkrankung.

Die *Spasmodische Dysphonie* wird heute zum Formenkreis der *Fokalen Dystonien* gezählt. Gerade das kombinierte Auftreten mit anderen *Fokalen Dystonien* wie z.B. dem Meige Syndrom (oromandibuläre Dystonie) unterstützt diese Ergebnisse.

Dystonien sind neurologische Störungen mit Vorhandensein anhaltender oder zeitweise auftretender unwillkürlicher Muskelanspannungen, deren Ursache eine fehlerhafte Ansteuerung durch das Gehirn ist. Dadurch kommt es zu Störungen mit abnormalen, häufig bewegungsinduzierten, jedoch ungesteuerten Willkürbewegungen und Spasmen. Die Dystonie ist Folge einer fehlerhaften Ansteuerung der Muskulatur durch Hirnareale, die normalerweise die feine Abstimmung von Muskelaktivität, wie sie für jede Bewegung erforderlich ist, reguliert. Weitere Beispiele der *Fokalen Dystonien* sind u.a. der Blepharospasmus, der Spasmus hemifacialis, der Torticollis und der Schreibkrampf.

3.1.1.2.1 Therapieformen

3.1.1.2.1.1 Konventionelle Therapie

Entsprechend der Einschätzung als psychische Erkrankung ist für die Therapie der Spasmodischen Dysphonie bisher ein psychologisch-psychiatrischer Ansatz gewählt worden. Auch die in diesem Zusammenhang durchgeführten logopädischen Stimmtherapien waren auf die Behebung oder Umgehung der vermuteten psychischen Störung ausgerichtet.

Stimmtechniken zur Reduzierung der Kehlkopfspannung und Überführung der erlernten Mechanismen ins tägliche Leben führten auch bei Psychosomatischer Unterstützung trotz vereinzelter Erfolge zu keiner signifikanten Linderung für den Patienten. In der Literatur wird trotz monate- und jahrelanger Therapien die Erfolgsquote selbst für leichte Fälle unter 50% angegeben, fortgeschrittenere Fälle werden ohne Erfolgsaussicht bewertet.

Diese hohe Therapieresistenz führte DEDO 1976 zur chirurgischen Behandlung der Spasmodischen Dysphonie. Die von ihm propagierte Durchtrennung des N. recurrens einer Seite führte über eine Stimmlippenparese zu einem Spannungsabfall in der Glottis. Es resultierte eine paretische Stimmstörung mit heiserer, verhauchter Stimme, die jedoch für die Patienten in 92% der Fälle als Erfolg bewertet wurde, da die Stimme leichter gebildet und auch besser verstanden wurde.

3.1.1.2.1.2 Botulinum-Toxin

Die Erfolge in der Behandlung der Spasmodischen Dysphonie durch operativ erzeugte Stimmlippenparesen führte Blitzer (1986) zum Einsatz von Botulinum-Toxin zur partiellen, temporären medikamentösen Denervierung laryngealer Muskeln.

Die ersten Behandlungen mit Botulinum-Toxin bei der spasmodischen Dysphonie wurden von Blitzer über eine transkutane EMG-geführte Injektion durchgeführt. Diese Technik, in den USA auch von Neurologen durchgeführt, erscheint in der Literatur als die häufigste Behandlungsart.

Eine spezielle beschichtete Kanüle mit abisolierter Spitze dient dabei als monopolare EMG-Elektrode und gleichzeitig als Injektionskanüle. Nach Desinfektion der Halshaut erfolgt der Einstich über der Membrana cricothyreoidea in der Mittellinie. Nach Durchstechen der Membran wird die Kanüle unter EMG-Kontrolle in den M. vocalis positioniert. Das Eindringen der Kanüle in den subglottischen Luftraum sollte dabei vermieden werden, da dies zu starkem Hustenreiz führt. Als passagere Nebenwirkung wird eine leichte Aspirationsneigung von Flüssigkeiten, ein laryngeales Engegefühl sowie Stimmschwäche für ca. 10 Tage nach Injektion beschrieben.

3.1.1.2.1.2.1 Transorale lupenendoskopische Applikation

Aufgrund von zu beobachtenden Nebenwirkungen haben wir uns zu einer veränderten Injektionstechnik entschlossen.

Nach sorgfältiger neurologischer, neurophysiologischer sowie phoniatrischer Sicherung der Diagnose „Spastische (Spasmodische) Dysphonie" (Thürmer et al.), sowie bei Mißerfolg konservativer Behandlungsversuche, erfolgt die Injektion des BoNT A transoral am wachen, lokal sprayanästhesierten Patienten unter video-lupenlaryngoskopischer Kontrolle. Die Technik entspricht der Elektrodenapplikation beim transoralen Kehlkopf-EMG (Thumfart, 1981) das an unserer Klinik bereits seit Jahren routinemäßig auch zur Vordiagnostik der Spasmodischen Dysphonie eingesetzt wird.

3.1.1.2.1.2.2 Wirkung und Verlauf

Durch die gezielte Injektion des Toxins unter lupenlaryngoskopischer bzw. mikroskopischer Sicht direkt in die mm. vocales beider Seiten haben kleinere Mengen des Toxins bereits die erwünschte Wirkung. Dadurch sowie durch die gezielte Positionierung in den m. vocalis unter Sicht, waren bei unseren Patienten bisher die Nebenwirkungen wie Schluckstörungen oder Engegefühl nur in Ausnahmefällen zu beobachten.

Bereits nach einem Tag bemerken manche Patienten eine Verbesserung der Stimme mit geringerer Verkrampfung. Es kommt dadurch auch zu einem deutlichen Spannungsabbau. Der maximale Wirkungseintritt ist nach ca. 1 Woche post injectionem erreicht, wobei evtl. Nebenwirkungen zu diesem Zeitpunkt verstärkt auftreten können. Nach Ablauf von weiteren 7 Tagen stellt sich bereits ein optimaler Zustand mit guter

Stimmqualität und Sistieren evtl. Nebenwirkungen (Stimmschwäche, Heiserkeit, Schluckstörungen) ein.

Unverändert gegenüber anderen definitiven operativen Techniken bleibt die Notwendigkeit der Reinjektion nach Ablauf von durchschnittlich 4,5 Monaten. Dabei wird die subjektive Beschwerdesymptomatik der Patienten als Maßstab genommen. Die Patienten erkennen den Zeitpunkt sehr gut, zu dem die Wirkung nachläßt und ihr Leidensdruck wieder überwiegt.

In Einzelfällen kommt es bereits sehr frühzeitig zu einer deutlichen Besserung der Symptome und Folgeinjektionen sind bei dauerhafter Beschwerdefreiheit nicht mehr erforderlich. In diesen Fällen muß jedoch von einer Fehleinschätzung der Spasmodischen Dysphonie ausgegangen werden. Vermutlich liegt in diesen Fällen keine fokale Dystonie, sondern eine massive hyperfunktionelle Stimmstörung vor.

3.1.2 Ein weiterer wichtiger Einsatz findet sich in der Behandlung von Schluckstörungen

3.1.2.1 Anatomie und Physiologie

Bedingt durch die weitreichende Verbindung der Funktionen von Atmung, Schlucken und Stimmbildung ist der Aufbau des oberen Aerodigestivtraktes anatomisch sehr aufwendig. Zusätzlich erfordert die notwendige Funktionssicherheit eine komplexe neuromuskuläre Verschaltung.

Für den Schluckakt verantwortlich sind somit mehrere kaudale Hirnnerven und ihre jeweilige Zielmuskulatur.

Der normale Schluckakt erfordert das reibungslose Zusammenspiel der o.g. neuromuskulären Einheiten insbesondere zur optimalen Koordination zur Atmung und damit sicheren Vermeidung einer Aspiration.

Es lassen sich dabei 5 Phasen unterscheiden:

1. präorale und orale Vorbereitungsphase:
   Anpassung der Lippen an die Nahrungsform (flüssig, fest) und Übernahme in die Mundhöhle zum Zerkleinern und Einspeicheln der Nahrungsbestandteile sowie Plazierung des Bolus durch entsprechende Formung des Zungenkörpers.
2. orale Willkürphase (oropharyngealer Übergang)
   Bolustransport in Richtung Rachen durch Umformung des Zungenkörpers
3. pharyngeale Phase
   Auslösung des physiologischen Schluckreflexes mit Bildung des Passavantschen Wulstes und Gaumenabschluß, Aufbau des Stempeldruckes durch die dorso-caudale Bewegung des Zungengrundes und Kontraktion des M. constrictor pharyngis bei gleichzeitigem Kehlkopfschluß (Glottis und Supraglottis).
4. pharyngo-ösophageale Phase (ca. 1″)
   cranio-ventrale Bewegung des Larynx mit Passage des Bolus über die Valleculae

und beide Sinus piriformes durch den simultan erschlafften M. cricopharyngeus in den Ösophagus.

5. ösophageale Phase
unwillkürlicher Bolustransport durch aktive Peristaltik mit Relaxation des unteren Sphinkter und Eintritt des Bolus in den Magen.

3.1.2.2 Diagnostik des Schluckaktes

Der Großteil der für den Schluckablauf verantwortlichen anatomischen Strukturen unterliegt aufgrund ihrer Zugänglichkeit dem HNO-Facharzt.

Zur Funktionsüberprüfung bieten sich neben der in hohem Maße zielführenden anamnestischen Befragung die Basis-Untersuchungen der HNO-Heilkunde (Spiegeluntersuchung) an.

Im weiteren folgen dann nicht invasive Techniken wie Lupenendoskopie und flexible transnasale Endoskopie unterstützt von der Farbstoffvideographie des Schluckvorganges.

Die digitale Hochgeschwindigkeits-Röntgen-Kinematographie des Schluckaktes mit mindesten 50 Bildern pro Sekunde, Sonographie der Mundmotorik, Elektromyographie der beteiligten Muskelgruppen, Manometrie und ph-Metrie ergeben im Zusammenschluß ein für die Funktionsbeurteilung des Schluckaktes komplexes Puzzle.

3.1.2.3 Ätiologie der Dysphagien

Verantwortlich für Dysphagien können aufgrund der komplexen Funktionsabläufe und ihrer hohen Vulnerabilität unterschiedlichste Faktoren sein. Generell werden unterschieden

- kongenitale Mißbildungen und frühkindliche Erkrankungen
- neurologische Erkrankungen
- psychiatrische und psychosomatisch-funktionelle Erkrankungen
- internistische Erkrankungen
- traumatische Erkrankungen
- neurochirurgische Erkrankungen
- orthopädische Erkrankungen
- Thorax- und allgemeinchirurgische Erkrankungen
- kieferchirurgische Erkrankungen
- HNO-chirurgische Erkrankungen

Aus diesen Gründen ist grundsätzlich eine interdisziplinäre Abklärung der Dysphagie erforderlich. Ideal ist hier die enge Zusammenarbeit von Neurologen, Radiologen und HNO-Chirurgen.

3.1.2.4 Einschluckstörungen (pharyngo-ösophageale Phase)

Im Rahmen dieses Kapitels soll vor allem auf neuromuskuläre Störungen im Bereich der pharyngo-ösophagealen, sowie der ösophago-gastralen Phase eingegangen werden.

Die Ursache für Störungen im pharyngo-ösophagealen ist in der Mehrzahl der Fälle eine Koordinationsstörung zwischen pharyngealer Propulsion und ösophagealer Relaxation. Dabei liegt häufig lediglich eine Diskrepanz zwischen dem durch die oropharyngeale Muskulatur aufgebauten Einschluckdruck (Pharynxentleerung) und dem Relaxationsdruck des M. cricopharyngeus (oberer Ösophagussphinkter) vor.

Als Folge kommt es zu einer Retention von Teilen oder des gesamten Speisebolus im Hypopharynxtrichter mit der Gefahr des Überlaufens in den Larynx und somit einer Aspiration.

Liegt die Ursache im Bereich des Sphinkters in Form einer Sphinkterhypertrophie vor, resultiert hier eine funktionelle Stenose, die die cranial davon liegenden Strukturen stark belastet. In ausgeprägten Fällen kann es im Bereich des muskelschwachen Kilian-Dreiecks zur Ausbildung eines pharyngoösophagealen Pulsionsdivertikel (Zenker-Divertikel) oberhalb des M. cricopharyngeus kommen. Diese pulsionsbedingten Pseudodivertikel zeigen eine zunehmende Progredienz mit Speisenretention und zunehmender Dysphagie.

Betroffen von zunehmenden Sphinkterhypertrophien, sowie der Ausbildung eines pharyngoösophagealen Divertikels sind insbesondere ältere Patienten.

Besteht aufgrund einer neurologischen Störung eine Lähmung im Bereich der Pharynxmuskulatur, eine sogenannten Schlucklähmung (Apoplex, Pseudobulbärparalyse, Guillain-Barré etc.), so liegt ebenfalls eine Diskrepanz zwischen Einschluckdruck des Oropharynx und Relaxation des oberen Sphinkters vor. Auch in diesen Fällen kommt es zum Übertritt des Speisebolus in den Larynx und zur Aspiration.

Insbesondere die Ösophagus-Schluckpassage mit Kontrastmittel, sowie idealerweise die Röntgen-Hochgeschwindigkeits-Kinematographie, erlauben bei Störungen im Bereich der pharyngo-ösophagealen Phase die diagnostische Klärung mit eindrucksvollen Bildern.

3.1.2.5 Entleerungsstörung (ösophago-gastrale Phase)

Bei der Achalasie (Kardiospasmus) mit häufig konsekutivem idiopathischen Megaösophagus liegt die Ursache in einer direkten Läsion des N. vagus oder seinem intramuralen Plexus. Bedingt durch die gestörte oder nahezu vollständig aufgehobene Relaxation des unteren Ösophagussphinkters kommt es zu einer massiven Bolusretention mit Aufdehnung des Ösophagus und progredienter Regurgitation. In fortgeschrittenen Fällen kann es dann auch zum Bolus-Übertritt in den Hypopharynxtrichter mit Aspiration kommen.

3.1.2.6 Therapieformen

3.1.2.6.1 Konventionelle Techniken

3.1.2.6.1.1 pharyngo-ösophageale Phase

Die Behandlung von Einschluckstörungen (pharyngo-ösophageale Phase) teilt sich bisher in zwei Bereiche.

Konservative Behandlungsversuche mit Schlucktraining sind bei leichteren Störungen häufig bereits allein erfolgversprechend. Bewegungsübungen, Kompensationsmechanismen sowie spezielle Atemtechniken erlauben eine Verbesserung des Einschlukkaktes mit Verbesserung der Symptomatik.

Bei ausgeprägteren Störungen sind jedoch chirugische Maßnahmen meist unumgänglich.

So führt die Myotomie des oberen Ösophagussphinkters (M. cricopharyngeus) zu einer Reduzierung der Druckdiskrepanz von Einschluckdruck und Relaxation durch eine dauerhafte Öffnung des Ösophaguseingangs. Sowohl bei der Hypertrophie des Sphinkters als auch bei Schwäche oder Lähmung der Pharynxmuskulatur gelingt es, den Einschluckvorgang zu unterstützen. Ein Schlucktraining ist dennoch weiterhin erforderlich.

Bei Vorliegen eines Zenker Divertikels ist ebenfalls eine chirurgische Vorgehensweise indiziert.

Als konventionell chirurgische Vorgehensweise bietet sich dabei zum einen der Zugang über eine laterale Collotomie an. Bei der sog. Cricomyotomie erfolgt die Durchtrennung der gesamten Sphinktermuskulatur bis auf die Schleimhaut mit hierdurch erzielter weiter Öffnung des Ösophaguseingangs. Die Divertikeloperation resultiert in der kompletten Resektion des Divertikelsackes und Übernaht der Durchtrittsstelle von außen.

Als alternative Methode bietet sich ein transorales laserchirurgisches Vorgehen mit dem CO_2-Laser an. In beiden Fällen wird mit dem Laser die muskuläre Schwelle des M. cricopharyngeus soweit durchtrennt, daß eine vollständige Sphinkteröffnung entsteht. Beim Divertikel kommt es dabei zu einer Integration des Divertikelsackes in den Hypopharynxtrichter, es resultiert ein weiter Eingang in den Ösophagus.

Bei beiden Vorgehensweisen besteht jedoch ein nicht zu unterschätzendes Operationsrisiko mit der Gefahr der Fistelbildung und Entwicklung einer Mediastinitis. Während beim Vorliegen eines Divertikels nur eine operative Sanierung erfolgversprechend ist, kann bei der unterstützenden Myotomie der zu erwartende Erfolg nicht sicher vorhergesagt werden.

Diese operativen Eingriffe sind jedoch in allen Fällen irreversibel. Spätere daraus möglicherweise resultierende Probleme mit z.B. ösophago-pharyngealem Reflux und stiller Aspiration sind dann schwierig zu behandeln.

Bei schwersten Störungen mit kompletter Schlucklähmung und permanenter Aspiration sind selbstverständlich ausgedehnte operative Maßnahmen wie Pharynxraffung, Laryngohyoidopexie oder sogar ein Kehlkopfverschluß in Einzelfällen unumgänglich.

3.1.2.6.1.2 ösophago-gastrale Phase

Auch bei der Behandlung von Entleerungsstörungen (ösophago-gastrale Phase) sind konservative und chirurgische Maßnahmen möglich.

So konnten konservativ medikamentöse Behandlungserfolge beim Einsatz von Nifedipin (Calciumantagonisten) beobachtet werden.

Chirurgisch bieten sich transorale Dilatationstechniken mit Ballonkatheter oder Stark-Sonde sowie die Kardiomyotomie an.

Bei den Dilatationstechniken sind jedoch Rupturen des Sphinkters und der Schleimhaut ein nicht zu unterschätzendes Risiko, die eine notfallmäßige operative Revision von außen erfordern können. Eine Kardiomyotomie evtl. kombiniert mit einer Fundoplicatio erfordert ebenfalls ein ausgedehnteres operatives Vorgehen.

3.1.2.6.2 Botulinum-Toxin

Die Erfolge in der Behandlung fokaler Dystonien mit Botulinum-Toxin A führten unsere Arbeitsgruppe seit 1989 zum Einsatz des Toxins zur medikamentösen Denervierung von oberem und unterem Ösophagussphinkter.

Wie bei der Behandlung fokaler Dystonien kommt es nach ca. 1 Woche zu einer reaktiven Synthese von neuen Acetylcholinrezeptoren und zu einer kollateralen Aussprossung von Axonen mit Bildung neuer Endplatten.

Dies erklärt die funktionelle Reversibilität der eigentlich irreversiblen Blockierung der neuromuskulären Einheit durch Botulinumtoxin sowie die Notwendigkeit der Wiederholung der Botulinumtoxin-Injektion in individuellen Abständen zur Aufrechterhaltung der erwünschten Wirkung.

3.1.2.6.2.1 Behandlung in Vollnarkose

Eingriffe am oberen Ösophagussphinkter erfordern aufgrund des Risikos der Atemstörung (Aspiration etc.) eine Behandlung in Intubationsnarkose.

3.1.2.6.2.2 Applikationstechnik

Nach erfolgter Intubation erfolgt die Darstellung des oberen Ösophagussphinkters bzw. der Divertikelschwelle mit dem starren Divertikuloskop.

Bei alleiniger Behandlung des M. cricopharyngeus (medikamentöse Cricomyotomie) erfolgt die direkte Injektion in den Sphinkter.

3.1.2.6.2.3 Flexibel endoskopische Behandlung des unteren Sphinkters

Entsprechend einer flexiblen Ösophago-Gastroskopie erfolgt die Behandlung in Lokalanästhesie am wachen Patienten. Nach leichter Sedierung (Dormicum®) und Gabe von Atropin wird der Eingriff in Seitenlage des Patienten durchgeführt.

3.1.2.6.2.4 Applikationstechnik

Es wird ein konventionelles flexibles Gastroskop mit Arbeitskanal verwendet. Zur Injektion benutzen wir Injektionskanülen wie sie für die flexible endoskopische Sklerosierung von Ösophagusvarizen verwendet werden. Nach Ösophago-Gastroskopie erfolgt die Einstellung des unteren Sphinkters nach Luftinsufflation in den Ösophagus. Unter Sicht wird nun die Sklerosierungsnadel über den Arbeitskanal an den Sphinkter herangeführt und in den spastischen Muskelwulst eingestochen.

3.1.2.6.2.5 Injektionsmengen

Routinemäßig wird an zwei bis drei Stellen eingestochen und auch hier insgesamt eine Menge von 0,6 ml entsprechend 120 Units Dysport® injiziert.

3.1.2.6.2.6 Wirkung und Verlauf

Durch die gezielte Injektion des Toxins unter mikroskopischer bzw. endoskopischer Sicht direkt in die Sphinktermuskulatur kommt es bei manchen Patienten bereits nach einem Tag zu einer Verbesserung des Schluckaktes. Der maximale Wirkungseintritt findet sich nach ca. 1 Woche, wobei evtl. Nebenwirkungen zu diesem Zeitpunkt verstärkt auftreten können. Begleitend hierzu ist bei den pharyngo-ösophagealen Störungen eine Schlucktherapie sinnvoll.

Unverändert gegenüber anderen Techniken ist die Notwendigkeit der Reinjektion nach Ablauf von durchschnittlich 7 Monaten. Dabei wird auch hier die subjektive Beschwerdesymptomatik der Patienten als Maßstab genommen.

3.1.3 Weitere Einsatzmöglichkeiten

Natürlich gibt es noch eine Vielzahl von Einsatzgebieten des BoNT. Diese sollen hier jedoch nur kursorisch erwähnt werden, da natürlich das breite Einsatzgebiet des Toxins nicht durch die HNO sondern durch die Zusammenarbeit vieler Fachrichtungen (insbesondere Ophtalmologie, Neurologie und HNO) entstanden ist.

3.1.3.1 Ophtalmologie

Wie bereits zu Beginn erwähnt, entstand der Einsatz des BoNT in der Ophtalmogie zu Behandlung des Strabismus. In weiterer Folge kam es dann bereits frühzeitig zum Einsatz bei den heute als *Fokale Dystonien* bekannten Erkrankungen. Sehr eindrucksvolles Beispiel war hier ebenfalls in der Ophtalmologie der Blepharospasmus oder Lidkrampf der bis hin zu einer mechanischen Erblindung führen kann und für die Patienten ebenfalls eine massiv beeinträchtigende Situation darstellt. Nach auch hier nur sehr unbefriedigenden chirurgischen Maßnahmen, brachte der Einsatz von BoNT den therapeutischen Durchbruch.

3.1.3.2 HNO und Neurologie

Aus der Behandlung des Blepharospamus heraus kam es zur Einbeziehung der HNO durch den Einsatz beim Spasmus hemifacialis als noch umfangreichere Störung als der Blepharospasmus. Es kamen dann die oben aufgeführten Indikationen Spasmodische Dysphonie und Dysphagie hinzu.

Von hier war der Weg zum Einsatz bei anderen spastischen Erkrankungen und insbesondere bei den inzwischen als *Fokale Dystonien* erkannten Störungen nicht mehr weit.

Die Behandlung des Torticollis (muskulärer Schiefhals), oromandibuläre Dystonien, pharyngeale Störungen und der Einsatz bei spastischen Lähmungen führten zu einer immer weiteren Indikationsstellung für den Einsatz von BoNT.

3.1.3.3 Plastisch-kosmetische Chirurgie

Neben diesen klassischen Einsatzgebieten entwickelte sich die BoNT noch zu einem Agens mit einem zunehmend weiten Spektrum mit völlig anderem Ansatz.

So erkannte die plastisch-kosmetische Chirurgie die Möglichkeiten des BoNT in der risikoarmen, unkomplizierten Behandlung von Alterserscheinungen wie Stirnfalten, Lachfältchen am Auge und radiären Falten am Mund. Hier wird das BoNT alleinig oder in Kombination mit minimal invasiven chirurgischen Techniken (Laser-Resurfacing, Chemical Peeling etc.) in zunehmendem Maße eingesetzt.

3.1.3.4 Vegetative Einsatzmöglichkeiten

Auch in der HNO kam es zu einer Ausweitung der therapeutischen Möglichkeiten durch die Blockade der Acetylcholinausschüttung. So gelang es durch Injektion von

BoNT subkutan in die Wangenhaut das nach Parotidektomie häufig auftretenden gustatorische Schwitzen (massive Schweißbildung über der Wange durch Fehleinsprossung von Speicheldrüsen regelnden Nerven in die Schweißdrüsen) erfolgreich zu behandeln. Aus diesem Ansatz heraus entstand dann auch noch der Einsatz des BoNT in der Therapie der Hyperhydrosis palmae sowie der Hyperhydrosis axillae.

4 Schlußbemerkung

Botulinum Toxin A bietet immer wieder neue Möglichkeiten für den Einsatz als minimal invasives Therapeutikum neuromuskulärer und auch vegetativer Funktionsstörungen mit extrem niedrigen Risiko für den Patienten, seltenen und geringen Nebenwirkungen sofern es von erfahrenen Spezialisten eingesetzt wird. Hierdurch kann es zu einer signifikanten Verbesserung der Lebensqualität des Patienten kommen.

BoNT sind somit eines der schönsten Beispiele für die Entwicklung von Therapeutika aus seit langem bekannten pharmakologischen und medizinischen Zusammenhängen. Besonders interessant ist dies auch noch, da sich BoNT ja gerade als die stärkste bekannte toxische Substanz auch zu einer außerordentlich potenten therapeutischen Substanz entwickelt hat.

5 Literatur

1. Botulinum toxin injection into extraocular muscles as an alternative to strabismus surgery.
   Scott-AB
   J-Pediatr-Ophthalmol-Strabismus. 1980 Jan-Feb; 17(1): 21-5

2. Botulinum toxin (BOTOX) for the treatment of „spastic dysphonia" as part of a trial of toxin injections for the treatment of other cranial dystonias [letter]
   Blitzer-A; Brin-MF; Fahn-S; Lange-D; Lovelace-RE
   Laryngoscope. 1986 Nov; 96(11): 1300-1

3. Combined therapy for dysphagia
   Thumfart-WF; Jach-K
   Ann-Oto-Rhinol-Laryngol. 1986; 243: 338-60

4. Spezielle Untersuchungstechniken bei Schluckstörungen insbesondere beim Globus pharyngis
   Thumfart-WF; Pototschnig-C
   2. Interdisziplinäres Symposium der Arbeitsgemeinschaft für Schluckstörungen, München, 18.-19. Feb. 1989

5. Funktionelle und elektrophysiologische Diagnostik bei Dysphagie
   Thumfart-WF; Gunkel-A; Pototschnig-C
   Arch-Oto-Rhino-Laryngol. 1990; Suppl I: 51-85

6. Chirurgische Behandlung der Dysphagien im Bereich des pharyngoösophagealen Überganges
   Ey-W; Denecke-Singer-U; Ey-M: Guastella-C; Önder-N
   Arch-Oto-Rhino-Laryngol. 1990; Suppl I: 107-56

7. Erste Erfahrungen mit der Botulinus-Therapie spastischer Dysphonien
   Pototschnig-C; Thumfart-WF; Gubitz-J; Roggenkämper-P
   Zentralblatt HNO-Heilkunde – Plastische Chirurgie an Kopf und Hals 1991

8. Functional and electrophysiologic diagnosis of dysphagia.
   Thumfart-WF; Pototschnig-C; Gubitz-J; Schneider-I
   Trans-Am-Laryngol-Assoc 1992; 113: 176-84

9. Treatment of dysfunction of the cricopharyngeal muscle with botulinum A toxin: introduction of a new, noninvasive method.
   Schneider-I; Thumfart-WF; Pototschnig-C; Eckel-HE
   Ann-Otol-Rhinol-Laryngol. 1994 Jan; 103(1): 31-5

10. Erfahrungen mit der Botulinus-Therapie spastischer Dysphonien.
    Pototschnig-C
    Forum Logopädie. 1995 Feb; 1: 3-5

11. The pharyngoesophageal segment: electrophysiologic investigation of pharyngoesophageal function.
    Pototschnig-C; Thumfart-WF
    Diseases-Esoph 1995; 8: 257-61

12. Repeatedly successful closure of the larynx for the treatment of chronic aspiration with the use of Botulinum Toxin A.
    Pototschnig-C; Schneider-I; Eckel-HE; Thumfart-WF
    Ann-Otol-Rhinol-Laryngol. 1996 Jul; 105(7): 521-4

13. Aspiration and swallowing disorders: diagnostics and minimal surgical techniques
    Pototschnig-C; Thumfart-WF
    Referat: 1st International Neurolaryngology Symposium, Bethesda, Maryland, 3. Oct. 1996

14. Die operativen Möglichkeiten zur Besserung des Schlucklähmungssyndroms
    Eckel-HE; Pototschnig-C
    HNO 1996; 44: 427-28

15. Die Behandlung der spasmodischen Dysphonie
    Pototschnig-C; Thumfart-WF
    Hrsg.: Laskawi-R; Roggenkämpfer-P: Botulinum-Toxin-Therapie im Kopf-Hals-Bereich
    Urban & Vogel, 1999: 135-151

15. Die Behandlung von Schluckstörungen
    Pototschnig-C; Thumfart-WF
    Hrsg.: Laskawi-R; Roggenkämpfer-P: Botulinum-Toxin-Therapie im Kopf-Hals-Bereich
    Urban & Vogel, 1999: 156-170

Einsatzmöglichkeiten der Botulinumtoxinbehandlung in der Neurologie

P. Schnider, D. Földy, E. Auff

Einleitung

Botulinumtoxin (BTX) wurde bis vor wenigen Jahren hauptsächlich als Verursacher des gefürchteten Nahrungsmittelbotulismus und als potentieller biologischer Kampfstoff erwähnt. Trotz dieser ungünstigen Voraussetzungen nimmt diese Substanz heute einen nicht mehr wegzudenkenden Stellenwert in der Behandlung neurologischer Erkrankungen ein, insbesondere solcher, die mit einem lokal erhöhten Muskeltonus oder einer hyperkinetischen Bewegungsstörung einhergehen. Die lokale intramuskuläre Injektion von Botulinumtoxin stellt heute die Behandlung der Wahl für Patienten mit Torticollis spasmodicus und Blinzelkrampf dar. Auch der Einsatz von BTX-A in der Behandlung von Patienten mit fokalen spastischen Syndromen im Erwachsenen- und Kindesalter ist aus dem klinischen Alltag nicht mehr wegzudenken.

Die Entwicklungen der letzten Jahre zeigten jedoch, daß auch andere Indikationen, die durch eine lokale cholinerge Überfunktion bedingt sind, gut mit lokalen Botulinumtoxininjektionen behandelt werden können. Lokale intradermale Injektionen von Botulinumtoxin werden heute bereits als die wirksamste konservative Behandlungsform für fokale Hyperhidrosen der Handflächen und Achseln angesehen. Bei lokalen muskulär (mit-) bedingten Schmerzsyndromen konnten lokale intramuskuläre BTX-A Injektion eine deutliche Schmerzreduktion bewirken.

Grundlagen der Botulinumtoxinbehandlung

Botulinumtoxin ist ein geruchloses und farbloses Toxin, das unter anaeroben Bedingungen vom Sporenbildner Clostridium botulinum gebildet wird[29, 49]. Sieben verschiedene Serotypen (A, B, C, D, E, F und G) sind bislang bekannt[29, 49]. Die Toxine können nach Assoziierung mit Hämagglutinin aus Kulturüberständen isoliert werden. Obwohl die Gene aller Neurotoxine identifiziert und sequenziert sind, bestehen die heute klinisch eingesetzten Präparate aus biochemisch gereinigten Kulturüberständen verschiedener

Clostridiumstämme[2]. Für den klinischen Gebrauch stehen derzeit zwei Präparate (Dysport®, Botox®) zur Verfügung, die den Serotyp A enthalten. In näherer Zukunft ist auch mit der Zulassung von Präparaten zu rechnen, die andere Serotypen enthalten. Ein Präparat, das Botulinumtoxin vom Serotyp B enthält, wurde vor kurzem unter dem Namen Neurobloc® auf den Markt gebracht.

Bei dem Toxin handelt es sich um ein Polypeptid mit einem Molekulargewicht von 150 kDalton, bestehend aus einer leichten und einer schweren Kette, die über eine Disulfidbrücke miteinander verbunden sind[29, 49]. Die schwere Kette kann in zwei etwa gleich große Anteile zerlegt werden, die funktionell unterschiedliche Aufgaben haben. Während das C-terminale Ende (H_C-Fragment) der schweren Kette für die Bindung an die neuronale Membran verantwortlich ist, scheint der aminoterminale Anteil (H_N-Fragment) für den Transport innerhalb der Zelle eine wesentliche Rolle zu spielen. Die eigentliche Aufnahme in die Zelle erfolgt nach Einschluß in kleine Vesikeln im Zuge eines energie- und temperaturabhängigen Prozesses[49]. Für die eigentliche toxische Wirkung ist die leichte Kette verantwortlich, die als Zinkendoprotease zu einer Proteolyse der drei sogenannten SNARE-Proteinen (VAMP/Synaptobrevin, SNAP 25, Syntaxin) führt[38]. Während SNAP 25 nur von den Serotypen A, C und E proteolytisch gespalten wird, wird VAMP von den Serotypen B, D, F und G gespalten. Syntaxin wird lediglich vom Serotyp C inaktiviert[41, 49].

Klinische Wirkung

Botulinumtoxin blockiert selektiv cholinerge Synapsen und hemmt somit die Freisetzung von Acetylcholin. Nach intramuskulärer Injektion kommt es an der neuromuskulären Endplatte von quergestreifter Muskulatur zu einer streng dosisabhängigen passageren Schwäche mit Atrophie im injizierten Muskel[50, 54, 68]. Nach intra- oder subkutanen Injektion kommt es an cholinergen sympathischen Nervenfasern zu einer lokalen Hypo- oder Anhidrose[13, 43, 55, 56]. An entfernt von der Injektionsstelle liegenden cholinergen Synapsen kann es z.B. bei lymphogener oder hämatogener Verteilung des Toxins ebenfalls zu einer subklinischen Blockierung kommen, die meist nur durch Spezialuntersuchungen nachgewiesen werden kann[8, 45, 53].

Bei den meisten Indikationen kann durch eine lokale intramuskuläre Botulinumtoxininjektion eine Wirkung über einige Monate erzielt werden. Danach kommt es zu einem Wiederauftreten der Symptome, so daß Wiederholungsbehandlungen notwendig sind[34, 50, 68]. Die durchschnittliche Wirkdauer beträgt bei den meisten Indikationen drei bis sechs Monate[50, 75]. Früher wurde angenommen, daß die Blockierung der neuromuskulären Endplatte irreversibel ist und eine Reinnervation über ein Wiederaussprossen von präsynaptischen Axonen („sprouting") erfolgt[14]. Heute gibt es überzeugende Hinweise dafür, daß die blockierten SNARE-Proteine nach einer bestimmten Zeit nachgebildet werden und dadurch ihre ursprüngliche Wirkung wieder erlangen und die ehemals blockierte Synapse ihre Arbeit wieder aufnimmt.

Medikamente und Biologische Aktivität

Für den klinischen Gebrauch stehen derzeit zwei verschiedene Handelsprodukte, die beide den Serotyp A enthalten, zur Verfügung. Diese im Handel befindlichen Präparate unterscheiden sich durch ihre Wirkpotenz. Dysport® ist als gefriergetrocknetes Filtrationsprodukt aus Kulturen von Clostridium botulinum im Handel, wobei das Toxin an Humanalbumin gebunden ist. Bei Botox® handelt es sich um ein kristallines, vakuumverpacktes, lyophilisiertes Toxin. Beide Präparate müssen vor Gebrauch mit isotoner Kochsalzlösung rekonstituiert werden. Die Angabe der Dosis erfolgt in „mouse units" (mU) oder „units" (u), eine „unit" BTX führt nach intraperitonealer Injektion zum Tod von 50% einer Gruppe von 18-20 Swiss-Webster Mäusen (LD50). Auch die Dosisangabe in Nanogramm Toxin-Hämagglutinin-Komplex oder in Nanogramm Neurotoxin findet Verwendung. Obwohl zu erwarten wäre, daß der klinische Effekt einer BOTOX® Unit mit einer Dysport® Unit übereinstimmen sollte, zeigt sich im klinischen Alltag, daß die Wirksamkeit beider Präparate bei scheinbar gleicher Dosis durchaus unterschiedlich ist. Als Ursache kommen unterschiedliche Testverfahren bei der Potenzbestimmung und verschiedene Hilfsstoffe (Humanalbuminzusatz) in der Aufbereitung des Medikaments in Frage. Den klinischen Erfahrungen nach entspricht eine Botox® Unit ca. 3-5 Dysport Units bei der Verwendung von etwa identischen Mengen gemessen in „units"[50, 72].

Nebenwirkungen und Interaktionen

Nebenwirkungen sind selten, immer reversibel und äußern sich in einer über das beabsichtigte therapeutische Maß hinausgehenden Schwäche in den injizierten bzw. bei Wirkungsausbreitung auch in den benachbarten Muskeln, die durch Diffusion erreicht werden[33, 50]. Als Folge einer hämatogenen oder lymphogenen Aussaat wurden diskrete Veränderungen in Einzelfaser-EMG-Untersuchungen an entfernten Muskeln bzw. Dysregulationen an kardiovaskulären und gastrointestinalen autonomen Reflexbögen nach einer BTX-Behandlung interpretiert[8, 45, 53]. Diese Veränderungen sind allerdings immer reversibel und besitzen im klinischem Alltag keine Relevanz. Nach wiederholten BTX-Behandlungen kann es zur Bildung biologisch wirksamer Antikörper kommen[70, 76]. Die Folge ist ein sekundäres Therapieversagen. Die Literaturangaben diesbezüglich schwanken zwischen 1% und 10%[5]. Aus diesem Grund wurden andere Serotypen klinisch untersucht, die in diesen Fällen eine wirksame Behandlungsalternative darstellen könnten[16, 39].

Botulinumtoxin weist im therapeutischen Bereich keine systemischen klinisch relevanten Nebenwirkungen auf. Zusätzlich gibt es keine nennenswerte Interaktionen mit anderen Medikamente. Dies erklärt die gute Verträglichkeit bei älteren, häufig multimorbiden Patienten, aber auch bei Kindern. Weiters können insbesondere bei fokalen spastischen Syndromen muskelrelaxierende Medikamente, welche oft von sedierenden Nebenwirkungen begleitet werden, eingespart werden[75].

Indikationsgebiete in der Neurologie

Dystone Syndrome

Zervikale Dystonie (Torticollis spasmodicus)

Die zervikale Dystonie (ZD) ist durch willkürliche, tonische oder phasische Kontraktionen der Hals- bzw. Nackenmuskulatur mit einer resultierenden abnormen Haltung oder Fehlbewegung des Kopfes gekennzeichnet. Am häufigsten sind der M. sternocleidomastoideus, der M. splenius capitis und der M. trapezius betroffen[11]. Eine Mitbeteiligung der kleinen Kopfmuskeln zwischen Axis und Os occipitale, des M. levator scapulae, und des M. semispinalis ist möglich. Therapeutisch wurden in früheren Jahren meist Anticholinergika und andere Medikamente meist mit nur sehr bescheidenem Erfolg eingesetzt[54]. Die erfolgreiche Behandlung der zervikalen Dystonie mit Botulinumtoxin wurde erstmals in einer Doppelblindstudie durch Tsui et al. 1986 aufgezeigt, wobei sowohl eine Besserung der objektiven und subjektiven Bewertung und begleitenden Schmerzzustände aufgezeigt werden konnte[68]. In den darauffolgenden Jahren konnten verschiedene offene und Doppelblindstudien diese Ergebnisse in unterschiedlichem Ausmaß bestätigen[20, 25, 33, 42, 50]. In früheren Jahren wurden meist höhere Anfangsdosen von BTX-A in der Behandlung der ZD gewählt, die auch von einer höheren Nebenwirkungsrate (z.b.: Schluckstörungen) begleitet waren[33, 66]. Neuere Studien zeigen, daß eine Anfangsdosis von 500 mU Dysport® ein optimales Ergebnis bei geringer Nebenwirkungsrate bewirkt[51]. Jährliche Behandlungskosten für Patienten mit zervikaler Dystonie wurden mit ca. 32130 öS, bzw. mit 10150 öS für Patienten mit Blepharospasmus angegeben[12].

Kraniale Dystonie (Blinzelkrampf oder essentieller Blepharospasmus)

Bei der kranialen Dystonie kommt es zu bilateralen tonischen Kontraktionen beider Mm. orbiculares oculi, wobei der Schweregrad von verstärktem Blinzeln bis zu lange anhaltenden Kontraktionen, die eine funktionelle Blindheit bedingen, reichen kann. Früher wurden unterschiedliche Medikamente meist ohne entscheidenden Erfolg verschrieben. Diverse operative Verfahren haben sich aufgrund der Vielzahl der aufgetretenen Komplikationen nicht bewährt[54]. Scott konnte erstmals 1985 die erfolgreiche Behandlung mit BTX-A-Injektionen in beide Mm. orbiculares oculi bei 39 Patienten mit Blepharospasmus aufzeigen[18, 26, 61]. Alle Patienten zeigten eine subjektive Besserung ihrer Symptomatik. Videoaufnahmen, Elektromyographie und Messungen der Lidschlußkraft wurden zur Dokumentation der objektiven Besserung herangezogen. Als Nebenwirkung kann eine passagere Ptose auftreten, seltener kann es zu Doppelbildern oder zu einer Mundwinkelschwäche kommen[61].

Oromandibuläre Dystonie

Dystone Kontraktionen können auch im Bereich der Kaumuskulatur auftreten. In diesen Fällen spricht man von einer oromandibulären Dystonie, wobei seltener ein Kieferöffnungstyp und häufiger ein Kieferschlußtyp auftritt. Untersuchungen zeigten, daß intramuskuläre BTX-A Injektionen in die dystone Muskulatur hier Besserungen bringen können[34].

Spasmodische Dysphonie

Bei dystoner Verkrampfung der Phonationsmuskulatur spricht man von einer spasmodischen Dysphonie, wobei dieses Krankheitsbild isoliert oder im Rahmen anderer dystoner Syndrome auftreten kann. Durch dystone Veränderungen im Bereich der Kehlkopfmuskulatur kommt es bei einer sogenannten Adduktordysphonie zu einer abgehackten, angestrengten und gepreßten Sprache. Man unterscheidet einen Adduktortyp von einem Abduktortyp, der eher zu einer rauchenden Stimme mit einer Flüstersprache führt[3,4]. Verschiedene Untersuchungen zeigten eine deutliche Besserung der spasmodischen Dysphonie auf Injektionen geringster Mengen von BTX-A in die Mm. thyreoarytenoidei. Diese Behandlungen werden unter EMG-Kontrolle in spezialisierten Zentren durchgeführt.

Extremitätendystonien

In der Gruppe der Extremitätendystonien kommt insbesondere den aktionsinduzierten Dystonien eine besondere Bedeutung zu. Abnorme dystone Muskelspasmen und eine gestörte Kontrolle der Feinmotorik im Bereich der Hand- und Unterarmmuskulatur können das Schreiben behindern (Schreibkrampf oder Graphospasmus) aber auch andere bestimmte Bewegungsmuster beim Spielen von Musikinstrumenten (Musikerkrampf) oder beim Sport. Die betroffenen Muskeln müssen durch eine genaue klinische Analyse identifiziert werden und können in weiterer Folge unter EMG-Kontrolle mit intramuskulären BTX-A-Injektionen behandelt werden[9,52,71]. Wissel und Mitarbeiter konnten bei 31 Patienten mit Schreibkrampf zusätzlich auf einer quantifizierbaren Skala (writer's cramp rating scale) eine signifikante Verbesserung von Schreibverhalten und Schreibgeschwindigkeit nach BTX-A aufzeigen[75]. Allerdings besteht bei dieser Indikation ein relativ kleines therapeutisches Fenster aufgrund des häufigen Auftretens einer übermäßigen Muskelschwäche in den Unterarmmuskeln[9,75].

Andere unwillkürliche Bewegungsstörungen

Beim hemifazialen Spasmus beobachtet man unwillkürliche, in kurzen Abständen aufeinanderfolgende, unterschiedlich schnelle phasische und tonische Kontraktionen in der vom N. facialis versorgten Muskulatur einer Gesichtsseite. Ursächlich wird häufig eine periphere Irritation des N. facialis durch ein aberrierendes Gefäß in der hinteren Schädelgrube gefunden[40], gelegentlich kann auch ein Tumor im Kleinhirnbrückenwinkel oder ein demyelinisierender Hirnstammplaque im Rahmen einer Multiplen Sklerose für eine derartige Symptomatik verantwortlich sein[38, 44]. Eine exakte radiologische Abklärung ist notwendig. Die operative mikrovaskuläre Dekompression des N. facialis nach Janetta führt zwar in vielen Fällen zum Sistieren der Symptomatik und somit zur Heilung, ist allerdings mit Operationsrisiken bzw. der Gefahr einer dauerhaften Fazialisparese oder Taubheit verknüpft[32, 35]. Die periokuläre Injektion von Botulinumtoxin stellt eine wichtige Behandlungsalternative dar[19]. Bei Bedarf können auch Muskeln im Bereich der mittleren und unteren Gesichtshälfte mitinjiziert werden, wobei allerdings bei dieser Lokalisation das Risiko einer übermäßigen oder unerwünschten Parese von Gesichtsmuskeln zunimmt.

Im Rahmen der Botulinumtoxinbehandlung wurde bei Patienten mit dystonen Syndromen häufig eine gleichzeitige Besserung des begleitenden Tremors beobachtet. Unter anderem wurden bei 51 Patienten mit stark behinderndem Tremor der Hände (dystone und/oder essentielle Tremorformen) mit BTX-A-Injektionen deutliche Symptomabnahmen dokumentiert[35]. Bei ⅔ der Patienten konnte eine Besserung der Tremoramplitude erreicht werden. Eine quantitative Messung des Kopftremors zeigte bei 43 Patienten mit Kopftremor ebenfalls eine signifikante Verbesserung nach Botulinumtoxininjektionen in die Nackenmuskeln[74].

Fokale spastische Syndrome im Kindes- und Erwachsenenalter

Die dosisabhängige positive Wirksamkeit von BTX-A in der Behandlung von lokalen spastischen Syndromen konnte sowohl bei Kindern mit Zerebralparese als auch bei Erwachsenen aufgezeigt werden, deren spastischer Muskeltonus als Folge von Schlaganfall, Multipler Sklerose oder Schädelhirntrauma aufgetreten war[10, 30, 63, 65, 75]. In den meisten Studien wurden Hüftadduktoren, Flexoren und Invertoren des Sprunggelenks, sowie Ellbogen-, Hand-, Finger- und Zehenbeuger behandelt[1, 63, 75, 76].

Die durch BTX-A erzielte Tonusreduktion verringert Schmerzen, erleichtert pflegerische oder hygienische Maßnahmen, vermeidet Sekundärschäden an Gelenken, Sehnen und Haut und kann funktionelle Verbesserungen bringen[30, 65, 76]. In Zusammenarbeit mit Patienten, Physiotherapeuten, Pflegepersonal und Angehörigen sollten vor Beginn einer BTX-A-Behandlung genaue realistische Therapieziele festgelegt werden. Dies erleichtert die Dokumentation des Behandlungserfolges und hilft unrealistischen Erwartungen des Patienten entgegenzutreten. Auch die Evaluationsinstrumente sollten vor der Behandlung festgelegt werden. Es empfiehlt sich eine Baselinebestimmung am Tag der Injektion. Neben der Messung von passiver und aktiver Gelenkbeweglichkeit (range of motion = ROM) sollten Skalen zur Beurteilung eines spastischen Muskeltonus (modifizierte Ashworth Skala), von unwillkürlichen Muskelspasmen (Spasmen Skala), von

Schmerzen (VAS und Provokationstests) und von Veränderungen in der Pflegefähigkeit (Hygiene-Skala für obere und untere Extremität) erhoben werden. Im Anschluß an eine BTX-Behandlung ist eine begleitende Physiotherapie notwendig und sinnvoll, um die spastische Tonuserhöhung weiter zu reduzieren und wenn möglich bei gleichzeitiger Stärkung antagonistisch wirkender Muskeln einen physiologischeren Bewegungsablauf zu erreichen. Weiters führen alle Maßnahmen die zu einer Dehnung des injizierten Muskels beitragen (Anpassung einer Schiene, aktive und passive Dehnung, Elektrostimulation) möglicherweise zu einer vermehrten Aufnahme von BTX-A in die neuromuskuläre Endplatte und damit zu einem besseren Gesamtergebnis. Dadurch kann das Behandlungsergebnis bei niedriger Dosis optimiert werden[30]. Da die sonst zur Verfügung stehenden oralen antispastischen Therapien meist unerwünschte systemische Nebenwirkungen haben, die eine Fortsetzung oder eine Dosissteigerung der oralen Therapie unmöglich machen, ist die geringe Nebenwirkungsrate bei guter Verträglichkeit für den klinischen Gebrauch besonders relevant.[77].

Autonome Indikationen

In den letzten Jahren konnten auch lokale autonome Funktionsstörungen wirksam mit Botulinumtoxin behandelt werden. Insbesondere fokale Hyperhidrosen, die durch eine cholinerge Überaktivität im Bereich der Schweißdrüsen bedingt sind, konnten wirkungsvoll mit intrakutanen Botulinumtoxininjektionen behandelt werden. Bisherige Therapiestrategien bei fokalen Hyperhidrosen umfassen die orale Verabreichung diverser Medikamente (z.B.: Anticholinergika, Antidepressiva und Neuroleptika), die lokale Applikation von Aluminiumsalzen und die Anwendung der Wasseriontophorese. Operativ kann bei massiven palmaren Hyperhidrosen die Sympathektomie durchgeführt werden, die allerdings als häufige Langzeitkomplikation eine kompensatorische Hyperhidrose am Stamm nach sich ziehen kann. Eine singuläre lokale intrakutane Injektion von Botulinumtoxin führt meist nach wenigen Tagen zu einem runden anhidrotischen Areal. Durch Mehrfachinjektionen kann die lokale Schweißproduktion an Achseln und Handflächen dadurch vorübergehend eindrucksvoll vermindert werden[43, 55, 56]. Bei axillären Hyperhidrosen sind die Injektionen meist wenig schmerzhaft, als Nebenwirkungen kann ein vorübergehender lokaler Juckreiz und eine diskrete kompensatorische Hyperhidrose auftreten. Bei palmaren Hyperhidrosen sind die Injektionen schmerzhaft, sodaß entweder lokale Maßnahmen zur Schmerzbekämpfung oder eine Blockade des N. ulnaris und N. medianus durchgeführt werden muß. Als ernste Komplikation kann eine vorübergehende Schwäche der kleinen Handmuskeln auftreten. Die Dauer der anhidrotischen Wirkung liegt zwischen 4 und 12 Monaten, sodaß in den meisten Fällen Wiederholungsbehandlungen notwendig sind. Weiters liegen Berichte über den Einsatz von Injektionen von BTX-A in die Glandula parotis bei Patienten mit Hypersalivation vor[36, 46].

Schmerzsyndrome

In der Behandlung von Patienten mit zervikalen Dystonien fällt häufig eine gute analgetische Wirkung auf, die durch die lokale Injektion von BTX in die dystone Halsmuskulatur erreicht werden kann. Zum Teil trat diese auch ohne Besserung der dystonen Bewegungsstörung auf. Auch in der Spastikbehandlung steht die analgetische Wirkung häufig im Vordergrund[75, 76]. Aktuell rückt die Behandlung von primären Schmerzsyndromen muskulären Ursprungs mit BTX immer mehr in den Vordergrund. Patienten mit myofaszialen Schmerzsyndromen im Bereich der Hals/Nackenregion, zum Teil auch als Folge eines Peitschenschlagsyndroms, zeigten in einer doppelblinden Studie eine deutliche Schmerzreduktion nach BTX-Injektionen in sogenannte Triggerpunkte[7, 22]. Auch Patienten mit Spannungskopfschmerzen, zervikogenen und migräneartigen Kopfschmerzen wurden erfolgreich mit lokalen Injektionen in die perikranielle Muskulatur behandelt[23, 31, 58, 62, 64]. Patienten mit temporomandibulären Schmerzen stellen ein weiteres schwieriges Patientenkollektiv dar, bei denen durch Injektionen von BTX in die Mm. temporales und masseter deutliche Verbesserungen erreicht werden konnten[21]. Die analgetische Wirkung kann einerseits durch die relaxierende Wirkung von BTX auf einen hyperaktiven Muskel erklärt werden. Im Bereich von schmerzhaften Triggerpunkten wurde eine übermäßige Freisetzung von Acetylcholin an der neuromuskulären Endplatte vermutet. Eine Volumenabnahme eines Muskels nach BTX kann zu einer Dekompression von Nervenfasern und zu einer besseren Durchblutung führen. Auch eine direkte Wirkung von BTX auf sensible Nervenendigungen wäre möglich, obwohl darüber wenig Untersuchungen vorliegen. Durch eine Veränderung der einströmenden sensiblen Impulse aus den behandelten Muskeln zum Rückenmark kann möglicherweise auch eine Änderung der zentralen Schmerzverarbeitung suspiziert werden.

Indikationen in anderen Fachgebieten

Auch in anderen Fachgebieten hat sich der Einsatz von Botulinumtoxin zunehmend etabliert. In der Opthalmologie konnten Patienten, die an einem Strabismus oder Nystagmus gelitten haben durch EMG-gezielte Injektionen in die äußeren Augenmuskeln geholfen werden[17, 60]. Auch der Einsatz von BTX-A in der Behandlung der Achalasie[47] und in der Behandlung von chronischen Analfissuren[6] hat zunehmend an Bedeutung gewonnen. Die Detrusor-Sphinkter-Dyssynergien als Folge von traumatischen Rückenmarksläsionen geht mit erhöhten Blasendrücken einher und kann in weiterer Folge zu sekundären Nierenschäden und rezidivierenden Blaseninfektionen führen. Neben den bekannten oralen Medikamenten und dem Einsatz von Blasenkathetern konnte als zusätzliche Alternative die intramuskuläre Behandlung in den Blasensphinkter erfolgreich eingesetzt werden[15, 55]. In der ästhetischen Chirurgie stellt die Anwendung von BTX-A einen nicht mehr wegzudenkenden Faktor in der Behandlung von Stirn- und Kummerfalten sowie von Krähenfüssen dar[28].

Literatur

1 Acquadro MA, Borodic GE: Treatment of myofascial pain with botulinum A toxin. Anesthesiology 1994; 80: 705-706

2 Binschek T, Wellhöner HH: Struktur und Wirkungsmechanismen der Botulinum-Neurotoxine In: Laskawi R, Roggenkämpfer P: Botulinum-Toxin-Therapie im Kopf-Hals-Bereich. Medizin & Wissen, München, 1999

3 Blitzer AB, Brin MF, Fahn S, Lovelace RE: Clinical and laboratory characteristics of laryngeal dystonia: a study of 110 cases. Laryngoscope 1988; 98: 636-640

4 Brin MF, Blitzer A, Fahn S, Gould W, Lovelace RE: Adductor laryngeal dystonia (spasmodic dysphonia): treatment with local injections of botulinum toxin (Botox). Mov Disord 1989; 4: 287-296

5 Brin MF: Botulinum Toxin: Chemistry, Pharmacology, Toxicity, and Immunology. Muscle & Nerve 1997; 20 (suppl 6): 146-168

6 Brisinda G, Maria G, Bentivoglio AR, Cassetta E, Gui D, Albanese A: A comparison of injections of botulinum toxin and topical nitroglycerin ointment for the treatment of chronic anal fissure. N Engl J Med 1999; 341: 65-69

7 Cheshire WP, Abashian SW, Mann JD: Botulinum toxin in the treatment of myofascial pain syndrome. Pain 1994; 59: 65-69

8 Claus D, Druschky A, Erbguth F: Botulinum toxin: influence on respiratory heart rate variation. Mov Disord 1995; 10: 574–579

9 Cohen LG, Hallett M, Geller BD, Hochberg F: Treatment of focal dystonias of the hand with botulinum toxin injections. J Neurol Neurosurg Psychiatry 1989; 52: 355-363

10 Dengler R, Neyer U, Wohlfarth K, Bettig U, Janzik HH: Local botulinum toxin in the treatment of spastic drop foot. J Neurol 1992; 239: 375-378

11 Deuschl G, Heinen F, Kleedorfer B, Wagner M, Lücking CH, Poewe W: Clinical and polymyographic investigation of spasmodic torticollis. J Neurol 1992; 239: 9-15

12 Dodel RC, Kirchner A, Koehne-Volland R, Kunig G, Ceballos-Baumann A, Naumann M, Brashear A, Richter HP, Szucs TD, Oertl WH: Costs of treating dystonias and hemifacial spasm with botulinum toxin A. Pharmacoeconomics 1997; 12: 695-706

13 Drobik C, Laskawi R: Frey's syndrome: treatment with botulinum toxin. Acta Otolaryngol 1995; 115: 459-461

14 Duchen LW: An electron microscope study of the changes induced by botulinum toxin in the motor endplates of slow and fast skeletal muscle fibres of the mouse. J Neurol Sci 1971; 14: 47-60

15 Dykstra DD, Sida AA, Scott AB, Pagel JM, Goldish GD: Effects of Botulinum A Toxin on detrusor-sphincter dyssynergia in spinal cord injury patients. J Urol 1988; 139: 919-922

16 Eleopra R, Tugnoli V, Rossetto O, Montecucco C, De Grandis D: Botulinum neurotoxin serotype C: a novel effective botulinum toxin therapy in human. Neurosci Lett 1997; 224: 91-94

17 Elston JS, Lee JP, Powell CM, Hogg C, Clark P: Treatment of strabismus in adults with Botulinum toxin A. Br J Opthamol 1985; 69: 718-724

18 Elston JS: Long term results of treatment of idiopathic blepharospasm with botulinum toxin injections. Br J Ophthalmol 1987; (71)9: 664-668

19 Elston JS: The management of blepharospasm and hemifacial spasm. J Neurol 1992; 239: 5-8

20 Erbguth F, Kilian KD, Claus D, Neundörfer B: Behandlung des Torticollis spasmodicus mit lokalen Injektionen von Botulinus Toxin A. DMW 1991; 116: 15 567–571

21 Freund BJ, Schwartz M: The use of botulinum toxin for the treatment of temporomandibular disorder: a pilot study. Oral Health 1998; 88: 32-37

22 Freund BJ, Schwartz M: Treatment of whiplash associated neck pain with botulinum toxin-A: Report of 8 cases. J Rheumatol 1999; 26: 756-758

23 Freund BJ, Schwartz M: Treatment of whiplash associated with neck pain with botulinum toxin-A: a pilot study. J Rheumatol 2000; 27: 481-484

24 Gasser T, Fritsch K, Arnold G, Oertel W: Botulinum toxin A in orthopaedic surgery. Lancet 1991; 338: 76

25 Gelb DJ, Lowenstein DH, Aminoff MJ: Controlled trial of botulinum toxin injections in the treatment of spasmodic torticollis. Neurology 1989; 39: 80-4

26 Grandas F, Elston J, Quinn N, Marsden CD: Blepharospasm: a review of 264 patients. J Neurol Neurosurg Psychiatry 1988; 51(6): 767-772

27 Greene P, Kang U, Vahn S, Brin M, Moskowitz C, Flaster E: Double-blind, placebo-controlled trial of botolinum toxin for the treatment of torticollis. Neurology 1990; 40: 1213-18

28 Guyuron B, Huddleston SW: Aesthetic indications for botulinum toxin injection. Plast Reconstr Surg 1994; 93: 913-918

29 Hambleton P: Clostridium botulinum toxins: a general review of involvement in disease, structure, mode of action and preparation for clinical use. J Neurol 1992; 239: 16-20

30 Hesse S, Krajnik J, Luecke D, Jahnke MT, Gregoric M, Mauritz KH: Ankle muscle activity before and after botulinum toxin therapy for lower limb extensor spasticity in chronic hemiparetic patients. Stroke 1996; 27: 455-460

31 Hobson DE, Gladish DF: Botulinum toxin injection for cervicogenic headache. Headache 1997; 37: 253-255

32 Janetta PJ, Abbasy M, Maroon JC, Ramos FM, Albin MS: Etiology and definite neurosurgical treatment of hemifacial spasm. J Neurosurg 1977; 47: 321-8

33 Jankovic J, Schwartz K: Botulinum toxin injections for cervical dystonia. Neurology 1990; 40: 277-280

34 Jankovic J, Schwartz K, Donovan DT: Botulinum toxin treatment of cranial-cervical dystonia, spasmodic dysphonia, other focal dystonias and hemifacial spasm. J Neurol Neurosurg Psychiatry 1990; 53: 633-9

35 Jankovic J, Schwartz K: Botulinum Toxin treatment of tremors. Neurology 1991; 41: 1185-1188

36 Jost WH: Treatment of drooling in Parkinson's disease with botulinum toxin. Mov Disord 1999; 14: 1057

37 Kirkness CM, Adams GGW, Dilly PN, Lee JP: Botulinum toxin A induced protective ptosis in corneal disease. Ophtalmol 1988; 95: 473-480

38 Levin JM, Lee JE: Hemifacial spasm due to cerebellpontine angle lipoma: case report. Neurology 1987; 37: 337-339

39 Ludlow CL, Hallett M, Rhew K, Cole R, Shimizu T, Sakaguchi G, Bagley JA, Schulz GM, Yin SG, Koda J: Therapeutic use of type F botulinum toxin. N Engl J Med 1992; 326: 349-350

40 Matsushima T, Inoue T, Fukui M: Arteries in contact with the cisternal portion of the facial nerve in autopsy cases: microsurgical anatomy for neurovascular decompression surgery of hemifacial spasm. Surg Neurol 1990; 34: 87-93

41 Montecucco C: Protein toxins and membrane transport. Current Opinion in Cell Biology 1998; 10: 530-536

42 Moore RP, Blumhardt LD: A double-blind trial of botolinum toxin A in torticollis, with one year follow-up. J Neurol Neurosurg Psychiatry 1991; 54: 813-816

43 Naumann M, Hofmann U, Bergmann I, Hamm H, Toyka KV, Reiners K: Focal Hyperhidrosis: Effective treatment with intracutaneous botulinumtoxin. Arch Dermatol 1998; 134: 301-304

44 Nishi T, Matsukado Y, Nagahiro S, Fukushima M, Koga K: Hemifacial spasm due to contralateral acoustic neuroma: case report. Neurology 1987; 37: 339-342

45 Olney RK, Aminoff MJ, Douglas JG, Lowenstein DH: Neuromuscular effects distant from the site of botulinum neurotoxin injection. Neurology 1988; 38: 1780-1783

46 Pal PK, Calne DB, Tsui JK: Botulinum toxin A as treatment for drooling saliva in PD. Neurology 2000; 11: 244-247

47 Pasricha PJ, Ravich WJ, Kalloo AN: Botulinum toxin for achalasia. Lancet 1993; 341(8839): 244-245

48 Pasricha PJ, Ravich WJ, Hendrix TR, Sostre S, Jones B, Kalloo AN: Intrasphincteric botulinum toxin for the treatment of achalasia. N Engl J Med 1995; 332: 774-778

49 Pellizzari R, Rossetto O, Schiavo G, Montecucco C: Tetanus and botulinum neurotoxins: mechanism of action and therapeutic uses. Phil Trans R Soc Lond 1999; B 354: 259-268

50 Poewe W, Schelosky L, Kleedorfer B et al: Treatment of spasmodic torticollis with local injections of botulinum toxin. J Neurol 1992; 239: 21-25

51 Poewe W, Deuschl G, Nebe A, Feifel E, Wissel J, Benecke R, Kessler KR, Ceballos-Baumann AO, Ohly A, Oertel W, Kunig G: What is the optimal dose of botulinum toxin A in the treatment of cervical dystonia? Results of a double blind, placebo controlled, dose ranging study using Dysport. J Neurol Neurosurg Psychiatry 1998; 64: 13-17

52 Rivest J, Lees AJ, Marsden CD: Writer' s cramp: treatment with botulinum Toxin injections. Mov Disord 1990; 6: 55-9

53 Schnider P, Brichta A, Schmied M, Auff E: Gallbladder dysfunction induced by botulinum A toxin. Lancet 1993; 342: 811-812

54 Schnider P, Schmied M, Berger T, Auff E: Therapeutische Anwendung von Botulinum A Toxin in der Neurologie. Wien Klin Wochenschr 1994; 106: 335-344

55 Schnider P, Binder M, Auff E, Kittler H, Berger T, Wolff K: Double-blind trial of botulinum A toxin for the treatment of focal hyperhidrosis of the palms. Br J Dermatol 1997; 136: 548-552

56 Schnider P, Binder M, Kittler H, Birner P, Starkel D, Wolff K, Auff E: Randomised, double-blind, placebo controlled trial of botulinum A toxin for severe axillary hyperhidrosis. Br J Dermatol 1999; 140: 677-680

57 Schnider P, Birner P, Moraru E, Auff E: Langzeitbehandlung mit Botulinumtoxin: Dosierung, Behandlungsabstände und Kosten. Wien Klin Wochenschr 1999; 111: 59-65

58 Schulte Mattler WJ, Wieser T, Zierz S: Treatment of tension type headache with botulinum toxin: a pilot study. Eur J Med Res 1999; 4: 183-186

59 Schurch B, Hodler J, Rodic B: Botulinum A toxin as a treatment of detrusor-sphincter dyssynergia in patients with spinal cord injury: MRI controlled transperineal injections. J Neurol Neurosurg Psychiatry 1997; 63: 474-476

60 Scott AB, Rosenbaum A, Collins CC: Pharmacological weakening of extra-ocular muscles. Invest Ophhtalmol Vis Sci 1973; 12: 924-927

61 Scott A, Kennedy RA, Stubbs HA: Botulinum toxin injection as a treatement for blepharospasm. Arch Ophtalmol 1985; 103: 347-350

62 Silberstein S, Mathew N, Saper J, Jenkins S: Botulinum Toxin Type A as a Migraine preventive treatment. Headache 2000; 40: 445-450

63 Simpson DM, Alexander DN, O'Brien CF, Tagliati M, Aswad AS, Leon JM, Gibson J, Mordaunt JM, Monaghan EP: Botulinum toxin type A in the treatment of upper extremity spasticity: A randomized, double-blind, placebo-controlled trial. Neurology 1996; 46: 1306-1310

64 Smuts JA, Baker MK, Smuts HM,. Stassen JMR, Rossouw E,. Barnard PWA: Prophylactic treatment of chronic tension-type headache using botulinum toxin type A. Eur J Neurol 1999; 6 (suppl 4): 99-102

65 Snow BJ, Tsui JK, Bhatt MH, Varelas M, Hashimoto SA, Calne DB: Treatment of spasticity with botulinum toxin: double-blind study. Ann Neurol 1990; 28: 512-515

66 Stell R, Thompson PD, Marsden CD: Botulinum toxin in spasmodic torticollis. J Neurol Neurosurg Psychiatry 1988; 51: 920-923

67 Stell R, Moore AP: History and current applications of Botulinum Toxin treatment. In: Moore P: Handbook of Botulinum Toxin Treatment. Blackwell Science Ltd, Oxford, 1995

68 Tsui JK, Eisen A, Stoessl AJ, Calne S, Calne DB: Double-blind study of botulinum toxin in spasmodic torticollis. Lancet 1986; 2: 245-247

69 Tsui JK, Wong NLM, Wong E, Calne DB: Production of circulating antibodies to Botulinum-A-toxin in patients receiving repeated injections for dystonia. Ann Neurol 1988; 23: 181 (abstract 1986)

70 Tsui JK, Calne DB: Botulinum toxin in cervical dystonia. Adv Neurol 1988; 49: 473-478

71 Tsui JK, Bhatt M, Calne S, Calne DB: Botulinum toxin in the treatment of writers cramp: A double blind study. Neurology 1993; 43: 183-185

72 Tsui JK: Botulinum toxin as a therapeutic agent. Pharmacol Ther 1996; 72: 13-24

73 Wissel J, Kabus C, Wenzel R, Klepsch S, Schwarz U, Nebe A, Schelosky L, Scholz U, Poewe W: Botulinum toxin in writer's cramp: objective response evaluation in 31 patients. J Neurol Neurosurg Psychiatry 1996; 61: 172-175

74 Wissel J, Masuhr F, Schelosky L, Ebersbach G, Poewe W: Quantitative assessement of botulinum toxin treatment in 43 patients with head tremor. Mov Disord 1997; 12/5: 722-726

75 Wissel J, Müller J, Heinen F, Mall V, Sojer M, Ebersbach G, Poewe W: Sicherheit und Verträglichkeit einer einmaligen Botulinum Toxin Typ A-Behandlung bei 204 Patienten mit Spastizität und lokalen assoziierten Störungen. Wien Klin Wochenschr 1999; 111: 837-842

76 Wissel J, Müller J, Dressnandt J, Heinen F, Naumann N, Topka GH, Poewe W: Management of spasticity associated pain with botulinum toxin A. J Pain Symptom Management 2000; 20: 44-49

77 Zuber M, Sebald M, Bathien N, de Recondo J, Rondot P: Botulinum antibodies in dystonic patients treated with type A botulinum toxin: frequency and significance. Neurology 1993; 43: 1715-1718

Campylobacter jejuni / coli
und
Guillain-Barré-Syndrom

M. Kist

Campylobacter jejuni / coli

Der darmpathogene Erreger *Campylobacter jejuni/coli* hat seit seiner Erstbeobachtung „als Vibrionen im Darmkanal von Säuglingen" mit *Cholera infantis* durch Theodor Escherich im Jahr 1886[1] im Bewusstsein der Medizin eine wechselvolle Geschichte erlebt. Bis zum 1. Weltkrieg als „spiralförmige Bakterien bei choleraähnlichen Durchfällen" Gegenstand zahlreicher Publikationen, blieb der Erreger fast ein Jahrhundert in der Humanmedizin weitgehend unbeachtet, bis er von J.P. Butzler 1972 als wichtige Ursache der fieberhaften Diarrhöe im Kindesalter erkannt und von M. B. Skirrow 1974 in seiner Publikation „*Campylobacter* enteritis: A new disease" einer breiten Öffentlichkeit bekanntgemacht wurde (Lit. bei [2]) Inzwischen zählt *Campylobacter jejuni/coli* als einer der „Emerging Pathogens" zu den häufigsten bakteriellen Durchfallerregern weltweit. In einigen Industrieländer übertrifft die Häufigkeit von *Campylobacter jejuni/coli* bereits die der Salmonellosen, so wurden kürzlich bei einer prospektiven Studie in Schweden aus Stuhlproben von Patienten mit Diarrhöe in 13% *Campylobacter jejuni/coli* aber nur in 7% Salmonellen isoliert[3].

In Deutschland betrug 1998 die Inzidenz der gemeldeten *Campylobacter*- Infektionen in ausgewählten Bundesländern $^{75}/_{100000}$, bei etwa 60000 Meldungen insgesamt[4].

Campylobacter-Enteritis und akute Komplikationen

Die *Campylobacter*-Infektion manifestiert sich meist als akute, fieberhafte Enterocolitis (ausführliche Darstellung bei [5]). Nach einem Prodromalstadium mit Kopf-, Rücken- und gelenkbetonten Gliederschmerzen beginnt die Erkrankung häufig akut mit hohem Fieber und starken Bauchkrämpfen. Dann setzen wässrige Durchfälle mit bis zu 20 Entleerungen pro Tag ein, die im weiteren Verlauf in bis zu 30% der Fälle Blutbeimengungen enthalten können. Der Durchfall sistiert in der Regel nach einer Woche. Beim Immungesunden schließt sich eine assymptomatische Ausscheidungsphase bis zu 3 Wochen an, AIDS-Patienten scheiden den Erreger häufig über längere Zeiträume aus. In einigen Fällen können akute Komplikationen der *Campylobacter*-Enteritis vorkommen. An erster Stelle steht dabei die akute Colitis[6]. Weitere eher seltene Komplikationen sind die *Campylobacter*-Septikämie[7], Pankreatitis, Cholecystitis und die foetale, sehr selten die maternale Sepsis mit septischem Abort[8].

Folgekrankheiten

Reaktive Arthritis

Eine Reaktive Arthritis wird in weniger als 1% der Enteritis-Fälle etwa 1-2 Wochen nach Krankheitsbeginn beobachtet. Betroffen sind vor allem HLA-B27 positive Patienten, besonders häufig sind die Kniegelenke involviert[9]. Die reaktive Arthritis geht nicht selten mit einer Konjunktivitis, in etwa 20% mit einem kompletten Reiter Syndrom einher[10].

Guillain-Barré-Syndrom (GBS)

Das GBS ist zwar eine seltene Folgekrankheit der *Campylobacter* -Enteritis, wegen des potentiell lebensbedrohlichen Verlaufs und der möglichen Spätfolgen hat es jedoch die größte medizinische Bedeutung. Das GBS, erstmals 1916 von Guillain, Barré und Strohl beschrieben[11], ist gekennzeichnet durch symmetrisch aufsteigende Lähmungen, häufig begleitet von sensorischen Ausfällen. Die oberen Extremitäten und die Hirnnerven sind in wechselnder Intensität betroffen, wobei sich relativ kurzfristig eine respiratorische Insuffizienz mit Beatmungspflicht entwickeln kann. Diagnostisch pathognomonisch ist u.a. eine deutliche albuminozytologische Dissoziation des Liquors, d. h. eine starke Erhöhung der Liquoreiweißkonzentration bei weitgehend fehlender Zellvermehrung. Das GBS kommt weltweit mit einer jährlichen Inzidenz von 1 bis 4 pro 100000 vor[12], eine wesentliche Saisonalität, mit Ausnahme von sog. „Sommerepidemien" in Nordchina[13], ist nicht erkennbar.

Während der letzten Jahre werden zunehmend vier charakteristische Verlaufsformen des GBS unterschieden (Übersicht bei [14]). Es sind dies

- die akute inflammatorische demyelinisierende Polyradiculoneuropathie (AIDP), charakterisiert durch multifokale axonale Läsionen und Degenerationen der Myelinscheiden und einem variablen klinischen Bild mit Areflexie und manchmal distal, manchmal proximal betonten Paralysen mit wechselnder Beteiligung der sensiblen Nervenfasern
- die akute motorische axonale Neuropathie (AMAN), gekennzeichnet durch aus-

schließlich motorische Störungen mit einer Reduktion der Summenpotentialampli-
tude mit Leitungsblöcken und einer deutlich verlangsamten motorischen Nerven-
leitgeschwindigkeit
- die akute motorische und sensorische axonale Neuropathie (AMSAN) mit großer
  Ähnlichkeit zur AMAN-Verlaufsform, jedoch mit sensibler Beteiligung, was wiederum die Unterscheidung zur AIDP-Verlaufsform erschwert, und
- das Miller-Fisher-Syndrom (MFS) mit den drei Kardinalsymptomen „Ophthalmoplegie, zerebelläre Ataxie und Areflexie".

Campylobacter und GBS

Dem GBS gehen in 32-75% der Fälle fieberhafte Infektionen voraus (Übersicht bei [15]).
Etwa ein Drittel der vorangehenden Infektionen werden anscheinend durch *Campylobacter* versursacht. Bei einer Fall-Kontroll Studie in Holland konnte *Campylobacter*,
Cytomegalie-Virus, Epstein-Barr Virus und *Mycoplasma pneumoniae* in jeweils 32, 13,
10 und 5% als Ursache der dem GBS vorhergehender Infektionen nachgewiesen werden. Dabei waren *C. jejuni* Infektionen eher mit Antikörpern gegen die Ganglioside
GM1 und GD1b und mit der schweren motorischen Form des GBS assoziiert, während
Infektionen mit Cytomegalieviren eher mit einer Immunantwort gegen GM2 und mit
schweren motorisch-sensorischen Ausfällen verknüpft waren[16]. Insgesamt schwanken
die Häufigkeitsangaben über vorangehende *Campylobacter*-Infektionen weltweit zwischen 4% in den USA[17] und 66% in Nordchina[18].

Zum Risiko, nach einer *Campylobacter* -Enteritis an einem GBS zu erkranken, liegen
Berichte vor, die eine Häufigkeit von 1:158 nach einer Infektion mit einem *Campylobacter*-Stamm des Serovars PEN O:19 (s. unten) bis zu 1:1058 nach jeder *Campylobacter*-Infektion angeben[15]. Andere Untersuchungen kamen zu Risiken von 1 GBS pro
2000-5000 *Campylobacter*–Fälle[19] bzw. 0-3 pro 8000 Fälle[20]. Die letzte Schätzung beruht allerdings auf der Untersuchung eines wasserbedingten Ausbruchs. Hierbei ist
nicht auszuschließen, dass es sich um einen Epidemiestamm mit niedriger GBS Potenz
gehandelt hat. Sporadische *Campylobacter*-Infektionen spiegeln das Risiko wahrscheinlich zuverlässiger wider. So hat der Autor dieses Artikels im Rahmen einer prospektiven Nachverfolgung von 945 *Campylobacter*-Fällen allein 2 Fälle von GBS, 1 Fall von
MFS und 1 Fall von isolierter Fazialisparese beobachtet. Alle Fälle traten innerhalb von
2 Wochen nach Beginn der akuten Diarrhöe auf. Bei dem letztgenannten Fall handelte
es sich um eine Patientin mit einer schweren Grundkrankheit, die anderen Patienten waren vorher gesund (Kist M, Habilitationsschrift, Medizinische Fakultät Freiburg, Uni-
versitätsbibliothek 1986). Eine Zusammenfassung der ersten Fälle von GBS mit gesi-
chertem Zusammenhang mit *Campylobacter*-Infektionen, die weltweit von 1982-1991
auftraten, findet sich bei Mishu und Blaser[19].

In Japan wurde 1993 erstmals eine verstärkte Assoziation des GBS mit *Campylobacter*-Stämmen eines bestimmten Serovars, nämlich PEN O:19, beobachtet[21]. Die Seroty-
pisierung von *Campylobacter jejuni/coli* ist seit langem etabliert und beruht zum einen

auf der Agglutination hitzelabiler Proteine nach Lior, die etwa 130 LIOR-Serotypen (LIO) unterscheidet[22] und der indirekten Hämagglutination hitzestabiler LPS-Antigene nach Penner, mit der etwa 60 PENNER-Serovare (PEN) identifiziert werden können[23]. Die in Japan beobachtete Korrelation mit PEN O:19, die in 83% der GBS-Fälle vorkam, konnte jedoch in einer englischen Fall-Kontroll Studie nicht bestätigt werden[24]. Eine vergleichbare Assoziation, allerdings zwischen dem Serovar PEN O:41 und GBS Fällen fand sich in Südafrika. Dort ensprachen 6 von 9 GBS Isolaten diesem Serovar, wogegen bei unkomplizierten Enteritis-Fällen dieser Serovar nur bei 12 von 7119 Isolaten nachgewiesen wurde[25]. Kürzlich wurde die Klonalität der südafrikanischen GBS-Stämme durch Wassenaar und Mitarbeiter bestätigt[26]. Andere Untersuchungen, die in Holland und Belgien durchgeführt wurden, ergaben ein eher heterogenes Stammspektrum mit einer geringen, nicht signifikanten Bevorzugung der Serovare PEN O:2 und O:4[27]. Weitere vereinzelte Zusammenhänge zwischen *Campylobacter*-Serovaren und GBS sind bei Endtz und Mitarbeiter[27] referiert. Einzelne Untersucher berichteten auch über ein erhöhtes GBS Risiko bei *Campylobacter*-Patienten mit den Merkmalen HLA-B35[28] bzw. HLA-DRB1[29]. Allerdings konnten diese Assoziationen von anderen Untersuchern nicht reproduziert werden[30, 31].

Schon früh war aufgefallen, dass bei einem beträchtlichen Anteil von Patienten mit einem *Campylobacter*-assoziierten GBS Antikörper nachgewiesen werden konnten, die mit sog. „Gangliosiden" reagieren. Ganglioside gehören zu der Proteinfamilie sialinsäure-substituierter Glycospingolipide, die besonders im Nervengewebe und dort vor allem in den axonalen Myelinscheiden angereichert sind. Am häufigsten, nämlich in 14-50%, werden bei GBS-Patienten Antikörper der Immunglobulinklassen G, M und A gegen das Gangliosid GM1 gefunden (Übersicht bei 14). Insbesondere Antikörper der IgA-Klasse waren in 91% mit vorausgehenden *Campylobacter*-Infektionen assoziiert, wobei in solchen Fällen gehäuft eine Axondegeneration beobachet wurde[32]. Einschränkend ist allerdings festzuhalten, dass keineswegs bei der Gesamtheit der betroffenen Patienten anti-GM1 Antikörper nachweisbar sind[32-34] und andererseits nur bei etwa bei der Hälfte der Patienten mit einer entsprechenden Immunreaktion auch Hinweise auf eine durchgemachte *Campylobacter*-Infektion bestehen[24, 35]. Weiterhin könnte insbesondere eine verzögerte Antikörperbildung auch auf eine sekundäre Immunreaktion gegen bereits degradiertes GM1 haltiges Gewebe hinweisen[36]. Neben anti GM1 Antikörpern finden sich auch solche gegen GM1b und GM1a[37], wobei beide anscheinend vor allem mit der vorwiegend axonalen Form des GBS assoziiert sind[38, 39].

Ähnliches gilt für Antikörper gegen N-acetylgalactosaminyl-GD1a, die sowohl im Zusammenhang mit der schnell fortschreitenden, betont axonalen Form des GBS wie auch asoziiert mit einer vorausgegangenen *Campylobacter*-Infektion in Japan[40] und Holland[41] gefunden wurden.

Im Gegensatz zur eher vieldeutigen Immunreaktion bei der akuten inflammatorischen demyelinisierenden Polyradikuloneuropathie[35] und auch abweichend vom GBS besteht beim MFS anscheinend ein hochsignifikanter Zusammenhang mit dem Nachweis von Antikörpern gegen das Gangliosid GQ1b, die in bis zu 95% solcher Fälle signifikant erhöht sind[42, 43]. Entsprechende Antikörper der Ig Klassen A, M und G2 scheinen zudem signifikant mit einer vorausgehenden gastrointestinalen Erkrankung zu korrelieren[36].

Die äußere Membran von *C. jejuni* enthält sowohl Lipooligosaccharide (LOS) als auch Lipopolysaccharide (LPS)[44], die im Gegensatz zu vielen anderen Bakterienarten teilweise mit Sialinsäureresten substituiert sind[45-49]. Die Gene, die in die Biosynthese der Saccharidstrukturen involviert sind, wurden kürzlich im Rahmen der Gesamtgenomanalyse von C. jejuni NCTC11168 identifiziert[50]. Sialinsubstituierte LOS von *Campylobacter* besitzen eine sehr weitgehende strukturelle Ähnlichkeit zu den sialynisierten Gangliosiden, was ein auffälliges Mimicry zwischen beiden Molekülen bedingt[51]. So wurden Gangliosid-ähnliche LOS Gruppen bei *Campylobacter* gefunden, die der Struktur der Ganglioside GM1, GD1a, GD3 und GT1a weitgehend entsprechen[52-54]. Entsprechend konnte auch gezeigt werden, dass anti-GM1 mit dem LPS von *Campylobacter* GBS-Stämmen reagiert[55]. Um zu klären, ob entsprechende Gangliosid-ähnliche Epitope bei allen *Campylobacter* Isolaten vorkommen, oder ob sie auf bestimmte Serovare beschränkt sind, wurden in den USA Isolate aus der Routinediagnostik stichprobenartig untersucht. Lediglich 26% der Enteritisisolate zeigten GM1-ähnliche Epitope. Insgesamt 51% der untersuchten Serovare besaßen keine entsprechenden LOS-Strukturen, dagegen fanden sich GM1-ähnliche Strukturen bei 6 Serovaren, die als GBS-assoziiert bekannt sind, in mehr als der Hälfte der Isolate[56]. GQ1b-ähnliche Strukturen wurden übrigens interessanterweise bei solchen *Campylobacter*-Stämmen nachgewiesen, die bei Patienten mit MFS isoliert werden konnten[33]. Dies unterstreicht nochmals den engen Zusammenhang zwischen dem MFS und entsprechenden anti-GQ1b Patienten-Antikörpern.

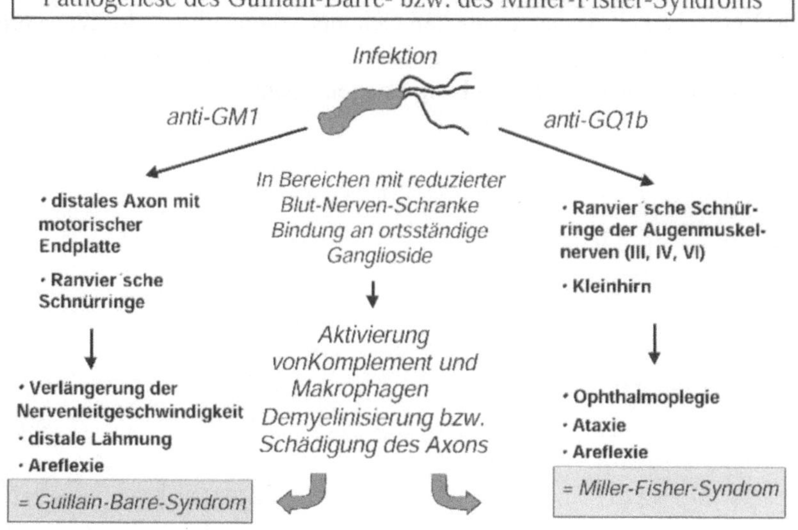

Abb. 1: Pathogenese des Guillain-Barré- bzw. des Miller-Fisher-Syndroms (mod. nach 62)

                               M. Kist

Den pathogenetischen Ablauf einer *Campylobacter*-assoziierten axonal betonten Form des GBS könnte man sich zusammenfassend folgendermaßen vorstellen (s.auch Abb.1):

Der pathogenetische Prozess beginnt mit der Produktion antimikrobieller Antikörper gegen die äußere Membran von *Campylobacter*, die mit Gangliosid-Strukturen der Myelinscheiden kreuzreagieren. Solche Antikörper binden dann in anatomischen Regionen, in denen Ganglioside konzentriert sind und eine niedrige Blut-Nervenschranke dies zuläßt, an entsprechende Strukturen des Nervengewebes[57]. Solche Bereiche wären bevorzugt die Ranvier̈schen Schnürringe sowie die distalen Axone und die motorischen Endplatten. Fixierte Antikörper aktivieren dann Komplement, welches entzündungsfördernd und chemotaktisch für Makrophagen wirkt. Letztere wandern in den Grenzbereich zwischen Axon und Schwann̈schen Zellen ein und beginnen die Myelinstrukturen phagozytisch abzubauen. Dies würde eine faktische Demyelinisierung und vorwiegend distale Axondegeneration nach sich ziehen, wie sie tatsächlich auch beobachtet wird[58-61].

Die Pathogenese des MFS würde sich dahingehend von der Pathogenese des GBS unterscheiden, dass primär anti-GQ1b Antikörper gebildet werden, die bevorzugt an GQ1b reiche Strukturen binden würden, wie sie in den okulomotorischen Nerven, in den dorsalen Wurzelganglien und den Neuronen des Kleinhirns anzutreffen sind. Die folgende entzündliche Degeneration würde dann mit der typischen Trias des MFS, nämlich der Ophthalmoplegie, der Ataxie und Areflexie einhergehen[62-64].

Für die retrospektive mikrobiologische Diagnostik eines GBS wäre ein zuverlässiger, breit evaluierter serologischer Test auf *Campylobacter jejuni/coli* wünschenswert, der bis heute jedoch noch nicht für die Routine verfügbar ist. Für die Stuhluntersuchung bei GBS sollten eine flüssige Anreicherungskultur für *Campylobacter* durchgeführt, sowie mindestens drei Stühle untersucht werden[65].

Insgesamt hat die Sequenzierung des Gesamtgenoms von *Campylobacter* und die prinzipielle Verfügbarkeit des menschlichen Genoms neue methodische Wege eröffnet, die in Zukunft mehr Klarheit in das komplizierte Wechselspiel zwischen Erreger und Wirt bei dieser schicksalhaften Erkrankung bringen könnten.

Literatur

1. Escherich T: Über das Vorkommen von Vibrionen im Darmkanal und den Stuhlgängen der Säuglinge. Münch Med Wochenschr 1886;33:815-817 and 833-835.

2. Kist M: Wer entdeckte *Campylobacter jejuni/coli*. Zbl Bakt Hyg 1986; A 261: 177-186.

3. Svenungsson B, Lagergren A, Ekwall E, Evengard B, Hedlund KO, Karnell A, Lofdahl S, Svensson L, Weintraub A: Enteropathogens in adult patients with diarrhea and healthy control subjects: a 1-year prospective study in a Swedish clinic for infectious diseases. Clin Infect Dis 2000;30:770-778.

4. Robert-Koch-Institut: Jahresbericht 1998. Teil 1: Darminfektionen (Gastroenteritiden). Epidemiol Bull 1999;15/99:99-107

5. Skirrow MB, Blaser MJ: *Campylobacter jejuni*; in Blaser MJ, Smith PD, Ravdin JI, Greenberg HB, Guerrant RL (eds): Infections of the Gastrointestinal Tract. New York, Raven Press, 1995, pp 825-248.

6. Blaser MJ, Parsons RB, Wang WL: Acute colitis caused by *Campylobacter fetus* ss. *jejuni*. Gastroenterology 1980;78:448-453.

7. Skirrow MB, Jones DM, Sutcliffe E, Benjamin J: *Campylobacter* bacteraemia in England and Wales, 1981-91. Epidemiol Infect 1993;110:567-573.

8. Meyer A, Stallmach T, Goldenberger D, Altwegg M: Lethal maternal sepsis caused by *Campylobacter jejuni*: pathogen preserved in placenta and identified by molecular methods. Mod Pathol 1997;10:1253-1256.

9. Peterson MC: Rheumatic manifestations of *Campylobacter jejuni* and C. fetus infections in adults. Scand J Rheumatol 1994;23:167-170.

10. Keat A, Rowe I: Reiter's syndrome and associated arthritides. Rheum Dis Clin North Am 1991;17:25-42.

11. Guillain, G., Barré, J. A., and Strohl, A: Sur un syndrome de radiculo-néurite avec hyperalbuminose du liquide céphalorachidien sans réaction cellulaire. Remarques sur les characteres cliniques et graphiques des réflexes tentineux. Bull Soc Med Hop de Paris 1916; 40:1462-1470.

12. Hughes RA, Rees JH: Clinical and epidemiologic features of Guillain-Barre syndrome. J Infect Dis 1997;176 (Suppl. 2):S92-S98.

13. McKhann GM, Cornblath DR, Griffin JW, Ho TW, Li CY, Jiang Z, Wu HS, Zhaori G, Liu Y, Jou LP: Acute motor axonal neuropathy: a frequent cause of acute flaccid paralysis in China. Ann Neurol 1993;33:333-342.

14. Hughes RA, Hadden RD, Gregson NA, Smith KJ: Pathogenesis of Guillain-Barre syndrome. J Neuroimmunol 1999;100:74-97.

15. Allos BM: Association between *Campylobacter* infection and Guillain-Barre syndrome. J Infect Dis 1997;176 (Suppl. 2):S125-S128

16. Jacobs BC, Rothbarth PH, van der Meche FG, Herbrink P, Schmitz PI, de Klerk MA, van Doorn PA: The spectrum of antecedent infections in Guillain-Barre syndrome: a case-control study. Neurology 1998;51:1110-1115.

17. Ropper AH: *Campylobacter* diarrhea and Guillain-Barre syndrome. Arch Neurol 1988;45:655-656.

18. Ho TW, Mishu B, Li CY, Gao CY, Cornblath DR, Griffin JW, Asbury AK, Blaser MJ, McKhann GM: Guillain-Barre syndrome in northern China. Relationship to *Campylobacter jejuni* infection and anti-glycolipid antibodies. Brain 1995;118:597-605.

19. Mishu B, Blaser MJ: Role of infection due to *Campylobacter jejuni* in the initiation of Guillain-Barre syndrome. Clin Infect Dis 1993;17:104-108.

20. McCarthy N, Andersson Y, Jormanainen V, Gustavsson O, Giesecke J: The risk of Guillain-Barre syndrome following infection with *Campylobacter jejuni*. Epidemiol Infect 1999;122:15-17.

21. Kuroki S, Saida T, Nukina M, Haruta T, Yoshioka M, Kobayashi Y, Nakanishi H: *Campylobacter jejuni* strains from patients with Guillain-Barre syndrome belong mostly to Penner serogroup 19 and contain beta-N-acetylglucosamine residues. Ann Neurol 1993;33:243-247.

22. Lior H, Woodward DL, Edgar JA, Laroche LJ, Gill P: Serotyping of *Campylobacter jejuni* by slide agglutination based on heat-labile antigenic factors. J Clin Microbiol 1982;15:761-768.

23. Penner JL, Hennessy JN: Passive hemagglutination technique for serotyping *Campylobacter fetus* subsp. *jejuni* on the basis of soluble heat-stable antigens. J Clin Microbiol 1980;12:732-737.

24. Rees JH, Soudain SE, Gregson NA, Hughes RA: *Campylobacter jejuni* infection and Guillain-Barre syndrome. N Engl J Med 1995;333:1374-1379.
25. Goddard EA, Lastovica AJ, Argent AC: *Campylobacter* 0:41 isolation in Guillain-Barre syndrome. Arch Dis Child 1997;76:526-528.
26. Wassenaar TM, Fry BN, Lastovica AJ, Wagenaar JA, Coloe PJ, Duim B: Genetic characterization of *Campylobacter jejuni* O:41 isolates in relation with Guillain-Barre syndrome. J Clin Microbiol 2000;38:874-876.
27. Endtz HP, Ang CW, van Den Braak N, Duim B, Rigter A, Price LJ, Woodward DL, Rodgers FG, Johnson WM, Wagenaar JA, Jacobs BC, Verbrugh HA, van Belkum A: Molecular characterization of *Campylobacter jejuni* from patients with Guillain-Barre and Miller Fisher syndromes. J Clin Microbiol 2000;38:2297-2301.
28. Yuki N, Sato S, Itoh T, Miyatake T: HLA-B35 and acute axonal polyneuropathy following *Campylobacter jejuni* infection. Neurology 1991; 41:1561-1563
29. Rees JH, Vaughan RW, Kondeatis E, Hughes AC: HLA-class II alleles in Guillain-Barré syndrome and Miller Fisher syndrome and their association with preceding *Campylobbacter jejuni* infection. J Neuroimmunol 1995; 62:53-57
30. Ma JJ, Nishimura M, Mine H, et al: HLA- and T-cell receptor gene polymorphisms in Guillain-Barré syndrome. Neurology 1998; 51:379-384
31. Yuki N, Sato S, Fujimoto S, Yamada S, Tsujino Y, Kinoshita A, Itoh T: Serotype of *Campylobacter jejuni*, HLA, and the Guillain-Barré syndrome. Muscle Nerve 1992; 15:968-969
32. Jacobs BC, van Doorn PA, Schmitz PI, Tio-Gillen AP, Herbrink P, Visser LH, Hooijkass H, van der Meche FG: *Campylobacter jejuni* infections and anti-GM1 antibodies in Guillain-Barre syndrome. Ann Neurol 1996;40:181-187.
33. Jacobs BC, Hazenberg MP, van Doorn PA, Endtz HP, van der Meche FG: Cross-reactive antibodies against gangliosides and *Campylobacter jejuni* lipopolysaccharides in patients with Guillain-Barre or Miller Fisher syndrome. J Infect Dis 1997;175:729-733.
34. Gregson NA, Rees JH, Hughes RA: Reactivity of serum IgG anti-GM1 ganglioside antibodies with the lipopolysaccharide fractions of *Campylobacter jejuni* isolates from patients with Guillain-Barre syndrome (GBS). J Neuroimmunol 1997;73:28-36.
35. Rees JH, Gregson NA, Hughes RA: Anti-ganglioside GM1 antibodies in Guillain-Barre syndrome and their relationship to *Campylobacter jejuni* infection. Ann Neurol 1995;38:809-816.
36. Schwerer B, Neisser A, Bernheimer H: Distinct immunoglobulin class and immunoglobulin G subclass patterns against ganglioside GQ1b in Miller Fisher syndrome following different types of infection. Infect Immun 1999;67:2414-2420.
37. Koga M, Yuki N, Takahashi M, Saito K, Hirata K: Close association of IgA anti-ganglioside antibodies with antecedent *Campylobacter jejuni* infection in Guillain-Barre and Fisher's syndromes. J Neuroimmunol 1998;81:138-143.
38. Yuki N, Tagawa Y, Irie F, Hirabayashi Y, Handa S: Close association of Guillain-Barre syndrome with antibodies to minor monosialogangliosides GM1b and GM1 alpha. J Neuroimmunol 1997;74:30-34.
39. Yuki N, Ang CW, Koga M, Jacobs BC, van Doorn PA, Hirata K, van der Meche FG: Clinical features and response to treatment in Guillain-Barre syndrome associated with antibodies to GM1b ganglioside. Ann Neurol 2000;47:314-321.
40. Kaida K, Kusunoki S, Kamakura K, Motoyoshi K, Kanazawa I: Guillain-Barre syndrome with antibody to a ganglioside, N-acetylgalactosaminyl GD1a. Brain 2000;123:116-124.
41. Ang CW, Yuki N, Jacobs BC, Koga M, van Doorn PA, Schmitz PI, van der Meche FG: Rapidly progressive, predominantly motor Guillain-Barre syndrome with anti-GalNAc-GD1a antibodies. Neurology 1999;53:2122-2127.
42. O'Leary CP, Veitch J, Durward WF, Thomas AM, Rees JH, Willison HJ: Acute oropharyngeal palsy is associated with antibodies to GQ1b and GT1a gangliosides. J Neurol Neurosurg Psychiatry 1996;61:649-651.
43. Koga M, Yuki N, Ariga T, Morimatsu M, Hirata K: Is IgG anti-GT1a antibody associated with pharyngeal-cervical-brachial weakness or oropharyngeal palsy in Guillain-Barre syndrome ? J Neuroimmunol 1998;86:74-79.

44. Preston A, Mandrell RE, Gibson BW, Apicella MA: The lipooligosaccharides of pathogenic gram-negative bacteria. Crit Rev Microbiol 1996;22:139-180.

45. Karlyshev AV, Linton D, Gregson NA, Lastovica AJ, Wren BW: Genetic and biochemical evidence of a *Campylobacter jejuni* capsular polysaccharide that accounts for Penner serotype specificity. Mol Microbiol 2000;35:529-541.

46. Linton D, Gilbert M, Hitchen PG, Dell A, Morris HR, Wakarchuk WW, Gregson NA, Wren BW: Phase variation of a beta-1,3 galactosyltransferase involved in generation of the ganglioside GM1-like lipo-oligosaccharide of *Campylobacter jejuni*. Mol Microbiol 2000;37:501-514.

47. Linton D, Karlyshev AV, Hitchen PG, Morris HR, Dell A, Gregson NA, Wren BW: Multiple N-acetyl neuraminic acid synthetase (*neuB*) genes in *Campylobacter jejuni*: identification and characterization of the gene involved in sialylation of lipo-oligosaccharide. Mol Microbiol 2000;35:1120-1134.

48. Wood AC, Oldfield NJ, O'Dwyer CA, Ketley JM: Cloning, mutation and distribution of a putative lipopolysaccharide biosynthesis locus in *Campylobacter jejuni*. Microbiology 1999;145:379-388.

49. Fry BN, Korolik V, ten Brinke JA, Pennings MT, Zalm R, Teunis BJ, Coloe PJ, van der Zeijst BA: The lipopolysaccharide biosynthesis locus of *Campylobacter jejuni* 81116. Microbiology 1998;144:2049-2061.

50. Parkhill J, Wren BW, Mungall K, Ketley JM, Churcher C, Basham D, Chillingworth T, Davies RM, Feltwell T, Holroyd S, Jagels K, Karlyshev AV, Moule S, Pallen MJ, Penn CW, Quail MA, Rajandream MA, Rutherford KM, van Vliet AH, Whitehead S, Barrell BG: The genome sequence of the food-borne pathogen *Campylobacter jejuni* reveals hypervariable sequences. Nature 2000;403:665-668.

51. Yuki N, Taki T, Inagaki F, Kasama T, Takahashi M, Saito K, Handa S, Miyatake T: A bacterium lipopolysaccharide that elicits Guillain-Barre syndrome has a GM1 ganglioside-like structure. J Exp Med 1993;178:1771-1775.

52. Yuki N, Handa S, Taki T, Kasama T, Takahashi M, Saito K: Cross-reactive antigen between nervous tissue and a bacterium elicits Guillain-Barre-Syndrome: molecular mimicry between ganglisoide GM1 and lipopolysaccharide from Penner's serotype 19 of *Campylobacter jejuni*. Biomed Research 1992;13:451-453.

53. Aspinall GO, Fujimoto S, McDonald AG, Pang H, Kurjanczyk LA, Penner JL: Lipopolysaccharides from *Campylobacter jejuni* associated with Guillain-Barre syndrome patients mimic human gangliosides in structure. Infect Immun 1994;62:2122-2125.

54. Moran AP, Prendergast MM, Appelmelk BJ: Molecular mimicry of host structures by bacterial lipopolysaccharides and its contribution to disease. FEMS Immunol Med Microbiol 1996;16:105-115.

55. Prendergast MM, Willison HJ, Moran AP: Human monoclonal immunoglobulin M antibodies to ganglioside GM1 show diverse cross-reactivities with lipopolysaccharides of *Campylobacter jejuni* strains associated with Guillain-Barre syndrome. Infect Immun 1999;67:3698-3701.

56. Nachamkin I, Ung H, Moran AP, Yoo D, Prendergast MM, Nicholson MA, Sheikh K, Ho T, Asbury AK, McKhann GM, Griffin JW: Ganglioside GM1 mimicry in *Campylobacter* strains from sporadic infections in the United States. J Infect Dis 1999;179:1183-1189.

57. Sheikh KA, Ho TW, Nachamkin I, Li CY, Cornblath DR, Asbury AK, Griffin JW, McKhann GM: Molecular mimicry in Guillain-Barre syndrome. Ann N Y Acad Sci 1998;845:307-321.

58. Griffin JW, Li CY, Macko C, Ho TW, Hsieh ST, Xue P, Wang FA, Cornblath DR, McKhann GM, Asbury AK: Early nodal changes in the acute motor axonal neuropathy pattern of the Guillain-Barre syndrome. J Neurocytol 1996;25:33-51.

59. Hafer-Macko C, Hsieh ST, Li CY, Ho TW, Sheikh K, Cornblath DR, McKhann GM, Asbury AK, Griffin JW: Acute motor axonal neuropathy: an antibody-mediated attack on axolemma. Ann Neurol 1996;40:635-644.

60. Takigawa T, Yasuda H, Kikkawa R, Shigeta Y, Saida T, Kitasato H: Antibodies against GM1 ganglioside affect K+ and Na+ currents in isolated rat myelinated nerve fibers. Ann Neurol 1995;37:436-442.

61. Sheikh KA, Nachamkin I, Ho TW, Willison HJ, Veitch J, Ung H, Nicholson M, Li CY, Wu HS, Shen BQ, Cornblath DR, Asbury AK, McKhann GM, Griffin JW: *Campylobacter jejuni* lipopolysaccharides in Guillain-Barre syndrome: molecular mimicry and host susceptibility. Neurology 1998;51:371-378.

62. Jacobs BC, Endtz H, van der Meche FG, Hazenberg MP, Achtereekte HA, van Doorn PA: Serum anti-GQ1b IgG antibodies recognize surface epitopes on *Campylobacter jejuni* from patients with Miller Fisher syndrome. Ann Neurol 1995;37:260-264.

63.	Kornberg AJ, Pestronk A, Blume GM, Lopate G, Yue J, Hahn A: Selective staining of the cerebellar molecular layer by serum IgG in Miller-Fisher and related syndromes. Neurology 1996;47:1317-1320.

64.	Yuki N, Miyatake T: Guillain-Barre syndrome and Fisher's syndrome following *Campylobacter jejuni* infection. Ann NY Acad Sci 1998;845:330-340.

65.	Nachamkin I: Microbiologic approaches for studying *Campylobacter* species in patients with Guillain-Barré syndrome. J Infect Dis 1997;176 (Suppl. 2):S106-S114

Aktuelle Therapie der Infektiösen Endokarditis

M. Petzsch, Ch. Nienaber, E. C. Reisinger

Pathogenese der infektiösen Endokarditis:

Im Prinzip können alle Mikroorganismen eine infektiöse Endokarditis verursachen. Gram-positive Kokken (Streptococcus viridans und Streptococus bovis, Enterococcus faecalis, Staphylococcus aureus, koagulase-negative Staphylokokken) und die Erreger der sogenannten HACEK-Gruppe (Haemophilus parainfluenzae, Haemophilus aprophilus, Actinobacillus actinomycetemcomitans, Cardiobakterium hominis, Eikenella corrodens, Kingella kingae) stellen häufig dokumentierte Erreger dieser Erkrankung dar. Orale Mucosa und Haut fungieren in der Regel als Eintrittspforte. Die Erreger gelangen über den Blutstrom an strukturell verändertes Endomyokard, das einen idealen Nidus darstellt. Die Adhärenz am Endomyokard wird durch Dextrane vermittelt, die von Streptokokken gebildet werden, oder die Bakterien binden an Fibronektin. Fibronektin-Rezeptoren werden auf der Oberfläche von Staphylococcus aureus, Streptococcus viridans, Streptokokken der Gruppen A, C und G, Enterokokken, Streptococcus pneumoniae und Candida albicans exprimiert. Auf der Oberfläche der durch turbulenten Blutfluß veränderten kardialen oder vaskulären Strukturen werden Fibrin und Thrombozyten abgelagert (sogenannte nichtbakterielle thrombotische Endokarditis). Die Bakterien kolonisieren diese Formationen, in denen sie sowohl vor dem körpereigenen Immunsystem, als auch vor Antibiotika geschützt sind. Für Streptokokken, Staphylokokken und Enterokokken stellt ein aus Teichonsäure gebildeter Biofilm einen zusätzlichen Schutzmechanismus dar.

Ein Drittel der Patienten mit infektiöser Endokarditis hat eine zugrundeliegende strukturelle Herzerkrankung. In den meisten Fällen handelt es sich um Läsionen nach rheumatischem Fieber oder um konnatale Malformationen (bicuspide Aortenklappe, Mitralklappenprolaps, persistierender Ductus arteriosus, Ventrikelseptumdefekt, Aortenisthmusstenose, Fallot'sche Tetralogie, Pulmonalstenose, hypertroph obstruktive Kardiomyopathie). Bei einem weiteren Drittel der Patienten tragen degenerative Veränderungen (Sklerose der Taschen der Aortenklappe, kalzifizierter Mitralring) zur Konditionierung für eine infektiöse Endokarditis bei.

Epidemiologie der infektiösen Endokarditis:

Während die Häufigkeit der rheumatischen Herzkrankheit als Ursache der infektiösen Endokarditis in weiten Teilen Europas und Angloamerikas sinkt, steigt die Zahl der Endokarditisfälle durch degenerative Läsionen. In städtischen Regionen sind 13 bis 50% der Fälle von infektiöser Endokarditis durch intravenösen Drogenabusus verursacht[1]. 10 bis 20% der Fälle von infektiöser Endokarditis sind nosokomial induziert[2,3] und häufig auf die Anlage von zentralen Venenkathetern, parenterale Ernährung und langfristig plazierte Venenverweilkanülen zurückzuführen. Die Mortalitätsrate bei diesen schwergradig erkrankten Patienten mit nosokomialen Infektionen kann 50% überschreiten[2,4]. 10 bis 20% aller Fälle von infektiöser Endokarditis entwickeln sich bei Patienten mit kardiovaskulären Prothesen, vornehmlich Herzklappenprothesen[2,3]. 1 bis 4% treten im ersten postoperativen Jahr auf, anschließend jeweils 1% in jedem Folgejahr[1]. Die Inzidenz der infektiösen Endokarditis liegt bei 1/1000 Hospitalisationen[5] bzw. variiert zwischen 3,8/100000 Patienten-Jahren[2] und 7,4/100000 Patienten-Jahren[6].

Diagnostik der infektiösen Endokarditis:

Die klinischen Zeichen der infektiösen Endokarditis umfassen Fieber, Schüttelfrost, ein neu auftretendes Herzgeräusch, eine Splenomegalie, vaskuläre Phänomene wie konjunktivale Hämorrhagien, Janeway Läsionen, intrakranielle Blutungen, pulmonale oder systemische Embolien mit gravierenden Komplikationen und immunologische Phänomene wie Osler-Knoten und Roth-Flecken. Rheumafaktoren sind häufig nachweisbar. Die extrem variable und im Einzelfall unspezifische Symptomatik wie Schwäche, Nachtschweiß, Gewichtsverlust, Anorexie, Dyspnoe, Myalgien und Arthralgien macht die klinische Diagnose der infektiösen Endokarditis diffizil. Herzgeräusche sind bei 80% der Fälle von infektiöser Endokarditis präsent, entscheidend ist aber das Auftreten neuer Herzgeräusche, zumal vielfach Vitien vorbestehen. Das Vorhandensein von Herzgeräuschen bei infektiöser Endocarditis variiert zwischen 8% und 85%[2,7]. Dementsprechend weisen nur wechselnde oder neue Herzgeräusche auf eine akute infektiöse Endokarditis hin. Eine Herzinsuffizienz, die aus einer endokarditischen Klappendestruktion resultiert, hat größte Bedeutung für die Prognose. Die Mortalität übersteigt 50%, wenn Patienten mit einer endokarditischen Klappendestruktion nur medikamentös behandelt werden, während bei kombinierter antibiotischer und kardiochirurgischer Therapie die Mortalität auf weniger als 20% sinkt[8]. Bis zu 39% der Patienten entwickeln neurologische Symptome, in 17% sind cerebrale Embolien nachweisbar[9]. Die Situation wird in 1 bis 5% durch intrakranielle mykotische Aneurysmen mit einer Mortalitätsrate von mehr als 50% kompliziert[6]. Teilweise fallen die Patienten durch eine Mononeuritis, Krampfanfälle, cerebrale Abszesse, Meningitiden oder intracerebrale Blutungen auf. Arterielle Embolien können auch andere Organe betreffen wie das mesenteriale Versorgungsgebiet, die Milz, die Nieren oder die Koronararterien. Blutchemische Veränderungen sind unspezifisch und variabel: beschleunigte Senkung, An-

Tabelle 1:

Hauptkriterien	Nebenkriterien
Positive Blutkultur (Streptococcus viridans, Streptococcus bovis, HACEK-Gruppe, ambulant erworbene Staphylococcus aureus oder Enterokokken)	Mikrobiologie (weder typische noch persistierende Bakteriämie)
Positives Echokardiogramm: – Oszillierende Masse – Abszess — Neue Dehiszenz einer Klappenprothese	Echokardiographische Abnormitäten, die mit einer infektiösen Endokarditis vereinbar sind, die Definition eines Hauptkriteriums trifft aber nicht zu
	Vaskuläre Phänomene (z.B. arterielle Embolien, mykotische Aneurysmen, Janeway Läsionen)
	Immunologische Phänomene (z.B. Osler Knoten, Roth Flecken, Glomerulonephritis)
	Fieber ≥38 °C)
	Prädisposition: prädisponierende Herzerkrankung oder intravenöser Drogenabusus

Die Diagnose einer infektiösen Endokarditis ist definitiv, wenn zwei Hauptkriterien oder ein Haupt- und zwei Nebenkriterien oder fünf Nebenkriterien zutreffen.

stieg des C-reaktiven Proteins, Blutbildveränderungen mit Leukozytose/Linksverschiebung im Differentialausstrich (in späteren Phasen der Infektion eventuell lediglich Linksverschiebung), Entwicklung einer normochromen Anämie oder einer Thrombozytopenie, ein Anstieg des Rheumafaktors, Zeichen der Nierenbeteiligung mit Protein- und Hämaturie liefern weitere diagnostische Mosaiksteine. Die definitive Diagnose resultiert häufig aus der Summe klinischer und laborchemischer Befunde, positiven Blutkulturen und einem positiven (insbesondere TEE) echokardiographischen Befund (Tabelle 1)[10].

Die Behandlung der infektiösen Endokarditis:

Streptococcus viridans und Streptococcus bovis

Streptococcus viridans und Streptococcus bovis verursachen häufig subakute Verläufe der infektiösen Endokarditis bei Patienten mit rheumatischer Herzerkrankung oder konnatalen Malformationen. Bei Patienten mit einem unkomplizierten Verlauf der infektiösen Endokarditis (Nativklappen, keine Fremdmaterialien, kein mykotisches Aneurysma, kein myokardialer Abszeß, keine perivalvuläre Ausweitung der Infektion, kein Hinweis auf einen extrakardialen infektiösen Fokus/infektiös-metastatischen Herd) und einem niedrigen Risiko für eine Beeinträchtigung der renalen oder vestibulocochleären Funktion können penicillin-sensible Streptokokken (nicht S. defectivus oder S. adiacens) mit Penicillin G (4 Millionen IE 4 mal/d i.v.) plus Gentamicin (5 mg/kg als Einzeldosis täglich i.v.) für zwei Wochen behandelt werden[11]. Die Therapie ist so effektiv, wie eine vierwöchige Therapie mit Penicillin G (4 Millionen IE 4 mal/d i.v.) oder Ceftriaxon (2 g einmal täglich i.v. oder i.m.) (Tabelle 2)[12, 13]. Patienten mit Herzklappenprothesen erhalten Penicillin G (4 Millionen IE 4 mal/d i.v.) für sechs Wochen plus Gentamicin (5 mg/kg als Einzeldosis täglich i.v.) für die ersten zwei Wochen der Therapie.

Tabelle 2: Behandlung der Endokarditis durch hochgradig penicillinempfindliche viridans-Streptokokken und Streptococcus bovis (MIC <0,1 µg/ml)*

Antibiotikum	Dosierung und Route	Dauer	Kommentare
Penicillin G oder	12 bis 18 Millionen E/d viermal i.v.	4 Wochen	Bei Patienten älter 65 Jahre oder mit renaler oder vestibulocochleärer Dysfunktion
Ceftriaxon	2 g/d einmal i.v. oder i.m.	4 Wochen	
Penicillin G plus	12 bis 18 Millionen E/d viermal i.v.	2 Wochen	
Gentamicin	5 mg/kg einmal/d i.v. oder i.m	2 Wochen	
Vancomycin	30 mg/kg (max. 2 g/d) zweimal i.v.	4 Wochen	Bei β-Lactam-Allergie

* Dosisangaben für Patienten mit normaler Nierenfunktion

Bei Streptococcus viridans oder bovis als Ursache der infektiösen Endokarditis mit niedriger in-vitro Sensibilität für Penicillin G (MIC zwischen 0,1 und 0,5 µg/ml) wird Penicillin G (4 Millionen IE 4 mal/d i.v.) für vier Wochen plus Gentamicin (5 mg/kg als Einzeldosis täglich i.v.) für die ersten zwei Wochen empfohlen. Bei Penicillin-Resistenz der beiden Keime (MIC > 0,5 µg/ml) ist eine Therapie mit Penicillin G plus

Tabelle 3: Behandlung der Endokarditis durch intermediär penicillinresistente Viridans-Streptokokken und Streptococcus bovis (MIC > 0,1 und < 0,5 µg/ml)*

Antibiotikum	Dosierung und Route	Dauer	Kommentare
Penicillin G	18 Millionen E/d viermal i.v.	4 Wochen	Alternativ Cephalosporin bei milder Penicillinallergie (Exanthem)
plus			
Gentamicin	5 mg/kg/d einmal i.v.	2 Wochen	
Vancomycin	30 mg/kg/d (max. 2g/d) zweimal i.v.	4 Wochen	β-Lactam-Allergie (Anaphylaxie)

* Dosisangaben für Patienten mit normaler Nierenfunktion

Gentamicin für vier bis sechs Wochen notwendig . Obwohl die Erreger in-vitro Penicillin-resistent sind, wirkt die Kombination von Penicillin plus Gentamicin synergistisch.

Patienten mit schwerer β-Lactam-Allergie (Anaphylaxie) werden mit Vancomycin (30 mg/kg zweimal/d, maximal 2 g täglich) für vier Wochen behandelt. Um Nebenwirkungen der Vancomycininfusion („red man syndrome", anaphylaktische Reaktionen mit Blutdruckabfall, Luftnot) zu verhindern, sollte die Infusionsdauer wenigstens eine Stunde betragen.

Streptococcus pneumoniae, Streptococcus pyogenes und Streptokokken der Gruppen B, C, und G

Diese grampositiven Kokken stellen seltene Erreger der infektiösen Endokarditis dar. Penicillin-sensible Pneumokokken und pyogene Streptokokken (Streptokokken der Gruppe A) werden mit Penicillin G (4 Millionen IE 4 mal/d i.v.) für vier Wochen behandelt. Wird eine infektiöse Endokarditis von Pneumokokken verursacht, deren Resistenzlage gegenüber Penicillin G als intermediär oder hoch eingestuft wird (MIC > 0,1 beziehungsweise MIC > 1 μg/ml) sollte bereits initial mit Vancomycin für vier Wochen behandelt werden (30 mg/kg zweimal/d, maximal 2 g täglich). Stellen Streptokokken der Gruppen B, C und G die Erreger der infektiösen Endokarditis dar, so ist Penicillin G (4 Millionen IE 4 mal/d i.v.) für vier bis sechs Wochen in Kombination mit Gentami-

Tabelle 4: Behandlung der Endokarditis durch Enterokokken*

Penicillin G	20 bis 28 Millionen IE/d viermal i.v.	4 bis 6 Wochen **	4 Wochen bei Symptomatik < 3 Monate
plus			6 Wochen bei Symptomatik > 3
Gentamicin	5 mg/kg/d einmal i.v.	4 bis 6 Wochen **	Monate
Ampicillin	12 g/d viermal i.v.	4 bis 6 Wochen **	Ampicillin anstelle Penicillin bei β-Lactam produzierenden Bakterien
plus			
Gentamicin	5 mg/kg/d einmal i.v.	4 bis 6 Wochen **	
Vancomycin	30mg/kg/d (max. 2 g/d) zweimal i.v.	4 bis 6 Wochen **	Bei schwerer β-Lactam Allergie (Anaphylaxie)
optional plus			
Gentamicin	5 mg/kg/d einmal i.v.	4 bis 6 Wochen **	

* Es muß eine Sensibilitätstestung der Enterokokken erfolgen
** Bei Dauer der Symptomatik < 3 Monate: 4 Wochen
** Bei Dauer der Symptomatik > 3: Monate 6 Wochen

cin (5 mg/kg als Einzeldosis täglich i.v.) für die ersten beiden Behandlungswochen angezeigt[14].

Enterokokken

Die Behandlung der Enterokokken-Endokarditis ist wegen Resistenzentwicklungen problematisch[15]; Penicillin, Gentamicin und Vancomycin wirken auf Enterokokken lediglich bakteriostatisch und nicht bakterizid[16]. Wenn Penicillin, Ampicillin oder Vancomycin mit einem Aminoglykosid (Gentamicin oder Streptomycin) kombiniert werden, ist ein synergistischer und bakterizider Effekt zu erwarten. Cephalosporine sind nicht gegen Enterokokken wirksam. In jedem Fall einer Enterokokken-Endokarditis muß eine Sensitivitätstestung erfolgen. Weil die Resistenz gegenüber Gentamicin und Streptomycin von unterschiedlichen Genen vermittelt wird, muß das Aminoglykosid mit der niedrigsten minimalen Hemmkonzentration (niedrigere in-vitro Resistenz) mit dem Ziel geringerer Toxizität bei maximaler Wirkung eingesetzt werden. Tabelle 4 zeigt das empfohlene Behandlungsschema der Enterokokken-Endokarditis.

Die Kombination von Penicillin G (20 bis 28 Millionen E/d) plus Gentamicin (5 mg/kg einmal/d) empfiehlt sich, wenn beide Präparate wirksam sind oder eine niedrige Resistenz vorliegt. Im Fall von β-Lactamase-Produktion wird ein Aminopenicillin (Ampicillin oder Amoxycillin) zusammen mit einem β-Lactamaseinhibitor (Sulbactam oder Clavulansäure) bevorzugt. Bei intrinsischer Penicillinresistenz ist Vancomycin indiziert. Sollte eine Resistenz gegen Penicillin und Vancomycin vorliegen, kann eventuell Teicoplanin nach in-vitro-Testung eingesetzt werden, da eine Kreuzresistenz zwischen Teicoplanin und Vancomycin nicht obligat besteht.

Bei unkompliziertem Verlauf beträgt die Therapiedauer mindestens vier Wochen, bei Patienten mit einer Herzklappenprothese oder einer Symptomdauer von mehr als drei Monaten sollte die Behandlungsdauer wenigstens sechs Wochen betragen[17]. Bei einer Hochresistenz gegen Aminoglykoside wird die Therapiedauer auf acht bis zwölf Wochen ausgedehnt. Wenn der Patient unter dieser Therapie nicht entfiebert, keine Normalisierung des Blutbilds, kein Abfall des CRP auftritt und die echokardiographische Vegetationsgröße unverändert bleibt, ist ein kardiochirurgischer Eingriff mit Ersatz der Herzklappe indiziert. Aminoglykoside sind oto- und nephrotoxisch, Glykopeptidantibiotika sind nephrotoxisch. Die Kombinationstherapie von Aminoglykosiden und Glykopeptidantibiotika kann das nephrotoxische Potenzial der Präparate steigern und sollte besonderen Problemen vorbehalten bleiben. In jedem Fall der Kombinationstherapie müssen die Serumkonzentrationen überprüft werden. Da die klinische Erfahrung mit Penicillin und Ampicillin wesentlich größer ist, empfehlen sich diese Präparate trotz milder Penicillin-Allergie (Exanthem in der Vorgeschichte, keine Anaphylaxie!) bei lebensbedrohlicher Verlaufsform der Enterokokken-Endokarditis.

Staphylokokken

Staphylococcus aureus und koagulase-negative Staphylokokken (z.B. Staphylococcus epidermidis) werden in steigender Zahl als Erreger einer infektiösen Endokarditis der Nativklappen, bei Patienten mit Klappenprothesen, intravenösem Drogenabusus und nosokomialen Infektionen diagnostiziert. Koagulase-negative Staphylokokken verursachen häufig die frühe Klappenprothesenendokarditis innerhalb der ersten zwei postoperativen Monate. Im Verlauf des ersten Jahres nach Klappenersatz nimmt die Häufigkeit von koagulase-negativen Staphylokokken gegenüber anderen Erregern deutlich ab. Eine Klappenprothesenendokarditis ist häufig mit einer perivalvulären Ausdehnung der Infektion assoziiert und erfordert eine frühzeitige chirurgische Sanierung.

Staphylokokken-Endokarditis an Nativklappen

Nur wenige Staphylokokkenstämme sind Penicillin-empfindlich (10 bis 20%); in diesem Fall wird die infektiöse Endokarditis mit Penicillin G (4 Millionen IE 4 mal/d i.v.) für vier Wochen behandelt. Die meisten Staphylokokken sind Penicillin-resistent (β-Lactam-Produzenten), deshalb müssen semisynthetische Penicilline (Methicillin, Oxacillin, Flucloxacillin) eingesetzt werden. Die zusätzliche Gabe von Gentamicin in den ersten zwei Therapiewochen ist bei sechswöchiger Therapie mit Nafcillin nicht mit

Tabelle 5: Behandlung der Endokarditis durch Staphylokokken ohne implantiertes Fremdmaterial*

Antibiotikum	Dosierung und Route	Dauer	Kommentar
Methicillin- (Oxacillin-) empfindliche Staphylokokken			
Oxacillin	12 g/d vier bis sechsmal i.v.	4 bis 6 Wochen	Keine Steigerung der Heilungsraten durch additive
plus			Aminoglykoside
Gentamicin	5 mg/kg/d einmal i.v.	erste 3 bis 5 Behandlungstage	
Bei milder Penicillinallergie (Exanthem)			
Cefazolin	6 g/d dreimal i.v.	4 bis 6 Wochen	
plus			
Gentamicin	5 mg/kg/d einmal i.v.	erste 3 bis 5 Behandlungstage	
Methicillin- (Oxacillin-) resistente Staphylokokken bei schwerer Penicillinallergie (Urtikaria oder Anaphylaxie)			
Vancomycin	30 mg/kg/d (max. 2 g/d) zweimal i.v.	4 bis 6 Wochen	bei β-Lactam Allergie

* Zur Behandlung der Endokarditis durch Penicillin G-empfindliche Staphylokokken kann Penicillin G für 4 bis 6 Wochen eingesetzt werden (Tabelle 1)

einer besseren klinischen Wirksamkeit verbunden, wohl aber mit Nierenfunktionsstörungen[18]. Aufgrund der raschen Bakterizidie erfolgt die additive Gabe von Gentamicin in den ersten drei bis fünf Therapietagen um die bakterielle Schädigung kardialer Strukturen und die Bildung paravalvulärer Abszesse einzuschränken. Im Rahmen der Kurzzeittherapie ist die Wahrscheinlichkeit von Nierenfunktionsstörungen gering. Penicillinase-resistente semisynthetische Penicilline müssen für vier bis sechs Wochen verabreicht werden.

Die Rechtsherzendokarditis durch Staphylococcus aureus bei Drogenabhängigen wird für zwei Wochen mit Oxacillin plus Gentamicin behandelt[19]. In einer Studiengruppe mit geringer Fallzahl war die Kombination von oralem Ciprofloxacin und oralem Rifampicin für vier Wochen erfolgreich[20]. Bei Penicillinallergie stehen als Alternativen Vancomycin oder Cephalosporine der ersten Generation (z.B. Cefazolin) zur Verfügung (Tabelle 5). Bei Methicillin-resistenten und β-Laktamase-produzierenden, Koagulase-negativen Staphylokokken zeigten 1. Generations-Cephalosporine zusammen mit Rifampicin eine bessere Wirksamkeit als Vancomycin plus Rifampicin[21]. In der Behandlung Penicillin- und Methicillin-empfindlicher Staphylokokken ist Vancomycin allerdings den Penicillinen unterlegen[22].

Tabelle 6: Behandlung der Endokarditis durch Staphylokokken bei Patienten mit einer Herzklappe oder anderem implantiertem Fremdmaterial

Antibiotikum	Dosierung und Route	Dauer	Kommentar
Methicillin- (Oxacillin-) resistente Staphylokokken			
Vancomycin	30 mg/kg/d (max. 2 g/d) zweimal i.v.	wenigstens 6 Wochen	
plus			
Rifampicin	900 mg/d dreimal p.o.		
plus			
Gentamicin	5 mg/kg/d zweimal i.v.	in den beiden ersten Behandlungswochen	
Methicillin- (Oxacillin) empfindliche Staphylokokken*			
Oxacillin*	12 g/d vier- bis sechsmal i.v.	wenigstens 6 Wochen	
plus			
Rifampicin	900 mg/d dreimal p.o.	wenigstens 6 Wochen	
plus			
Gentamicin	5 mg/kg/d einmal i.v.	in den beiden ersten Behandlungswochen	

* Cefazolin kann anstelle von Oxacillin bei milder Penicillinallergie (Exanthem) eingesetzt werden. Bei schwergradiger Penicillinallergie (Urticaria oder Anaphylaxie) Vancomycin anstelle von Oxacillin.

Methicillin-resistente Staphylokokken (Staphylococcus aureus und koagulase-negative Staphylokokken) sind gegenüber allen weiteren β-Lactam-Antibiotika resistent (inclusive der Carbapeneme). Die von Methicillin-resistenten Staphylokokken verursachte infektiöse Endokarditis wird mit Vancomycin behandelt (zweimal 1g/d i.v.). Alternativen stellen Teicoplanin (800 mg i.v. oder i.m. als erste Dosis, nachfolgend einmalig 400 mg/d i.v oder i.m.), Fusidinsäure (500 mg dreimal/d i.v. oder p.o.), Fosfomycin (3-5 g dreimal/d i.v.) oder Clindamycin (600 mg dreimal/d p.o.) dar. Rifampicin (3 mg/kg dreimal/d i.v. oder p.o.) sollte wegen rascher Resistenzentwicklung nicht als Monotherapeutikum eingesetzt werden. Die Kombination von Rifampicin und Vancomycin verkürzt die Dauer der Bakteriämie deutlich, die Kombination von Vancomycin und Aminoglykosiden kann die nephro- und ototoxischen Nebenwirkungen potenzieren und sollte daher Problemsituationen wie einer Klappenprothesenendokarditis und anderen der oben genannten Komplikationen vorbehalten bleiben.

Klappenprothesenendokarditis durch Staphylokokken

Die im Gegensatz zu Staphylococcus aureus häufige Methicillin-Resistenz koagulase-negativer Staphylokokken ist ein therapeutisches Problem bei Implantatinfektionen, insbesondere bei Herzklappenprothesen[23]. Die initiale Behandlung der infektiösen Endokarditis durch koagulase-negative Staphylokokken besteht aus der Kombination von Vancomycin und Rifampicin mit Gentamicin bis ein Resistogramm vorliegt und die Therapie nach Resistenzlage ausgerichtet werden kann. Vancomycin und Rifampicin werden für sechs Wochen gegeben, Gentamicin wird über die ersten zwei Wochen beibehalten. Als Alternative zu den Aminoglykosiden können Chinolone (Ofloxacin, Ciprofloxacin) eingesetzt werden[23].

Methicillin-sensible koagulase-negative Staphylokokken werden mit Oxacillin bzw. Flucloxacillin (jeweils 2 g bis 4 g i.v. alle 4 Stunden) für sechs Wochen plus Gentamicin in den ersten beiden Behandlungswochen mit additiver Gabe von Rifampicin therapiert. Bei Patienten mit einer Penicillin-Allergie können Oxacillin bzw. Flucloxacillin gegen Vancomycin oder ein Cephalosporin der ersten Generation (Cefazolin 2 g i.v. dreimal/d) ausgetauscht werden (Tabelle 6).

Erreger der HACEK-Gruppe

Die Mikroorganismen der HACEK-Gruppe sind kulturell anspruchvolle, stäbchenförmige gramnegative Keime. Sie stellen gewöhnliche Kommensalen der humanen oralen Keimflora dar. Die Keime verursachen in 5 bis 10% eine infektiöse Endokarditis bei Nicht-Drogenabhängigen[24]. Die von Erregern der HACEK-Gruppe verursachte infektiöse Endokarditis wird mit Ampicillin (3 g i.v. viermal/d) plus Gentamicin behandelt (Tabelle 7). Aufgrund steigender Raten von β-Lactamase produzierenden Keimen dieser Gruppe und schwieriger in-vitro Testung sollten Cephalosporine der dritten Generation bei Unsicherheit bezüglich der β-Lactamase-Produktion eingesetzt werden[25]. Die

Therapiedauer beträgt drei bis sechs Wochen, bei Patienten mit einer Herzklappenprothese obligat sechs Wochen. Chinolone, Trimethoprim-Sulfamethoxazol und Aztreonam können ebenfalls gut wirksam sein. Weil es an klinischen Daten zu diesen Präparaten in der genannten Indikation mangelt, werden sie als Reserveantibiotika bei unzureichender Wirksamkeit von Cephalosporinen angesehen.

Tabelle 7: Behandlung der Endokarditis durch HACEK Mikroorganismen

Antibiotikum	Dosierung und Route	Dauer	Kommentar
Ampicillin	12 g/d viermal i.v.	4 Wochen	
optional plus			
Gentamicin	5 mg/kg/d einmal i.v.	4 Wochen	
Ceftriaxon*	2 g/d einmal i.v.	4 Wochen	Bei möglicher β-Lactamase- Produktion

* Alternativ: Andere Cephalosporine der dritten Generation

Endokarditis bei HIV-Patienten

Die infektiöse Endokarditis bei HIV-Patienten resultiert meist aus intravenösem Drogenabusus oder ist die Folge zentraler Venenkatheter. Staphylococcus aureus stellt den

Tabelle 8: Behandlung der Pilzendokarditis

Antibiotikum	Dosierung und Route	Dauer	Kommentar
Liposomales Amphotericin B	3 bis 5 mg/kg/d einmal i.v.	wenigstens 8 Wochen	Amphotericin B Dosis kann in Kombination mit Flucytosin reduziert werden
alternativ			
Nicht-liposomales Amphotericin B	0,4 bis 0,6 mg/kg/d einmal i.v.	wenigstens 8 Wochen	
plus			
Flucytosin	150 bis 200 mg/kg/d viermal i.v. oder p.o.	wenigstens 8 Wochen	Leukozytopenie Leberzellnekrosen
Fluconazol*	200 bis 400 mg/d einmal p.o.	6 Monate/ lebenslang	Optimale Behandlungsdauer unbekannt

* Bei Pilzendokarditis durch Candida albicans oder Cryptococcus neoformans

häufigsten Erreger dar. Bei intravenös Drogenabhängigen besteht häufig eine Rechtsherzendokarditis, bei Nicht-Drogenabhängigen Patienten treten Rechts- und Linksherzendokarditis in vergleichbarer Häufigkeit auf. Die Behandlung erfolgt nach dem bei Staphylococcus aureus angegebenen Schema. Eine mindestens sechswöchige Therapiedauer ist notwendig, wenn die Zahl der T-Helferzellen (CD4 Zellen) unter den Normbereich abgefallen ist (Tabelle 5 und 6). Es besteht zwar die Möglichkeit nach einer vierwöchigen intravenösen Therapie auf die orale Behandlung umzustellen, allerdings sind Medikamenteninteraktionen mit antiviralen Substanzen häufig.

Die kulturnegative infektiöse Endokarditis

Aufgrund der postantibiotischen Suppressionsphase nach vorangegangener antibiotischer Therapie oder aufgrund schwierig oder nicht zu isolierender Erreger können Blutkulturen in ca. 5% der Fälle negativ bleiben. Die empfohlene Initialbehandlung bei kulturnegativer infektiöser Endokarditis besteht in der Gabe von Ampicillin in Kombination mit Gentamicin. Bei Patienten mit einer Herzklappenprothese wird Vancomycin additiv empfohlen. In diesem Kontext stellen HACEK-Mikroorganismen, Coxiella burnetii und Pilze[26] ein besonderes Problem dar. Brucellen, Legionellen, Neisserien (N. gonorrhoeae, N. meningitidis), Bartonellen, Corynebakterien, Listerien, Mykobakterien, Chlamydien und andere noch seltenere Keime wurden weitgehend kasuistisch als Erreger der infektiösen Endokarditis erwähnt, mögliche Therapiekonzepte faßt Tabelle 10 zusammen[27, 28].

Die Pilzendokarditis

Eine Reihe von Pilzen wurde als Erreger einer infektiösen Endokarditis identifiziert. Candida albicans und Aspergillus spp. stellen mit 32% und 27% die häufigsten Vertreter dar[29]. Herzchirurgische Eingriffe mit Klappenersatz[30, 31], intravenöser Drogenabusus und Immunsuppression (HIV-Infektion, Organtransplantation) sind wesentliche prädisponierende Faktoren. Die Pilzendokarditis wird in 50% durch die Symptomentrias Fieber, wechselnde Herzgeräusche und periphere Embolien charakterisiert. Die echokardiographische Detektion großer Vegetationen ist bei gleichzeitg negativen Blutkulturen hochgradig verdächtig auf das Vorliegen einer Pilzendokarditis. Okuläre Manifestationen sollten durch Fundusspiegelung ausgeschlossen werden. Die Überlebensrate der Patienten wird durch rezidivierende systemische Embolien und metastatische Abszesse in anderen Organen drastisch eingeschränkt[29].

Die kombinierte medikamentöse und chirurgische Therapie hat die Mortalitätsrate der von einer Pilzendokarditis betroffenen Patienten von 80% auf 50% gesenkt[29]. Ein prothetischer Herzklappenersatz ist sofort nach Initialisierung der Therapie mit Amphotericin B (am ersten Tag 5 mg über 20 Minuten als Testdosis, dann 50% der angestrebten Dosis über 1-2 Stunden, ab 2. Tag 0,5 bis 1,0 mg/kgKG/d i.v.) anzustreben, um die Emboliegefährdung auszuschalten. Die empfohlene Therapiedauer beträgt 8 Wochen.

Nebenwirkungen (Nephrotoxizität, Elektrolytdysbalance, Herzrhythmusstörungen, Fieber, Schüttelfrost, Thrombophlebitis, Rückenschmerzen) der Amphotericin B Therapie können durch Einsatz von liposomalem Amphotericin B (3 bis 5 mg/kgKG/d) erheblich eingeschränkt werden. Die Kombinationstherapie mit Amphotericin B plus Flucytosin (150 bis 200 mg/kgKG/d in 4 Einzeldosen i.v.) wirkt bei Infektion durch Candida, Aspergillus und Cryptococcus synergistisch und ermöglicht eine Dosisreduktion des nichtliposomalen Amphotericin B (0,4 bis 0,6 mg/kgKG/d); als wesentliche Nebenwirkung ist eine Leukozytopenie zu beachten. Eine verlängerte Behandlung mit Amphotericin B und Fluconazole (5m/kg/d i.v.) führt zur Steigerung der Heilungsrate der Pilzendokarditis durch Candida albicans oder Cryptococcus neoformans. In einigen Fällen wurde eine Langzeitbehandlung mit Fluconazole (200 bis 400 mg/d p.o) durchgeführt, diese variierte von sechs Monaten über mehrere Jahre bis zur Empfehlung der lebenslangen Therapie (Tabelle 8)[30, 31, 32].

Tabelle 9: Behandlung der Endokarditis durch Coxiella burnetii (Q-Fieber-Endokarditis)

Antibiotikum	Dosierung und Route	Dauer	Kommentar
Doxycyclin	200 mg/d zweimal p.o.	wenigstens 4 Jahre	Photosensibilisierung, optimale Therapiedauer unbekannt
plus			
Ciprofloxacin	1500 mg/d zwei- bis dreimal p.o.	wenigstens 4 Jahre	
alternativ			
Ofloxacin	600 mg/d dreimal p.o.	wenigstens 4 Jahre	
alternativ			
Rifampicin	900 mg/d dreimal p.o.	wenigstens 4 Jahre	
Doxycyclin	200 mg/d zweimal p.o.	wenigstens 18 Monate	
plus			
Chloroquin	450 mg (Base)/d dreimal p.o.	wenigstens 18 Monate	Chloroquin Serumspiegel zw. 0,8 und 1,2 µg/ml, Dosisreduktion bei Intoleranz, Retinopathie, Photosensibilisierung

– Obligate Kombinationstherapie mit Tetracyclinen als Eckpfeiler der Therapie
– Bei Klappenprothesenendokarditis ist der Ersatz der Klappenprothese streng indiziert
– Bei Nativklappenendokarditis ist die Indikation zum Klappenersatz von der hämodynamischen Situation abhängig

Q-Fieber-Endokarditis

Das Q-Fieber wird durch Coxiella burnetii, ein strikt intrazelluläres Pathogen, verursacht. In 5% verläuft das Q-Fieber als chronische Erkrankung mit Entwicklung einer Endokarditis. Die Patienten leiden unter Fieber, Symptomen der Herzinsuffizienz, Hepatosplenomegalie oder arteriellen Embolien. Die führenden laborchemischen Veränderungen sind neben beschleunigter Blutkörperchensenkungsgeschwindigkeit ein Anstieg der Gamma-Globuline, des Kreatinins, die Entwicklung einer Anämie und einer Thrombozytopenie. Weil Vegetationen höchstens bei 25% der betroffenen Patienten nachweisbar sind, stellt die Echokardiographie keine wesentliche diagnostische Hilfe dar. Die Diagnose wird durch den Anstieg spezifischer Phase I Antigene und durch den Nachweis von Coxiella burnetii in exzidiertem Herzklappengewebe gesichert[33,34].

Tetracycline stellen den Eckpfeiler[35] der Therapie der Q-Fieber-Endokarditis dar (Doxycyclin 100 mg zweimal/d). Da unter der Monotherapie mit Tetracyclinen die Mortalitätsrate 44% beträgt und ein Rückfall der Infektion mit Anzüchtung des Erregers von exzidierten Herzklappen nach vierjähriger Dauer der Monotherapie belegt ist, wird eine Kombinationstherapie präferiert (Tabelle 9). Ein Relaps der Q-Fieber-Endokarditis war unter dem Regime mit Doxycyclin plus Chloroquin (9%) signifikant seltener als unter Doxycyclin plus Ofloxacin (48%)[36]. Beide Therapiekombinationen senkten die Mortalität der Erkrankung auf unter 5%[33,36]. Andere potenziell wirksame Präparate sind Rifampicin und Trimethoprim-Sulfamethoxazol. Die kombinierte antibiotische Therapie muß für 18 Monate (Doxycyclin plus Chloroquin) bzw. bis zu 4 Jahren (z.B. Doxycyclin plus Ofloxacin) beibehalten werden. Die Patienten werden anhand der serologischen Muster als geheilt eingeschätzt, wenn das Niveau der IgM-Antikörper gegen das Phase I Antigen unter 1:800 und der IgA-Antikörper gegen das Phase I Antigen unter 1:50 gesunken ist. Wenn hämodynamisch wirksame Klappendestruktionen entstehen, ist ein prothetischer Ersatz der Herzklappen indiziert[36].

Zusammenfassende Betrachtung:

Bisherige Berichte und Empfehlungen haben sich häufig mit einem jeweils speziellen Keimspektrum befaßt. Eine aktuelle Publikation der American Heart Association fokussiert auf grampositive Erreger und auf die HACEK-Gruppe[37]; andere Autoren haben die Thematik der Pilzendokarditis[29] und der kulturnegativen Endokarditis[26] oder der Prophylaxe der bakteriellen Endokarditis bearbeitet[38,39]. Die vorliegende Arbeit diskutiert das Spektrum der Endokarditiserreger und ihrer spezifischen Behandlung.

Ein Rückfall der infektiösen Endokarditis tritt meist in den ersten acht Wochen auf und kann durch Kontrollen der Blutkulturen unter oder nach Therapie entdeckt werden. Der wiederholte Nachweis von Staphylococcus aureus oder von koagulase-negativen Staphylokokken sollte den Verdacht auf eine beginnende intrakardiale Ausbreitung der Infektion lenken (Abszess, Infektionsmetastasen).

Wenn die Destruktion einer Herzklappe (vornehmlich Staphylococcus aureus, Sta-

Tabelle 10: Behandlung der Endokarditis durch kulturell anspruchsvolle bzw. seltene Erreger

Mikroorganismen	Antibiotikum	Dosierung und Route	Dauer
Brucella sp.	Kombination von		
	– Gentamicin	5 mg/kg/d i.v.	erste 2 bis 4 Wochen
	– Rifampicin	900 mg/d p.o.	3 bis 6 Monate
	– Doxycyclin	200 mg/d i.v. oder p.o.	3 bis 6 Monate
Legionella sp.	Kombination von		
	– Erythromycin	1.5 g/d i.v.	optimale Therapie-
	– Rifampicin	900 mg/d p.o.	dauer unbekannt
Neisseria gonorrh.	Penicillin oder	18–24 Millionen IE/d	
	Cefuroxim	4,5 g/d i.v.	
Bartonella sp.	Erythromycin oder	1.5 g/d i.v.	
	Azithromycin oder	500 mg/d p. o.	
	Doxycyclin	200 mg/d p. o.	
Corynebacterium sp.	Penicillin oder	18–24 Millionen IE/d	
	Erythromycin oder	1.5 g/d i.v.	
	– Vancomycin und	2 g/d i.v.	
	– Gentamicin	5 mg/kg/d i.v.	
Listeria monocyt.	– Penicillin und	18–24 Millionen IE/d	4 bis 6 Wochen
	– Gentamicin oder	5 mg/kg/d i.v.	erste 2 Wochen
	– Ampicillin und	12 g/d i.v.	4 bis 6 Wochen
	– Gentamicin	5 mg/kg/d i.v.	erste 2 Wochen
Chlamydia spp.	– Doxycyclin und	200 mg/d i.v. oder p.o.	1 bis 4 Monate
	– Rifampicin	900 mg/d p. o.	

(Nach Berbari 1997 und Etienne 1992)

phylococcus lugdunensis, Streptococcus pneumoniae, Salmonellen) zur Herzinsuffizienz führt, eine unkontrollierbare Infektion (vornehmlich Enterokokken, Staphylokokken, Candida), eine extravalvuläre Ausbreitung der Infektion oder arterielle Embolie besteht, ist ein kardiochirurgischer Eingriff obligat[40, 7]. Ohne kardiochirurgischen Eingriff ist die Todesursache häufig eine intraktable Herzinsuffizienz[41] oder die Folge arterieller Embolien.

Empfehlungen zur Antikoagulation betonen das Risiko einer intracerebralen Blutung und stufen die Antikoagulation als kontraindiziert ein. Daneben wird die Anwendung antithrombotischer und fibrinolytischer[42, 43] Substanzen aktuell wissenschaftlich diskutiert. In den letzten Jahren publizierte Ergebnisse aus Tierversuchen demonstrieren Vorteile der Therapie mit Acetylsalicylsäure (ASS) und rekombinantem Gewebeplasminogenaktivator (rtPA)[42, 43]. In einem Tiermodell an Kaninchen mit Staphylococcus-aureus-Endokarditis induzierte der Einsatz von ASS und Salicylsäure eine Abnahme der Größe der Vegetationen, der bakteriellen Dichte der Vegetationen und der Inzidenz arterieller Embolien[44]. Die Kombination von ASS plus Ticlopidin reduzierte das Gewicht von Aortenklappenvegetationen bei tierexperimenteller Endokarditis durch Staphylococcus aureus[45]. Ebenfalls im Kaninchen-Modell ließ die Kombination von Penicillin und rtPA eine signifikante Reduktion von Vegetationen und kardialer Ischämie nachweisen[43].

In der Mitte des vergangenen Jahrhunderts hat die Therapie der infektiösen Endokarditis ihre größten Fortschritte durch die Einführung der Antibiotikatherapie erfahren, gefolgt vom ersten operativen Herzklappenersatz während der akuten Infektionsphase in den frühen sechziger Jahren. In den nächsten Jahren wird möglicherweise die Verminderung der Vegetationsgröße durch antithrombotische Therapie der antibiotischen Therapie eine wesentlich bessere Effektivität verleihen. Die pharmazeutisch degradierten kleinen Vegetationen lassen eine bessere Penetration der Antibiotika zu und verbessern damit die Möglichkeit einer frühzeitigen Heilung der Sepsis. Das Risiko der Klappendestruktion und der intrakardialen Infektionsausbreitung könnte auf diesem Weg gleichzeitig entscheidend herabgesetzt werden.

Literatur:

1. Bayer AS. Infective endocarditis. Clin. Infect. Dis. 1993; 17: 313-320.
2. Griffin MR, Wilson WR, Edwards WD, O'Fallon WM, Kurland LT. Infective endocarditis: Olmstead county, Minnesota, 1950 through 1981. JAMA 1985; 254: 1199-1202.
3. Von Reyn CF, Levy BS, Arbeit RD, Friedland G, Crumpacker CS. Infective endocarditis: An analysis based on strict case definitions. Ann. Intern. Med. 1981; 94: 505-518.
4. Gouello JP, Asfar P, Brenet O, Kouatchet A, Berthelot G, Alquier P. Nosocomial endocarditis in the intensive care unit: an analysis of 22 cases. Crit. Care Med. 2000; 28: 377-382.
5. Bayer AS, Sheld WM. Endocarditis and intravascular infections. In: Principles and Practice of Infectious Diseases. Mandell GL, Douglas RG, Bennett JE (Eds). John Wiley and Sons Inc. New York 2000. P. 857-902
6. Bayer AS, Bolger AF, Taubert KA, Wilson W, Steckelberg J, Karchmer AW, Levison M, Chambers HF, Dajani AS, Gewitz MH, Newburger JW, Gerber MA, Shulman ST, Pallasch TJ, Gage TW, Ferieri P. Diagnosis and management of infective endocarditis and its complications. Circulation 1998; 98: 2936-2948.
7. Karchmer AW. Infective endocarditis. In Braunwald E. (Hrsg.): Heart disease. A textbook of cardiovascular medicine. Philadelphia, W.B. Saunders Company, 1997, S. 1084 und 1094-1095.
8. Croft CH, Woodward W, Elliott A, Commerford PJ, Barnard CN, Beck W. Analysis of surgical versus medical therapy in active complicated native valve endocarditis. Am. J. Cardiol. 1983; 51: 1650-1655.
9. Pruitt AA, Rubin RH, Karchmer AW, Duncan GW. Neurologic complications of bacterial endocarditis. Medicine 1978; 57: 329-343.
10. Durack DT, Lukes AS, Bright DK and the Duke Endocarditis Service. New criteria for diagnosis of infective endocarditis: Utilization of specific echocardiographic findings. Am. J. Med. 1994; 96: 200-209.
11. Wilson WR, Thompson RL, Wilkowske CJ, Washington JA 2d, Giuliani ER; Geraci JE. Short term therapy for streptococcal infective endocarditis. JAMA 1981; 245: 360-363.
12. Karchmer AW, Moellering RC Jr., Maki DG et al. Single antibiotic therapy for streptococcal endocarditis. JAMA 1979; 241: 1801-1806.
13. Francioli P, Etienne J, Hoigne R et al. Treatment of streptococcal endocarditis with a single daily dose of ceftriaxone sodium for 4 weeks. JAMA 1992; 267: 264-267.
14. Reisinger EC, Afschar P, Krause R, Kornschober C. Konservative Therapie der infektiösen Endocarditis. J. Kardiol. 1998; 1: 7-14.
15. Kaye D. Treatment of infective endocarditis. Ann. Intern. Med. 1996; 124: 606-608.
16. Eliopoulos GM. Aminoglycoside resistent enterococcal endocarditis. Med. Clin. North Am. 1993; 17: 167-172.
17. Rice LB, Calderwood SB, Eliopoulos GM, Farber BF, Karchmer AW. Enterococcal endocarditis: a comparison of prosthetic and native valve disease. Rev. Infect. Dis. 1991; 13: 1-7.
18. Korzeniowski O, Sande MA, The National Collaborative Endocarditis Study Group. Combination antimicrobial therapy for Staphylococcus aureus endocarditis in patients addicted to parenteral drugs and in non addicts. Ann. Intern. Med. 1982; 97: 496-503.
19. Torres-Tortosa M, de Cueto M, Vergara A, Sanchez-Porto A, Perez-Guzman E, Gonzalez Serrano M, Canueto J.Prospective evaluation of a two week course of intravenous antibiotics in intravenous drug addicts with infective endocarditis. Eur. J. Clin. Microbiol. Infect. Dis. 1994; 13: 559-564.
20. Dworkin RJ, Lee BL, Sande MA, Chambers HF. Treatment of right-sided Stophylococcus aureus endocarditis in intravenous drug users with ciprofloxacin and ritampicin. Lancet 1989; 2 (8671): 1071-1703.
21. Brandt CM, Rouse MS, Tallan BM, Laue NW. Effective treatment of cephalosporinrifampin combinations against cryptic methicillin-resistent β-lactamase-producing coagulase-negative staphylococcal experimental endocarditis. Antimicrobial Agents and Chemotherapy 1995; 39: 1815-1819.
22. Karchmer AW. Staphylococcus aureus and vancomycin: the sequel. Ann. Intern. Med. 1991; 115: 739-741.
23. Whitener C, Caputo GM, Weitekamp MR, Karchmer AW. Endocarditis due to coagulase-negative staphylococci. Microbiologic, epidemiologic and clinical considerations. Infect. Dis. Clin. North Am. 1993; 7: 81-96.

24. Geraci JE, Wilson WR. Symposion on infective endocarditis III: endocarditis due to gramnegative bacteria, report of 56 cases. Mayo Clin. Proc. 1982; 57: 145-148.

25. Francioli PB. Ceftriaxone and outpatient treatment of infective endocarditis. Infect. Dis. Clin. North Am. 1993; 17: 313-323.

26. Tunkel AR, Kaye D. Endocarditis with negative blood cultures. N. Engl. J. Med. 1992; 326: 1215-1217.

27. Berbari EF, Cockerill FR, Steckelberg JM. Infective endocarditis due to unusual or fastidious microorganisms. Mayo. Clin. Proc. 1997; 72: 532-542.

28. Etienne J, Thouvenot D, Raoult D, Loire R, Delahaye JP, Beaune J. Chlamydial endocarditis: a report on ten cases. Eur. Heart J. 1992; 13: 1422-1426.

29. Rubinstein E., Lang R. Fungal endocarditis. Eur. Heart J. 1995; 16 (Supplement B): 84-89.

30. Fedalen PA, Fisher CA, Todd BA, Mather PJ, Addonizio VP. Early fungal endocarditis in homograft recepients. Ann. Thorac. Surg. 1999; 68: 1410-1411.

31. Melgar RG, Nasser RM, Gordon SM, Lytle BW, Keys TF, Longworth DL. Fungal prosthetic valve endocarditis in 16 patients. An 11-year experience in a tertiary care hospital. Medicine 1997; 76: 94-103.

32. Hogevik H., Alestig K. Fungal endocarditis – a report on seven cases and a brief review. Infection 1996; 24: 17-21.

33. Maurin M, Raoult D. Q Fever. Clin. Microbiol. Rev. 1999; 12: 518-553.

34. Stein A., Raoult D. Q fever endocarditis. Eur. Heart J. 1995; 16 (Supplement B): 19-23.

35. Levy PY, Drancourt M, Etienne J, Auvergnat JC, Beytout J, Sainty JM, Goldstein F, Raoult D. Comparison of different antibiotic regimens for therapy of 32 cases of Q fever endocarditis. Antimicrobial Agents and Chemotherapy 1991; 35: 533-537.

36. Raoult D, Houpikian P, Tissot Dupont H, Riss JM, Arditi-Djiane J, Brouqui P. Treatment of Q fever endocarditis. Comparison of 2 regimens containing doxycycline and ofloxacin or hydroxychloroquine. Arch. Intern. Med. 1999; 159: 167-173.

37. Wilson WR, Karchmer AW, Dajani AS, Taubert KA, Bayer A, Kaye D, Bisno AL, Ferrieri P, Shulman ST, Durack DT. Antibiotic treatment of adults with infective endocarditis due to streptococci, enterococci, staphylococci and HACEK microorganisms. JAMA 1995; 274: 1706-1713.

38. Reisinger EC, Afschar P. Antibiotische Prophylaxe der Infektiösen Endokarditis. Journal für Kardiologie 1996; 3: 139-149.

39. Dajani AS, Taubert KA, Wilson W, Bolger AF, Bayer A., Ferieri P., Gewitz MH, Shulman ST, Nouri Soraya, Newburger JW, Hutto C, Pallasch TJ, Gage TW, Levison ME, Peter G, Zuccaro G. Prevention of bacterial endocarditis. Recommendations by the American Heart Association. JAMA. 1997; 277: 1794-1801.

40. Lytle BW, Priest BP. Surgical treatment of prosthetic valve endocarditis. J. Thorac. Cardiovasc. Surg. 1996; 111: 198-207.

41. Mullany CJ, McIsaacs AI, Rowe MH, Hale GS. The surgical treatment of infective endocarditis.World J. Surg. 1989; 13: 132-136.

42. Nicolau DF, Marangos MN, Nightingale CH, Quintiliani R. Influence of aspirin on development and treatment of experimental staphylococcus aureus endocarditis. Antimicrobial Agents and Chemotherapy 1995; 39: 1748-1751.

43. Meyer MW, Witt AR. Therapeutic advantage of recombinant human plasminogen activator in endocarditis: evidence from experiments in rabbits. Thromb. Haemost. 1995; 73: 680-682.

44. Kupferwasser LI, Yeaman MR, Shapiro SM, Nast CC, Sullam PM, Filler SG, Bayer AS. Acetylic acid reduces vegetation bacterial density, hematogenous bacterial dissemination, and frequency of embolic events in experimental Staphylococcus aureus endocarditis through antiplatelett and antibacterial effects. Circulation 1999; 99: 2791-2797.

45. Nicolau DP, Tessier PR, Nightingale CH. Beneficial effect of combination antiplatelett therapy on the development of experimental Staphylococcus aureus endocarditis. J. Antimicrob. Agents 1999; 11: 159-161.

Die Bedeutung des Cytomegalievirus für die Organtransplantation

H. Bonatti, R. Kafka, P. Hengster, R. Margreiter, C. Larcher

Einleitung

Der Verbesserung der operativen Technik und perioperativen anästhesiologischen und intensivmedizinischen Betreuung und der Entwicklung besserer immunosuppressiver Protokolle ist es zu verdanken, daß die Organtransplantation heute als Standardverfahren in der Behandlung terminaler Krankheiten verschiedener Organe anerkannt ist. Infektionen stellen jedoch nach wie vor einen Hauptteil der postoperativen Komplikationen dar. Eine Vielzahl verschiedener Erreger, die bei immunokompetenten Patienten nur sehr selten Krankheiten hervorrufen, können bei Organempfängern schwere Infektionen verzursachen. Das Cytomegalievirus (CMV) scheint hier eine besondere Rolle zu spielen. Einerseits ist es die häufigste systemische Viruserkrankung, die bei diesen Patienten vorkommt, andererseits scheint das Cytomegalievirus in besonderer Weise mit dem Immunsystem zu interagieren. Dies bewirkt einerseits eine Zunahme von akuten Abstoßungsepisoden, andererseits jedoch auch eine Zunahme anderer opportunistischer Infekte wie Pilzerkrankungen oder Pneumocystis carinii Pneumonie. Während die akute CMV-Erkrankung und immunologische Phänomene einen Einfluß auf die Morbidität und Mortalität in der Frühphase nach Organtransplantation haben, scheint CMV auch eine Rolle in der chronischen Transplantatdysfunktion zu spielen. Ein negativer Effekt für das Transplantat-Überleben im Zusammenhang mit dem Vorkommen akuter CMV-Erkrankungen wurde für verschiedene Organtransplantationen nachgewiesen. Ebenso wurde für die Nierentransplantation ein Zusammenhang zwischen Transplantatüberleben und dem CMV-Match zwischen Spender und Empfänger nachgewiesen.

Antivirale Prophylaxe, vornehmlich mit Gancyclovir, ist in der Lage, in vielen Fällen eine akute CMV-Erkrankung zu verhindern. Die sowohl kostenintensive als auch toxische Standardprophylaxe kann jedoch nur für Hochrisikogruppen empfohlen werden. Für den Großteil der Organempfänger scheint eine präemptive Gabe von Gancyclovir bei Auftreten einer CMV-Infektion nach dem heutigen Stand des Wissens die beste Strategie zur Verhinderung einer CMV-Erkrankung zu sein. Somit kommt dem CMV-Monitoring eine wesentliche Rolle zu. Der pp65-Antigenämie-Test, der CMV-DNA-Hybrid-Capture-Test sowie die CMV-PCR scheinen als Testsysteme zum Nachweis von Virusantigen sehr gut geeignet. Damit läßt sich eine Virusvermehrung im Blut des Patienten frühzeitig nachweisen[1].

Die akute CMV-Erkrankung

Diese ist gekennzeichnet durch Fieber, Leukozytopenie oder in selteneren Fällen Thrombozytopenie und einem Grippe-ähnlichen Krankheitsbild mit Abgeschlagenheit, allgemeiner Schwäche und Arthralgien. Im Allgemeinen tritt diese Erkrankung zwischen der zweiten Woche und dem sechsten Monat nach Organtransplantation auf. In schwereren Fällen kommt es zur Organmanifestation. Die CMV-Pneumonitis wird seit Einführung von Gancyclovir bei Empfängern solider Organe praktisch nicht mehr beobachtet. Eine Ausnahme davon stellt die Organmanifestation in der transplantierten Lunge dar. Es handelt sich um eine interstitielle Pneumonie, die nicht selten bakteriell superinfiziert wird. Ein gleichzeitiges Auftreten einer Pneumocystis carinii Pneumonie, einer Aspergillus- oder Candidainfektion wurde beobachtet. Die neuroretinale Erkrankung, die bei HIV-Patienten häufig beobachtet wurde, ist bei Organtransplantierten extrem selten. Gastrointestinale Manifestationen der CMV-Erkrankung umfassen Magengeschwüre, Duodenalgeschwüre, akute Cholezystitis aber auch Enteritis und Colitis. Die Diagnose dieser akuten CMV-Erkrankungen mit Organmanifestation erfolgt durch Biopsie entweder mittels in situ Hybridisierung mit Gensonden oder mittels Immunfluoreszenz mit spezifischen Antikörpern. Eine Sonderform bei Transplantierten stellt die CMV-Erkrankung des transplantierten Organes dar. Auf den Sonderfall der CMV-Pneumonitis bei Lungentransplantierten wurde zuvor schon verwiesen. Hier scheinen lythische CMV-Replikation und immunologische Phänomene nebeneinander abzulaufen. Dies stellt sowohl diagnostisch als auch therapeutisch ein großes Problem dar. Einerseits muß hier eine Intensivierung der Immunosuppression erfolgen, andererseits jedoch eine hochdosierte antivirale Therapie, die Gancyclovir i.v. umfaßt. Möglicherweise ist die CMV-Pneumonitis eine der wenigen Indikationen zur zusätzlichen Gabe eines Hyperimmunglobulins, wobei endgültige Daten hier noch nicht vorliegen.

Neben diesen typischen klinischen Symptomen ist für die Diagnose einer CMV-Erkrankung der Nachweis einer Antigenämie mittels Antigennachweis (pp-65, CMV-DNA-Hybrid-Capture Test, PCR oder andere Testssysteme) notwendig. Vor der Einführung dieser empfindlichen Testsysteme wurde bei Vorliegen der typischen Symptomatik von einem CMV-assoziierten Syndrom gesprochen.

Als CMV-Infektion nach Organtransplantation wird das Vorliegen eines positiven Antigennachweis bei fehlenden CMV-typischen Symptomen verstanden. Dieses Vorliegen eines positiven Tests stellt die Indikation zum Beginn der präemtiven antiviralen Therapie dar. Die Berechtigung für dieses Vorgehen wird aus verschiedenen Studien gezogen, die zeigten, dass diese hochempfindlichen Antigennachweisverfahren im Durchschnitt 7-10 Tage vor Auftreten klinischer Symptome positiv werden, sodass eine Therapie frühzeitig, d.h.: präemptiv begonnen werden kann.

Die akute CMV-Erkrankung hat im Allgemeinen eine gute Prognose und heilt unter antiviraler Therapie meist innerhalb von 2-3 Wochen vollständig aus. In dieser Zeit kann mittels der oben genannten Testsysteme der Therapieerfolg monitiert werden. Die antivirale Therapie sollte zwei bis drei Wochen beibehalten werden, wobei ein Switch von i.v. Medikation zu oraler Medikation vorgenommen werden kann. Bei Mismatch-transplantierten Patienten (Spender sero-positiv, Empfänger sero-negativ) ist es in vielen Fällen notwenig, diese Therapie auf bis zu drei Monate auszudehnen.

Risikofaktoren für die CMV-Erkrankung

Der wichtigste Determinant für das relative Risiko eine CMV-Infektion oder Erkrankung zu entwickeln ist das CMV-Match. Aus diesem Grund sollten bei Empfänger und Spender vor der Transplantation der CMV-Antikörperstatus untersucht werden. Während bei CMV sero-negativ gematchten Patienten die Inzidenz an CMV-Erkrankungen/Infektionen praktisch bei Null liegt und bei Auftreten einer Erkrankung oder Infektion an eine falsche Testung oder auch Übertragung des Virus mittels Blutkonserven gedacht werden muß, liegt die Inzidenz bei sero-negativen Empfängern, die ein sero-positives Organ erhielten je nach nach transplantiertem Organ zwischen 30% (Niere) und 100% (Leber, Darm, Lunge). Der zweitwichtigste Determinant für das Risiko bezüglich einer CMV-Erkrankung/Infektion ist die Intensität der Immunosuppression. Hier sind in erster Linie lympholytische Antikörper (z.B. ATG, OKT3) zu nennen. Diese Substanzen führen über einen massiven Anstieg von TNF und NF-kappa-B zu einer Aktivierung der CMV-Replikation. Dies gilt vorwiegend für den sero-positiven Empfänger, bei dem es nur selten zu einer Re- oder Superinfektion über das transplantierte Organ sondern häufiger zu einer Reaktivierung des Virus kommt. Während die verabreichten lympholytischen Antikörper hauptsächlich die Initiation einer neuen Virusreplikation aus der Latenz triggern, verhindert eine hohe Basis-Immunosuppression (in erster Linie hohe Cyclosporin und FK-506-Spiegel) eine entsprechende Abwehr gegenüber dem Virus. Ebenso kommt es bei Gabe von Hochdosis-Steroiden im Rahmen von akuten Abstoßungsreaktionen zu einem deutlichen Anstieg der Inzidenz an CMV-Infektionen/Erkrankungen. Ein wesentlicher Unterschied in der Inzidenz an CMV-Erkrankungen begründet sich auch in der Art des transplantierten Organs. Dies beruht einerseits auf einer unterschiedlichen Empfänglichkeit der verschiedenen Organe für die CMV-Erkrankung (Lunge → Darm → Pankreas → Leber → Herz → Niere) aber auch auf einer unterschiedlichen Virus-Last, da verschiedene Organe unterschiedlich viele CMV-suszeptible Zellen enthalten, denn das CMV-Virus vermehrt sich vornehmlich in Leukozyten (v.a. Granulo-, Monozyten und Makrophagen) und in Endothelzellen. Dies betrifft daher in erster Linie sero-negative Empfänger, die ein sero-positives Organ erhalten. Weitere Faktoren, die die Empfänglichkeit für die CMV-Erkrankung/Infektion beeinflussen sind der präoperative Allgemeinzustand. Hier sind Intensivpatienten (z.B. Patienten mit fulminantem Leberversagen), Re-Transplantationen, alte Patienten und Kinder unter fünf Jahren besonders gefährdet.

CMV-Epidemiologie

Ein wesentlicher Grund, warum unterschiedliche Organempfänger eine unterschiedliche Inzidenz an akuten CMV-Erkrankungen/Infektionen aufweisen, liegt im Verhältnis zwischen sero-positiven Organen zu sero-positiven Empfängern. In einer retrospektiven Analyse an über 1800 Organempfängern an unserer eigenen Abteilung lag das Verhältnis zwischen sero-positiven zu sero-negativen Spenderorganen bei 60% : 40% und das Verhältnis sero-positiver zu sero-negativen Empfängern bei 70% : 30%. Dies würde bedeuten, daß insgesamt mehr sero-negative Spenderorgane als sero-negative Empfänger zur Verfügung gestanden wären. Somit hätte man theoretisch Missmatch-Transplantationen (sero-positive Organe an sero-negative Empfänger) vollständig vermeiden können. In Tabelle 1 ist das CMV-Match für die einzelnen Organgruppen aufgelistet. Während bei Nieren-, Leber- und Herzempfängern etwa 75% der Empfänger zum Zeitpunkt der Transplantation CMV-sero positiv waren, gab es in der Gruppe der Lungen- und vor allem in der Gruppe der Pankreasempfänger deutlich mehr sero-negative Empfänger. Somit lag auch die Wahrscheinlichkeit des ungünstigen CMV-Mismatches in den beiden letzten Gruppen am höchsten. In den drei anderen Gruppen lag die Häufigkeit der CMV-Mismatch-Transplantation deutlich niedriger und relativ viele sero-positive Empfänger erhielten ein sero-negatives Organ. Dies entspricht nach der CMV negativen Ausgangslage dem zweitbesten Match.

Sowohl für Spender als auch für Empfänger wurde eine signifikante Zunahme der CMV-Positivität mit steigendem Alter beobachtet. Zu berücksichtigen ist auch, daß innerhalb der einzelnen Organgruppen ein Unterschied der CMV-Seropositivität in Abhängigkeit der zu Grunde liegenden Erkrankung vorliegt. Am häufigsten ist dies bei Leber-transplantierten Patienten zu beobachten, wo signifikante Unterschiede beispielsweise zwischen der pädiatrischen Population (sero-Positivität weniger als 50%) und Patienten mit Hepatitis B-Virus-assoziierte Erkrankung (sero-Positivität über 90%) beobachtet wurde. Letztlich wurde auch nachgewiesen, daß Frauen im Allgemeinen häufiger CMV-seropositiv sind als Männer. Die hohe CMV Seropositivität bei Nieren- und Leberempfängern liegt wohl am ehesten begründet in einem hohen Bedarf an Bluttransfusionen bei renaler Anämie (Niere) bzw. akuten Blutungen z.B. aus Ösophagusvarizen (Leber). Herzempfänger stellten in unserem Krankengut die älteste Population dar und waren überwiegend CMV seropositiv. Im Gegensatz dazu stellten Pankreasempfänger die jüngste Gruppe dar. In dieser Gruppe waren fast 50% der Empfänger CMV seronegativ. Somit ist auch die Wahrscheinlichkeit einer ungünstigen CMV-Mismatch Transplantation bei Pankreasempfängern signifikant höher als in den anderen Organgruppen.

Tabelle 1: *CMV Match bei 1284 Transplantationen*

Einfluß von CMV-Erkrankung und CMV-Match auf das Langzeitüberleben

Aufgrund der komplexen epidemiologischen Problematik mit unterschiedlicher Empfänglichkeit und unterschiedlicher Auswirkung einer CMV-Erkrankung kann eine generelle Aussage für alle transplantierten Organe nicht gemacht werden. Vor der Einführung von Gancyclovir hatte die akute CMV-Erkrankung, vor allem die CMV Pneumonie bei allen Organempfängern einen starken negativen Einfluß auf das Patientenüberleben. Durch die notwendige Reduktion der Immunosupression als einzige therapeutische Option kam es häufig zu einem nachfolgenden abstoßungsbedingten Transplantatverlust. Seit der Einführung von Gancyclovir gibt es in den Standartrisikogruppen fast keine tödlichen Verläufe mehr und in den allermeisten Fällen ist eine drastische Reduktion der Immunosuppression nicht mehr notwendig, sodaß es auch seltener zu einem unmittelbar abstoßungsbedingtem Transplantatverlust kommt. Zu bedenken ist allerdings, daß die akute CMV-Erkrankung am häufigsten in der „mismatch" Population auftritt und aus diesem Grund eine Aussage bezüglich Überleben, rein bezogen auf das Auftreten einer akuten CMV-Erkrankung, nur einen Teil der Problematik wiederspiegelt.

Das Transplantatüberleben von 97 Nierenempfängern mit CMV-Erkrankung war signifikant schlechter als dasjenige der 788 Empfänger die keine CMV Erkrankung entwickelten (71% versus 59% nach 10 Jahren). Die Patienten mit CMV-Erkrankung hatten in allen Organgruppen ein deutlich schlechteres Überleben.

In Tabelle 2 ist für die verschiedenen transplantierten Organe die Inzidenz an CMV-

Tabelle 2

Organ	% ATG Induktion	Beobachtungszeitraum Monate	Klinische Parameter	CMV match (d donor: Spender) (r recipient: Empfänger)			
				$d-/r-$	$d+/r-$	$d-/r+$	$d+/r+$
Niere n=882	10%	38	Patienten	110	140	266	366
			Medianes Alter	41	40	46	47
			Inzidenz der CMV Erkrankung	4%	20%	6%	10%
			Abstoßungsrate	41%	51%	41%	45%
			Neopterin (d 1-30)	291	307	378	346
Pankreas n=94	10%	42	Patienten	16	26	29	23
			Medianes Alter	36,4	35	40,4	40
			Inzidenz der CMV Erkrankung	0%	39%	7%	30%
			Abstoßungsrate	75%	73%	72%	78%
			Neopterin (d 1-30)	360	370	353	452
Leber n=186	20%	47	Patienten	28	20	67	71
			Medianes Alter	52	49,5	50	51
			Inzidenz der CMV Erkrankung	4%	32%	11%	21%
			Abstoßungsrate	56%	68%	48%	45%
			Neopterin (d 1-30)	707	1290	811	872
Herz n=94	95%	21	Patienten	12	15	23	44
			Medianes Alter	47	52	56	56
			Inzidenz der CMV Erkrankung	8%	8%	9%	9%
			Abstoßungsrate	17%	20%	22%	18%
			Neopterin (d 1-30)	240	583	508	509
Lunge n=28	95%	21	Patienten	5	6	4	13
			Medianes Alter	55	62	54	54
			Inzidenz der CMV Erkrankung	15%	45%	18%	25%
			Abstoßungsrate	40%	66%	40%	45%
			Neopterin (d 1-30)	481	699	370	638

Erkrankung, Inzidenz akuter Abstoßungen sowie das Patientenalter und Patientengeschlecht in Bezug auf die CMV-Match-Verteilung aufgelistet. Des weiteren beobachteten wir signifikant erhöhte Harnneopterin Werte (ein immunologischer Marker für Makrophagenstimulation) in der missmatch Gruppe. Ein wesentlicher Punkt der berücksichtigt werden sollte, ist die Tatsache, daß sero-positive Spender sowie sero-positive Organe deutlich älter sind als sero-negative. In einer retrospektiven Analyse an über 800 Nierentransplantationen konnten wir zeigen, daß es bedeutende Unterschiede in verschiedenen klinischen Parametern, abhängig vom CMV-Match für praktisch alle transplantatierten Organe gibt. Es zeigte sich, dass mismatch-transplantierte Patienten signifikant länger hospitalisiert waren, signifikant häufiger febrile Episoden hatten, zumindest in einigen Organgruppen signifikant häufiger Leukozytopenien aufwiesen und zusätzlich signifikant öfter und länger antimikrobielle Chemotherapeutika erhielten. Dies gilt nicht nur für die antiviralen Substanzen sondern auch für Antibiotika. Dies scheint zumindest zum Teil die Triggerung anderer opportunistischer Infektionen wiederzuspiegeln.

Schnitzler et al. beschrieben einen signifikanten Einfluß des CMV match auf das

Transplantatüberleben nach Nierentransplantation für 25.000 verpflanzte Organe. Es zeigt sich ein deutlicher Überlebensvorteil für die negativ/negativ gematchte Gruppe, während die CMV-positiven Organe am schlechtesten abschnitten.

In der Tabelle 3a sind die Transplantatüberlebenskurven unserer eigenen Studienpopulation (1.800 verschiedene transplantierten Organe, Tabelle 2) aufgelistet. Auch hier zeigt sich, daß die negativ/negativ gematchten Transplantation signifikant besseres Überleben zeigten als die übrigen Gruppen, wobei die „mismatch" Gruppe am schlechtesten abschnitt.

Eine einheitliche Aussage über alle Organe kann jedoch nicht gemacht werden. In Tabelle 3b sind das Transplantat- (Niere, Pankreas) bzw. Patientenüberleben (Herz, Leber) für die einzelnen Organgruppen aufgelistet. Hier zeigt sich für das Pankreas- und Nierentransplantatüberleben ähnlich den europäischen Daten, ein signifikant besseres Überleben für die negativ/negativ gematchten Transplantationen.

Für Herz und Leber sowie für Lungentransplantationen wurde ein anderer Verlauf beobachtet. Hier erwiesen sich CMV positive Empfänger die ein negatives Organ erhielten als die beste Gruppe. Wiederum sind jedoch die positiven Organe durchwegs

Tabelle 3a: Überleben nach 1282 Transplantationen

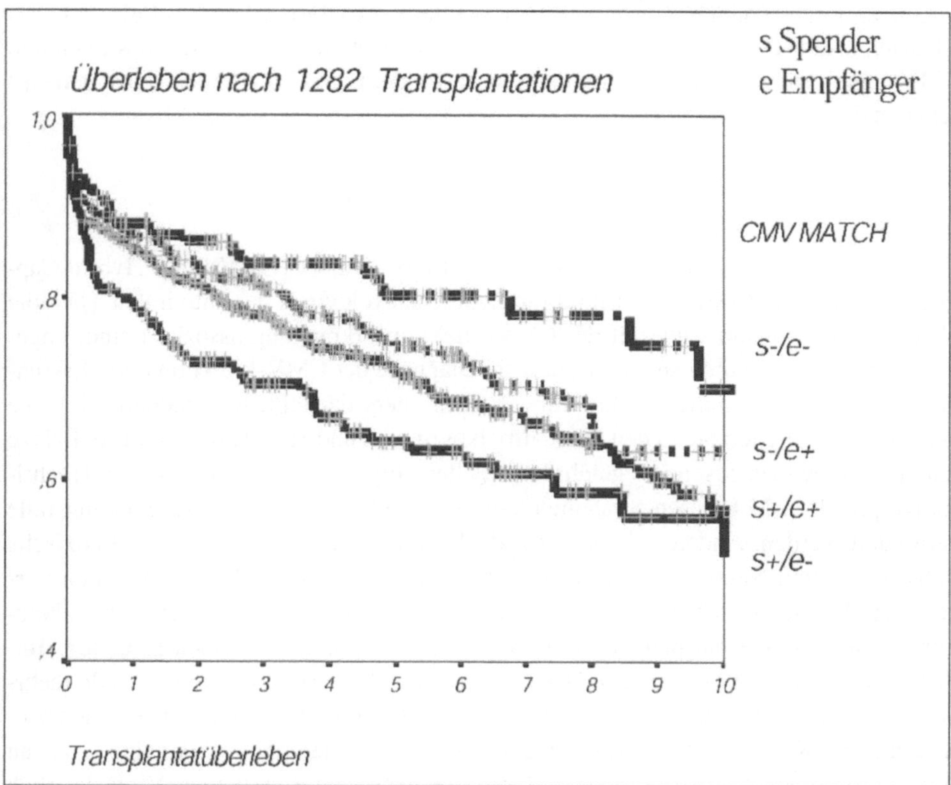

Tabelle 3b: Patienten/Transplantatüberleben nach CMV match für jedes Organ

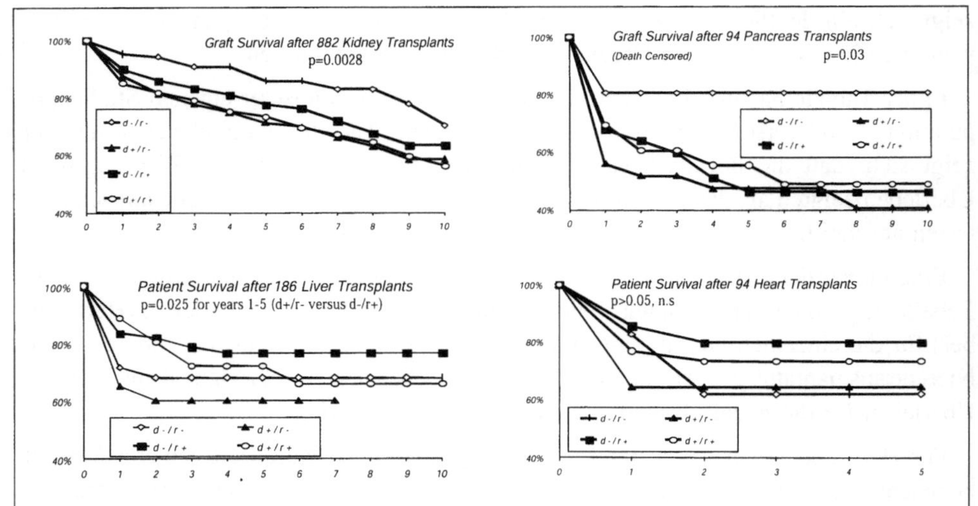

schlechter als die negativen Organe und die missmatch transplantierten Patienten stellen die schlechteste Gruppe dar.

Letzten Endes konnten wir in einer multivarianten Analyse zeigen, daß dieser Überlebensunterschied nicht ein Effekt des unterschiedlichen Alters von CMV positiven und CMV negativen Spendern und Empfängern ist, sondern das CMV Match selbst den entscheidenden Faktor darstellt.

Prophylaxe und Therapie

Trotz der Entwicklung neuer Testsysteme wie PP 65, Murex (CMV DNA Hybrid Capture) Test und PCR sowie der Einführung von Gancyclovir in der antiviralen Therapie bleiben viele Probleme, die mit der CMV-Infektion/Erkrankung assoziiert sind, ungelöst. Bereits zuvor wurde angeführt, daß die Diagnose der CMV-Infektion und –Erkrankung heute kein wesentliches klinisches Problem mehr darstellt. Als Standart gilt heute eine präemptive Therapie in den Standartrisikogruppen und eine Anti-CMV-Prophylaxe mit Gancyclovir (in besonders gefährdeten Fällen Hyperimmunglobulin) in den Hochrisikogruppen[4,5,6,7]. Mit diesen Strategien kann ein Großteil der akuten Erkrankungsfälle verhindert werden. Andererseits ist zu bedenken, daß Gancyclovir eine myelotoxische Substanz ist und Neutropenien besonders bei vorgeschädigtem Mark nicht selten vorkommen. Wir selbst haben zumindest einen Patienten aufgrund einer irreversiblen Neutropenie nach Lebertransplantation verloren. Leberempfänger scheinen in dieser Hinsicht besonders gefährdet zu sein. Desweiteren ist zu bedenken, daß mittlerweile mehrfach über gancyclovirresistente Zytomegalie Virenstämme berichtet wurde. Aus unserem eigenen Krankengut können wir über einen Lungenempfänger berichten, der an einer chronischen CMV-Erkrankung durch ein gancyclovirresistentes Virus letztlich verstorben ist. Wie wohl die orale Gancyclovirprophylaxe oder Therapie für den Patienten eine deutliche Verbesserung darstellt, muß gesagt werden, daß gerade in Hochrisikogruppen die Bioverfügbarkeit des oralen Gancyclovir nicht ausreichend ist. Vornehmlich bei Lungen aber auch bei Darmtransplantierten haben wir aus diesem Grund immer wieder Patienten von oral zur i.v. Therapie zurückgeswitcht, da ein entsprechender Therapieerfolg auch bei gancyclovirempfindlichen Stämmen nicht erfolgt ist. Desweiteren hat eine orale Gancyclovirtherapie bei unserem einzigen Extremitätenempfänger (bilaterale Harntransplantation) nicht funktioniert und wir waren letztlich gezwungen auf eine i.v. Therapie mit Gancyclovir und später auf Foscarnet umzusteigen. Unter dieser Therapie kam es zu einer Ausheilung der CMV-Erkrankung, der Patient hat jedoch unter einer Erhaltungstherapie mit oralen Gancyclovir neuerlich positive CMV-Tests gezeigt. Es wurde auf den neuen Virus Replikationshemmer Zidodovir umgestellt. Mit dieser Substanz konnte die CMV-Replikation gestoppt werden. Wir haben Zidodovir bei einem weiteren Patienten eingesetzt. Es handelte sich um einen Pankreasempfänger, der eine gancyclovirassoziierte schwere Neutropenie entwickelte. Auch in diesem Fall konnte die CMV-Replikation gestoppt werden. Zidodovir hat den wesentlichen Nachteil, das es nur i.v. gegeben werden kann und relativ nephrotoxisch ist, was den Einsatz bei Transplantationspatienten limitiert. Die Therapie der CMV Erkrankung sollte nach dem heutigen Wissensstand mit intravenösem Gancyclovir erfolgen.

CMV assozierte Organschädigung

Neben diesen Problemen in der Therapie und Prophylaxe der CMV-Erkrankung bei Hochrisikopatienten gibt es weitere ungelöste Probleme. Dies betrifft in der Frühphase nach Organtransplantation getriggerte Abstoßungen und getriggerte andere opportunistische Infekte. Dies bedeutet, daß CMV selbst durch Interaktion mit dem Immunsystem diese Komplikationen auslösen kann. Aus unserem eigenen Krankengut konnten wir zumindest bei Lebertransplantierten und bei Nierentranplantatierten zeigen, daß in der Hochrisikogruppe der CMV-negativen Empfänger, die ein positives Organ erhielten, die Abstoßungsrate deutlich erhöht war. Desweiteren zeigten seronegative Patienten bei allen transplantierten Organen einen deutlich erhöhten Bedarf an antibakteriellen und antifungalen Substanzen.

In der Beurteilung der Langzeitauswirkungen von CMV auf das Patienten- und Transplantatüberleben konnten wir zeigen, daß Patienten die eine CMV-Erkrankung durchmachten ein deutlich schlechteres Überleben zeigten, als solche die CMV frei blieben[2,11]. Da die CMV-Erkrankung in der misgematchten Population signifikant erhöht ist, betrifft dies in erster Linie diese Gruppe.

Aus diesem Grund haben wir in einer retrospektiven Studie untersucht, ob das CMV-Match einen wesentlichen Einfluß auf das Transplantat- und Patientenüberleben hat. Dies wurde zumindest für Nierentransplantierte in einer großen amerikanischen Studie bereits gezeigt[10]. Auch die Taten aus dem Eurotransplantregister bestätigen diese Beobachtung. Bei den 800 Nierentransplantationen, die wir in unserem eigenen Krankengut untersuchten, konnten wir zeigen, daß die negativ/negativ gematchten Patienten ein deutlich besseres Transplantatüberleben haben. Am schlechtesten schnitten durchwegs sero-positive Organe ab. Wobei zur berücksichtigen ist, daß das Transplantatüberleben in der misgematchten Gruppe am schlechtesten war, während das Patientenüberleben in der positiv/positiv gematchten Gruppe am schlechtesten war. Hier ist zu berücksichtigen, daß diese Gruppe um etwa 5 Jahre älter ist als die seronegative Gruppe. Auch bei den Pankreastransplantationen konnten wir diesen CMV-assoziierten Überlebensvorteil für die negativ/negativ gematchte Gruppe zeigen. Bei den großen Organen erwiesen sich seropositive Empfänger, die ein negatives Organ erhielten am besten. Sowohl bei Leber-, als auch Lungen-, als auch Herztransplantationen und auch bei den wenigen Darmtransplantationen, die wir durchführten, konnten wir aber zeigen, daß eine Mismatchtransplantation die deutlich schlechtesten Ergebnisse erzielt[7,8].

Schlußfolgerungen

In Zusammenschau aller dieser Befunde wäre wohl zu fordern, daß seronegativen Empfängern keine seropositven Organe transplantiert werden sollten. Dazu muß auch betont werden, daß prinzipiell genug seronegative Organe zur Verfügung stehen würden. Da wir in einer Multivarianzanalyse auch zeigen konnte, daß das CMV-Match einen wesentlich wichtigeren Einfluß als die Gewebsübereinstimmung hat, muß zumindest für die Nierentransplantation gefordert werden, daß das CMV-Match in die Organvergabe miteinbezogen werden sollte. Dies gilt besonders für junge Patienten. Bei der Herztransplantation besteht das Problem, daß nicht genügend Organe akut verfügbar sind um ein entsprechendes Matching durchzuführen. Ähnliches gilt für die Lunge, wobei hier wie auch bei Darmtransplantationen zu betonen ist, daß eine Mismatchtransplantation die stärkste Auswirkung auf frühe Komplikationen hat. Bei der Lebertransplantation wäre der größte Überschuß an CMV-negativen Organen gegeben, sodaß außer in besonderen Fällen die Vermeidung einer Mismatchtransplantation gefordert werden kann.

Da zur Zeit eine derartige Politik bei der Organzuteilung nicht durchgeführt wird, muß zumindest gefordert werden, daß in der Hochrisikogruppe eine CMV-Prophylaxe mit Gancyclovir durchzuführen ist. Bei Patienten mit exzessiv hohem Risiko, wie z.B. Mismatchlungentransplantationen, wäre trotz dem Fehlen eindeutiger schlüssiger Daten, der Versuch der zusätzlichen Gabe eines Hyperimmunglobulins sinnvoll. Letztlich müssen weitere klinische wie experimentelle Studien gefordert werden, die Aufschluß darüber geben sollten, wie das Zytomegalievirus mit dem Immunsystem und dem transplantierten Organ interagieren.

References:

1. Barrett-Muir WY, Aitken C, Templeton K, Raftery M, Kelsey SM, Breuer J. Evaluation of the murex hybrid capture cytomegalovirus DNA assay versus plasma PCR and shell vial assay for diagnosis of human cytomegalovirus viremia in immunocompromised patients. J Clin Microbiol 1998:36: 2554-2556.
2. de Otero J, Gavalda J, Murio E et al. Cytomegalovirus disease as a risk factor for graft loss and death after orthotopic liver transplantation. Clin Infect Dis 1998:26: 865-870.
3. Falagas ME, Paya C, Ruthazer R et al. Significance of cytomegalovirus for long-term survival after orthotopic liver transplantation: a prospective derivation and validation cohort analysis. Transplantation 1998:66: 1020-1028.
4. Halme M, Lautenschlager I, Halme L, Tukiainen P, Mattila S. Ganciclovir prophylaxis after lung and heart-lung transplantation. Transpl Int 1998:11 Suppl 1: S499-S501.
5. Hebart H, Kanz L, Jahn G, Einsele H. Management of cytomegalovirus infection after solid-organ or stem-cell transplantation. Current guidelines and future prospects. Drugs 1998:55: 59-72.
6. Hibberd PL, Snydman DR. Cytomegalovirus infection in organ transplant recipients. Infect Dis Clin North Am 1995:9: 863-877.
7. Lautenschlager I, Hockerstedt K, Jalanko H et al. Persistent cytomegalovirus in liver allografts with chronic rejection. Hepatology 1997:25: 190-194.
8. Rosen HR, Corless CL, Rabkin J, Chou S. Association of cytomegalovirus genotype with graft rejection after liver transplantation. Transplantation 1998:66: 1627-1631.
9. Rubin RH, Ikonen T, Gummert JF, Morris RE. The therapeutic prescriptions for the organ transplant recipient: the linkage of immunosuppression and antimicrobial strategies. Transplant Infectious Disease 1999:1: 29-39.
10. Schnitzler MA, Woodward RS, Brennan DC, Spitznagel EL, Dunagan WC, Bailey TC. The effects of cytomegalovirus serology on graft and recipient survival in cadaveric renal transplantation: implications for organ allocation. Am J Kidney Dis 1997:29: 428-434.
11. Toyoda M, Galfayan K, Galera OA, Petrosian A, Czer LS, Jordan SC. Cytomegalovirus infection induces anti-endothelial cell antibodies in cardiac and renal allograft recipients. Transpl Immunol 1997:5: 104-111.

INFEKTIONEN MIT HERPES SIMPLEX – UND VARIZELLA ZOSTER VIREN

Lebenszyklus der Erreger-klinische Manifestationen-Komplikationen in der Schwangerschaft-Therapie

N. Lilgenau, C. Heller-Vitouch, K. Rappersberger

Zusammenfassung

Die Familie der Herpesviren wird in drei Subgruppen unterteilt. Man unterscheidet demgemäß Typ alpha, Typ beta und schließlich gamma-Herpes Viridiae. Sämtliche Viren sind für entzündlich-infektiöse Erkrankungen verantwortlich, die gamma-Herpes Viridiae (Epstein Barr Virus, humanes Herpesvirus 8) besitzen außerdem onkogenes Potential. In der vorliegenden Arbeit werden die wesentlichen klinischen Charakteristika der Infektionen mit Herpes simplex-Viren (HSV) und dem Varicella-Zoster-Virus (VZV) dargestellt und deren Lebenszyklus, insbesondere Infektionsmodus, Latenzphase und Reaktivierung beschrieben. Es wird auch die Problematik einer Infektion für Mutter und Kind während der Schwangerschaft betrachtet und das „fötale Varizellensyndrom" beschrieben.

Humane Herpesviren

Humane Herpesviren sind DNA-Viren, die morphologisch als globuläre Partikel mit einem Durchmesser von 150-180 nm erscheinen. Im Zentrum findet sich das Nukleokapsid. Dieses besteht aus der viralen DNA, welche als lineärer Doppelstrang vorliegt, der von einer Proteinmembran von icosahedraler Form, dem Kapsid, umgeben ist. Außen liegt dem Kapsid noch eine Lipidschicht auf. Um dieses Zentrum findet man eine Hüllschicht aus Strukturproteinen, das Tegument, welches schließlich von einer Einheitsmembran umhüllt wird[2, 37]. In diese Hüllschicht sind Glykoproteine eingebaut, die für die Infektiosität der Herpes Viren von wesentlicher Bedeutung sind: sie mediieren das Anhaften und Eindringen in die zu infizierende Zelle, induzieren die Expression von Immunglobulin- und Komplement-Rezeptoren an deren Oberfläche und sind für die Einleitung der zellulären und humoralen Immunantwort verantwortlich[14]. HSV und

VZV lösen wie das Zytomegalie-Virus (humanes Herpesvirus 5 [HHV5]) ausschließlich Infektionskrankheiten aus[37]. Demgegenüber haben das Epstein-Barr-Virus (HHV4) und das Kaposi-Sarkom-assoziierte Herpesvirus (KSHV; 8/HHV-8), beides gamma-Herpesviren, auch onkogenes Potential[37]. Das Epstein-Barr-Virus findet man bei B-Zell-Lymphomen und nasopharyngealen Karzinomen, KSHV/HHV-8 bei den gleichnamigen Gefäßtumoren sowie bei seltenen lymphoproliferativen Erkrankungen wie dem Castleman-Tumor oder dem „primary effusion lymphoma/body cavity lymphoma"[36]. Das humane Herpesvirus-6, ein T-lymphotropes beta-Herpesvirus verursacht das Exanthema subitum, das humane Herpesvirus-7 wird mit der Pityriasis rosea in Zusammenhang gebracht[9,12].

Lebenszyklus

Primärinfektion

Bei der Erstinfektion mit HSV oder VZV binden transmembrane virale Glykoproteine an Heparansulfat-Glykosamin-Glykan–Rezeptoren an der Zelloberfläche der zu infizierenden Zelle[3]. Während der Inkubationszeit von 2-12 Tagen kommt es zur Replikation von HSV im infizierten Epithel und den nächstgelegenen Lymphknoten und schließlich zum Auftreten der lokalen und systemischen Symptome der Primärinfektion; gleichzeitig wird HSV zu den lokalen sensomotorischen Ganglien transportiert, infiziert diese und tritt in die lebenslange Latenzphase (siehe später) ein[37,44]. Ähnlich verläuft die Tröpfchen-Infektion mit VZV: nach initialer Infektion und Replikation im Epithel des Respirationstraktes erfolgt dann eine weitere Replikation im Retikuloendothelialen-System, gefolgt von einer Virämie und es kommt zum Ausbruch der Varicellen. Gleichzeitig werden sensomotorische Ganglienzellen infiziert und die Latenzphase eingeleitet[2].

Latenzphase

Virales „envelope" und Zellmembran der Ganglienzelle verschmelzen. Das Nukleokapsid wird in die Zelle eingeschleust, wandert entlang des Zytoskeletts zur Kernmembran, und schließlich gelangt virale DNA über Kernporen in den Kern; das Kapsid bleibt im Zytoplasma und wird abgebaut[20,27]. Die Infektion ist nun abgeschlossen, das Virus tritt in seine Latenzphase ein und seine DNA liegt in einer extrachromosomalen, zirkulären Form, als Episom vor[7,49,31,37,23,19].

Reaktivierung

Verschiedene physikochemische Reize können die Bedingungen in den Ganglienzellen so verändern, daß die Suppression der „alpha-immediate genes" durch OCT2 nicht länger aufrechterhalten bleibt, sondern der alpha-TIF/OCT1/HCF Komplex die virale DNA-Replikation einleitet. Im Mittelpunkt der Mechanismen, welche zur Virus-Replikation führen, steht zyklisches Adenosin Mono-phosphat (cAMP)[22]. Wird nach Bindung eines exogenen Agens wie z. B. Prostaglandin E2 an die Zelloberfläche latent infizierter Ganglienzellen die Adenylat-Zyklase aktiviert, steigt der intrazelluläre Spiegel von cAMP an. Durch cAMP werden Proteinkinasen stimuliert und in der Folge Proteine phosphoryliert[22]. Bestimmte Gene wie auch einzelne Abschnitte des HSV Genoms haben sog. „cAMP responisve elements" (CRE), welche durch cAMP phosphorylierte Proteine aktiviert werden, wodurch die Transkription eingeleitet wird[22]. Als Beispiel sei das Fieberblasen-Rezidiv durch UV-Licht erwähnt: UV-Licht führt zu einer Erhöhung des Prostaglandin E2 Spiegels; dadurch wird cAMP freigesetzt und konsekutiv Proteine phosphoryliert, die an CRE des HSV Genom binden und dessen Transkription einleiten[3]. Nach Reaktivierung der viralen DNA und Induktion zur Replikation tritt die zirkuläre DNA in eine lineare Form und benützt un die humanen Enzymsysteme zur DNA Replikation, an deren Ende die Ausbildung reifer, infektiöser Viruspartikel steht[37].

Klinik

Herpes simplex

Primärinfektionen mit HSV führen nur bei 1 % der Infizierten zu einer schweren Erkrankung, 9 % entwickeln leichte Symptome und 90 % der Infizierten erleben eine stille Feiung. Die Übertragung erfolgt durch einen engen Kontakt über Haut und Schleimhaut, an der Kontaktstelle entwickeln sich auch die charakteristischen klinischen Symptome.

Der kutane Herpes simplex manifestiert sich daher an den Fingern als herpetische Paronychie; diese ist sehr schmerzhaft und nahezu immer von einer charakteristischen Lymphadenitis und Lymphadenopathie begleitet. Differentialdiagnostisch muß man v.a. bakterielle und mykotische Infektionen ausschließen.

Im Kindesalter stellt die Gingivostomatitis herpetica die häufigste Manifestation einer Erstinfektion mit HSV-1[2] dar. Im Vordergrund der klinischen Symptomatik steht dabei eine ausgedehnte Bläschenaussaat im Bereich der Lippen, der Zunge, der Wangenschleimhaut, des Gaumens bis in den Pharynx. Die Bläschen sind disseminiert, neigen zur Konfluenz und zeigen eine charakteristische zentrale „Eindellung", die Nabelung. Die Bläschen erodieren meist rasch und hinterlassen scharf begrenzte, ausgepunzte Erosionen und oberflächliche Ulzera. Eine Erstinfektion kann aber auch an jeder anderen Körperstelle stattfinden. Neben der lokalen Lymphadenopathie bestehen immer Symptome eines grippalen Infektes mit Abgeschlagenheit, Fieber, Gelenks- und Muskelschmerzen und oft ein Meningismus.

Ähnlich sind die klinischen Symptome eines primären Herpes genitalis.

Nach einer Inkubationsperiode von 3 bis 14 Tagen im Anschluß an den Kontakt mit einer infektiösen Person entwickeln sich Bläschen, zumeist auf diskret entzündlich gerötetem Grund, welche bedingt durch die Lokalisation rasch erodieren; daher sieht man oft nur mehr Erosionen und oberflächliche Ulzerationen, wobei diese wieder wie ausgepunzt erscheinen. Neben den Bläschen bestimmen die ausgeprägte Schmerzhaftigkeit und mächtig vergrößerte Lymphknoten das klinische Bild, darüber hinaus entwickeln die Patienten nahezu immer eine aseptische Meningitis, Fieber, Kopfschmerz und Lichtscheue. Häufig tritt eine lokale Neuritis auf, die zu Miktions- und Defäkationsbeschwerden führen kann. Diese genitalen Infektionen, die zumeist durch HSV-2 induziert sind, erreichen unbehandelt nach 6 bis 7 Tagen ihren Höhepunkt, um dann langsam abzuheilen.

Die wichtigsten Differentialdiagnosen zur Gingivostomatitis herpetica sind Herpangina, die sich vor allem in vorderen Abschnitten der Mundschleimhaut lokalisierten und „Hand-Foot-and-Mouth-Disease"; neben aphthösen Mundschleimhautläsionen ist diese Infektionskrankheit durch palmo-plantare sowie glutäale Papulo-Vesikeln (Pusteln) charakterisiert. Aber auch Streptokokken und Infektionen mit fusospirillären Erregern können zu differentialdiagnostischen Schwierigkeiten führen. Besonders wichtig ist die Abgrenzung des Morbus Behcet v.a. bei der türkischen Bevölkerung. Ganz ähnlich ist das differentialdiagnostische Spektrum des Herpes simplex genitalis, wobei dabei unbedingt an ulzeröse Geschlechtskrankheiten, wie die Syphilis, das Ulcus molle, das Lymphogranuloma venereum und das Granuloma inguinale, gedacht werden muß.

Rezidivierende Herpes simplex-Infektionen:

Jegliche Form von psychischem und physischem (physiko-chemische Noxen) Streß kann das Gleichgewicht zwischen „Immunsystem" und Virus-Vermehrung stören, wodurch eine ausreichende Virus-Replikation einsetzen kann, und Viren in größerer Zahl nun zentrifugal entlang der Nervenbahnen in das entsprechende Hautsegment auswandern und schließlich zu den klinischen Symptomen des Herpes simplex rezidivans führen. Zu diesen Faktoren zählen fieberhafte Infekte, daher der Begriff „Fieberblasen", UV-Licht-Expositionen, (ärztliche) Manipulationen im Mundbereich, immunsuppressive Therapien, Menstruation, u.s.w.

Komplikationen herpetischer Infektionen:

Die schwerwiegendste Komplikation einer Infektion mit HSV 1,2 stellt die Infektion des Neugeborenen im Rahmen des Geburtsaktes oder der frühen Postpartalphase, der Herpes simplex neonatorum, dar. Dieser ist durch eine Multiorganerkrankung charakterisiert, in deren Vordergrund häufig die Encephalitis steht. Ohne adäquate Therapie verläuft diese Erkrankung in 50% letal, 70-80% der Überlebenden entwickeln bleibende cerebrale Schäden. Hautveränderungen können im Rahmen des Herpes simplex neonatorum auftreten, sind jedoch nicht obligat. Dies verzögert gelegentlich die rasche Diagnostik und damit die Einleitung einer effizienten Therapie. Neben den Neugeborenen stellen vor allem Immunsupprimierte ein besonders gefährdetes Patientengut für die Entwicklung schwerer Verlaufsformen von Herpes simplex-Infektionen dar. Als häufigste Komplikation wird der Herpes vegetans beobachtet, äußerst schmerzhafte, vegetierenden, unter massiver Gewebszerstörung, sich rasch vergrößernde Ulcera. Als schwerste Komplikation gilt auch bei diesen Patienten die Entwicklung einer Herpes simplex Sepsis mit Generalisation und Multiorganerkrankung.

Patienten mit chronischen Hautleiden, insbesondere einer atopischen Dermatitis (Atopie-Syndrom, „Neurodermitis"), Morbus Darier, Pemphigus familiaris Hailey-Hailey oder nach physikalisch-chemischer Schädigung (chronischer Radiodermitis, Verbrennungen) sind aufgrund der bestehenden Hauterkrankung gefährdet, lokale Herpes simplex-lnfektionen zu entwickeln, welche unter dem klinischen Bild des Ekzema herpeticatum auftreten und innerhalb kurzer Zeit weite Teile der Körperoberfläche einnehmen können. Die Hautsymptomatik ist immer von Allgemeinsymptomen, wie Fieber, Abgeschlagenheit und einer Lymphknotenschwellung begleitet.

Varizella-Zoster-Virus:

Primäre Infektionen mit VZV führen zu den Feuchtblattern. Die Bläschenaussaat beginnt zumeist am Kopf und dehnt sich rasch nach peripher aus. Neben der Haut sind auch immer die hautnahen Schleimhäute befallen; wenig bekannt ist, daß auch die Schleimhäute des Respirationstraktes, des Gastrointestinaltraktes und des Urogenitaltraktes ähnliche virale Veränderungen aufweisen. Nach mehrtägigem Verlauf, währenddessen neue Blasen auftreten, beginnt die Eintrocknung der einzelnen Bläschen; nun ziehen sich die Viren in Spinalganglien und Hirnnervenganglien zurück, sie treten in die Latenzphase.

Komplikationen von Varizellen

Die häufigste Komplikation stellt die Varizellenpneumonie, insbesondere bei erwachsenen Patienten, dar. VZV-Infektionen können im Rahmen von Immunmangelsyndromen zu ähnlich bedrohlichen Krankbeitsbildern, wie HSV 1,2 führen. Oft ist eine eindeutige Diagnostik dann nur mit immunhistochemischen bzw. molekularbiologischen Methoden möglich.

Gürtelrose

Wird durch endogene und exogene Reize die Replikation der Viren, welche sich in den sensomotorischen Ganglienzellen in der Latenzphase befinden „angedreht", können diese nach zentrifugaler Auswanderung in das entsprechende Dermatom zur Gürtelrose führen. Die mukokutane Symptomatik der Gürtelrose bleibt zumeist streng auf das vom entsprechenden Ganglion versorgte Dermatom beschränkt. Das Hauptsymptom stellen dabei in Gruppen stehende Bläschen dar. Diese Bläschenaussaat entwickelt sich von vertebral nach ventral; charakteristischerweise trocknen die ältesten Bläschengruppen (para)-vertebral bereits ein, während ventral noch neue entstehen. Im Vordergrund der klinischen Symptomatik stehen neben der Bläschenaussaat vor allem die „Zoster-assoziierten Schmerzen". Dieser „Zoster assoziierte Schmerz" muß prinzipiell in 2 Phasen unterteilt werden, den akuten Zosterschmerz und die postzosterische Neuralgie, die ein beträchtliches klinisches und in der Folge auch soziales Problem darstellen kann.

Komplikationen der Gürtelrose

Die hämorrhagisch-nekrotisierende Verlaufsform, der nekrotisierende Herpes Zoster, der zu tiefen Ulzerationen mit narbigerAbheilung führt, ist eine häufige Komplikation des Herpes Zoster. Solche Verlaufsformen bedürfen natürlich einer besonders intensiven antiviralen Therapie. Weitere Komplikationen können sich v.a. aus der Lokalisation der Gürtelrose ergeben, insbesondere bei Befall des Ramus ophthalmicus des Nervus trigeminus, wobei sämtliche Anteile des vorderen und hinteren Augenabschnittes geschädigt werden können. Eine weitere Komplikationen ist das Ramsey-Hunt-Syndrom, welches aus einer Affektion des 7. und 8. Hirnnerven mit Facialisparese, Schwindel, Ohrensausen bis hin zur Taubheit besteht. Erstes Warnzeichen einer sich entwikkelnden generalisierten Gürtelrose stellen Bläschen dar, die außerhalb des Dermatoms auftreten. Die Maximalvariante stellen wiederum die Sepsis und Multiorganerkrankungen dar.

Diagnostik von HSV-1,2-und VZV-Infektionen:

Die Diagnostik der HSV- und VZV-Infektion gelingt zumeist aufgrund der klinischen Symptomatik; als einfaches diagnostisches Hilfsmittel sei die Exfoliativzytologie (Tzanck-Test) erwähnt. Dabei wird vom Rand der Erosion oder von der Unterfläche des Blasendachs mit einem scharfen Gegenstand Material entnommen, auf einem Objektträger ausgestrichen, hitzefixiert, mit Methylenblau gefärbt und im Lichtmikroskop betrachtet. Als charakteristisches Zeichen erkennt man dabei mehrkernige, epitheliale Herpesvirus- Riesenzellen. Sehr rasch und effizient ist auch der elektronenmikroskopische Nachweis der Viren mittels „Negative Staining" Verfahren, wesentlich einfacher ist der lichtmikroskopische-immunhistochemische Nachweis. Schließlich können Herpesviren kultiviert werden bzw. ihre DNA im Sekretabstrich mittels molekularbiologischer Methoden, insbesondere der „Polymerase-Ketten-Reaktion" (PCR) nachgewiesen werden.

Herpes simplex und Varizella Zoster Infektionen in der Schwangerschaft

Primärinfektionen

Primärer und rezidivierender Herpes simplex sind die häufigste Ursache für kindliche Infektionen[45]. Problematisch sind v. a. asymptomatische Virus-Ausscheiderinnen, die unerkannt eine Infektion des Neugeborenen verursachen können; mehr als 60% aller Frauen, deren Kinder postpartal an einer Herpes simplex-Infektion erkranken, sind symptomlos[13, 45]. Insgesamt entwickeln 41% aller Neugeborenen, deren Mütter zum Zeitpunkt der Geburt an einer genitalen HSV-Infektion leiden, einen Herpes neonatorum[42]. Die Infektion erfolgt vornehmlich bei der Geburt durch den Kontakt mit herpetischen Läsionen im Geburtskanal, wobei die bevorzugten Lokalisationen des Herpes genitalis die Vulva und Vagina sind, seltener die Zervix[5, 16, 28, 42]. Ein Herpes genitalis kann außerdem zur „aufsteigenden Infektion" führen, insbesondere wenn zwischen Blasensprung und Geburt mehr als 2 Stunden vergehen. Primärinfektionen schwangerer Frauen verlaufen nicht selten schwer, sowohl die Stomatitis- als auch die Vulvovaginitis-herpetica neigen zur Dissemination mit ausgedehntem kutanen Befall und viszeraler Beteiligung, wobei diese unter dem Bild einer Hepatitis, Thrombozytopenie, Leukopenie, Koagulopathie und Enzephalitis imponieren[13, 30]. 50% aller disseminierten Erkrankungen bei Schwangeren nehmen einen letalen Verlauf.[26, 30, 43, 44, 48].

Intrauterine Herpes-simplex-Infektion

Diaplazentare Virustransmission wird beim disseminierten Herpes simplex häufig beobachtet, und 50% der Feten entwickeln eine intrauterine Herpes simplex Infektion. Die diaplazentare Infektionsgefahr ist während der ersten 20 Schwangerschaftswochen (SSW) am höchsten; sie ist mit einer erhöhten Frequenz an Spontanaborten (25%), Totgeburten und Mißbildungen, insbesondere Hydrozephalus und Chorioretinitis verbunden.[11, 43, 48].

Neonatale Infektion

Die Zahl der Kinder mit neonatalem Herpes simplex liegt zwischen 1 : 2500 und 1 : 10.000 Geburten pro Jahr[40, 41, 45]. Der neonatale Herpes simplex tritt in drei klinischen Formen auf:
a) als kutan-mukokutane Variante, wobei die Klinik auf Haut und Schleimhaut des Oropharynx und/oder des Auges beschränkt bleibt;
b) als Enzephalitis und
c) als disseminierte Form mit ausgedehnter viszeraler Beteiligung.
Auch eine Kombination der unterschiedlichen klinischen Formen ist möglich[41]; so unterschiedliche Manifestationen wie Hepatitis, Pneumonitis, disseminierte, intravaskuläre Koagulopathie und ausgeprägte zentralnervöse Symptome können das Krankheitsbild bestimmen. 20% der betroffenen Neugeborenen bleiben ohne Beteiligung des Hautorgans. Die ersten klinischen Symptome manifestieren sich in der relativ großen Zeitspanne zwischen Tag 5 und Tag 17 post partum, sind oft ganz minimal und uncharakteristisch, und führen daher leicht zu einer Verzögerung der Diagnose. Treten die typischen Hautmanifestationen, zentral genabelte Bläschen einmal auf, kommt es zumeist zu einer raschen Progredienz. Der Bläschenschub ist von unterschiedlich starken Sy-

stemzeichen (Fieber, Somnolenz, Meningismus) begleitet. Wenn die Erkrankung auf die Haut beschränkt bleibt, nimmt sie meist einen gutartigen Verlauf, bei Disseminierung und Befall weiterer Organsysteme endet der Herpes Neonatorum jedoch bei über 50% der Betroffenen trotz antiviraler Therapie letal. 50% der Überlebenden mit Disseminierung und ZNS Manifestationen haben bleibende, schwere zentralnervöse Schäden[11, 45].

Varizellen in der Schwangerschaft

Varizellen treten in einer Frequenz von 1 : 10.000 Schwangerschaften auf[32, 38, 43]. Sie verlaufen bei schwangeren Frauen meist schwer, selbst lebensbedrohliche Krankheitsbilder werden beobachtet: 14% der Betroffenen entwickeln eine Pneumonie, in 3% der Fälle endet die Erkrankung für Mutter und Kind letal. Eine Infektion der Plazenta kann fokale Nekrosen und damit eine Plazenta-Insuffizienz verursachen[32, 38]. Für die Föten sind mütterliche Varizellen während der 13. und 20.SSW, wegen der Gefahr der Entwicklung eines fötalen congenitalen Varizellensyndroms (FVS), und in der perinatalen Periode wegen der Gefahr der neonatalen Varizellen besonders gefährlich.[8, 10, 15, 24, 25, 48].

Fötale Infektion

In 26% der Fälle kommt es bei mütterlichen Varizellen zu einer diaplazentaren Transmission des Varicella/Zoster-Virus und Infektion des Föten[1]. Etwa 1-3% der Infizierten entwickeln ein „fötales Varicellasyndrom" (FVS). Die Erstbeschreibung des FVS erfolgte 1947[19]; bis vor kurzem war dieses Syndrom überwiegend in Kasuistiken beschrieben worden, wobei im Vordergrund der klinischen Auffälligkeiten Mißbildungen wie Extremitäten-Dysplasien und Amelie standen. Weitere häufige Symptome sind Hautnarben sowie unterschiedliche Schäden am Zentralnervensystem und Augenmißbildungen[1, 19, 29, 39]. Die Ergebnisse einer groß angelegten, prospektiven Studie haben mehr wissenschaftliche Klarheit über diese bedrohliche Fötopathie gebracht[10].

Fötales-kongenitales Varizellensyndrom

Zunächst muß durch sensitive molekularbiologische Techniken ein Kausalzusammenhang zwischen einem infektiösen Agens und einer faßbaren klinischen Veränderung nachgewiesen werden[28, 39]. In einer von 1980-1993 durchgeführten, prospektiven Studie wurden insgesamt 1373 Frauen mit Varicellen und 366 Patientinnen mit einem Herpes Zoster betreut, wobei die Erkrankungen in den ersten 36 SSW auftraten[10]. Ausschließlich in der „Varicellen-Gruppe" wurden Kinder (n=9) mit Mißbildungen entdeckt. Bei allen 9 betroffenen Kindern erfolgte die Infektion der Mutter in den ersten 20 SSW. Ein besonders hohes Risiko bestand offenbar bei Infektionen während der 13. bis zur 20.SSW; während vor diesem Zeitraum die Gefahr einer Fötopathie wesentlich geringer war, so wurde nach der 20. SSW ein FVS überhaupt nicht beobachtet. In 97 Fällen kam es trotz Post-Expositions-Prophylaxe mit Varizellen/Zoster-Immunglobulin zur Erkrankung, 8 Frauen hatten eine stille Feiung.

Zehn Kinder entwickelten in den ersten Lebensjahren einen Herpes Zoster. Kein Kind der 366 Patientinnen mit Herpes Zoster zeigte klinische Manifestation einer intrauterinen Infektion

Als Konsequenz der Infektion unterzogen sich 43 Frauen einer Abtreibung, darunter war ein Fötus, der bereits sonographisch als FVS diagnostiziert wurde (Hypoplasie des linken Arms). 36 der verbliebenen 1330 Frauen, die ihre Schwangerschaft fortsetzten, hatten einen Spontanabort innerhalb der ersten 20 SSW, auch darunter befand sich wieder ein seropositiver Fötus mit FVS-assoziierten Hautveränderungen. Weitere 9 Frauen erlebten Totgeburten nach der 20. SSW, darunter ein Kind mit hämorrhagischer Entzündung sämtlicher viszeraler Organe, begleitet von einer Varicella/Zoster-Infektion der Plazenta und der Amnion-Flüssigkeit. 1285 Schwangerschaften wurden termingerecht mit der Geburt von 1291 Kindern beendet. Sieben davon hatten Mißbildungen, wie sie im Rahmen eines FVS auftreten. Insgesamt hatten 9 Feten/Kinder Fehlbildungen, welche den klinischen Symptomen eines FVS entsprachen, und die sich in ihrer Häufigkeit folgendermaßen darstellten: Extremitäten Hypoplasien (n=8), Haut-Erosionen, -Ulzerationen, -Aplasie und -Narben (n=5), Kontrakturen/Fehlen von Gelenken (n=3), Mikrophthalmie (n=2), Mikrozephahe (n=1), Enzephalitis (n=1).

Bei einem weiteren Fall zeigten Chromosomenuntersuchungen ein Tetra-X-Syndrom als Grundlage der Mißbildungen, während eine VZV-Infektion ausgeschlossen werden konnte. Diese Beobachtung bestätigte die Vermutung, daß Mißbildungen, wie sie als Folge einer Varizelleninfektion in der Schwangerschaft auftreten können, nicht notwendigerweise in einem Kausalzusammenhang mit der Virusinfektion stehen.

Zehn Kinder, die bei der Geburt asymptomatisch waren, entwickelten im 1. Lebensjahr einen Herpes Zoster; die mütterliche Varizelleninfektion dieser Kinder trat im Durchschnitt in der 25. SSW auf. Zusammenfassend muß also festgehalten werden, daß ein FVS selten ist und nur bei mütterlichen Varizellen vor der 20. SSW auftritt. Die Wahrscheinlichkeit beträgt im Durchschnitt 1%, erfolgt die mütterliche Infektion in den ersten 12 SSW, so stellt sich ein FVS in 0,4% der Fälle ein, bei Varizellen in der 13. bis zur 20. SSW ist die Gefahr mit 2% am höchsten[1, 10, 21].

Zur Zeit gibt es kein wirklich verläßliches Diagnoseverfahren zum Nachweis eines FVS; die Sonographie eignet sich zwar zum Nachweis von Extremitätenhypoplasie und einer Mikrozephalie, oft gelingt dies aber erst recht spät in der Schwangerschaft, wenn ein Abbruch nicht mehr möglich ist; andere Defekte sind überhaupt nicht nachweisbar; auch die fötale Serodiagnostik kann nicht wirklich herangezogen werden, da sie nicht Aufschluß über eine tatsächlich eingetretene Erkrankung gibt.

Peripartale mütterliche Varizellen

Aus früheren Studien ist bekannt, daß Varizellen in den letzten 4 Wochen vor der Geburt in 50% zur Infektion der Föten führen, wobei ein Drittel der Neugeborenen eine manifeste Erkrankung entwickelt[15]. Die größte Gefahr besteht, wenn die mütterliche Varizellen-Virämie 1-2 Tage vor der Geburt auftritt; zu diesem frühen Zeitpunkt der Infektion, etwa 24-48 h vor dem Auftreten des Exanthems, sind noch keine signifikanten Antikörper-Spiegel ausgebildet, die auch das Kind schützen könnten; die spezifischen Antikörper steigen mit der Entwicklung des Exanthems an und erreichen etwa am Tag 5 ihren Höhepunkt[8, 15, 34]. Im Rahmen der Virämie werden etwa 24% aller Kinder infiziert und entwickeln konsekutiv kongenitale Feuchtblattern[14, 22]. Der Schweregrad der Erkrankung korreliert daher meist streng mit dem Zeitpunkt der mütterlichen Infektion: jene Kinder sind am höchsten gefährdet, die 2 Tage vor bis 5 Tage nach dem Auftreten des mütterlichen Varizellen-Exanthems zur Welt kommen: die Mortalitätsrate beträgt ohne Behandlung bis zu 30%[24, 29].

Systemische Therapie

Aciclovir

Seit 20 Jahren wurde dieses Medikament an über 40 Millionen Patienten angewendet. Aciclovir ist ein Guanosin-Analog, und wird anstelle der Purinbase im Rahmen der Virus-Replikation in die DNA eingebaut und führt dadurch zu einem Abbruch des DNA-Stranges. Die Besonderheit an diesem Medikament ist seine Aktivierung durch eine virale Thymidinkinase; dieser Schritt ist obligat, nur dadurch können humane Enzyme aus dem Aciclovir Monophosphat ein Di- und Triphsophat bilden , wobei letzteres die eigentliche Wirksubstanz darstellt. Die virostatische Funktion wird über Hemmung unterschiedlicher Abschnitte der Virusreplikation mediiert: a) es wird anstelle des Guanosin in die replizierende virale DNA eingebaut, was zu einem obligaten DNA-Kettenabbruch führt; b) Aciclovir-Triphosphat hemmt außerdem die virale DNA Polymerase und scheint c) schließlich zu irreversiblen Bindungen zwischen der sich verlängernden viralen DNA-Stranges und dem für die Verlängerung zuständigen Enzym zu führen.

Valaciclovir

Das Problem der schlechten Bioverfügbarkeit von Aciclovir nach oraler Einnahme wurde mit der Entwicklung von Valaciclovir/Valtrex® gelöst. Dieses neue Medikament stellt eine Verbindung von Aciclovir mit L-Valin dar. Für diese essentielle Aminosäure (L-Valin) besteht ein selektiver Transportmechanismus im Gastrointestinaltrakt, der eine 3- 4 fach höhere Resorption des L-Valin-Aciclovir = Valaciclovir im Vergleich zu Aciclovir bewirkt. Durch die L-Valin Hydrolase, ein Enzym in der Leber, erfolgt nach der Resorption die Abspaltung der Aminosäure von Aciclovir, welches dann in einer wesentlich höheren Konzentration dem Organismus zur Verfügung steht. Durch diese pharmakodynamische Verbesserung ist es nun möglich, VZV-Infektionen durch 3 tägliche Gaben des neuen Medikamentes Valtrex® (3 x 2 Tbl. a 500 mg über 7 Tage) zu behandeln. Herpes simplex-Infektionen werden mit 2 Tabl. Valtrex® a 500 mg über 5

Tage behandelt. Der Wirkmechanismus von Valaciclovir ist derselbe wie jener von Aciclovir, auch das Sicherheitsprofil der neuen Substanz entspricht jener der alten. Vergleichsstudien von Valtrex® gegen Zovirax® haben allerdings gezeigt, daß Valtrex® eine bessere Wirkung auf die Hautsymptomatik der Herpesinfektionen und auf den Zoster-assoziierten Schmerz als Zovirax® hat. Valtrex® erleichtert somit die orale Behandlung herpetischer Infektionen, komplizierte Verlaufsformen bedürfen jedoch einer intravenösen Therapie mit Zovirax®.

Die Entwicklung einer Resistenz gegen Acyclovir spielt bei immun-kompetenten Patienten keine Rolle. Allerdings werden gelegentlich Resistenzen bei Immunsupprimierten, insbesondere AIDS-Patienten, beobachtet. Eine Resistenzentwicklung wurde bislang als Folge einer Mutation des Thymidinkinase-Gens beobachtet, wodurch einerseits fehlendes oder defektes Enzym gebildet wird, oder die Substratspezifität verändert wird, so daß nicht Aciclovir, sondern biologisch natürliches Guanosin phosphoryliert wird. Seltener wurden Mutationen des Gens für die virale DNA-Polymerase beobachtet.

Famciclovir

Famciclovir (Famvir®) ist ein anderes azyklisches Guanosin-Analog, welches durch Deazetylierung und Oxidation in Gastrointestinalepithel und Leber zur eigentlichen Wirksubstanz, dem Penciclovir, wird. Wie Aciclovir wird auch Penciclovir durch Kinasen zum Triphosphat phosphoryliert, wobei die Affinität zur viralen Thymidinkinase höher ist als jene von Aciclovir. Dieser pharmakologische Vorteil wird jedoch durch die geringere Affinität zur viralen DNA-Polymerase aufgehoben. Famciclovir hat wie Valaciclovir eine sehr gute Bioverfügbarkeit und besitzt intrazellulär eine längere Halbwertszeit. Zur Zeit liegen noch keine klinischen Vergleichsstudien vor, die eine Überlegenheit des neuen Pharmakons im Vergleich zum altbewährten Aciclovir zeigen würden.

Therapie in der Schwangerschaft

Bei Vorliegen eindeutiger Hinweise auf eine VZV-Exposition seronegativer Schwangerer bietet sich eine Postexpositionsprophylaxe mit VZV-Immunglobulin an. Diese kann zwar den Ausbruch der Varizellen nicht immer verhindern, vermindert aber allenfalls den Schweregrad der Erkrankung. Außerdem scheint die prophylaktische Gabe von Varicella/Zoster-lmmunglobulin die Infektionsrate der Föten zu reduzieren[17, 34, 45].

Die Behandlung von Varizellen in der Schwangerschaft ist nur für das antivirale Chemotherapeuticum Aciclovir umfangreich dokumentiert. Sie richtet sich zunächst nach dem Schweregrad der Erkrankung der Mutter, wobei extensiver Hautbefall, hohes Fieber und Systemmanifestationen den intravenösen Einsatz von Aciclovir, in der üblichen Dosierung von 7,5-10 mg/kg Körpergewicht, 3mal täglich, über einen Zeitraum von 7 Tagen erfordern; abhängig vom Schweregrad der Erkankung kann die Dosierung erhöht bzw. die Therapiedauer verlängert werden[8, 15, 17, 32, 34, 38]. Inwieweit eine Wirkung auf die Infektion und Erkrankung des Föten erwartet werden kann, läßt sich zur Zeit noch nicht genau abschätzen, doch gilt es, zwei biologische Phänomene in diesem Zusammenhang zu betrachten: erstens ist die Virämie beim Einsetzen des mütterlichen Exanthems längst erfolgt und daher auch die diaplazentare Transmission; zweitens ist noch immer vollkommen unklar, welche antivirale Wirkung Aciclovir in der Inkubationsphase des Föten hat; umso mehr dazu als die fötale Inkubationsperiode bis zu 28 Tage dauern kann[38]. Schließlich ist auch damit zu rechnen, daß das Kind in diesem Zeitraum durch die Bildung mütterlicher, spezifischer Antikörper geschützt wird[34].

Erfolgt die Infektion des Föten in der Peripartalperiode, ist zunächst eine prophylaktische Gabe von Varizella-Zoster-Immunglobulin bei der Geburt und Aciclovir i. v. beim Ausbruch der Erkrankung angezeigt[15-25].

Herpes Zoster

Aufgrund fehlender epidemiologischer Daten ist die Frequenz des Herpes Zoster in der Schwangerschaft unbekannt, allerdings sind auch keine kindlichen oder mütterlichen Todesfälle bekannt. Da eine Virämie der Mutter Voraussetzung für eine diaplazentare Virustransmission ist, sollten fötale Infektionen bei Verlaufsformen, die auf ein Dermatom beschränkt sind, nicht erfolgen. Sie sind aber prinzipiell bei einem Herpes Zoster mit Generalisation möglich, weil solche Verlaufsformen von einer Virämie begleitet sind[17,43]. Auswirkungen auf den Föten scheint es jedoch nicht zu geben[47].

Virostatische Therapie mit Aciclovir während der Schwangerschaft

Aciclovir und Valaciclovir

Im Pregnancy Registry-Interim Report, june 1, 1984-december 31, 1997 werden 1117 unbeabsichtigte pränatale Aciclovir-Expositionen berichtet (Literatur beim Verfasser). 712 schwangere Frauen wurden im 1. Trimester exponiert; davon hatten 19 Kinder Mißbildungen mit großer Heterogenität und ohne Spezifität, während 540 Kinder gesund zur Welt kamen; 72 Spontanaborti und 1 Totgeburt wurden beobachtet, 80 Frauen unterzogen sich einer Abtreibung.

Daneben erfolgten 172 Expositionen im 2. Trimester; es wurden insgesamt 173 Kinder geboren, darunter zwei Zwillingspaare, eine Frau ließ die Schwangerschaft beenden. Von den Neugeborenen waren 171 Kinder gesund, zwei zeigten Mißbildungen, diese wurden nicht näher definiert. Schließlich erfolgten 238 Expositionen im 3. Trimester; 234 Neugeborene waren gesund (drei Zwillingspaare), sechs Kinder wiesen Mißbildungen auf, ein Kind kam tot zur Welt.

Die Ergebnisse der Registrierung Schwangerer, die mit Aciclovir behandelt wurden, zeigen kein erhöhtes Risiko von Mißbildungen. Aufgrund der noch immer zu geringen Fallzahl hat Aciclovir, entsprechend der FDA-Klassifizierung noch immer einen Kategorie-C-Status, was bedeutet, daß seine Sicherheit in der Schwangerschaft noch nicht genügend bestätigt ist. Daher sollte es nicht gedankenlos während der Schwangerschaft verabreicht werden, sondern sein Nutzen gegen mögliche Schäden abgewogen werden.

Während der Schwangerschaft sollten nur solche Infektion mit HSV und VZV, die zu schweren Erkrankungen führen, behandelt werden, wobei einer intravenösen Darreichungsform zum raschen Erreichen wirksamer Plasmaspiegel der Vorzug gegenüber oralen Virustatika gegeben werden sollte. Dies gilt insbesondere für die ersten beiden Drittel der Schwangerschaft, in welchen man am ehesten mit einer unerwünschten Auswirkung der Infektion auf das Gedeihen der Frucht rechnen muß. Sind die Krankheitsmanifestationen nur so gering ausgeprägt, daß eine orale antivirale Therapie mit Aciclovir oder Valaciclovir möglich scheint, so sollte die Durchführung der Therapie insbesondere in den ersten beiden Drittel der Schwangerschaft besonders gut überlegt, oder überhaupt vermieden werden. Eine Therapie Schwangerer mit Famciclovir, verbietet sich gegenwärtig, da seine Verabreichung in der Schwangerschaft noch nicht untersucht wurde[18].

Neonatal-Infektionen mit HSV oder VZV sind potentiell lebensgefährlich und müssen hochdosiert intravenös (10-20 mg/kg Körpergewicht dreimal täglich) behandelt werden[34, 45].

Literatur

1. AlkalayAL, PomeranceJJ, Rimoin DL (1987) Fetal varicella syndrome. J Pediatr 111:320-323
2. Arvin AM (1996) Varicella-Zoster-Virus.
   In: Fields BN, Knipe DM, Ho ley PM, Chanock RM, Melnick JL, Monath JR Roizman B, Strauss SE (eds. Virology. Raven, New York, pp 2547-2585
3. Banfield DW, Leduc Y, Esford L, Visalli RF, Brandt JR, Jufaro F (1995) Evidence for an interaction of herpes simplex virus with chondroltin sulfate proteoglycans during infections. Virology 208:531-539
4. Brocklehurst R, Kinghorn G, Carney 0, Helsen K, Ross E, Shen R, Cowan F, Mindel A (1998) A randomized plazebo controlled trial of suppressive acyclovir in late pregnancy in women with recurrent genital herpes infections. Br J Obstet Gynaecol 105:275-280
5. Brown ZA, Selke S, Zeh J, Kopelman J, Maslow A, Ashley RA,Watts H, BerryS, Herd M, Corey L (1997) The acquisition of herpes simplex virus during pregnancy. N Eng J Med 337:509-515
6. Cirelli R, Herne K, Mc Crary M, Lee P, Tyring SK (1996) Famciclovir: review of clinical fficacy and safety. Antivir Res 29:141-151
7. Cieary MA, Herr W (1995) Mechanisms for flexibility in DNA sequence recognition and VP-16 induced complex formation by the OCT-1 POU domain. Mol Cell Biol 15:2090-2100
8. Connan L, Ayoubi J, Irart I, Halsz A, Thene M, Berrebi A (1996)Iintrauterine fetal death following maternal varicella infection. Eur J Gynecol Reprod Biol 68:205-207
9. Drago F, Ranien E, Malagut F, Losi E, Rebora A (1997) Human herpesvirus 7 in pityriasis rosea. Lancet 349:1367-1368
10. Enders G, Miller E, Cradock-Watson I, Bolley I, Ridehacgh M (1994) Consequenes of varicella and herpes zoster in pregnancy: prospective study of 1739 cases. Lancet343,1548-1551
11. Florman AL,Gershon AA, Blackett PR, Nahmias AJ (1973) Intrauterine infection with herpes simplex virus: resultant congenital malformation.
JAMA 225:129-132
12. Frieden 1(1995) Childhood exanthems. Curr Opin Pediatr l:411-414
13. Gelven PL (1996) Fatal disseminated herpes simplex in pregnancy with maternal and neonatal death. South Med J 89:732-734
14. Ghiasi H, Kaiwar R, Nesburn AB, Slanina S, Wechsler SL (1994) Expression of seven herpes simplex virus type 1 glycoproteins (gB, gC, gD, gE, gG, gH and gl): Comparative protection against lethal challenge in mice. JVirol 68:2118-2126
15. Haddad J, Simeoni U, Messer J, Willard D (1986) Perinatal varicella. Lancet June 28:1494-1495
16. Harger JH, Pazin GJ, Armstrong JA, Breining MC, Ho M (1983) Characteristics and management of pregnancy in women with genital herpes simplex virus infection. Am J Obstet Gynecol 145:784-791
17. Horowitz GM, Hankins GD (1992) Early second trimester use of acyclovir in treating herpes zoster in a bone marrow transplant patient.A case report. J Reprod Med 37:280-282
18. Krause PR, Stanberry LR, Bourne L, Conelly B, Kurawadwala JE, Patel A, Strauss SE (1995) Expression of the herpes simplex virus type 2 latency associated transcript enhances spontaneous reactivation of genital herpes in latently infected guinea pigs. J Exp Med 181:297-306
19. Kimberlin DE, Weiler S, Whitley RJ, Andrews WW, Hauth JC, Lakeman F, Miller G (1998) Pharmacokinetics of oral valacyclovir and acyclovir in late pregnancy. Am J Obstet Gynecol 179:846-851
20. Kwong AD, Frenkel N (1989) The herpes simplex virus virion host shutoff function. J Virol 63:4834-4839
21. Laforet EG, Lynch CL (1947) Multiple congenital defects following maternal varicella: report of a case. N Eng J Med 236:534-537
22. Leib DA, Nadeau KC, Rundle SA, Schaffer PA (1991) Ihe promoter of the latency associated transcripts of herpes simplex virus type 1 contains a functional cAMP response element: a role of the latency -associated transcripts and cAMP in reactivation of viral latency. Proc Nat Acad Sci USA 88:48-52
23. Lillycrop KA, Estridge JK,Lachmann DS (1994) Functional interactions among different isoforms of the Oct-2 transcription factor expressed in neuronal cells. Biochem J 298:245-248
24. Meyers JD (1974) Congenital varicella in term infants: risk reconsidered. J Infect Dis 129:215-217
25. Miller E, Cradock-Watson J, Ridehalge MK (1989) Outcome in newbown babies given anti varicella-zoster immunoglobulin after perinatal maternal infection with varicella zoster virus. Lancet 11: 371-373

26. NahmiasAl, Keyserlin HH, KerrickG (1983) Herpes simplex. In: Remington JS, Klein JO (eds) Infectious diseases ot the fetus and the newborn infant. Saunders, Philadelphia, pp 156-190
27. Newcomb WW, Brown JC (1994) Induced extrusion of DNA from the capsid of herpes simplex virus type 1. J Virol 68:433-440
28. Overall JCJr(1994) Herpes simplex virus infectious of the fetus and the newborn. PediatrAnn 23:131-136
29. Paryani SG, Arvin AM (1986) Intrauterine infection with varicella-zoster virus after maternal varicella. N Engl J Med 314:1542-1546
30. Peacock JE, Sarubbi FA (1983) Disseminated herpes simplex virus infection during pregnancy. Obstet Gynecol 61 (3Suppl):13s-18s
31. Pereira FA (1996) Herpes simplex: evolving concepts. J AM Acad Dermatol 35:503-520
32. Peyramond D, Chidiac C, Lucht F, Perronne C, Saimot AG, Soussy JC, Stahl JP, Decazes JM (1989) Management of infections due to the Varicella-Zoster-Virus. Eur J Dermatol 8:397-402
33. Pregnancy outcomes following systemic prenatal aciclovir exposure, june 1, 1984-june 30,1993, MMWR, oct 22, 1993
34. Prober CG, Gerson AA, Grose C, McCracken GH, Nelson JD (1990) Consensus: varicella zoster infections in pregnancy and the perinatal period. Ped Infect Dis 19:865-869
35. Prober CG, Arvin AM (1995) Commentary: Perinatal herpes-current status and obstetric management strategies: the pediatric perspective. Pediatr Infect Dis J 14:832-835
36. Rappersberger K, Stingl G,Wolff K (1999) Kaposi's sarcoma. In: Fitzpatrick JB, Eisen AZ, Wolff K, Freedberg IM, Austen FK (eds) Dermatology in general medicine.McGraw-Hill, New York
37. Roizman B, Sears AE (1996) Herpes simplex viruses and their replication. In: Fields BN, Knipe DM, Howley PM, Chanock RM, Melnick IL, Monath TP Roizman B, Straus SE (eds) Virology. Raven, New YorK pp 2223-2295
38. Rothe IM, Feder HM, Grant-Kels IM (1991) Oral Acyclovir therapy for varicella and zoster infecctions in pediatric and pregnant patients: a brief review. Pediatric Dem 8:236-242
39. Scharf A, Scherr 0, Enders G, Helftenbein E (1990) Virus detectlon in the fetal tissue of a premature deliverv with congenital Jackson GL,Zeray R Wendel GDjr (1996) Acyclovir suppression to preventcesarean delivery afterfirst episode genital herpes. Obstet Gynecol 87:69-73
41. Scott IL (19S) Penatal herpes: current status and obstetric management strategies. Pediatr Inf Dis J 14:827-832
42. Smith RJ, Cowan FM, Munday P (1998) The management of herpes simplex virus infection in pregancy. Brit J Obstet Gynecol 105:255-260
virus and Varicella Zoster virus infections. N Engl J Med 313:1327-1330
44. Whitley RJ (1996) Herpes simplex viruses. In: Fields BN, Knipe DM, Howley PM, (Hanock RM, Melnick JL,Monath JR Roizman B, Straus SE (eds) Virology. Raven, New York, pp2297-2342
45. Whitley RJ (1994) Neonatal herpes simplex virus infections: is there a role for immunglobulin in disease prevention and therapy? Pediatr InfDisJ 13:432-438
46. Yeager AS, Arvim AM (1984) Reasons for the absence of a history of re(urrent genital infedions in mothers of neonates infected with herpes simplex virus. Pediatrics 73:188-193
47. Young EJ,Gerson AA (1983) (hi(kenpox, measles and mumps. In: Renington JS, Klein JO (eds) Infectious diseases ofthe fetus and newborn infant. Saunders, Philadelphia, pp 375-427
48. Young EJ,Chafizadeh E,OliveiraVL,Genta RM (1996) Disseminated herpesvirus infection during pregnancy.Clin Inf Dis 22:51-58
49. Zhu Z,Shaffer PA (1995) Intracellular Io(alization of the herpes simplex type 1 major transcriptional regulatory protein 1CP4, is affected by ICP2Y. J Virol 69:49-59.

Otitis media acuta

G. Moser, A. Steiner

Einleitung

Nach Übereinkunft des Ausschusses für Definition und Klassifikation der Mittelohrentzündung wird die Otitis media acuta (OMA) als Entzündung des Mittelohrraumes mit schnellem Beginn und kurzer Dauer (nicht über 3 Wochen) definiert[1]. Dabei unterscheiden wir die akute eitrige Otitis von der akuten viralen Otitis mit granulozytenarmem Sekret. Entsprechend der Definition gehören das Seromukotympanon, die Myringitis und die Otitis media chronica nicht in diese Gruppe.

Das Wissen über immunologische Vorgänge in den Schleimhäuten ist heute noch unvollständig. Die Faktoren der Schleimhaut, welche die Ansiedelung, Vermehrung und Penetration der Bakterien begünstigen, sind nur zum Teil erforscht.

Es ist anzunehmen, daß die Regeln der Gewebsreaktion und Infektabwehr der Schleimhaut der oberen Luftwege auf das Mittelohr zu übertragen sind.

Die jährliche Inzidenz von Otitis media acuta bei Kindern beträgt 4,4%. Das Risiko an Otitis media zu erkranken, ist in den ersten 4 Lebensjahren am höchsten[2]. Kinder, die vor dem 18. Lebensmonat erkranken, neigen eher zum Rezidiv.

Bei Neugeborenen ist die Inzidenz von Otitis media acuta offenbar gering. Eine verlängerte Stillperiode vermindert das Erkrankungsrisiko (mütterliche Antikörper durch Stillen). Eine beidseitige Otitis ist bei Kleinkindern häufiger als bei älteren Kindern.

Eine jahreszeitliche Abhängigkeit ist eindeutig. So wird im Herbst und Winter die Otitis media acuta häufiger beobachtet. Ebenso findet sich bei Kindern in Kindergärten und -tagesstätten eine erhöhte Inzidenzrate.

Krankheitsbild und Verlauf der Otitis media acuta

Die OMA tritt häufig im Anschluß an Infekte der oberen Luftwege auf. Kardinalsymptom ist der Ohrschmerz. Erwachsene leiden zusätzlich häufig an Fieber und allgemeinem Krankheitsgefühl, bei Kindern kann das Fieber fehlen aber Diarrhoe und Erbrechen bestehen. Gerade bei Kindern beobachtet man häufig den sogenannten Ohrzwang, d.h. sie müssen sich bei Ohrenschmerzen am Ohr ziehen. Fakultativ besteht Schwerhörigkeit.

Zu Beginn der Entzündung (hyperämisches Stadium) zeigt sich das Trommelfell in der Vergrößerung (Mikroskop/Otoskop) gerötet und vorgewölbt[3].

Es folgt die Phase der erhöhten Gefäßpermeabilität, die man am Trommelfell als Verdickung der Membran und fibrinös-schollige Ausschwitzungen erkennt.

Leukozyten emigrieren aus den Gefäßen, die Phagozytose beginnt.

Klinisch findet sich eitriger Mittelohrinhalt. Bei etwa einem Drittel kommt es zur spontanen Trommelfellperforation, wobei der Schmerz nachlässt und eine eitrige Otorrhoe auftritt.

Ab diesem Zeitpunkt kann sich die Entzündung zurückbilden. Entweder zur restitutio ad integrum, indem Blutzellen verschwinden und das Exsudat resorbiert wird, oder über Proliferationsvorgänge zur Narbe.

Länger dauernde Otorrhoe ist selten, spricht aber dann für eine schleichende Mastoiditis. Garabedian et al.[4] beschrieben 118 Fälle; davon ließen sich 84% nach exakter Erregerbestimmung antibiotisch und 16% nur durch Mastoidektomie ausheilen.

1 - 12 Monate nach einer Otitis media acuta wurden bei 37 - 50% der Kinder Mittelohrunterdrücke und Paukenergüsse gefunden[5]; d.h. das entzündliche Exsudat wurde nicht vollständig resorbiert. Das Trommelfell zeigt sich leicht vorgewölbt, milchig getrübt mit geringer radiärer Gefäßzeichnung.

Bei mehr als 6 Episoden im Jahr spricht man von rezidivierender, akuter Mittelohrentzündung.

Mikrobiologische Untersuchungen von Mittelohrsekret und Nasenrachenraum deuten darauf hin, daß erneute Mittelohrentzündungen auf Reinfektion und nicht auf unzureichende medikamentöse Behandlung, oder auf Resistenzentwicklung des Erregers zurückzuführen sind[6]

Sonderformen der Otitis media acuta

„Grippe"otitis (Otitis externa bullosa hämorrhagica)
Sie ist eine viral hervorgerufene Entzündung mit charakteristischen Blutblasen im äußeren Gehörgang und auf dem Trommelfell. Die Symptomatik setzt überwiegend schlagartig ein: heftiger Ohrschmerz, Otohämatorrhoe. Eine toxische Innenohrbeteiligung kommt häufig vor; deswegen sollten bei diesem Krankheitsbild regelmäßig Audiogrammkontrollen durchgeführt werden.
Scharlach-, Masernotitis
Diese Entzündungsformen sind hämatogen bedingt. Es besteht die Gefahr der nekrotisierenden Entzündung mit otogener Komplikation (Mastoiditis, Labyrinthitis) und bleibenden Trommelfelldefekten. Allerdings sind diese Krankheitsbilder aufgrund der

Dreifachimpfung beziehungsweise frühzeitiger Antibiotikatherapie bei Scharlach heute selten geworden.

Otitis media acuta bei AIDS

Häufig rezidivierend, mehrheitlich durch Pneumocystis carinii hervorgerufen. Der Übertragungsweg ist aerogen. Haustiere, wie Hund und Katze, sind ein großes Erregerreservoir. Durch die verminderte Immunkompetenz der Mittelohrschleimhaut beim erworbenen Immunmangelsyndrom kommt es trotz keimgerechter Therapie oft zu einer Mastoiditis als Folgeerkrankung mit Innenohrschäden[7].

Tuberkulöse Otitis media

Die sehr seltene tuberkuölse otitis media ist Folge einer miliaren Aussaat oder tubogen bei Nasopharynxtuberkulose. Charakteristisch sind multiple Trommelfellperforationen mit umfangreicher Mittelohrdestruktion.

Pathohistologie

Erscheinungsform und Verlauf der Erkrankung sind im allgemeinen von der Virulenz der Erreger und der Abwehrlage des Organismus abhängig.

Kurz nach der Infektion füllt sich das Mittelohr mit eitrigem Sekret, das zahlreiche neutrophile Granulozyten und einige Lymphozyten enthält. Subepithelial erkennt man eine ödematöse Durchtränkung des Gewebes mit Erweiterung der Gefäße, und Zeichen von Stase. Weiter finden sich Infiltrate mit Überwiegen der Neutrophilen, die später ebenso wie im Mittelohrsekret, von Makrophagen und Lymphozyten abgelöst werden. Die Schleimhaut metaplasiert, das heißt Becher- und Flimmerzellen nehmen zu. Epitheldefekte werden durch Fibroblasten überbrückt. Es findet sich also Granulationsgewebe, das von den Seiten her von Epithel überwandert wird.

Gelingt die Retraktion dieser Granulationsknospen nicht, bilden sich Polypen. Im allgemeinen sind die Veränderungen nach Abklingen der Entzündung rückbildungsfähig[8].

Pathophysiologie

Tubenfunktion

Bekanntlich ist eine gestörte Tubenfunktion ein bedeutender Faktor für die Entstehung der akuten, seromukösen und chronischen Otitis media[4,9]. Die Belüftung und Drainagefunktion der Eustachischen Röhre kann mechanisch oder funktionell eingeschränkt sein.

Adenoide

Bereits 1868 wurde von W. Meyer auf den Effekt der Adenotomie beim Paukenerguß hingewiesen[2,10]. Vergrößerte adenoide Vegetationen sind ein mechanisches Hindernis im Nasenrachen mit Verlegung des pharyngealen Tubenostiums und damit verbundener gestörter Tubenfunktion. Ein weiterer Aspekt ist die bakterielle Besiedelung des Rachenmandelgewebes[11], welche antibiotisch nicht vollständig beeinflußbar ist, und daraus die Notwendigkeit einer Adenotomie entsteht.

Tonsillen

Van Cauwenberge konnte eine Korrelation zwischen akuter Tonsillitis und akuter Mittelohrentzündung nachweisen[12], die allerdings nur selten eine Indikation zur Tonsillektomie ist.

Einfluß der Schädelform auf die Tubenfunktion

Kinder mit abnormer Schädelform und damit abnormer Tubenanatomie, zum Beispiel bei Down-Syndrom sowie Franceschetti-Syndrom, neigen häufig zu Mittelohrentzündungen[10].

Bakteriologie

Voraussetzung jeder rationalen antimikrobiellen Therapie der akuten Mittelohrentzündung ist die Kenntnis der Erreger.

Als Haupterreger der Otitis media acuta finden sich:

Streptococcus pneumoniae

S. pneumoniae ist der häufigste Erreger der Otitis media acuta mit einer Häufigkeit zwischen 16% und 62%. Nur bestimmte Serotypen sind für die Entzündung verantwortlich[10, 13], nämlich in absteigender Häufigkeit: Typ 19, 23, 6, 14, 3 und 18.

Pneumokokken-Antigene sind auch in manchen sterilen Ergüssen nachweisbar. Die Neuraminidase der Erreger scheint die Kolonisation und damit die Infektion zu begünstigen.

Haemophilus influenzae

Die Häufigkeit schwankt zwischen 10 - 31%. Etwa 10% der Hämophilusinfektionen sind durch den Typ B, der besonders toxische Verlaufsformen verursachen soll, bedingt.

Moraxella catarrhalis

Wie die Besiedelung des oberen Respirationstraktes scheint auch die akute Mittelohrentzündung durch M. catarrhalis stark jahreszeitlich abhängig[14].

Weitere Erreger

Beta-hämolysierende Streptokokken der Gruppe A verursachen etwa 5% der Fälle von Otitis media acuta. Die Bedeutung von Staphylococcen aureus wird unterschiedlich bewertet. Halssted und Mitarbeiter[3] sahen Staphylococcen aureus als sekundäre Invasoren bei rezidivierenden Mittelohrentzündungen.

Staphylococcus epidermidis kann ebenso eine akute Mittelohrentzündung hervorrufen. Verunreinigungen durch die Gehörgangsflora müssen jedoch ausgeschlossen werden.

Bei Frühgeborenen und intensivpflichtigen Neugeborenen spielen gramnegative Keime im Sinne von nosokomialen Infektionen eher eine Rolle als beim Erwachsenen[15].

Sterile Kulturen

Bei fast einem Drittel aller Kulturen lassen sich trotz klinisch-otoskopisch eindeutigen

Hinweises auf akute Mittelohrentzündung keine Bakterien nachweisen. Die Erreger könnten durch die patienteneigene Abwehr oder durch eine allenfalls vorhergegangene, antibiotische Therapie eliminiert worden sein[3], beziehungsweise die OMA könnte viral bedingt sein.

Virologie

Der direkte Virusnachweis im Mittelohr ist schwierig. Dagegen lassen sich mit gentechnologischen Nachweismethoden eine Infektion oder Virusbestandteile häufiger erkennen.

Eine direkte virusbedingte Otitis media ist möglich, sei es durch direkte Epithelschädigungen mit nachfolgender Funktionsstörung der Eustachischen Röhre, durch Schädigung des Mittelohrepithels selbst oder durch viral bedingte Schädigung des körpereigenen Abwehrsystems. Sie kommt seltener vor als bakterielle Infektionen.

Bei 15% oral bedingter OMA wurden Respiratory Syncytial (RS)-Virus-Antigene gefunden[16]. Das RS-Virus gehört zur Gruppe der Myxoviren und verursacht besonders bei Säuglingen und Kleinkindern Bronchiolitiden und Pneumonien.

Immunologie

Aufgrund der morphologischen Ähnlichkeiten und diesbezüglicher Untersuchungen lassen sich wahrscheinlich die Kenntnisse über das Abwehrsystem der oberen Luftwege wie von König et al. formuliert, auf das Ohr übertragen[17].

Eine besondere Rolle spielen das sekretorische IgA, und auch andere Faktoren des Schleimhaut-Immunsystems. Immunkomplexe wurden zwar in Mittelohrergüssen gefunden, sind aber eher als Zeichen einer Opsonisation der Bakterien anzusehen und wahrscheinlich kein Hinweis auf eine Immunkomplex-Erkrankung.

Antibiotika sind möglicherweise in der Lage, bei Langzeitgabe die Induktion der Immunabwehr des Mittelohres zu unterdrücken[6].

IgE-vermittelte Reaktionen in der Eustachischen Röhre können zu Otitis media führen. Dies könnte als Folge einer Nahrungsmittel- oder Inhalationsallergie, jedoch noch häufiger als Reaktion einer Virusinfektion auftreten (RS-Virus!).

Abwehrmechanismen im Epipharynx sollen einen Schutz vor aufsteigenden Infektionen über die Tube darstellen. Das zelluläre Abwehrsystem der Gaumen- und Rachenmandeln als Schutzfaktor für Tube und Mittelohr erfordern jedoch noch weitere Untersuchungen.

IgG 2 ist besonders bei Kindern mit Neigung zu rezidivierenden Mittelohrentzündungen vermindert. Das sekretorische Epithel erfüllt wesentliche Schutzfunktionen in der Mukosa. Es verhindert die bakterielle Adhärenz, neutralisiert Toxine und Viren, und verhindert die Absorption von Antigenen.

Therapie

Die Behandlungsprinzipien bei Otitis media acuta sind durchaus noch umstritten: am gängigsten ist die Gabe von Antibiotika, abschwellenden Nasentropfen und Analgetika. Zudem wird immer wieder in Frage gestellt, ob die akute Mittelohrentzündung schon zum Zeitpunkt der Diagnose antibiotisch zu behandeln sei[18]; jedenfalls wird der Krankheitsverlauf durch frühzeitige Antibiotikagabe abgekürzt bzw. wesentlich erleichtert (eine korrekte Diagnose vorausgesetzt).

Medikamentöse Therapie

Antibiotisch

Um die gezielte antibiotische Therapie zu ermöglichen sollte grundsätzlich eine mikrobiologische Untersuchung durchgeführt werden. Da aber meistens eine empirische antibiotische Therapie notwendig ist, wird aufgrund von Erregerbestimmungen und Resistenzstudien als Mittel der ersten Wahl Aminopenicillin empfohlen, ohne ein eventuelles Abstrichergebnis abwarten zu müssen. Wegen der teilweise zunehmenden Entwicklung von Betalaktamase-produzierenden Stämmen von H. influenzae und M. catarrhalis ist bei Therapieresistenz eine Kombination mit Betalaktamase-Hemmern angezeigt.

Zum Einsatz kommen auch Cephalosporine der zweiten und dritten Generation sowie Makrolide, bei Erwachsenen auch Chinolone der dritten Generation[8, 19, 20, 21].

Bei Therapieversagen sollte die Überprüfung durch Antibiogramm und entsprechend kontrollierte, antibiotische Behandlung in jedem Fall erfolgen. Im allgemeinen werden Antibiotika 7-10 Tage gegeben.

Eine Besserung der Symptome sollte nach 2 - 3 Tagen eingetreten sein. Persistieren die Beschwerden nach dieser Zeit, so ist eine Paracentese angezeigt.

Bei immungeschwächten Patienten kann die Symptomatik uncharakteristisch sein. Die primäre Paracentese mit mikrobiologischer Erregerbestimmung und sofortiger Therapie mit Breitspektrumantibiotika wird empfohlen.

Symptomatisch

Ziel ist es, die Belüftung im Nasenrachenraum zu verbessern und die Durchgängigkeit der Tube zu erreichen bzw. zu erleichtern. Wir empfehlen die Abschwellung der Nasenschleimhaut neben der systemischen analgetisch-antiphlogistischen Therapie.

Operativ

Paracentese und Erregernachweis

Da sich das Erregerspektrum in den letzten Jahren nicht wesentlich geändert hat, ist eine primäre Kulturgewinnung nicht erforderlich, aber zu empfehlen bei:
1. Kindern mit starken Beschwerden,
2. Kindern unter 3 Monaten,
3. Kindern mit sehr starken Allgemeinsymptomen,

4. bei Kindern mit Immundefekten,
5. bei Kindern mit Komplikationen wie beginnender Mastoiditis und Fazialisparese,
6. bei Therapieversagern,
7. in Einzelfällen zur Diagnosebestätigung,
8. bei otogenen Komplikationen wie Meningitis und Labyrinthitis.

Impfung

Die Frage der Impfung wird immer aktueller. Es existieren Untersuchungen bei Pneumokokken-Infektionen ebenso bei H. influenzae. Es hat sich gezeigt, daß im Tierexperiment eine Pneumokokkenimpfung die Infektion verhindern konnte. Der Schutz gilt für etwa 6 Monate, allerdings erst ab dem 7. Lebensmonat[22].

Operative Begleitmaßnahmen

Eine Indikation für die Adenektomie ist bei der Verlegung der Nasenatmung und rezidivierenden und chronischen Infekten der oberen Luftwege gegeben.

Dabei spielt nicht nur die Größe der Adenoide durch eine mögliche Obstruktion des pharyngealen Tubenostiums eine Rolle, sondern auch die Bakterienbesiedelung an der Oberfläche, welche Infekte der oberen Luftwege begünstigen können. In Ausnahmefällen ist auch die Tonsillektomie indiziert, insbesondere dann, wenn im Rahmen von Akut-Tonsillitiden vermehrt akute Mittelohrentzündungen vorkommen[1].

Komplikationen

Mastoiditis

Die Warzenfortsatzentzündung ist die häufigste Komplikation einer Otitis media acuta. Klinisch auffallend ist die Entzündung dann, wenn sie durch Knocheneinschmelzung zu Komplikationen führt und auf die umgebenden Strukturen übergreift. Je nach Verlauf können ein subperiostaler Abszeß, ein epiduraler Abszeß, eine Meningitis, eine Sinusthrombose und ein Hirnabszeß auftreten.

Nur ein Teil der Mastoiditiden läßt sich durch ausschließliche Antibiotikagabe ausheilen. Der überwiegende Teil muß einer zusätzlichen operativen Behandlung zugeführt werden (Mastoidektomie).

Labyrinthitis

Sie ist die Folge der Translokation von bakteriellen Erregern oder deren Toxine in die

Innenohrflüssigkeit. Das Leitsymptom ist der Schwindel gefolgt von Übelkeit und Erbrechen. Es kommt zu rasch zunehmender Schwerhörigkeit bis zur Ertaubung. Es zeigt sich ein Spontannystagmus zur Seite des erkrankten Ohres (Reizzustand).

Cave: Eine Umkehr des Spontannystagmus zum Gegenohr weist auf den Übergang einer Innenohrbeteiligung in eine meist eitrige Labyrinthitis hin!

Therapie: Sofort hochdosiert Antibiotika parenteral, wenn möglich abstrichgerecht; Parazentese (Entlastung des Mittelohres), sowie bei den geringsten Zeichen einer Warzenfortsatzentzündung Mastoidektomie.

Schlußbemerkung

Die Otitis media acuta spielt auch heute noch eine erhebliche volkswirtschaftliche Rolle. Bis 20% des Antibiotikaverbrauchs im niedergelassenen Bereich in den westlichen Ländern geht zu Lasten der Behandlung dieser Erkrankung. Ein rechtzeitiger Therapiebeginn und eine ausreichend lange Behandlungsdauer verkürzen die Krankheitsdauer und vermindern die Komplikationsrate wesentlich. Trotzdem sollte der kritische und wohlüberlegte Einsatz der antibakteriellen Chemotherapie gewürdigt werden, d. h. kein Antibiotikum bei Seromukotympanon (steriler Erguß) oder zur Prophylaxe der rezidivierenden Otitis media acuta[23].

Literatur

1. Van Cauwenberge PB, Declerq G, Kluyskens PM, The relationship between acute and secretory otitis media. In Sade J: Acute and Secretory Otitis Media. Kugler, Amsterdam 1986.
2. Bluestone CD, Klein JO, Otitis media in infants and children. Saunders, Philadelphia 1988.
3. Halsted C, Lepow M et al. Otitis media: Clinical observations, microbiology and evaluation of therapy. Amer J Dis Child 1968; 115:543-551.
4. Garabedian EN, Roelly Ph, Lacombe H et al. Otitis trainantes et mastoidites subaigues de l'enfant. Ann Oto-laryngol 1990; 107: 126-131.
5. Klein JO, Clinical implications of antibiotic resistance for manangement of acute otitis media. Pediatr Infect Dis J 1998; 17: 1084-1089, discussion 1099-1100.Carlin SA,
6. Marchant CD, Shurin PA et al. Early recurrences of otitis media: reinfection or relapse? J. Pediat. V 1987; 110: 20-25.
7. Biermann E, Die Pneumocystis carinii Otitis. Laryngo-Rhino-Otol 1997; 76: 745-748.
8. Arnold W, Reaktionsformen der Mittelohrschleimhaut. Arch. Ohr-, Nas.- u. Kehlk.-Heilk. 1977; 216: 369-473.
9. Bluestone CD, Role of surgery for otitis media in the era of resistant bacteria. Pediatr Infect dis J 1998; 17: 1090-1098.
10. Hildmann H, Lammert F, Meertens A et al. Über Zusammenhänge zwischen Nasenrachen, Tubenabstand und Oberkieferform. Laryngol Rhinol Otol 1982; 61:537.
11. Kreton JF, Pillsbury HC, Sasaki CT, Adenoiditis vs. adenoid hypertrophy. Arch. Otolaryngol Suppl. 1987: 2-84.
12. Van Cauwenberge PB, Otitis media in relation to other upper respiratory tract infections. Acute and Secretory Otitis Media. Jerusalem, Israel, Kugler, Amsterdam 1986: pp 129-134.
13. Herva E, Häivä MK et al: Pneumococci and their capsular polysaccharide antigens in middle ear effusion in acute otitis media. In Lim, Bluestone, Klein, Nelson: Recent Advances in Otitis media with Effusion. Decker, Philadelphia 1984: pp 120-122.
14. Bluestone CD, Otitis media and sinusitis in children. Role of Branhamella cath. Drugs. V 1986; 31: 132-141.
15. Ostfeld E, Otitis media: The middle ear effusion total white cell count. Amer J Otol 1984, 5: 382-386.
16. Sarkkinen H, Ruuskanen O, Meurman O et al. Identification of respiratory virus antigens in middle ear fluids of children with acute otitis media. J Infect Dis 1985; 151: 444-448.
17. König W, Immunologische Aspekte im HNO-Bereich. Mikrobiologische Aspekte bei Erkrankungen im HNO-Bereich. Fortschritte der Medizinischen Mikrobiologie, Bd. III Fischer, Stuttgart 1990.
18. True BL, Helling DK, Dilemmas in primary care: antibiotic treatment of acute otitis media. Drug Intell clin Pharm 1986; 20: 666-669.
19. Elies W, Luckhaupt H, Scholz H, Antibiotikatherapie (Konsens: Expertenkommission). Otorhinolaryngol Nova 1998; 8: 110-115.
20. Dowell SF, Butler JC, Giebink GS et al. Acute otitis media: management and surveillance in an era of pneumococcal resistance—a report from the Drug-resistant Streptococcus pneumoniae Therapeutic Working Group. Pediatr Infect Dis J 1999; 18: 1-9.
21. Thompson D, Oster G, McGarry LJ et al. Management of otitis media among children in a large health insurance plan. Pediatr Infect Dis J 1999; 18: 239-244.
22. Mehnert F, Virusinfektionen als Basis spezieller Probleme in der HNO Klinik, Bd. III Fischer, Stuttgart 1990.
23. Hirschmann JV, Methods for decreasing antibiotic use in otitis media. Lancet 1998; 352: 672.

Akute Otitis media

J. P. Guggenbichler

Epidemiologie

Die Otitis media ist eine der häufigsten bakteriellen Infektionskrankheiten in der pädiatrischen Praxis. 75-95% aller Kinder erkranken wenigstens einmal, 30% sogar dreimal und häufiger in den ersten 3 Lebensjahren an einer Otitis media. Der Häufigkeitsgipfel der Altersverteilung liegt zwischen 6 Monaten und 6 Jahren. Risikofaktoren sind
- Rezidivierende Otitis in der Familienanamnese
- Rezidivierende Atemwegsinfektionen
- Adenoidhyperplasie, auch kleine derbe Adenoide führen zu Abflußbehinderung des Sekrets aus der Paukenhöhle.
- Fehlbildungen im Gaumen (Gaumenspalte),
- Tubendysfunktion durch Fehlfunktion des M. tensor veli palatini wie z.B. bei Frühgeburtlichkeit und angeborenen Erkrankungen mit besonderen Schädelformen wie M. Apert, M. Crouzon, Eskimos u.a. Völker mit kurzer Schädelbasis
- Tracheo- Bronchomalazie
- Erste Otitis media im ersten Lebenshalbjahr
- Allergische - hyperergische Diathese
- Umweltfaktoren wie Mitrauchen (Lähmung der Zilienfunktion für ca. 3 Stunden) (MARCHANT)

Die Otitis media tritt saisonal gehäuft in den Wintermonaten bis März auf.

Klinisches Bild

Meistens geht der Mittelohrentzündung eine akute virale Atemwegsinfektion voraus. Nach oder während der Atemwegsinfektion treten plötzlich hohes Fieber und starke Ohrenschmerzen auf. Beim Säugling und Kleinkind äußern sich die Schmerzen in einer erhöhten Reizbarkeit oder Unruhe, in Greifen nach dem Ohr, Reiben am Ohr, Schmerzreaktionen beim Berühren (Zug, Druck) des äußeren Ohres oder des Warzenfortsatzes, weiterhin durch plötzliches schrilles Schreien oder Weinen, gelegentlich auch durch persistierendes Schreien und eine Nackensteifigkeit. Weitere Symptome sind Abgeschlagenheit, Nahrungsverweigerung, Erbrechen, Durchfall. Etwa ab dem 4. Lebensjahr können Kinder auch über einen Hörverlust klagen. Bei älteren Kindern sind die Symptome weniger stark ausgeprägt, Fieber kann bei ihnen fehlen.

Otoskopisch findet man eine Hyperämie, eine Trübung der Trommelfelloberfläche (Reflexverlust) und eine Verwischung der Konturen (Entdifferenzierung des Trommelfellreliefs). (Abb. 1 im Farbbildteil). Besonders bei der Grippe-Otitis kann es zu einer hämorrhagischen Blasenbildung auf dem Trommelfell kommen. Auf dem Höhepunkt der exsudativen Entzündung sieht man eine Vorwölbung des Trommelfells oder eine Otorrhoe bei Trommelfellperforation. Zum Nachweis eines Mittelohrexsudat eignet sich unter anderem ein pneumatisches Otoskop bzw. die Tympanometrie.

Ätiologie

Die bakteriellen Erreger sind, wie bei fast allen bakteriellen Atemwegsinfektionen, im wesentlichen fünf Spezies zuzuordnen: zu 60 bis 70% *S. pneumoniae und H. influenzae* (zu 95% nicht bekapselte Stämme) und zu etwa 20% *M. catarrhalis, S. pyogenes* und *S. aureus.* Bei Säuglingen und Kleinkindern bis zum 3. Lebensjahr überwiegen mit etwa 60% H. influenzae, beim Schulkind bei weitem (85%) Pneumokokken. Mykoplasma pneumoniae kommen in ca 2% der Patienten vor allem in Begleitung von Pneumonien als Erreger in Frage. Mischinfektionen mit 2 oder 3 Keimen sind in etwa 5 - 7% möglich. Bei beidseitiger Otitis media wurde beobachtet, daß in der rechten und linken Paukenhöhle unterschiedliche Keime isoliert werden. Bei Neugeborenen und immundefizienten Kindern kommen *E. coli* bzw. multiresistente nosocomiale Hospitalkeime wie *Enterobacter cloacae, Klebsiella spp, Serratia spp, P. aeruginosa, Enterokokken* und *Staphylokokken* vor. Bei Kindern, die wegen rezidivierender akuter Otitis media stationär eingewiesen werden und in der Regel mehrfach antibiotisch vorbehandelt sind, kann ebenso ein multiresistenter Hospitalkeim oder selten C. albicans nachgewiesen werden. Die Rolle fakultativ anaerober und obligat anaerober Bakterien *(Propionibacterium, Peptostreptococcus, Bacteroides spp.)* in der Ätiologie der akuten Otitis media ist noch unklar. Bei etwa 25% der Patienten läßt sich mittels Parazentese oder Mittelohrpunktion überhaupt kein Erreger nachweisen. Möglicherweise handelt es sich bei diesen Patienten um eine überwiegend virusbedingte Otitis media acuta. Ein alleiniger Virusnachweis gelang in aufwendigen Studien bei 6-15% der Kinder mit einer akuten Otitis media. Bei den nachgewiesenen Viren handelte es sich im wesentlichen um Rhino-, RS-, Influenza-, Parainfluenza- und Adenoviren. Darüber hinaus gibt es Patienten mit einer gemischten viral/bakteriellen Infektion mit schlechterer Prognose als bei einer alleinigen bakteriellen Infektion.

Bei einer chronischen Otitis media sind die aeroben Erreger vor allem *P. aeruginosa (60-90%), S. aureus (10-20%), Proteus* und andere *Enterobacteriaceae.* Cholesteatome sind regelmäßig mit *Pseudomonas aeruginosa* infiziert. Bei den anaeroben Bakterien handelt es sich meistens um *Peptostreptokokken, Bacteroides* und *Prevotella.* Nicht selten liegen aerobe-anaerobe Mischinfektionen vor.

Diagnose

Die Diagnose der akuten Otitis media wird aus der Anamnese und dem otoskopischen Befund gestellt. Tympanometrie, Gehörprüfung und Röntgenaufnahmen sind Hilfsuntersuchungen.

In den skandinavischen Ländern und in Nordamerika wird zwecks gezielter antibiotischer Therapie versucht, den Erreger mittels Parazentese durch Punktion der Paukenhöhle nachzuweisen. Dieses Vorgehen ist aus den verschiedensten Gründen hier unüblich. Bei ausgewählten Indikationen sollte jedoch der Erregernachweis angestrebt werden. Hierzu zählen schwere Otitis media, Komplikationen wie Meningitis, Mastoiditis u.a., unzureichende Wirkung einer antibiotischen Therapie nach 48 (-72) Stunden, Kinder mit Einschränkung der körpereigenen Abwehr und Neugeborene. Das gewonnene Material wird zur sofortigen Gramfärbung, Erregerisolierung und Sensibilitätsprüfung verwendet. Mc CRACKEN

Therapie

Wann ist eine Antibiotikatherapie indiziert:

In den letzten Jahren wurde mehrfach propagiert, daß eine Antibiotikatherapie nur bei etwa 15 % der Patienten einen therapeutischen Vorteil bringt. ROSENFELD Initial, am Beginn jeder Ohrproblematik entsteht durch Verschluß der Eustachischen Tube ein Unterdruck in der Paukenhöhle. In diesem Stadium sind abschwellende Nasentropfen indiziert. Bei einer Sekret Abflußstörung einer Otitis media catarrhalis reicht häufig ebenso eine symptomatische Therapie mit Nasentropfen und Sekretolytika, wenn die Überwachung des Patienten gesichert ist. Auf Antibiotika könnte in diesen Stadien verzichtet werden. Wenn sich das Paukenhöhlensekret bakteriell superinfiziert, ist auf jeden Fall eine Antibiotikatherapie indiziert. BALTER

Da sich Unterdruck in der Paukenhöhle und auch die Otitis media catarrhalis bereits mit starken Schmerzen und einem gefäßinjizierten Trommelfell manifestieren kann und diese initialen Stadien klinisch nur schwer vom Paukenhöhlenempyem - der echten bakteriellen Otitis media – zu unterscheiden sind, ist dennoch eine antibiotische Behandlung indiziert um:

- Komplikationen (Anthritis, Mastoiditis, Labyrinthitis, Sinusthrombose, otogener Abszess) zu verhindern,
- Abkürzung des Krankheitsverlaufes und eine rasche Schmerzlinderung zu erzielen.

Auswahlkriterien für Antibiotika zur Behandlung einer akuten Otitis media:

Die Behandlung kann nur selten gezielt, das heißt nach Erregernachweis erfolgen, sondern muß meist als kalkulierte Antibiotikatherapie nach klinischen Kriterien erfolgen. Für die kalkulierte Therapie kann Amoxicillin wegen der noch immer günstigen Resistenzsituation gegen H. influenzae (< 5% β lactamasebildende Stämme) und Pneumokokken (> 95% Empfindlichkeit) in Zentraleuropa (Deutschland Österreich, Schweiz) eingesetzt werden. Die Dosierung betragt 60 mg/ kg KG. (SEIKEL) In einer multizentrischen Studie bei 540 Säuglingen, Kleinkindern und Kindern konnte in einer randomisierten Untersuchung festegstellt werden, daß eine 2 x tägliche Dosierung gleich effektiv ist wie die 3 x tägliche Dosierung. Heilungsraten lagen bei 93%, bei 21 – 24% der Patienten bestand 4 Wochen nach Therapieende noch ein Paukenhöhlenkatarrh: Amoxycillin/Clavulansäure sowie Cephalosporine der II und III Generation zeigen zwar in vitro ein breiteres Spektrum. Diese resistenten Keime werden jedoch nur nach (mehrfacher) antibiotischer Vorbehandlung gefunden.

In einer klinischen Studie bei 282 ambulanten Patienten konnte beobachtet werden, daß durch Amoxycillin/Clavulansäure nicht nur keine höhere Heilungsrate als durch Amoxycillin allein zu erreichen war (Heilungsrate von 96% durch Amoxycillin und 92% durch Amoxycillin/Clavulansäure) sondern eine um das 4 fache (6% vs. 21%) höhere gastrointestinale Nebenwirkungsrate zu beobachten war. Bemerkenswert war aber die hohe Rate an persistierendem Paukenhöhlenkatarrhen mit ca. 25% der Patienten, die zwischen 5 und 12% zu Rezidiven führten.

Penicillin V eignet sich nur zur Erstbehandlung beim Schulkind, bei denen Pneumokokken ca. 8o% der Erreger ausmachen.

Wenn nach 48 (-72) Stunden nach Beginn der Therapie einer akuten Otitis media keine deutliche Besserung eingetreten ist, muß auf jeden Fall auf ein Oralcephalosporin der 2. oder 3. Generation umgestellt werden.

Die Cephalosporine der II und III. Generation eignen sich klinisch sehr gut zur Behandlung der akuten Otitis media. Ein wesentlicher Vorteil dieser Präparate ist neben gewissen Vorteilen in der Pharmakokinetik und der Verträglichkeit, eine deutlich bessere Phamakodynamik verglichen mit Amoxycillin und Amoxycillin/Clavulansäure. Dies hat den Vorteil, daß es zu einer schnelleren Keimelimination kommt und damit die Entwicklung einer schwelenden Infektion mit Persistenz von Keimen verhindert werden kann. Klinisch ist dies durch einer geringeren Entwicklung eines persistierenden Tuben Paukenhöhlenkatarrh gekennzeichnet. Damit ist auch die Rezidivrate niedriger.

Es eignen sich jedoch nicht alle Cephalosporine der III Generation gleich gut. Cefixim und Ceftibuten weisen eine Staphylokokkenschwäche oder sogar Staphylokokkenlücke auf, die jedoch klinisch jedoch nicht überbewertet werden darf, da Staphylokokken als Erreger einer akuten Mittelohrentzündung selten vorkommen. Die meisten Cephalosporine der II und III Generation (Cefixim, Cefuroxim Axetil) haben keine vollständige Bioverfügbarkeit und führen dadurch zur Selektionierung multiresistenter Keime in der Stuhl- und Rachenflora. Diese multiresistenten Keime können als Ursache von Re- oder Superinfektionen in Frage kommen, die dann nur noch durch parenteral verabreichte Antibiotika wie Imipenem/Cilastatin, Vancomycin, Aminoglykoside beherrschbar sind. Daher sollte man diese Präparate nicht als Mittel der ersten Wahl einsetzen.

Eine Ausnahme bildet Cefpodoxim Proxetil. Dieses III Generation Cephalosporin weist einerseits keine Staphylokokkenlücke auf; wesentlicher ist jedoch, daß Cefpodoxim Proxetil als Prodrug vorliegt und erst nach Durchtritt durch die Darmwand die antimikrobielle Wirksamkeit entfaltet. Dieses Präparat besitzt eine kaum nennenswerte Beeinflussung der körpereigenen Flora und ist daher den anderen Präparaten vorzuziehen. Die Resorption ist gut und unabhängig von der Nahrungszufuhr. GUGGENBICHLER

Cephalosporine der III Generation sind auf jeden Fall bei Verdacht auf eine Infektion durch *Enterobacteriaceae bzw.* dem Nachweis von *H. influenzae* indiziert. *Sie* sind vor allem bei rezidivierenden Otitiden einzusetzen. Auch bei Kindern, die eine Otitis media im Ausland (z.B. Spanien, Frankreich, Ungarn) erworben haben, muß an die Möglichkeit von Penicillin-resistenten Pneumokokken gedacht werden. Die Behandlung besteht auch hier in der Verabreichung von Cephalosporinen der III Generation ebenso wiederum in erster Linie in der Gabe von Cefpodoxim. CANTEKIN.

Bei den Makroliden ist die geringe Wirksamkeit gegen *H. influenzae* zu beachten: die höchste in vitro-Aktivität zeigen Azithromycin und Clarithromycin. Roxithromycin zeigt die beste Bioverfügbarkeit. Untersuchungen zeigten jedoch, daß durch Azithromycin wegen er langen Halbwertszeit häufig makrolid resistente Stämme in der Rachenflora selektioniert werden. Die Eradikation von Keimen insbesondere von *H. influenzae* gelingt mit Azithromycin bei 50% der Patienten. DAGAN.

Trimethoprim/Sulfa und Tetrazykline sind nicht indiziert. Säuglinge in den ersten 6-8 Lebenswochen mit einer akuten Otitis media sind stationär, wenn möglich nach dem Identifizierung des Keimes nach Antibiogramm zu behandeln.

Eine lokale Anwendung von Antibiotika hat nur Sinn, wenn ein Trommelfelldefekt vorhanden ist. Der Nutzen einer antibiotischen Lokaltherapie wird aber auch dann zurückhaltend beurteilt.

Dauer der Antibiotikatherapie.

Die Dauer der Therapie beträgt empirisch gewöhnlich 8 Tage. Man muß sich jedoch immer vor Augen halten, daß im Rahmen eines Virusinfektes die Funktion der Eustachischen Tube über 10 – 14 Tage nachhaltig gestört ist und eine Tubenfunktionsstörung nach Absetzen des Antibiotikums bestehen kann. Eine 10 tägige Dauer der Antibiotikagabe ist daher mit einer geringeren Rate an Rezidiven verbunden als eine 5 tägige. In einer Metaanalyse von 17 Studien mit mehr als 1000 Patienten wurde unmittelbar nach der Behandlung kein Unterschied zwischen einer 5 Tagestherapie und einer 10 Tagestherapie beobachtet. Die Heilungsraten lagen einheitlich bei ca. 91%. 6 Wochen bis 12 Wochen nach Therapieende wurde jedoch ein substantieller Unterschied (-50%) in der Rezidivrate zwischen der kürzeren und der längeren Therapiedauer beobachtet. MARCHANT

Auswahlkriterien für Antibiotika bei chronischer Otitis media/persistierendem Ohrfluß

Eine chronische Otitis media mit Ohrfluß erfordert die Mitbehandlung durch den HNO Arzt. Mikroskopisch kontrollierte Reinigung, lokale (Polymyxin-Bacitracin, Gentamicin-Salbe/Tropfen und ähnliches) sowie systemische antibiotische Behandlung, ev chirurgische Intervention nach weiterführender Diagnostik (CT mit Knochenfenster). Wegen der häufig isolierten teil- oder multiresistenten Pseudomonas aeruginosa ist eine intravenöse antibiotische Therapie (z.B. mit Ceftazidime, Imipenem/Cilastatin) plus einer täglichen intensiven Reinigung des Gehörganges notwendig.

Zusatzmaßnahmen bei der Behandlung einer akuten Otitis media

Die symptomatische Therapie besteht aus abschwellenden Nasentropfen oder alternativ Kochsalztropfen, fiebersenkenden und schmerzlindemden Medikamenten und lokaler Wärme. Sekretverflüssigung mit Ambroxol oder N-Acetyl-Cystein.

Ohrentropfen, Antihistaminika und Kortikosteroide sind nicht indiziert. Ein Verschluß des äußeren Gehörganges mit Watte sollte unterbleiben.

Prognose

Die Prognose der akuten Otitis media ist gewöhnlich gut. Die wesentlichen Komplikationen sind Persistenz der akuten Otitis trotz Therapie, die Entwicklung einer rezidivierenden oder chronischen Otitis media bzw. Otitis media mit Erguß und die Ausbreitung der Infektion auf benachbarte Regionen (Meningitis, Hirnabszeß, periphere Fazialisparese, Mastoiditis, Labyrinthitis). Ein Mittelohrerguß läßt sich bei etwa 20-40% der Kinder nach einem Monat nach Therapieende und bei etwa 10% der Patienten noch 3 Monate nach Therapieende nachweisen. Der persistierende Mittelohrerguß kann zu Rezidiven disponieren und wegen des Hörverlustes für eine psychosoziale Entwicklungsstörungen (verminderter Wortschatz, Sigmatismus) des Kindes verantwortlich sein. Eine Otitis media sollte deshalb immer als eine ernste Krankheit aufgefaßt werden; das gilt ganz besonders für die erste Otitis media eines Kindes. Eine zu spät begonnene antibiotische Behandlung oder ein falsch gewähltes Antibiotikum jedoch auch eine zu niedrige Dosierung in zu großen Abständen sowie eine mangelnde Compliance können die Prognose verschlechtern. Weitere Risikofaktoren sind junges Lebensalter und auch eine virale Koinfektion des Mittelohres.

Prophylaxe

Über allgemeine prophylaktische Maßnahmen bei Infektionen der Atemwege siehe das vorangegangene Kapitel. Die Prophylaxe von respiratorischen Virusinfektionen (Influenza- Schutzimpfung) ist gleichzeitig eine Prophylaxe der akuten Otitis media.

Bei einem Kind mit einer *rezidivierenden Otitis media,* das heißt mit drei oder mehr Erkrankungen in 6 Monaten bzw. mit 4 oder mehr Erkrankungen/Jahr, kann eine Chemoprophylaxe versucht werden. Sie sollte mit Amoxicillin, 2 x 20 mg/kgKG/Tag, kontinuierlich über 6 Monate oder intermittierend im Rahmen jeder Atemwegsinfektion erfolgen. Kinder, die älter als 18 Monate sind, können gegen *S. pneumoniae* geimpft werden. Die Hib-Impfung ist dagegen ohne großen Nutzeffekt. Bei Kindern mit Persistenz des Tuben Paukenhöhlensekrets und Hörverlust 10 – 12 Wochen nach Abklingen der akuten Entzündungszeichen bzw. bei persistierendem Tuben Paukenhöhlensekret 4 Wochen nach einem Rezidiv einer Otitis media ist eine Adenotomie angezeigt, nicht nur wegen Obstruktion der Tubenmündung sondern weil die Rachenmandeln unabhängig von ihrer Größe als Erregerreservoir dienen können.

Die orale Gabe abgetöteter Keime (H. influenzae, Streptokokkus pneumoniae, Moraxella catarrhalis, Klebsiella spp. u.a.) im Handel als Luivac, Bronchovaxom, führt zur Bildung von.Sekretions Ig A Antikörpern in Nasensekret und Speichel d.h. Stimulation der lokalen Immunitätder Schleimhäuten der oberen und unteren Luftwege, die die Adhärenz bakterieller Mikroorganismen hemmen. GUGGENBICHLER

3. Otitis media mit Erguß

Akuter Tubenkatarrh, Sero-Mukotympanon, otitis media with effusion, "glue ear"

Klinisches Bild

Es besteht ein Mittelohrerguß ohne klinische Zeichen einer bakteriellen Infektion, kein Fieber, keine Schmerzen. Ältere Kinder klagen über Ohrensausen, Schwindel und ein "volles Ohr". Das Hörvermögen kann vermindert sein. Otoskopisch bestehen keine Zeichen einer akuten Entzündung. Die Beweglichkeit des Trommelfells ist eingeschränkt (pneumatische Otoskopie oder Tympanometrie). Der Erguß ist serös, mukös oder selten auch purulent. (Abb. 2 im Farbbildteil).

Nach der Dauer kann die Otitis media mit Erguß in eine akute (< 4 Wochen), subakute (4 Wochen bis 3 Monate) und chronische (> 3 Monate) Form eingeteilt werden.

Ätiologie

Die wesentliche Ursache ist vermutlich eine Dysfunktion der Tuba Eustachii. Punktiert man einen seromukösen Erguß, findet man in bis zu 66% der Fälle Bakterien. Es handelt sich um die gleichen fünf Erreger wie bei der Otitis media acuta. zusätzlich werden Bestandteile der normalen Rachenflora wie Peptostreptokokken etc, die zu einer chronisch schwelenden Infektion Anlaß geben können, vorgefunden.

Epidemiologie

Eine Otitis media mit Erguß kann als alleinige Krankheit auftreten. In der Regel entwickelt sich der Erguß jedoch nach einer akuten Otitis media und ist bei 20-40% der

Kinder mit einer Otitis media 1 Monat bzw. bei 10% der Kinder 3 Monate nach der Therapie noch nachweisbar.

Diagnose

Bei der Ohrinspektion findet man ein bernsteinbraunes oder leicht gefäßinjiziertes Trommelfell mit Verlust des Lichtreflexes. Bisweilen kann man einen Flüssigkeitsspiegel sehen bzw. Luftbläschen hinter dem Trommelfell. Der Erguß wird mittels pneumatischer Otoskopie oder Tympanometrie objektiviert. Eine Punktion des Trommelfells ist nicht notwendig. Jeder Hörverlust ist als bedeutsames Symptom aufzufassen und sollte quantifiziert werden.

Therapie

Die Behandlung der Otitis media mit Erguß wird unterschiedlich gehandhabt. Wichtigste Maßnahme ist, für eine gute Belüftung des Mittelohres zu sorgen. Parazentese, Politzern und ähnliche Maßnahmen kommen in Frage. Eine antibiotische Behandlung ist indiziert, unter anderem dann, wenn die Kinder zuvor noch nicht mit Antibiotika behandelt worden sind. Als Antibiotikum eignet sich Amoxycillin wenn das Kind nicht antibiotisch vorbehandelt ist, nach antibiotischer Vorbehandlung muß ein Cephalosporin der III Generation insbesondere Cefpodoxim Proxetil eingesetzt werden. Versagt die Therapie, kann bei einer chronischen Otitis media mit Erguß nach Parazentese und Adenotomie ein Paukenröhrchen eingesetzt werden. Der Einsatz eines Paukenröhrchens ist jedoch zurückhaltend zu betrachten. Antihistaminika und Corticosteroide sind, obwohl durch Studien in Australien und Neuseeland sehr günstig beurteilt, außer bei einer allergisch bedingten Entzündung/Schleimhautschwellung, nicht indiziert. Kortikosteroide scheinen bei den wenigen eigenen Patienten, die mit diesen Maßnahmen behandelt wurde, die Rezidivrate zu erhöhen.

Prognose

Die Prognose ist im allgemeinen gut. Die Patienten sollten jedoch langfristig nachbeobachtet werden, um sicher zu gehen, daß die Hörminderung beseitigt ist, da andernfalls eine Entwicklungsstörung des Kindes möglich erscheint.

Prophylaxe

Eine Prophylaxe ist nur schwer möglich. Wichtig ist, die erste Episode der akuten Mittelohrentzündung adäquat zu behandelt um den Übergang in eine schwelende Infektion zu verhindern. Bei Therapie mit einem inadäquat wirkenden Antibiotikum ist eine Keimpersistenz mit Schrankenstörung und Capillary leak häufig zu beobachten. Gabe von lokalen Immunstimulantien ist zur Reduktion rezidivierender Otitiden wirksam.

Literatur:

1. Balter, SE. Dowell SF: Update on acute otitis media, Current opinion in infectious Diseases. 13, 165 – 170, 2000
2. Cantekin EL: The changing treatment paradigm for acute otitis media JAMA, 180, 1903 – 1904, 1998
3. Dagan R., Johnson CE, Mc Linn S, Abughali H. et al. Bacteriologic and clinical efficacy of amoxycillin/ clavulanate vs azithromycin in acute otitis media. Ped. Inf. Dis. J. 19 (2) 95–104, 2000.
4. Guggenbichler JP. et al: Two times versus three times administration of amoxycillin in acute otitis media. Vortrag: ICAAC, 2000, Toronto
5. Guggenbichler JP. Eigene unpublizierte Untersuchungen, 1996
6. Marchant CD, Carlin SA et al. Measuring the comparative efficacy of antibacterial agents for acute otitis media: the polyanna phenomenon. J. Ped 120, 72 – 77, 1992t
7. Marchant CD, Shurin PA; Therapy of acute otitis media Ped Clin North Am: 30, 281 – 296, 1983
8. McCracken GH. Prescribing antimicrobial agents for treatment of acute otitis media Ped Inf. Dis. 18: 1141 – 1146, 1999
9. Mc Linn S. Williams D. Incidence of antibiotic resistant Streptococcus pneumoniae and β lactamase positie Haemophilus influenzae in clinical isolates from patients with otitis media. Ped Inf. Dis.J. 15, Suppl 9, S 3 – 9, 1996
10. Rosenfeld RM, Controversies:treatment of acute otitis media JAMA, 279, 1784 – 1785, 1998
11. Seikel K, Shelton S, Mc Cracken GH Middle ear fluid concentrations of amoxycillin after large dosages in children with acute otitis media. Ped Inf. Dis. J. 16: 710 – 711, 1997

Die akute Mittelohrentzündung aus historischer Sicht

S. Pötschner

Auf den ersten Blick mag es erstaunlich sein, einen medizinhistorischen Beitrag über die akute Mittelohrentzündung in einem Jahrbuch über aktuelle Aspekte der Infektiologie zu finden. Aber in Zeiten zunehmender „Aufgeklärtheit" der Patienten sind es auch Ärzte, die mit ihrer Skepsis gegenüber der klassischen Schulmedizin zur Ablehnung der Antibiotikaeinnahme bis hin zur Verweigerung empfohlener Impfungen beitragen. Es ist daher vielleicht doch interessant, sich die Probleme der Altvordern in der Behandlung einer Erkrankung wie der akute Otitis media in Erinnerung zu rufen, einer Erkrankung von damals hoher Morbidität und wegen der Häufigkeit schwerer lokaler und intrakranieller Komplikationen erschreckend hoher Mortalität.

Dass ein akut fieberhaftes Ohrenleiden für den Patienten tödlich verlaufen kann, beschreibt bereits Hippokrates 460 v. Chr. „Ein anhaltender Ohrenschmerz verbunden mit akutem Fieber und anderen nicht gerade günstigen Anzeichen tötet die Patienten jüngeren Alters im Verlauf von 7 Tagen oder noch schneller unter delirösen Erscheinungen, wenn nicht viel Eiter aus dem Ohre abfließt, oder Blut aus der Nase, oder sonst ein günstiges anderes Zeichen sich eingestellt hat. Ältere Leute rafft diese Krankheit langsamer und weniger häufig dahin. Denn der Eiterfluß aus den Ohren kommt bei ihnen schneller zustande und sie delirieren weniger. Bei den meisten derselben kommt es jedoch zu Rückfällen und auf solche Weise gehen sie dann zugrunde." (HIPPOKRATES Erkenntnisse).

Erst im 16. Jahrhundert trugen italienische Forscher (Vesalius, Eustachius, Fallopius, Da Vinci) durch ihre Erkenntnisse der Anatomie , welche bis dahin von Aristoteles geprägt war, bahnbrechend zum Verständnis der Mittelohrfunktion bei. 100 Jahre später fanden erstmals Instrumente zur Betrachtung des Trommelfells, die Ohrspecula Anwendung. In dieser Zeit erschien bereits die erste Monografie über die Behandlung von Ohrenkrankheiten von Duverney (Traitède lórgane de lóuie, erschienen 1683). Die Ohrenheilkunde blieb aber jahrhundertelang fahrenden Barbieren und Scharlatanen überlassen, was den beklagenswerten Mangel an Therapieerfolgen und wissenschaftlichen Fortschritten erklärt.

In Grundzügen folgten die Therapie von Ohrenerkrankungen bis ins 19. Jahrhundert den Anweisungen der antiken Ärzte Galen und Celsus: es wurden starke Reizstoffe (Myrrhe, Essig, Alaun, Weihrauch, Terpentin) in den Gehörgang instilliert. Ergänzend wurden Blutegel hinter den Ohren angesetzt, Abführ- und Brechmittel verabfolgt und gelegentlich Niesen provoziert. Die Parazentese zur Entlastung bei Mittelohrerguss wird seit 200 Jahren ausgeübt. Erst im 18. Jahrhundert wurde der Tubenkatheter von einem französischen Postmeister erfunden, aber wegen der schwierigen Handhabung und Komplikationshäufigkeit nur zögernd angewendet.

In einem der ersten deutschsprachigen Fachbücher (Martell FRANK: Erkenntnisse und Behandlung der Ohrenkrankheiten, 1845) wurde der dramatische Ausgang einer Mittelohrentzündung beschrieben:

„Bei raschem und üblen Ausgange wird der febrilische Puls aussetzend und schwach, es entstehen Convulsionen, die heisere Stimme verliert ihren Klang gänzlich, das Kind ächzt noch, es tritt Betäubung, Kälte der Gliedmassen ein, und der Tod erfolgt entweder unter Convulsionen oder schlagartig.“

Schon von M. Frank und E. Schmalz, den ersten Verfassern deutschsprachiger Bücher über Ohrenerkrankungen wurden die gebräuchlichsten heilsamen Einflüsse auf das Ohr aufgelistet und kritisch gewertet:

- Elektrizität, Galvanismus und Magnetismus wurden als völlig wirkungslos beurteilt.
- Moxa (Brennkräuter), Haarseile, Zugmittel hinter den Ohren und Kopfbäder wurden ebenfalls abgelehnt.
- Das Abbrennen von Wachstüchern an den Ohren war bekannt (erinnert an die heute gebräuchlichen Ohrkerzen).
- An wirksamen Medikamenten standen Opium und Fieberrinde (Chinin) zur Verfügung.
- Kopfbäder, Schwitz- und Badekuren, weiters Hungerkuren wurden als schädlich eingestuft.
- Die sehr beliebten Blutegel und Abführkuren wurden empfohlen.
- Ohrentropfen: da meistens stark reizende Substanzen verwendet wurden, überstieg der Schaden den Nutzen. Am ehesten wurden Spülungen mit lauwarmen Wasser befürwortet.
- Eine gewisse Wirksamkeit wurde den Brechmitteln zugesprochen: es wurde richtigerweise die Beeinflussung der Tubenfunktion bemerkt.
- Große Bedeutung wurde der Luftdusche der Eustachischen Röhre und auch der Einbringung z.B. quecksilberhaltiger Substanzen in die Paukenhöhle zugemessen.
- Als bestes Mittel zur sofortigen Schmerzstillung und Wiederherstellung des Gehörs wurde die Parazentese empfohlen. Auch das Einlegen von Paukenröhrchen wurde bereits praktiziert.

Wir haben hier einen sehr guten Überblick über das damals zur Verfügung stehende therapeutische Repertoire. Einige der Methoden, die man als unwirksam einstufte, wie Moxa, Magnetismus, Ohrentropfen oder Ohrenkerzen, geistern, obwohl nachweislich ohne Nutzen, auch heute noch durch vor allem alternativ angehauchte Publikationen. Andere Verfahren, die wohl einen gewissen Nutzen hatten, müssen heute wegen allzu großer Aggressivität und Nebenwirkungen abgelehnt werden: z.B. Opium, Chinin, Blutegel oder die frühzeitige Parazentese. Übrigens wurde auch die Prophylaxe, in diesem Fall Vermeidung von Erkältungen, in diesen Büchern schon angesprochen.

In den folgenden Jahren entwickelte sich die „Otiatrie" zu einer eigenständigen Disziplin, die im Jahr 1873 zur Gründung der ersten Ohrenklinik der Welt in Wien unter der Leitung der Professoren Gruber und Politzer führte. Letzterer erfand ein einfaches Gerät zur „Tubendurchblasung": den Politzerballon (siehe Abb. 1)

In Politzers Lehrbuch der Ohrenheilkunde, 5. Auflage erschienen 1908, werden pyogene Streptokokken als häufigste Erreger im Sekret der akuten Mittelohrentzündung angegeben. Hämophilus influenzae, damals noch als „Influenzabazillus" bezeichnet, war zwar schon bekannt, dürfte aber eine sehr geringe Rolle gespielt haben. Zu seinem therapeutischen Arsenal gehörte die Lokalbehandlung mit H_2O_2 und borsäurehältigen Lösungen, Morphium, das damals seit kurzem bekannte Aspirin und Abschwellung der Nase mit Kokain. Lufteinspritzungen in das Mittelohr – das bekannte Politzern –, Parazentese und die Entfernung der Adenoiden wurden weithin praktiziert. An diesen Behandlungsmethoden sollte sich die nächsten Jahrzehnte nichts ändern.

Im Handbuch der Ohrenheilkunde von H. Marx, erschienen 1938, wurde die seit 1862 von A.v.Tröltsch festgelegte Einteilung der akuten Mittelohrentzündung in eine katharralische und eine eitrige Form beibehalten. Als Erreger bekannt waren in erster Linie pyogene Streptokokken und Pneumokokken. Die häufig sterilen Mittelohrpunktate waren den Autoren schwer erklärlich – die Existenz von Viren war ja noch nicht bekannt. Die Therapie glich weitgehend der von Politzer angegebenen. Obwohl schon einige Jahre auf dem Markt, wurden die Sulfonamide offenbar kaum für die Behandlung der Mittelohrentzündung eingesetzt. Das Penicillin – 1928 von Fleming entdeckt – war 1938 in klinischer Erprobung und wurde erst ab 1940 (allerdings noch nicht in Deutschland) eingesetzt.

1952, in E. Lüschers Lehrbuch der Ohrenheilkunde hat die Antibiotikarevolution bereits Einzug gehalten: er empfiehlt „bei allen schweren Mittelohrentzündungen möglichst frühzeitig mit einer kräftigen Sulfonamid- oder Penicillinbehandlung einzusetzen". Die Frequenz der Mastoidektomien hat in seinem Krankengut um ein Drittel abgenommen, die Häufigkeit intrakranieller Komplikationen hat sich halbiert.

Heute ist die Mastoiditis eine seltene Erkrankung geworden, der otogene Hirnabszess fast schon eine Rarität. Opfer sind fast nur Kinder, die bei einer Otitis media kein Antibiotikum erhalten haben oder Personen mit unzureichender medizinischer Versorgung. 30 bis 70 Prozent aller Otitiden sind – je nach Studie – viraler Genese, d.h. eine Antibiotikagabe ist nicht immer unbedingt erforderlich. Damit ist die Frage, wann man nun tatsächlich einer antiinfektiven Therapie bedarf, immer noch ein Diskussionsthema. Doch sollte jeder, der auf die bewährte moderne Therapiekombination für Otitis media acuta – Antibiotikum, Antiphlogistikum und Abschwellung der Nasenschleimhaut – verzichtet, darauf achten, dass auch aus einer scheinbar leichten, katharralischen Mittelohrentzündung in ganz kurzer Zeit eine lebensgefährliche Komplikation entstehen kann.

Behandlungsverfahren aus der medizinischen Mottenkiste haben in einem modernem

Therapiekonzept nichts verloren. Ein nostalgischer Rückblick zeigt, wie lückenhaft das therapeutische Rüstzeug der Prä-Antibiotikazeit war. Auch Homöopathie oder traditionelle chinesische Medizin und andere alternative Behandlungsverfahren liefern keinen befriedigenden Ersatz für Antibiotika bei einer schweren, akuten, bakteriellen Otitis. Erst seit wir Antibiotika verwenden, ist die akute Mittelohrentzündung eine „banale Erkrankung", die stets gutartig verläuft und in der Regel komplikationslos abheilt.

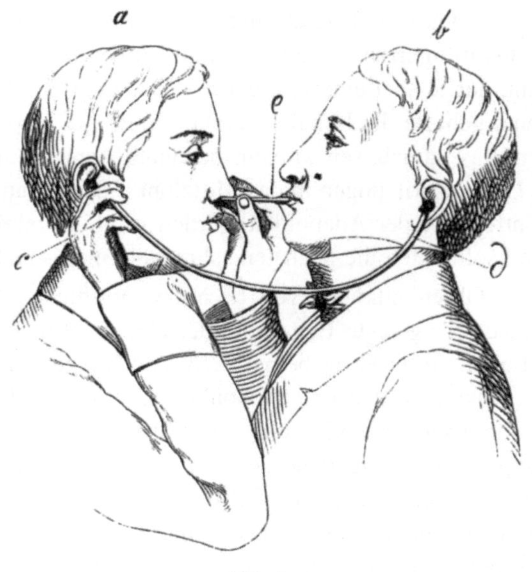

Abb. 1

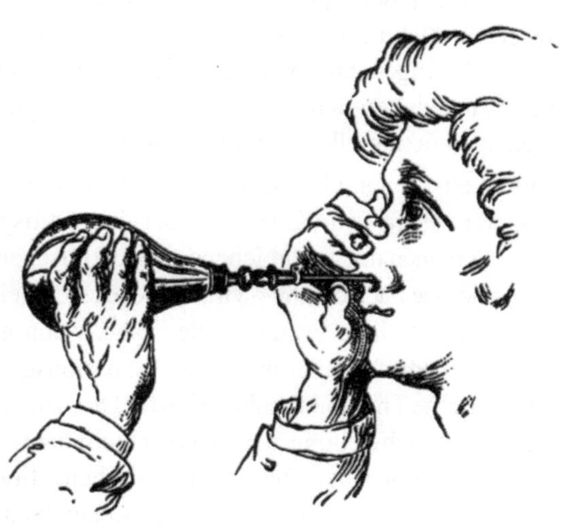

Abb. 2

Literaturverzeichnis:

HIPPOKRATES Erkenntnisse, Herausg. Allerberger F, Golf Verlag1997; Nr. 185 L. V, pag. 624
FRANK, M.., practische Anleitung zur Erkenntnis und Behandlung der Ohrenkrankheiten, Erlangen 1845
SCHMALZ, E.: Erfahrungen über die Krankheiten des Gehörs und ihre Heilung, Leipzig 1846
POLITZER, A.: Lehrbuch der Ohrenheilkunde, 5. Aufl., Enke, Stuttgart, 1908
MARX, H.: Handbuch der Ohrenheilkunde, 1938
LÜSCHER, E.: Lehrbuch der Ohrenheilkunde, Springer, 1952
Abbildung 1 aus: Die Ohrenheilkunde der Gegenwart von W. Kramer; Verlag A. Hirschwald 1861
Abbildung 2 aus: Lehrbuch der Ohrenheilkunde von A. Politzer; 5. Auflage Verlag Enke 1908: 115

Lymphadenopathien bei Infektionskrankheiten

M. Löbermann, E. C. Reisinger

Eine Schwellung peripherer Lymphknoten tritt bei einer Vielzahl von Erkrankungen mit unterschiedlicher Ätiologie auf. Neben Malignomen, Autoimmun-, Lipidspeicher-, Stoffwechselerkrankungen und einer Reihe seltenerer Ursachen, sind Lymphadenopathien vor allem bei Infektionserkrankungen zu finden. Eine Lymphadenitis ist eine entzündliche Lymphknotenschwellung (LKS), bei der histologisch die entzündliche Reaktion bzw. die immunologische Stimulation deutlich ausgeprägter ist als im Normalzustand. Ursache für Lymphadenitiden sind vor allem Bakterien und Viren, seltener Pilze und Parasiten[78]. Als dermatopathische Lymphadenitis wird eine Lymphknotenschwellung bei generalisierten juckenden Hauterkrankungen wie Neurodermitis oder chronischem Ekzem bezeichnet. Als Ausdruck einer Immunreaktion des Organismus kann die Lymphknotenschwellung alleiniges klinisches Zeichen sein. Häufig jedoch tritt eine Adenopathie zusammen mit weiteren Symptomen auf und kann so Hinweise auf die Ursache einer Erkrankung geben.

Pathogenese

Lymphknoten sind Teil des peripheren lymphatischen Systems. Migratorische Zellpopulationen des Immunsystems treffen hier auf residente Zellen und bestimmen die Immunantwort.

Der von einer Kapsel umgebene Lymphknoten wird in drei Bereiche unterteilt. Zentral befindet sich die Medulla, an die sich der Parakortex und peripher der Kortex anschließt. In die Medulla können B- und T-Lymphozyten über Lymphgefäße und über postkapillare Venolen einwandern[1, 2]. Die Venolen besitzen in diesem Bereich ein spezielles kuboides Epithel, das den Übertritt der Zellen aus der Blutbahn ermöglicht. In der Medulla und im Parakortex präsentieren dendritische interdigitierende Zellen vom Langerhans-Typ Antigen an der Zelloberfläche und aktivieren T-Zellen. In der Medulla und im Parakortex dominieren T-Helfer- und T-Suppressor-Zellen, Plasmazellen und

Tabelle 1: Infektionskrankheiten mit Lymphadenopathie
(LK: Lymphknoten, LKS: LK-Schwellung, S: Schmerz, DS: Druckschmerz, Ø: Durchmesser, KO: Komplikationen, DD: Differentialdiagnose)

Infektion	Erreger	Lokalisation generalisiert	Lokalisation regional	LK-Befund	Erreger im LK	Fieber + LKS	Tropenrelevanz	HIV-Relevanz	Übertragungsweg	Hauptsymptome	Besonderheiten der Lymphknotenhistologie	Quelle
Viren												
infektiöse Mononukleose	EBV	+	zervikal submandibulär (sub-) okzipital	S, DS gel. sehr groß		+		+	Speichel	Splenomegalie, bei älteren Patienten atypische Verläufe mit Fieber, Durchfällen, Leber- und Lungenbeteiligung	parakortikale Hyperplasie mit fokalen Nekrosen, Proliferation von Immunoblasten	[9,17,34,46]
Röteln	Rubella Virus	+	okzipital zervikal retroaurikulär	DS Ø < 2 cm	+				aerogen	leichter Beginn, makulopapulöses nicht-konfluierendes Exanthem, generalisierte LKS,	Pulpa- und Follikelhyperplasie, Nester plasmazytoider Lymphozyten, kaum Nekrosen; gelegentlich Hyperplasie der Venolen (DD: angioimmunoblast. T-Zell Lymphom)	[34]
Windpocken	VZV	+	zervikal nuchal						aerogen	Fieber, Myalgien, Husten, Kopfschmerz, Pharyngitis, Exanthem; KO: Pneumonie, Embryopathie	diffuse parakortikale Hyperplasie, Zellen mit Kerneinschlusskörperchen	[34,45]
Masern	Masernvirus	+	retroaurikulär				+		aerogen	katarrhalisches Stadium, Koplik-Flecken, konfluierendes Exanthem; KO: Pneumonie, Enzephalitis	diffuse, parakortikal betonte Hyperplasie; Warthin-Finkeldey-Riesenzellen	[34,49]
Herpes Zoster	VZV		+	schmerzlos Ø < 2 cm				+	Reaktivierung	segmentales makulopapulöses Exanthem	follikuläre und Sinusarchitektur durch diffuse Zellproliferation gestört, diffus verteilt reaktive Immunoblasten (DD: Reed-Sternberg-Zelle)	[17,34]
pharyngo-konunktivales Fieber	Adenovirus		zervikal		+				aerogen	akuter Verlauf, Fieber	charakteristisches Einschlußkörperchen im Kern infizierter Zellen, Zytolyse	[34,43,44]
epidem. Keratokonjunktivitis	Adenovirus Typ 3,7								aerogen	okuloglanduläres Syndrom bei Kindern	charakteristisches Einschlußkörperchen im Kern infizierter Zellen, Zytolyse	[34,43]

Infektion	Erreger	Lokalisation		LK-Befund	Erreger im LK	Fieber + LKS	Tropenrelevanz	HIV-Relevanz	Übertragungsweg	Hauptsymptome	Besonderheiten der Lymphknoten-histologie	Quelle
		generalisiert	regional									
akute HIV-Infektion	HIV	+	+		+	+	+	+	Sexualkontakt	s. Tabelle 5	hyperplastische Keimzentren, fokale Hämorrhagien, monozytäre Infiltrate, mehrkernige Riesenzellen vom Warthin-Finkeldey-Typ	21 22 25
persistierende generalisierte Lymphadeno-pathie (PGL)	HIV	+		schmerz-los, symmetrisch	+		+	+		Pat. meist asymptomatisch	3 histologische Typen, die den Erkrankungsverlauf widerspiegeln: Typ A: wie andere virale Infektionen; hyperplastische Keimzentren, fokale Hämorrhagien, monozytäre Zellen um Blutgefäße und Sinus, mehrkernige Riesenzellen vom Warthin-Finkeldey-Typ Typ B: Kombination aus Typ A und C Typ C: follikuläre Atrophie, ausgeprägte Angioneogenese, Fibrosen	25 34
AIDS	HIV	+	+		+		+	+	Sexualkontakt	Unterscheidung: – Persistierende generalisierte Lymphadenopathie – AIDS-assoziierte Erkrankungen	Ergebnisse von Biopsien: s. Tabelle 5	14 32
CMV-Mononukleose	CMV	+	+			+		+	Sexualkontakt Blutprodukte	lange hohes Fieber, Abgeschlagenheit, Myalgien, Kopfschmerzen, Splenomegalie; Pharyngitis/Adenopathie sehr selten	Einkernige Riesenzellen mit intranukleären Einschlußkörperchen, parakortikale Hyperplasie	47 73
HHV-6-Mononukleose	HHV-6		+	+				+	aerogen	mononukleose-ähnliches Krankheitsbild bei Jugendlichen; Reaktivierung bei Immunsuppression	Vergößerung des Paracortex, Infiltration mit Lymphozyten und Imunoblasten-ähnlichen Zellen, wenig Histiozyten und Eosinophile	50

Infektion	Erreger	Lokalisation		LK-Befund	Erreger im LK	Fieber + LKS	Tropenrelevanz	HIV-Relevanz	Übertragungsweg	Hauptsymptome	Besonderheiten der Lymphknotenhistologie	Quelle
		generalisiert	regional									
Herpes-simplex Infektion	HSV I/II	+	inguinal, axillär, zervikal	S, DS				+	aerogen	Fieber, Immunsuppression	parakortikale Hyperplasie, zahlreiche Immunoblasten, Pasmazellen und Makrophagen. Sinushistiozytose, diskrete Nekrosen; Cowdry-Kernkörperchen; Übergreifen der Entzündung auf Umgebung	48
Herpes genitalis	HSV-II		inguinal	schmerzhaft unilateral					sexuell	oft keine Primärläsion	parakortikale Hyperplasie, zahlreiche Immunoblasten, Pasmazellen und Makrophagen. Sinushistiozytosie, diskrete Nekrosen; Cowdry-Kernkörperchen; Übergreifen der Entzündung auf Umgebung	73
Dengue	Dengue Virus	+				+	+		Aedes spp.	akutes Fieber, Kopfschmerz, Myalgien, häufig makulöses Exanthem Hämorrhagische Verläufe	Lympho-, plasmozytäre Proliferation	41 42
Chikungunya	Chikungunya Virus		+				+		Aedes aegypti	Fieber, schwere Arthralgie, wandernde Polyarthritis, Exanthem, gel. Hämorrhagien, langsame Rekonvaleszens		
O'nyong-Nyong	O'nyong-Nyong Virus	+	postero-zervikal, inguinal, axillär		+		+		Anopheles spp.	Fieber (mäßig), Polyarthralgie (symmetrisch), Exanthem, 50% mit zervikaler LKS		40
Ross-River	Ross-River		zervikal				+		Culex spp., Aedes spp.	selbstlimitierender Verlauf, Arthralgie, Exanthem		
West-Nil-Fieber	West-Nil Virus	+			+		+		Aedes spp., Culex spp.	Fieber > 39°C, Cephalgien, Myalgien, Bewußtseinsstörungen bzw. meningitische Zeichen, Exanthem		38 39

Infektion	Erreger	Lokalisation		LK-Befund	Erreger im LK	Fieber + LKS	Tropen-relevanz	HIV-Relevanz	Übertragungsweg	Hauptsymptome	Besonderheiten der Lymphknoten-histologie	Quelle
		generalisiert	regional									
Bakterien												
Scharlach, Angina, Pharyngitis	*Streptococcus pyogenes* (Gruppe A) und Serogruppe C		+	unilateral S, DS	+	+			aerogen	Häufigkeitsgipfel 3.-10.LJ, plötzlicher heftiger Beginn; bei Strept.-Pharyngitis LKS symmetrisch	
Furunkel, Karbunkel, Follikulitis	*Staphylococcus aureus*			S, DS						Beteiligung regionaler LK	eitrig einschmelzend	34
Katzenkratzkrankheit	*Bartonella henselae*		submandib., aurikulär, axillär, inguinal	kein DS, nicht symmetrisch	+	+		+	Katzen, Flöhe	bes. jüngere Frauen, kutane Läsion, Fieber gel. mononukleoseähnlich	Sinushyperplasie (monozytoide B-Zellen) und deutliche Follikelhyperplasie, fokale Mikroabszesse, gel. sternförmig, mit Neutrophilen und mehrkernigen Riesenzellen im Randbereich	17, 34, 46, 51-55
bazilläre Angiomatose	*Bartonella henselae, B. quintana*	+				+		+	Katzen, Flöhe	Gefäßproliferation, Hautläsionen Lymphadenopathie, Peliosis hepatis	– unscharf begrenzte, knotig aggregierte vaskuläre Proliferation, Endothelzellen vakuolisiert – diffus vermehrte Vaskularisation, Histiozyten und fokale Nekrosen – diffuse hämangiomartige Veränderung des Lymphknotens	19, 55
Wolhynisches Fieber	*Bartonella quintana, B. henselae*	+	+						Läuse, Zecken (?)	plötzliche Kopfschmerzen, Fieber, Endokarditiden, häufig Rezidive nach antibiot. Therapie	– unscharf begrenzte, knotig aggregierte vaskuläre Proliferation, Endothelzellen vakuolisiert – diffus vermehrte Vaskularisation, Histiozyten und fokale Nekrosen – diffuse hämangiomartige Veränderung des Lymphknotens	55
Diphtherie	*Corynebacterium diphtheriae*	+	zervikal						aerogen	uncharakteristische Prodromi, Nasen-, Rachen-, Kehlkopfdiphtherie, Pseudomembranen	eitrig/nekrotisierend, granulomatös	
Brucellose	*Brucella abortus, B. melitensis, B. suis*	+	axillär	klein, weich, kein DS	+	+	+		Milchprod.	Spätstadium 30% Lymphadenopathie	granulomatös, nekrotisierend	73

Infektion	Erreger	Lokalisation generalisiert	Lokalisation regional	LK-Befund	Erreger im LK	Fieber + LKS	Tropen-relevanz	HIV-Relevanz	Übertragungsweg	Hauptsymptome	Besonderheiten der Lymphknoten-histologie	Quelle
Tularaemie	*Francisella tularensis*		präauriku-lärepi-trochlear-kubital in-guinal						Zecken, Tabaniden	häufig mit Konjunktivitis, ulzerierende Läsion an Eintritts-pforte	Proliferation monozytoider B-Zellen, granulomatöse Nekrosen mit neutrophiler Reaktion und Epitheloidzellen im Randbereich	34 46
Leptospirose	*Leptospia interro-gans, L. bifida*	+				+			Erreger-haltiger Säugeru-rin	meist milder Verlauf (grippeählich), selten iktero-hämorrhagischer Verlauf oder Meningitis, Exanthem		13
Melioidose	*Burkholderia pseudomallei*	+	+				+	+	Säuger, Nahrungs-mittel	akut: Lymphangitis, Abszesse, Pneumonie, chron./subklinische Verläufe	nekrotisierend granulomatös	46 56
Lymphknoten-Tuberkulose	Mycobacterium tuberculosis	+	zervikal submandibulär (Kinder) (sub-) okzipital suprakla-vikulär	kein DS, hart, ver-backen, symmetr.	+	+	+	+	Tröpfchen	– subfebrile Temperaturen, Gewichtsverlust, Nachtschweiß, 50% bronchopulmonale Symptome – bei HIV gehäuft LK- und ZNS-Manifestation, keine Kavernen, miliare Verläufe, Tuberkulintest oft falsch negativ	– Nekrose verkäsend, epitheloidzellige Granulome; – bei HIV: ausgeprägte konfluierende Nekrosen ohne Granulombildung, wenige Riesenzellen (DD atyp. Mycobakterien; schwer abgrenzbare, nicht verkäsende Granulome, Mikroabszesse, wenig Riesenzellen)	25 34 46 57 80
Lepra	*Mycobacterium leprae*	+	+	kein S, DS	+	+	+			lange Inkubationszeit, maku-löse Hautveränderungen mit Depigmentierung und Sensibilitätsstörungen; Madarosis, Leprombildung, späte Disseminierung	– lepromatöse Lepra: diffuse Granulomatöse Infiltration mit vakuolisier-ten Histiozyten – tuberkuloide Lepra: verkäsende Epitheloidzellgranulome	19
Pest	*Yersinia pestis*		inguinal, (axillär, zervikal)	S, DS, Ø bis 10 cm	+	+	+		Flöhe	akuter Verlauf, Fieber, Kopfschmerzen, Bubonen	nekrotisierend, wenige Leukozyten Ödembildung perinodal	13

Infektion	Erreger	Lokalisation generalisiert	Lokalisation regional	LK-Befund	Erreger im LK	Fieber + LKS	Tropenrelevanz	HIV-Relevanz	Übertragungsweg	Hauptsymptome	Besonderheiten der Lymphknotenhistologie	Quelle
Milzbrand	*Bacillus anthracis*		+				+		Tabaniden Schmutz	hämorrhagische Hautnekrosen mit regionaler Lymphadenopathie, Lungen-, Darmmilzbrand	nekrotisierend, wenige Leukozyten	
Lymphgranuloma venerum	*Chlamydia trachomatis*, L1-3		inguinal	+			+		Sexualkontakt	Lues-ähnlicher Primärkomplex, ausgeprägte Lymphadenitis mit eitriger Einschmelzung und Fistelung	fokale sternförmige Mikroabszesse, Randwall aus Histiozyten; Sinuserweiterung durch monozytoide Zellen und deutliche Follikelhyperplasie	[17]
nicht-gonorrhoische Urethritis	*Chlamydia trachomatis*, Serogruppe D-K		inguinal						Sexualkontakt	Urethritis, Zervizitis; weniger Lymphknotenbeteiligung als bei Serorguppe L1-3	s.o.	
Ulcus molle	*Haemophilus ducreyi*		inguinal	S, DS				+	Sexualkontakt	multiple schmerzhafte genitale Ulcera, nachfolgend ausgeprägte Lymphadenitis	häufig eitrige Einschmelzung	[73]
Granuloma inguinale (Donovanose)	*Calymmatobacterium granulomatis*		inguinal				+		Sexualkontakt	Papel mit Granulombildung	Pathognomonische Donovan-Körperchen (Erreger und Histiozyten)	
Syphillis – primär	*Treponema pallidum*		inguinal	S, DS					Sexualkontakt	Primäraffekt mit ulzerierender Läsion	Hyperplasie der Keimzentren mit fokaler Nekrose	[17 19 58 59]
– sekundär	*Treponema pallidum*	+	zervikal, aurikulär, subokzipital, epitrochlear	S, DS		+		+		makulopapulöses Exanthem, mildes Fieber, Unwohlsein, Schleimhautbeteiligung, Pharyngitis, Tonsilitis	reaktiv vergrößerte Follikel, (Kortex/ Medulla), Plasmazellen im parafollikulären Stroma, Gefäßobliteration; Mikrogranulome	[17 19 43 58 59]
– tertiär	*Treponema pallidum*	+								selten LK-Beteiligung als massive gummatöse Lymphadenitis	gummatöse Lymphadenitis	[19]
Gonorrhoe	*Neisseria gonorrhoe*		inguinal	+					Sexualkontakt	Urethritis mit Ausfluß		
Lyme-Borreliose	*Borrelia burgdorferi*	+	+		(+)	+			Zecken	in Frühphase der Erkrankung reg. LK-Beteiligung, gelegentlich generalisiert	Lympho-Plasmozytäre Infiltrate mit Makrophagen und Mastzellen	[60 73 79]

Infektion	Erreger	Lokalisation generalisiert	Lokalisation regional	LK-Befund	Erreger im LK	Fieber + LKS	Tropenrelevanz	HIV-Relevanz	Übertragungsweg	Hauptsymptome	Besonderheiten der Lymphknotenhistologie	Quelle
Fleckfieber	*Rickettsia prowazeckii*	+	+			+			Kleiderläuse		Lymphohistiozytäre Infiltrate	[61]
Tsutsugamushifieber	*Orientia tsutsugamushi*		+			+	+		Laufmilben	Eschar, Kopfschmerzen, Fieber, schwere Verläufe möglich	Lymphohistiozytäre Infiltrate, kaum Gefäßentzündung	[61] [62]
Rickettsienpocken	*Rickettsia acarii*		+				+		Milben	Papel, Eschar	Lymphohistiozytäre Infiltrate	[61]
Zeckenbißfieber	*R. sibirica, R. australis, R. conorii*		+			+	+		Zecken	leichter Verlauf, ausgeprägte Primärläsion	Lymphohistiozytäre Infiltrate	[61]
Ehrlichiose	*Ehrlichia chaffensis, E. phagocytophila, E. sennetsu*	+	+						Zecken, teilw. unbekannt	Verlauf grippeähnlich (Kopfschmerz, Myalgien, Arthralgien), selten schwer (asept. Meningitis, Rhabdomyolyse) *E. sennetsu*: Sennetsu-Fieber, LK-beteiligung	retikuloendotheliale Hyperplasie, fokale Nekrosen und Hämophagozytose, histiozytäre Infiltrate, bei Tendenz zur Granulombildung leichterer Verlauf, Nachweis von Makrophagen mit morula-ähnlichen Einschlüssen	[60] [61] [77]
Malleus/Pferderotz	*Burkholderia mallei*	+	+						Einhufer	hohes Fieber, Lymphadenitis	nekrotisierend	
Rattenbißfieber	*Spirillium minus Actinimyces muris*	+	+				+		Ratten	akut, hochfieberhafter Verlauf		[73]
Parasiten												
lymphatische Filariasis	*Wuchereria bancrofti, Brugia malayi/timori*	+	+	Lymphangitis	+	+	+		*Anopheles Aedes, Culex*	regionale. Ödembildung	Wurmnachweis (adulte), entzündl. Zerstörung der Architektur, granulomatös-proliferative Fibrosierung	[62]
Onchozerkose	*Onchocerca volvolus*		inguinal	kein DS	+		+		*Simulium spp.*	Hautatrophie, Verlust elastischer Fasern führt zu herabhängenden inguinalen LK ("hanging groin")	granulomatös-nekrotisierend, Eosinophilie, im LK Larvennachweis	[19]

Infektion	Erreger	Lokalisation generalisiert	Lokalisation regional	LK-Befund	Erreger im LK	Fieber + LKS	Tropenrelevanz	HIV-Relevanz	Übertragungsweg	Hauptsymptome	Besonderheiten der Lymphknotenhistologie	Quelle
Toxoplasmose	*Toxoplasma gondii*	+	(sub-) okzipital supraclavikulär posterozervikal	wechselnde Größe		+		+	Katzen	oft symptomarm, Fieber, Kopfschmerz, fokale ZNS-Symptomatik, Verlauf über Monate	reaktive follikuläre Hyperplasie der Keimzentren mit epitheloidzelligen Mikrogranulomen, kariorrhektischen Zellen und monozytoide B-Zellen; selten Toxoplasma-Zysten	17 19 43 63
viszerale Leishmaniose	*Leishmania spp.*	+	+		+	+	+	+	Phlebotomus, Lutzomya	Hepatosplenomegalie, Fieber, BB-veränderungen	Mikrogranulome in Keimzentren, intrazellulär amastigote Form des Erregers	
kutane Leishmaniose	*Leishmania spp.*		+		+		+	+	Phlebotomus, Lutzomya	Papel mit Ulzeration	s.o.	62 64
Schlafkrankheit	*Trypanosoma brucei gambiense/ rhodesiense*	+	nuchal (Winterbottom-Zeichen)	Kein DS, gummiartig, beweglich	+	+	+		*Glossina spp.*	Stadium I: Fieber, generalisierte LKS Stadium II: ZNS Beteiligung	zunächst Proliferation Keimzentren, dann Kumulation von Makrophagen mit Stase der Lymphe und Gefäßschäden; zelluläre Nekrosen	
Chagas	*Trypanosoma cruzi*	+	+				+		Wanzen			
Skabies	*Scabies scabiei*		+				+		Hautkontakt	charakeristische Hautbeteiligung		81
Kopfläuse	*Pediculus capitis*		zervikal (sub-) okzipital						dir. Kontakt	Juckreiz Kopfhaut		
Pilze												
Kryptokokkose	*Cryptococcus neoformans*	+	+		+		+	+	Inhalation Reaktivierung?	Meningitis, extraneurale Manifestation: Pneumonie, Karditis, Arthritis, Hautläsion, Adenopathie	multiple noduläre Granulome aus Epitheloidzellen und zahlreichen erregerhaltigen, mehrkernigen Riesenzellen	

Infektion	Erreger	Lokalisation		LK-Befund	Erreger im LK	Fieber + LKS	Tropenrelevanz	HIV-Relevanz	Übertragungsweg	Hauptsymptome	Besonderheiten der Lymphknoten-histologie	Quelle
		generalisiert	regional									
Histoplasmose	*Histoplasma capsulatum*	+	+	häufig unilateral	+	+	+	+	aerogen	Bei HIV-Infektion im Spätstadium Reaktivierung der prim. Lungeninfektion: LKS, Hepatosplenomegalie, Knochenmark, ZNS-Beteiligung, Hautläsionen	zunächst Granulome aus epitheloidzellen und Riesenzellen in Kortex und Medulla, die im Verlauf durch erregerhaltige Histiozyten ersetzt werden	25 43
extrapulmonale Pneumozystose	*Pneumocystis carinii*	+			+			+	aerogen	bis 5% extrapulmonale Manifestation, dabei 40-50% d. Fälle Lymphadenopathie; unter Therapie häufiger extrapulmonale, disseminierte Verläufe	nekrotisches Gewebe mit schaumigem Exsudat, dort zahlreiche Erregerzysten; kaum Entzündungszellen, wenige Riesenzellen und Epitheloidzellen im Randbereich der Nekrosen	72
Blastomykose	*Blastomyces hominis/ dermatitidis*	+	+	wenig S	+		+	+	aerogen	bei Immunsupression Generalisation	nekrotisierend granulomatös	46
Coccidioides-Mykose	*Coccidioides imitis*	+	+		+		+	+	aerogen	grippeähnlicher Verlauf, Erythema nodopsum, Pneumonie, Meningitis, LKS, Leber-, Hautbeteiligung	Granulome aus Epitheloidzellen, Riesenzellen (Langerhans- oder Fremdkörpertyp) und Plasmazellen; Erreger in Riesenzellen und extrazellulär im Bereich der Nekrosen	25 75
Sporotrichose	*Sporotrix schenkii*		axillär	Lymphangitis			+		Pflanzenkontakt	intermitt. harte Schwellung entlang der Lymphgefäße	ulzerierend	
Pen. marneffei Infektion	*Penicillium marneffei*	+			+		+	+	aerogen	Fieber/Gewichtsverlust, Hautläsionen, Hepatomegalie, Lungenbeteiligung, Anämie/ Thrombopenie		65
Unbekannte Erreger												
Kikuchi Erkrankung	unbekannt		zervikal	DS, S Ø 0,5-7 cm		+				bes. jüngere Frauen mononukleoseähnliches Krankheitsbild	parakortikale zellarme Nekrosen, verstreut lymphoide Zellen und Histiozyten kaum Granulozyten	66-69 70 74
TIBOLA	unbekannt		axillär	DS Ø 1-5cm					Zecken	95% reg. Adenopathie, 66% Eschar mit Nekrose, Erythem, lok. Alopezie, Fieber, Abgeschlagenheit		71

Makrophagen. Im Kortex finden sich die typischen B-Zellfollikel. Primäre Follikel bestehen aus fokal aggregierten, ruhenden B-Zellen und aus follikulär dendritischen Zellen. Die vernetzten follikulär dendritischen Zellen binden und präsentieren Antigen-Antikörper-Komplexe. Durch Kontakt von dendritischen Zellen mit T-Helferzellen kommt es zu einer B-Zell-Aktivierung und -Proliferation[2]. Dadurch entstehen sekundäre Follikel, die Keimzentren. In Abhängigkeit von dem Erreger kann es im Lymphknoten zu weiteren, für bestimmte Erreger typischen Veränderungen, wie Granulombildung, Nekrosen oder Abszedierung kommen (**Tabelle 1**). In der bindegewebigen Kapsel befinden sich die Nozizeptoren. Schmerzen im Bereich des Lymphknoten werden durch die Dehnung der Kapsel oder durch das Übergreifen einer Entzündung auf die Kapsel ausgelöst.

Diagnosefindung

Die Vergrößerung von Lymphknoten kann für den Kliniker eine große Herausforderung in der differentialdiagnostischen Abklärung darstellen. Die Ursache für eine Lymphadenopathie lässt sich oft nicht klären.

Pangalis et al.[3] konnten bei Patienten mit Lymphadenitis, die zu einer weiteren Diagnostik an eine hämatologische Abteilung überwiesen wurden, in über 50% der Fälle

Tabelle 2: Endgültige Diagnose bei Adenopathie als Hauptsymptom, bei Patienten in primärärztlicher Versorgung (Williamson) und in einer hämatologischen Abteilung (Pangalis)

	Williamson [4] n=249 %	Pangalis et al. [3] n=186 %
Keine	64	53,0
Infektion des oberen Respirationstraktes	18	
Hautinfektionen	8	
Toxoplasmose		11,7
Mononukleose	0,4	8,5
Tb-Adenitis	0,4	7,1
AIDS/HIV		0,5
Insektenbisse	5	
Medikamenten-assoziiert	1	
Gonorrhoe	1	
Herpes genitalis	1	
Thyreoiditis	0,4	
Lues	0,4	
Blastomycose	0,4	
M. Hodgkin	0,4	6,6
Non-Hodgkin Lymphom		6,6
Adenokarzinom/Metastasen	0,4	2,8
Sarkoidose		0,5
Lymphgranuloma venerum		0,5
Kikuchi-Syndrom		1,4
Röteln		0,5

keine spezifische Diagnose stellen (**Tabelle 2**). Bei anderen Untersuchungen im ambulanten Bereich konnte, auch bei langer Nachuntersuchungszeit, bei einem deutlich geringeren Anteil an Patienten eine endgültige Diagnose gestellt werden[4,5]. Die in **Tabelle 2** zusammengestellten Studien können nur Anhaltspunkte für die Häufigkeit verschiedener Ursachen geben, da nicht vergleichbare Gruppen von Patienten untersucht wurden. Eine Studie[4] ist in der primärärztlichen Versorgung angesiedelt, die zweite Studie[3] untersucht Patienten, die zur weiteren Diagnostik an eine hämatologische Abteilung überwiesen wurden.

Zur Diagnosefindung tragen neben Anamnese, körperlicher Untersuchung, bildgebenden Verfahren, Labor und invasive diagnostische Maßnahmen bei.

Anamnese

Bei der infektiösen Genese einer Lymphadenitis ist insbesondere die Expositionsanamnese hilfreich:
- berufliche Anamnese
- Tierkontakte
- Sexualverhalten
- Reiseanamnese/Tropenaufenthalt

Auch das Alter der Patienten ist wichtig bei der Differentialdiagnose von LKS. Vergrößerte Lymphknoten finden sich häufiger bei jüngeren als bei älteren Patienten. Bei 561 ambulanten Patienten fanden sich in einer Untersuchung von 1977[6] bei 90% der 10-19 jährigen, aber lediglich bei 37% der 60-69 jährigen Patienten vergrößerte Lymphknoten. Entsprechend der Altersmaxima verschiedener Erkrankungen finden sich bei jüngeren Patienten als Ursache von LKS häufiger entzündliche Erkrankungen als bei älteren Patienten[7]. Lee et al.[8] fanden bei einer Untersuchung an 628 Lymphknotenbiopsaten, daß bei Patienten unter 30 Jahren 57% eine infektiöse, gutartige Diagnose aufwiesen und dieser Anteil bei über 50-jährigen Patienten auf 40% fiel. Pangalis et al.[3] fanden bei über 40-jährigen Patienten, die zur Abklärung einer LKS stationär betreut wurden, ein 20-fach erhöhtes Risiko einer malignen Ursache, verglichen mit Patienten unter 40 Jahren. Mit dem Alter ändert sich auch das klinische Bild verschiedener infektiöser Erkrankungen. So finden sich vergrößerte Lymphknoten bei über 90% der unter 35-jährigen Patienten mit infektiöser Mononukleose, dies ist jedoch lediglich bei 47% der über 40-jährigen Patienten der Fall[9].

Körperliche Untersuchung

Lymphknoten sind der körperlichen Untersuchung leicht zugänglich, jedoch kann die Beurteilbarkeit je nach Konstitution des Patienten eingeschränkt sein. Subkutan gelegene Lymphknoten können ab einer Größe von 0,5 bis 1 cm getastet werden[76], tiefer gelegene Lymphknoten lassen sich manuell oft erst als Konglomerate nachweisen. In einem Vergleich zwischen manueller und radiologischer (CT/MRT) Untersuchung konnten vergrößerte Lymphknoten im Halsbereich dennoch mit vergleichbarer Sicherheit diagnostiziert werden[10]. Lediglich retropharyngeal und tief viszeral gelegene Lymphknoten waren bei dieser Untersuchung mit bildgebenden Verfahren besser nachweisbar.

Zur Abgrenzung pathologischer Veränderungen wird in erster Linie die Lymphknotengröße herangezogen. Bei gesunden Erwachsenen können Lymphknoten mit einem Durchmesser bis maximal 1 cm, in der Leistenbeuge bis maximal 2 cm tastbar sein. Bei Kindern, bei denen eine Hyperplasie des Lymphgewebes durch eine Vielzahl an Antigenen ausgelöst werden kann, können in Einzelfällen Lymphknoten bis 2 cm Durchmesser ohne pathologische Bedeutung sein[16]. Eine weitere Abklärung sollte immer dann angestrebt werden, wenn ein oder mehrere Lymphknoten nachgewiesen werden, deren Durchmesser größer als die oben genannten sind. Sonographische Untersuchungen zur Größe der Lymphknoten[11, 12] zeigen, daß die durchschnittliche Fläche bei metastatisch (2,15 cm^2) oder durch Lymphome (1,69 cm^2) veränderten Lymphknoten deutlich größer ist, als dies bei entzündlich-reaktiv veränderten Lymphknoten der Fall ist. Hier wurde eine durchschnittliche Fläche von 1,11 cm^2 berechnet. Allerdings hatten noch 14,9% der entzündlich veränderten Lymphknoten eine Fläche über 2,5 cm^2. In einer anderen Untersuchung fanden sich ähnliche Ergebnisse[3], 55% der durch Infektionen hervorgerufenen LKS hatten eine Größe unter 2,25 cm^2. Dies war lediglich bei 15% der durch Malignome hervorgerufenen LKS der Fall. Jedoch waren bei infektiöser Mononukleose und bei Tuberkulose über 50% der Lymphknoten größer als 2,25 cm^2.

Neben der Größe selbst geben weitere Charakteristika des Lymphknotens Hinweise auf die Ursache der Lymphadenopathie. Schmerzen treten immer dann auf, wenn die Kapsel bei rascher Vergrößerung, wie beispielsweise bei infektiöser Mononukleose, Toxoplasmose, aber auch bei Lymphomen oder Blutungen in Nekrosezonen, gedehnt wird. Das Übergreifen eines Entzündungsprozesses auf die Kapsel löst ebenfalls Schmerzen aus.

Weiterhin werden zur Beurteilung der Lymphknoten die Konsistenz, Verschieblichkeit und Lage herangezogen. Ghirardelli et al.[7] beschreiben 4 charakteristische Typen der LKS bei unterschiedlicher Genese:

- nach vorangegangener Entzündung
  vergrößert, fest-elastisch, nicht (druck-)schmerzhaft, sehr mobil.
- akute Infektion
  asymmetrisch vergrößert, weich-elastisch/fluktuierend, (druck-)schmerzhaft, teilweise Hautrötung über dem betroffenen Lymphknoten.
- Lymphome
  ev. rasche Vergrößerung, leicht eingeschränkte Verschieblichkeit, wenig schmerzhaft, Verschmelzung zu „Paketen"

Tabelle 3: Regionale Lymphadenopathie und Erregerspektrum

Lokalisation	Krankheit/Erreger
regionales Drainagegebiet	Streptokokken Gruppe A
	Staphylococcus aureus
	selten:
	Klebsiella
	Serratia
	Bartonella henselae
	Salmonella
	Pseudomonas
	Nocardia
	Candida albicans
	Aspergillus spp.
zervikal	Tuberkulose
	EBV/CMV-Mononukleose
	Toxoplasmose
	Diphterie
	Bartonella henselae
	Kopfläuse
submandibulär	Bartonella henselae
	Mononukleose
	Tuberkulose
aurikulär	Masern
	Bartonella henselae
	Röteln
präaurikulär	Tularämie
	Bartonella henselae
	Listeriose
	Sporotrichose
	Chlamydia trachomatis
(sub-)okzipital	Mononukleose
	Toxoplasmose
	Röteln
	Tuberkulose
	Kopfläuse
supraklavikulär	Tuberkulose
	Toxoplasmose
nuchal	Schlafkrankheit
axillär	Bartonella henselae
	Tularämie
	Rickettsien
	Borrelien
	Brucellose
	Sporotrichose
epitrochlear/kubital	Lues II
	Tularämie
inguinal	Lues
	Gonorrhoe
	Lymhogranuloma venereum
	Herpes genitalis
	Haemophilus ducreyi
	Pest
	Tularämie
	lymphatische Filariasis

– metastatische Lymphknotenveränderungen
groß, typischerweise hart/solide, Oberfläche nicht glatt, mit Unterlage/Haut verbacken.

Diese Unterscheidungen können jedoch nur Anhaltspunkte für die Genese darstellen, und es muß berücksichtigt werden, daß jede Ursache einer Lymphadenopathie eine der oben genannten Charakteristika vortäuschen kann.

Häufig wird zwischen einer regionalen und einer generalisierten Lymphknotenvergößerung unterschieden. Jedoch können nahezu alle Erkrankungen mit regionaler Lymphadenopathie auch einen generalisierten Verlauf nehmen. Die regionale LKS lenkt zunächst die gezielte Untersuchung der Ursache auf das Drainagegebiet der Lymphregion. Häufig sind Verletzungen der Haut oder Schleimhaut Eintrittspforte für den Krankheitserreger. Die **Tabelle 3** stellt wichtige Infektionen zusammen, die umschriebene, regional begrenzte Lymphknotenvergößerungen auslösen. Bei generalisierter Vergrößerung der Lymphknoten muß stets eine spezifische Ursache abgeklärt werden.

Meist sind Lymphadenitiden mit weiteren und diagnoseweisenden Symptomen vergesellschaftet, selten stellen sie bei Infektionserkrankungen das einzige Symptom dar. Solche monosymptomatischen LKS sind beispielsweise nach akuten Infektionen als postinfektiöse Lymphadenopathie noch längere Zeit zu beobachten. Aber auch bakterielle und virale Infektionen mit Mycobakterien, Bartonellen oder HIV äußern sich gelegentlich nur mit einer Vergrößerung von Lymphknoten.

Adenopathien entzündlicher Genese gehen meist mit Fieber einher, **Tabelle 1** hebt Erkrankungen hervor, bei denen Fieber und Adenopathie die Hauptsymptome sind. Hautveränderungen bei Adenitiden sind häufig diagnostisch wegweisend. Wichtige Differentialdiagnosen bei fieberhaften Erkrankungen mit LKS und makulopapulösem Exanthem sind Rickettsiosen und Viruserkrankungen[13], weitere Differentialdiagnosen stellt die **Tabelle 4** zusammen.

Labor und bildgebende Verfahren

Auch wenn Anamnese und Befund eine infektiöse Genese der LKS nahelegen, muß bei der Diagnostik von Adenopathien differentialdiagnostisch immer an Neoplasien und an andere nicht-entzündliche Ursachen gedacht werden.

An eine Basis-Labordiagnostik mit Blutsenkungsgeschwindigkeit, Differentialblutbild, Eiweiß-Elektrophorese und der Bestimmung von Leberenzymen und Entzündungsparametern (C-reaktives Protein, Procalcitonin, Neopterin, Fibrinogen) schließt sich je nach Anamnese die weitere spezifische Diagnostik (Kultur, Serologie, PCR etc.) zum Erregernachweis an. Bei generalisierten Adenopathien sollten bildgebende Verfahren frühzeitig eingesetzt werden, um die Ausbreitung im Bauch- und Brustraum zu beurteilen[10, 14]. Sonographische Untersuchungen lassen neben einer Verlaufskontrolle eine Größenbeurteilung und die Beurteilung der nodalen Strukturen zu. In gewissem Umfang ist sonographisch eine funktionelle Untersuchung – insbesondere der Perfusionsverhältnisse – möglich[11]. Dies kann bei der Differenzierung zwischen Lymphomen, Metastasen und entzündlich-reaktiv veränderten Lymphknoten helfen.

Tabelle 4: Hautveränderung und Lymphadenopathie

Lymphknoten	Hautveränderung	Erkrankung/Erreger
regional	Erythema chronicum migrans	Lyme-Borreliose
	Eschar, makulopap. Exanthem	Zeckenbißfieber
		Tsutsugamushi Fieber
	makulopapulös, Plaques	Lepra
	Erythem	Erysipel
	Erythema nodosum	Mycobakterien
		Streptokokken
		Kokzidioidomykose
	haemorrhagische Pustel	Milzbrand
	verruköse Papel, Ulcus	Kutane Leishmaniose
	Ulcus	Lues I
		Chlamydia trachomatis
		HSV
		Ulcus molle
	Bläschen, konfluierend	HSV 1,2
generalisiert	makulös	Lues II
	papulös	Skabies
	makulopapulös	Mononukleose
		akute HIV-Infektion
		Masern
		Rickettsien
		Rückfallfieber
		Dengue
		Röteln
		Scharlach
		Ross-River-Fieber
		Lues II
	makulopapulös, Ulzeration	Histoplasma capsulatum
	makulopapulös, Petechien	Leptospirose
	papulös, ± zentrale Nekrose	Penicillium marneffei
	Petechien	Sepsis
		Dengue
	Haemorrhagien	virale haemorrhagische Fieber

Invasive diagnostische Maßnahmen

Zur direkten Untersuchung von Lymphknotengewebe stehen zwei Möglichkeiten, die Feinnadelbiopsie und die diagnostische Lymphknoten-Exstirpation, zur Verfügung. Beide invasive Maßnahmen sind mit Vor- und Nachteilen behaftet.

Sinnvoll erscheint die Feinnadelbiopsie bei entzündlich-abszedierenden Prozessen zum Erregernachweis oder zur Diagnose von Lymphknotenmetastasen bei bekanntem Primärtumor. Der Vorteil einer Feinnadelbiopsie liegt in der geringeren Invasivität des Eingriffs, der auch bei Kontraindikationen für einen chirurgischen Eingriff durchgeführt werden kann. Nachteile ergeben sich aus der Tatsache, daß zytologisch in vielen Fällen der Ausschluß eines malignen Prozesses nicht sicher gelingt und so die Diagnostik verzögert werden kann[75]. Für die Lymphomdiagnostik ist meist die histologische Untersuchung und damit die Exstirpation eines Lymphknotens notwendig.

Die Frage nach dem günstigsten oder sinnvollsten Zeitpunkt der Lymphknotenbiopsie ist bisher nicht eindeutig geklärt. Grundsätzlich sind zunächst nicht-invasive Methoden auszuschöpfen. Bei der Mehrzahl der Patienten mit LKS erscheint jedoch eine Biopsie nicht notwendig. In einer Untersuchung an 249 jüngeren ambulanten Patienten (im Mittel 24 Jahre) mit Lymphadenopathien[4] wurde lediglich bei 3% eine Biopsie durchgeführt, die dann in der Hälfte der Fälle diagnostisch wegweisend war. Bei älteren Patienten, die an eine hämatologische Abteilung überwiesen wurden[3] waren jedoch mit 33,6% deutlich mehr Biopsien notwendig. Machen Anamnese und die weiteren Untersuchungen eine maligne Erkrankung unwahrscheinlich, scheint ein Beobachtungszeitraum von ca. 2 Wochen vor einer Biopsie sinnvoll[4, 15, 16]. Problematisch ist eine Biopsie besonders bei viralen Erkrankungen wie infektiöser Mononukleose, da es wegen lymphozytärer Infiltrate zur Fehldiagnose eines malignen Lymphoms kommen kann[17-19]. Es wurden mehrere mathematische Modelle vorgestellt, die neben der Größe des Lymphknotens eine begleitende HNO-Infektion, den Röntgen-Thorax Befund[20], die Lokalisation, Konsistenz und Schmerzen[3] des Lymphknotens zur Entscheidung der Notwendigkeit einer Biopsie heranziehen. Grundsätzlich sollte der Lymphknoten biopsiert werden, der die größten Veränderungen aufweist und chirurgisch am besten zugänglich ist. Wegen häufiger unspezifischer Veränderungen sollte die Biopsie inguinaler Lymphknoten vermieden werden.

Wenn alle Möglichkeiten der Diagnostik und Differentialdiagnostik ausgeschöpft werden, wird sich ein Anteil von ca. 20% der Biopsien – im Nachhinein – als unnötig herausstellen[7].

Bei 186 Lymphknotenbiopsien nicht-maligner Genese[3] fand sich in 63% keine spezifische Genese. Spezifische Ursache war in 14% Toxoplasmose, in 10% Mononukleose und in 8% Tuberkulose. Bisher sind keine Daten bekannt, in welchem Umfang der Anteil an histologisch unspezifischen Ergebnissen durch moderne immunhistochemische und molekularbiologische Untersuchungen abgenommen hat.

Bei strikter Indikationsstellung konnte bei 290 Lymphknotenbiopsien in 53% eine klinische Diagnose durch die histologische Untersuchung bestätigt oder ausgeschlossen werden[85], lediglich in 10% der Falle wurde die Diagnose durch die histologische Untersuchung gestellt. Inwieweit jedoch die Lymphknotenbiopsie die Diagnostik verkürzt, wurde bisher nicht untersucht.

Häufige Ursachen für Lymphadenopathien

Generalisierte Lymphknotenschwellungen sind neben Medikamenten (Phenytoin, Hydralazin) und Lymphomen/Leukämien vor allem durch EBV-, CMV-Infektionen, Toxoplasmose und Tuberkulose verursacht.

Bei regionalen Lymphadenopathien ist das Erregerspektrum von der Lymphknotenregion (**Tabelle 3**) abhängig. Häufigste Ursache für Schwellung der Halslymphknoten sind Infektionen des oberen Respirationstraktes und im Bereich der Zähne. Daneben finden sich häufig EBV, CMV, Adenoviren, Toxoplasmose oder HIV als Ursache[15].

Tabelle 5: Ergebnisse der Lymphknotenbiopsie bei Patienten mit HIV/AIDS in Arizona (Wong) und
Zentralafrika (Tshibwabwa)

	Wong [60] n=29 %	Tshibwabwa [17] n=88 %
HIV-Lymphadenopathie	45	58
unspezifische chron.-inflammatorische Veränderungen	7	7
Lymphom	24	10
Kaposi-Sarkom	7	
Mykobakterien	10	24
granulomatös-entzündliche Veränderungen	3	
Kryptokokkose	3	
Toxoplasmose		1

Isolierte posterozervikale Lymphknotenschwellungen werden charakteristischerweise
durch Röteln, Toxoplasmose und auch durch die Kikuchi-Erkrankung[66] verursacht. Vergrößerung supraklavikulärer Lymphknoten, insbesondere der Virchow' Drüse werden
vor allem durch Lymphknotenmetastasen thorakaler und abdomineller Neoplasien verursacht, gelegentlich findet sich als Ursache eine Hauttuberkulose (Scrofuloderm).
Axilläre Lymphknotenvergößerungen sind oft durch Staphylokokken- und Streptokokkeninfektionen bei Hautverletzungen im Bereich des Armes und der Hand verursacht.
daneben können die Katzen-Kratz-Krankheit, Tularämie und Sporotrichose mit isolierter Schwellung axillärer Lymphknoten einhergehen. Sehr häufig finden sich reaktiv
vergrößerte Lymphknoten im Inguinalbereich, daneben sind Urethitiden Ursache für inguinale Lymphknotenschwellung.

Lymphadenopathien bei HIV/AIDS

Lymphadenopathien haben im gesamten Verlauf einer HIV-Infektion eine besondere
Bedeutung. Lymphknotenvergrößerungen können in allen Stadien der Infektion, von
der akuten Infektion über die Latenzphase und das Spätstadium, aber auch bei antiretroviraler Therapie und AIDS-assoziierten Erkrankungen auftreten. Nach einer Infektion
kommt es zur Induktion einer typischen gegen Viren gerichteten Immunantwort des Organismus. Der elektronenmikroskopische Virusnachweis in Lymphknotengewebe gelang erstmals 1984, und es zeigte sich, daß die Viren hier an follikulär dendritischen
Zellen durch Immunkomplexe gebunden werden („virus-trapping")[26-28].

Symptomatische, meist mononukleoseähnliche Verläufe der akuten HIV-Infektion
werden bei über 50% der Betroffenen beobachtet[21-23]. In Untersuchungen bei Patienten
mit HIV-Serokonversion fanden sich deutliche unterschiede im Auftreten von Lymphadenopathien. In einer kleineren Studie hatten 64% eine Vergrößerung peripherer
Lymphknoten[22], eine Untersuchung an 218 Patienten mit frischer HIV-Infektion[23] fand
bei 39% Schwellung der Halslymphknoten und bei 24% Schwellung der axillären

Lymphknoten. Eine Untersuchung in Kenia[21] fand bei Frauen mit akuter HIV-Infektion lediglich in 3% extrainguinale Lymphadenopathien.

In der Latenzphase einer HIV-Erkrankung werden häufig persistierende generalisierte Lymphadenopathien (PGL) beobachtet, die durch HIV verursacht werden. Histologisch ändert sich das Bild mit der Dauer der Erkrankung von einer typischen viralen Entzündungsreaktion hin zu einer Involution und Atrophie der Keimzentren im Spätstadium der Erkrankung[25,29,30]. Die HIV-assoziierten Lymphknotenschwellungen sind in der Regel indolent, während Lymphknotenschwellungen durch opportunistische Erregen meist druckdolent sind.

An der Entstehung von LKS sind häufig AIDS-assoziierte Erkrankungen beteiligt. Neben den opportunistischen Infektionen sind dies vor allem Lymphome und Kaposi-Sarkome[25, 29, 30, 34], die von einer PGL abgegrenzt werden müssen. Ursachen für Lymphadenopathien bei der AIDS-Erkrankung sind in **Tabelle 5** zusammengestellt.

Durch den Einsatz einer hochpotenten antiretroviralen Therapie (= HAART) konnte die Inzidenz opportunistischer Infektionen deutlich gesenkt werden[31,33]. Es zeigte sich jedoch auch ein Wandel in der Häufigkeit des Auftretens dieser Erkrankungen. Bei einem Vergleich zwischen 1994 und 1998 fand sich ein Anstieg des Anteils an non-Hodgkin Lymphomen von 4 auf 16% der AIDS-assoziierten Erkrankungen[31].

Mit dem Einsatz von Proteaseinhibitoren in der antiretroviralen Therapie fand sich eine Zunahme an Lymphadenopathien, die auf eine Proteaseinhibitor-induzierte Reaktivierung einer *Mycobacterium avium*-Komplex Infektion zurückzuführen war[35, 36], wobei der zugrundeliegende Mechanismus noch nicht geklärt ist.

Eine Untersuchung zum Nutzen der Lymphknotenbiopsie[32] fand, daß bei 65% der HIV-infizierten Patienten das Ergebnis der diagnostischen Lymphknotenexstirpation das therapeutische Vorgehen mitbestimmte. Ergebnisse von Biopsien bei HIV-assoziierten Lymphadenopathien sind in **Tabelle 6** zusammengestellt.

Eine Lymphknotenbiopsie kann bei HIV-infizierten Patienten früher notwendig werden als bei anderen Patienten, da serologische Nachweise verschiedener Krankheitserreger bei einer HIV-Infektion manchmal unzuverlässig sind und der direkte Erregernachweis angestrebt werden muß. Eine frühe histologische Abklärung ist bei neu auftretenden oder bei sich verschlechternden Symptomen sinnvoll, wenn mit anderen diagnostischen Mitteln die Ursache nicht erkennbar ist. Dies ist auch dann sinnvoll, wenn vorangegangene Biopsien unauffällig waren, da immer an die Entstehung eines Malignoms gedacht werden muß[32].

Lymphknotenschwellungen bei Reisenden

Bei Reisenden muß bei unklaren Lymphadenopathien selbstverständlich mit allen auch in Europa vorkommenden Erkrankungen gerechnet werden. Die meisten der im Ausland erworbenen Reiseerkrankungen präsentieren sich neben einer Vergrößerung der Lymphknoten häufig mit Fieber (**Tabelle 1**). Wichtige Infektionskrankheiten mit regionaler Lymphadenitis sind bei Reisenden Infekte der oberen Atemwege, aber auch sexu-

Tabelle 6: Ursachen für Lymphadenopathien bei der AIDS Erkrankung

atypische Mykobakterien
Tuberkulose
CMV-Infektion
Histoplasmose
Kokzidioidomykose
Lymphom
Kaposi-Sarkom
Lues
EBV-Infektion
Toxoplasmose
Tularaemie
viszerale Leishmaniasis
Sarkoidose
Penicillium marneffei-Infektion (SO Asien)
Castleman-Erkrankung
Kryptokokken-Lymphadenitis

ell übertragbare Erkrankungen. Zirka 5% aller Reisenden haben flüchtige sexuelle Kontakte. Die Inzidenz pro Monat während des Auslandsaufenthaltes wird für Gonorrhoe mit 0,2%, für HIV-Infektion mit 0,01% angegeben[37].

Arbovirosen, die mit Lymphknotenschwellung einhergehenführen meist zu einen harmlosen, grippeähnlichen Krankheitsbild und haben reisemedizinisch eine untergeordnete Bedeutung. Diagnostisch wegweisend ist neben einer generalisierten Lymphadenopathie und Fieber die ZNS-Beteiligung. Das West-Nil-Fieber kommt im Mittelmeerbereich und in Südosteuropa vor[38], 1999 wurde der Erreger erstmals bei mehreren Patienten in New York isoliert[39].

Bei anderen Arbovirosen stehen, neben Fieber, häufig Arthralgien[40] oder hämorrhagische Verläufe im Vordergrund. Eines der hämorrhagischen Fieber, bei dem regionale Lymphadenitiden beobachtet werden, ist das Dengue-Fieber[41, 42], wegweisende Symptome sind Fieber, Cephalgien und Myalgien.

Helminthen verursachen kaum Lymphadenitiden. Gelegentlich wird die lymphatischen Filariasis durch eine Lymphknotenschwellung symptomatisch. Adulte Würmer von *Wuchereria spp.* und *Brugia spp.* sind dann Lymphknoten nachweisbar und zerstören dessen Architektur und Funktion.

Eine Infektion mit *Trypanosoma brucei,* dem Erreger der Schlafkrankheit, führt gelegentlich zum sog. Winterbottom-Zeichen, einer Schwellung nuchaler Lymphknoten. Sie tritt bei Reisenden selten auf, muß jedoch rasch diagnostiziert werden, da die Schlafkrankheit stets lebensbedrohlich ist.

Kutane, mukokutane und viszerale Formen der Leishmaniose können vergrößerte Lymphknoten hervorrufen. Von besonderer Bedeutung sind dabei Infektionen bei HIV-infizierten Reisenden, die häufiger an viszeralen und mukokutanen Leishmaniosen erkranken. Nicht selten wird die Leishmaniose in den Urlaubsgebieten des Mittelmeerraumes erworben[62].

Typische Hautveränderungen, die neben Fieber und Lymphknotenschwellung bei vielen allgemeinen und reisemedizinisch relevanten Infektionskrankheiten vorkommen, sind in **Tabelle 4** zusammengestellt.

Literatur

1. Roitt IM, Brostorff J, Male DK. The lymphoid system. In: Immunology. London, Mosby, 1993, 3.1-3.12
2. Papadimitriou CS, Kittas CN. Normal structure and function of lymph nodes. In: Pangalis GA, Polliak A (eds.): Benign and malignant lymphadenopathies. Clinical and laboratory diagnosis. London, Harwood Academic Publishers, 1993, 113-130
3. Pangalis GA, Vassilakopoulos TP, Boussiotis VA, Fessas P. Clinical approach to Lymphadenopathy. *Semin Oncol* 1993;20(6):570-582
4. Williamson HA. Lymphadenopathy in a family practice: a descriptive study of 249 cases. *J Fam Pract* 1985;20(5):449-452
5. Allhiser JN, McKnight TA, Shank JC. Lymphadenopathy in a family practice. *J Fam Pract* 1981;12:27-32
6. Linet OI, Metzler C. Incidence of palpable cervical nodes in adults. *Postgrad Med* 1977;62(4):210-123
7. Ghirardelli ML, Jemos V, Gobbi PG. Diagnostic approach to lymph node enlargement. *Haematologica* 1999;84:242-247
8. Lee YN, Terry R, Lukes RJ. Lymph node biopsy for diagnosis: a statistical study. *J Surg Oncol* 1980;14:53-60
9. Auwaerter PG. Infectious mononucleosis in middle age. *JAMA* 1999;821(5):454-455
10. Som PM, Curtin HD, Mancuso AA. Imaging based nodal classification for evaluation of neck metastatic adenopathy. *Am J Roentgenol* 2000;174:837-844
11. Steinkamp HJ, Teichengräber UK, Mueffelmann M, Hosten N, Kenzel P, Felix R. Differential diagnosis of lymph node lesions. *Invest Radiol* 1999;34(8):509-515
12. Tschammler A, Ott G, Seelbach-Goebel B, Schwager K, Hahn D. Lymphadenopathy : differentiation of benign from malignant disease – color Doppler US assessment of intranodal architecture. *Radiology* 1998;208:117-123
13. Burchard GD. Fieber nach Tropenaufenthalt. *Internist* 1999;40:1143-1149
14. Tshibwabwa ET, Mwaba P, Bogle-Taylor J, Zumla A. Four-year study of abdominal ultrasound in 900 central African adults with AIDS referred for diagnostic imaging. *Abdom Imaging* 2000;25:290-296
15. Greenfield S, Jordan MC. The clinical investigation of lymphadenopathy in primary care practice. *JAMA* 1978;240(13):1388-1393
16. Henry PH, Longo DL. Enlargement of lymph nodes and spleen. In: Harrison's principles of internal medicine. McGraw-Hill, CD-ROM Edition, 1998
17. Dorfman RF, Warnke R. Lymphadenopathy simulating the malignant lymphomas. *Hum Pathol* 1974; 5(5) :519-550
18. Schmitz S, Wolf J, Diehl V. Abklärung der Lymphadenopathie. Internist 1995;36:139-145
19. Frizzera G, Seo IS. Histopathology of non-malignant lymphadenopathies. In: Pangalis GA, Polliak A (eds.): Benign and malignant lymphadenopathies. Clinical and laboratory diagnosis. London, Harwood Academic Publishers, 1993, 131-158
20. Slap GB, Connor JL, Wigton RS, Schwartz S. Validation of a model to identify young patients for lymph node biopsy. *JAMA* 1986;255(20):2768-2773
21. Lavreys L, Thompson ML, Martin HL, Mandaliya K, Ndinya-Achola JO, Bwayo JJ, Kreiss J. Primary human immunodeficiency virus type 1 infection: clinical manifestations among women in Mombasa, Kenya. *Clin Infect Dis* 2000;30:486-490
22. Quinn TC. Acute primary HIV infection. *JAMA* 1997;278(1)58-62
23. Vanhems P, Dassa C, Lambertz J, Cooper DA, Perrin L, Vizzard J, Hirschel B, Kinloch-deLoës S, Carr A, Allard R. Comprehensive classification of Symptoms and signs reported among 218 patients with acute HIV-1 infection. *J Acquir Immune Defic Syndr* 1999;21(2):99-106
24. Schedel I. Pathogenese der HIV-Erkrankung. In: Ruf B, Pohle HD, Goebel FD, L'age M (Hrsg.). HIV-Infektion; Pathogenese, Diagnostik und Therapie. SM-Verlag, Gräfelfing, 1996. 58-93
25. Ioachim HL. Lymphadenopathies of HIV infection and AIDS. In Pangalis GA, Polliak A (eds.): Benign and malignant lymphadenopathies. Clinical and laboratory diagnosis. London, Harwood Academic Publishers, 1993, 159-170
26. Armstrong JA, Horne R. Follikular dendritic cells and virus-like particles in AIDS-related lymphadenopathy. *Lancet* 1984;2:370-372

27. Tenner-Ràcz K, Ràcz P, Dietrich M, Kern P. Altered follicular dendritic cells and virus-like particles in AIDS and AIDS-related lymphadenopathy. *Lancet* 1985;1:105-106

28. Pantaleo G, Grazioso C, Demarest JF, Butini I, Montroni M, Fox CH, Orenstein JM, Kotler DP, Fauci AS. HIV infection is active and progressive in lymphoid tissue during the clinical latent stage of disease. *Nature* 1993;362:355-358

29. Abrams CI, Kaplan LD, McGrath MS, Volberding PA. AIDS-related benign lymphadenopathy and malignant lymphoma: clinical aspects and virologic interactions. *AIDS Res* 1986;2(Suppl.1):S131-S140

30. Kaplan JE, Spira TJ, Fishbein DB, Lynn HS. 14-year follow-up of HIV-infected homosexual men with lymphadenopathy syndrome. *J Acquir Immune Defic Syndr* 1996;11(2):206-208

31. Mocroft A, Katlama C, Johnson AM, Pradier C, Antunes F, Mulcahy F, Chiesi A, Phillips AN, Kirk O, Lundgren JD. AIDS across Europe, 1994-98: the EuroSIDA study. *Lancet* 2000;356:291-296

32. Wong R, Rappaport W, Gorman S, Darragh M, Hunter G, Witzke D. Value of lymph node biopsy in the treatment of patients with the human immunodeficiency virus. *Am J Surg* 1991;162:50-593

33. Ledergerber B, Egger M, Erard V, Weber R, Hirschel B, Furrer H, Battegay M, Vernazza P, Bernasconi E, Opravil M, Kaufmann D, Sudre P, Francioli P, Telenti A. AIDS-related opportunistic illnesses occurring after initiation of potent antiretroviral therapy. *JAMA* 1999;282(23):2220-2226

34. Hudgins PA. Nodal and nonnodal inflammatory processes of the pediatric neck. *Neuroimaging Clin N Am* 2000;10(1):181-192

35. Race EM, Adelson-Mitty J, Krigel GR, Barlam TF, Reimann KA, Letvin NL. Focal mycobacterial lymphadenitis following initiation of protease-inhibitor therapy in patients with advanced HIV-1 disease. *Lancet* 1998;351:252-2255

36. Phillips P, Kwiatkowski MB, Copland M, Craib K, Montaner J. Mycobacterial lymphadenitis associated with the initiation of combination antiretroviral therapy. *J Aquir Immune Defic Syndr* 1999;20:122-128

37. Amsler L, Steffen R. Fernreisen und Gesundheitsrisiken. *Internist* 1999;40(11):1127-1131

38. Hubàlek Z, Halouzka J. West-Nile fever – a reemerging mosquito-borne viral disease in Europe. *Emerg Infect Dis* 1999;5(5):643-650

39. Ansis DS, Conetta R, Teixeira AA, Waldman G, Sampson BA. The West Nile virus outbreak of 1999 in New York: the flushing hospital experience. *Clin Infect Dis* 2000;30:413-418

40. Kiwanuka N, Sanders EJ, Rwaguma EB, Kawamata J et al. O'Nyong-Nyong fever in south-central Ugandan, 1996-1997: clinical features and validation of a clinical case definition for surveillance purposes. *Clin Infect Dis* 1999;29:1243-1250

41. Agarwal R, Kapoor S, Nagar R, Misra A, Tandon R, Mathur A, Misra AK, Srivastava KL, Chaturvedi UC. A clinical study of patients with dengue hemorragic fever during the epidemic of 1996 at Lucknow, India. *Southeast Asian J Trop Med Public Health* 1999;30(4):735-740

42. Thai DYH, Chee YC, Chan KW. The natural history of dengue illness based on a study of hospitalised patients in Singapore. *Singapore Med J* 1999;40(4):238-242

43. Zuelzer WW, Kaplan J. The child with lymphadenopathy. *Semin Hematol* 1975;12(3):323-334

44. Baum SG. Adenovirus. In: Principles and practice of infectious diseases. Mandell GL, Bennett JE, Dolin R (eds.). London: Churchill Livingstone; 1995, 1382-1387

45. Pugh RN, Omar RI, Hossain MM. Varicella infection and pneumonia among adults. *Int J Infect Dis* 1998;2(4):205-210

46. Strickler JG, Warnke RA, Weiss LM. Necrosis in lymph nodes. *Pathology Annual* 1987;22:253-282

47. Oksenhendler E, Duarte M, Soulier J, Cacoub P, Welker Y et al. Multicentric Castleman's disease in HIV infection: a clinical and pathological study of 20 patients. *AIDS* 1996;10:61-67

48. Epstein JI, Armbinder RF, Kuhadjda FP, Pearlman SH, Reuter VE, Mann RB. Localised herpes simplex lymphadenitis. *Am J Clin Pathol* 1986;86:444-448

49. World Health Organisation. Dengue/dengue haemorrhagic fever. *Wkly Epidemiol Rec* 2000;75(24):193-196

50. Hirsch MS. Cytomegalovirus and human hepesvirus types 6, 7, and 8. In: Harrison's principles of internal medicine. McGraw-Hill, CD-ROM Edition, 1998

51. Regnery R, Tappern J. Unravelling mysteries associated wit cat-scratch disease, bacillary angiomatosis, and related syndromes. *Emerg Infect Dis* 1995;1(1):16-21

52. Massei F, Messina F, Talini H, Massimetti M, Palla G, Maccia P, Maggiore G. Widening the clinical spec-

trum of Bartonella henselae infection as recognised through serodiagnostics. *Eur J Pediatr* 2000;159:416-419

53. Yeh SH, Zangwill KM, Hall B, McPhaul L, Keller M. Parapharyngeal abscess due to cat-scratch disease. *Clin Infect Dis* 2000;30:599-601

54. Boyce S, Peña JR, Davis DA. An ulcerated nodule associated with lymphadenopathy. *Arch Fam Med* 2000;9:316-317

55. Koehler JE. Bartonella-associated infections in HIV-infected Patients. *AIDS Clin Care* 1995;12:7ff

56. Ellis JF, Titball RW. Burkholderia pseudomallei: medical, veterinary and environmental aspects. *Inf Dis Rev* 1999;1(3):174-181

57. Miller LG, Asch SM, Yu EI, Knowles L, Gelberg L, Davidson P. A population-based survey of tuberculosis symptoms: how atypical are atypical presentations?. *Clin Infect Dis* 2000;30:293-299

58. Singh A, Romanowski B. Syphilis: review with an emphasis on clinical, epidemiologic, and some biologic features. *Clin Microbiol Rev* 1999;12(2):187-209

59. Harden D, Keeling JH. Papular and nodular lesions of the scalp, face, and neck. *Arch Fam Med* 1999;8:373-374

60. Granström M. Human 'tick-borne diseases' in Europe. *Inf Dis Rev* 2000;2(2):88-90

61. Walker D, Raoult D, Brouqui P, Marrie T. Rickettsial diseases. In: Harrison's principles of internal medicine. McGraw-Hill, CD-ROM Edition, 1998

62. Olson GL, Paddock CD. Emerging rickettsioses. *Inf Dis Rev* 1999;1(2):113-114

62. Harms-Zwingenberger G, Bienzle U. Leishmaniosen – Importierte Krankheiten. *Dtsch Aerztebl* 2000;97 (31-32):1589-1592

63. Dorfman RF, Remington JS. Value of lymph-node biopsy in the diagnosis of acute acquired toxoplasmosis. *N Engl J Med* 1973;25:878-881

64. Pönninghaus JM. Importierte Erkrankungen der Haut. *Internist* 1999;40:1174-1180

65. Ungpakorn R. Cutaneous manifestations of *Penicillium marneffei* infection. *Curr Opin Infect Dis* 2000;13:129-134

66. Dorfman RF, Berry GJ. Kikuchi's histiocytic necrotizing lymphadenitis: an analysis of 108 cases with emphasis on differential diagnosis. *Semin Diagn Pathol* 1988;5(4):329-345

67. Tsang WYW, Chan JKC, Ng CS. Kikuchi's Lymphadenitis. A morphologic analysis of 75 cases with specific reference to unusual features. *Am J Surg Pathol* 1994;18(3):219-231

68. Menasce LP, Banjerjee SS, Edmondson D, Harris M. Histiocytic necrotizing lymphadenitis (Kikuchi-Fujimoto disease): continuing diagnostic difficulties. *Histopathology* 1998;33:248-254

69. Kuo TT. Kikuchi's disease (histiocytic necrotizing lymphadenitis). *Am J Surg Pathol* 1995;19(7):798-809.

70. Pileri S, Kikuchi M, Helbron D, Lennert K. Histiocytc necrotizing lymphadenitis without granulocytic infiltration. *Virchows Arch (Pathol Anat)* 1982;395:257-271.

71. Lakos A. Tick-borne lymphadenopathy (TIBOLA)-a new, probably rickettsial infection. *Inf Dis Rev* 1999;1(2):114-116

72. Albrecht H. Therapie HIV-assoziierter Parasitosen. In: Ruf B, Pohle HD, Goebel FD, L'age M (Hrsg.). HIV-Infektion; Pathogenese, Diagnostik und Therapie. SM-Verlag, Gräfelfing, 1996. 206-234

73. Heitman B, Irizarry A. Infectious disease causes of lymphadenopathy: localized versus diffuse. *Lippincotts Prim Care Pract* 1999;3(1):19-38

74. Spies J, Foucar K, Thompson CT, LeBoit PE. The histopathology of cutaneous lesions of Kikuchi's disease (necrotizing lymphadenitis). *Am J Surg Pathol* 1999;23(9):1040-1047

75. Habermann TM, Steensma DP. Lymphadenopathy. *Mayo Clin Proc* 2000;75:721-732

76. Hauser FE. Der vergößerte Lympphknoten-Differentialdiagnostik. *Internist* 1991;32:W7-W13

77. Baumgarten BU, Röllinghoff M, Bogdan C. Ehrlichien, durch Zecken übertragbare Erreger. *Dtsch Aerztebl* 2000;38:1857-1863

78. Swartz MN. Lymphadenitis and lymphangitis. In: Mandell GL, Douglas RG, Bennett JE (eds.). Principles and practice of infectious diseases. New York, Churchill Livingstone, 1990, 818-825

79. Duray PH. Histopathology of clinical phases of human Lyme disease. *Rheum Dis Clin North Am* 1989;15:691-710

80. Kraus M, Benharroch D, Sion-Vardi N et al. Mycobacterial cervical lymphadenitis: the histological features of non-tuberculous mycobacterial infection. *Histopathology* (1999);35:534-538

81. Barrowman PR, Roos JA. Lymph node pathology in trypanosoma brucei-infected sheep. *Ondersepoort J Vet Res* 1979;46:9-17
82. Younis TA, Montasser MF. A case of lymphadenopathy due to pediculosis. *J Egypt Soc Parasitol* 1991;21:849-851
83. Sumiyoshi Y, Kikuchi M, Ohshima K, Takeshita M, Eizuru Y, Minamishima Y. A case of herpesvirus-6 lymphadenitis with infectious mononucleosis-like syndrome. *Pathol Int* 1995;45:947-951
84. Aung-Khin M, Ma-Ma K, Thant-Zin. Changes in the tissues of the immune system in dengue haemorrhagic fever. *J Trop Med* 1975;78:256-261
85. Margolis IB, Matteucci D Jr. To improve the yield of biopsy of the lymph nodes. *Surg Gynecol Obstet* 1978;147:376-378

Die Zecke und der Mensch

E. C. Reisinger, M. Lafrenz, R. Gasser

Zecken zählen zur Klasse der Spinnentiere, innerhalb dieser zur Ordnung der Milben. Zecken sind praktisch nur bis 800m Seehöhe anzutreffen. Die Zecke ist in ihrer Ernährung auf einen Warmblüter angewiesen. Sie besitzt die Fähigkeit, bis zu 1 Jahr zu hungern. Noch in einer Reichweite von 5-10 m kann sie Körperwärme oder Buttersäure (im Schweiß) ihres Wirtes wahrnehmen. Manche Vertreter der Familie Schildzecken (Ixodida) sind einwirtig, während andere, wie Ixodes ricinus (der Holzbock) für jedes Entwicklungsstadium auf einen anderen Wirt wechseln. Nach Eiablage in der Vegetation schlüpft die sechsbeinige Larve. Diese sucht sich den ersten Wirt und gleitet nach der Blutmahlzeit zu Boden, wo sie sich zur achtbeinigen Nymphe verwandelt. Diese schmarotzt bei einem anderen Wirt, bevor sie zum Boden zurückkehrt und dort zum Adulten ausreift und dann den dritten Wirt befällt. Dieser ist bei Ixodes ricinus z. B. der Mensch, aber auch Hunde, Katzen, Pferde, Rinder oder Wildtiere sind betroffen. Der Metamorphosezyklus läuft bei milden Wintern deutlich verkürzt ab. Dies hat dann ein verstärktes Vorhandensein adulter Zecken und somit ein höheres Expositionsrisiko zur Folge. Eine Blutmahlzeit kann bis zu 3 Wochen in Anspruch nehmen. Auf Grund der anästhesierenden Wirkung des Zeckenspeichels wird der Stich oft nicht bemerkt.

Die risikoärmste Methode zum *Entfernen* der Zecke ist nach dem bisherigen Erfahrungsstand das vorsichtige Herausziehen mit einer sehr feinen Pinzette. Dabei soll das Tier fest und so dicht wie möglich an der Einstichstelle, damit also möglichst an den Mundwerkzeugen, erfaßt werden. Leichte Drehbewegungen unter Zug sind erlaubt, das Quetschen des Zeckenleibes sollte jedoch vermieden werden. Obsolet ist die Anwendung von Öl oder Chemikalien.

Die Ausbildung einer granulomatösen Primärläsion (*Eschar*, „Tache Noire", „Black Spot") an der Zecken-Stichstelle ist eine für Milbenstiche typische Läsion, die bei Läuse- oder Flohbissen nicht vorkommt. Außerdem kann es zu einer unangenehmen, aber zumeist harmlosen bakteriellen Superinfektion an der Einstichstelle kommen. Von den übertragenen Erkrankungen sind zumeist nur die FSME und die Lyme-Borreliose in der Bevölkerung bekannt. Jedoch spielen Zecken auch als Vektoren anderer bakterieller, viraler und parasitärer Infektionen eine Rolle.

Tabelle 1: Klinische Stadien der Lyme- Borreliose (modifiziert nach Oschmann und Kraiczy: Lyme-Borreliose und Frühsommer-Meningoenzephalitis, Uni-Med Verlag Bremen, 1998)

Stadium I	Stadium II	Stadium III
Haut: ■ Erythema migrans ■ Lymphadenosis cutis benigna	*Innere Organe:* ■ Mono-(Oligo-)arthritis ■ Endo-(myo-)-(peri-)karditis ■ Hepatitis ■ Myositis	*Innere Organe:* ■ Mono-(Poly-)arthritis
Unspezifische Krankheitszeichen: ■ Myalgien ■ Arthralgien ■ Fieber	*ZNS:* ■ Meningitis ■ Meningoradikul-(oneur-)itis ■ Meningoradikul-(omyel-)-(-oencephal-)itis ■ zerebrovaskuläre Verlaufsform	*ZNS:* ■ Acrodermatitis-chronica-atrophicans-assoziierte Mono-(Poly-)neuritis ■ progressive Encephalomyelitis ■ zerebrovaskuläre Verlaufsform
	Augenbeteiligung: ■ Chorioretinitis ■ Neuritis nervi optici ■ Uveitis	*Haut:* ■ Acrodermatitis-chronica-atrophicans (ACA) ■ Lymphadenosis cutis benigna

Bakterien

Borrelien

Zu den bekanntesten durch Zecken verbreiteten Bakterien zählt **Borrelia burgdorferi** als Erreger der Lyme - Borreliose. Die Durchseuchung der Zecken beträgt hierzulande 11 - 34%. In Deutschland gibt es bis zu 60.000 Neuerkrankungen pro Jahr. Die Erkrankungswahrscheinlichkeit nach Zeckenstich liegt bei 1 - 5%. Ein Infektionsrisiko wird durch frühzeitiges Entfernen der Zecke reduziert, da eine Übertragung meist erst nach einem Saugakt länger als 24 Stunden erfolgt. Es gibt aber Hinweise darauf, daß dies auch in der Frühphase möglich sein kann. Die Lyme- Borreliose verläuft typischerweise in 3 Stadien, kann sich aber auch erst im II. oder III. Stadium manifestieren bzw. gleich vom I. in das III. Stadium übergehen.

Nach einer Inkubationszeit von 5 - 48 Tagen kündigt sich das 4 - 6 Wochen dauernde Stadium I mit dem Erythema chronicum migrans an, eventuell begleitet von Fieber und lokaler Lymphadenosis/ -itis (hämatogene Streuung möglich). Zu 90% heilt die Infektion auch ohne antibiotische Therapie aus.

Bei 10% der Infizierten folgen Komplikationen wie Meningitis, Meningoradikulitis (Bannwarth- Syndrom), Karditis oder Optikusneuritis im II. Stadium, dem der akuten Organmanifestation, ca. 2 - 10 Wochen nach Infektion. Nach Wochen bzw. Monaten kommt es in 99% zur Spontanremission.

Auf Grund möglicher Erregerpersistenz in den Organen (z. B. Herz, Meningen, Nerven, Gelenken) kann nach Monaten bis Jahren ein III. Stadium einsetzen. Dieses umfaßt die gefürchtete Neuroborreliose (Enzephalomyelitis, Neuritiden), Lyme - Arthritis, Acrodermatitis chronica atrophicans, Myokarditis usw. Spontanremissionen der tertiären Lyme- Borreliose sind nicht bekannt.

Für die *Diagnostik* stehen serologische Tests wie ELISA (Enzyme Linked Immuno Sorbent Assay), IFT (Immunfluoreszenztest), KBR (Komplementbindungsreaktion), IHAT (Indirekter Hämagglutinationstest) und Immunoblot (Westernblot) zur Verfügung. Der direkte Erregernachweis, die Kultur und die PCR (Polymerase- Kettenreaktion) aus Blut, Liquor, Biopsiematerial oder Gelenkpunktat sind prinzipiell möglich, aber auf Grund der geringen Borrelienkonzentration schwierig und bei negativem Ergebnis ohne diagnostischen Aussagewert. Der Antigennachweis des Outer Surface Protein (äußeres Membranprotein) der Borrelien bedarf hochsensitiver Testverfahren und befindet sich noch im Stadium der Erprobung.

Im I. Stadium ist eine orale Therapie mit Doxycyclin, Amoxicillin oder Cefuroxim indiziert. Intravenöse Cephalosporine der III. Generation sind für das II. und III. Stadium Mittel der Wahl, Alternativen sind Penicillin bzw. Doxycyclin (bei Allergie gegenüber ß- Laktam- Antibiotika). Die Dauer der Therapie ist von der Organmanifestation abhängig und wird zwischen 2-4 Wochen empfohlen.

Die in den USA existierende Impfung, die sich gegen das Outer Surface Protein A des dort auftretenden Erregerstammes (Borrelia burgdorferi sensu stricto) richtet, ist in Europa nicht zugelassen, da die hier vorkommenden Borrelienstämme (Borrelia afzelii und B. garinii) eine große Heterogenität aufweisen und daher mit dem amerikanischen Impfstoff kein zuverlässiger Schutz erzielt werden kann. Eine aktive oder passive Impfung nach Zeckenstich ist nicht möglich.

Im Gegensatz zur FSME untersteht die Lyme-Borreliose nicht der gesetzlichen Meldepflicht.

Borrelia duttoni verursacht das afrikanische Zeckenrückfallfieber, das auch gelegentlich importiert werden kann. Vektoren sind Lederzecken der Gattung Ornithodorus.

Für die Symptomatik, die ca. eine Woche nach Stich einsetzt, sind hohes Fieber, Schwäche, Oberbauchschmerzen, Ikterus, Hepatosplenomegalie, Perisplenitis und Petechien kennzeichnend. Unbehandelt verlaufen 30-70% der Fälle tödlich.

Auch nach Therapie können die namengebenden Rückfälle auftreten, da die Borrelien ihre Oberflächenantigene verändern und so der Immunantwort entgehen und persistieren können.

Unverzichtbarer Bestandteil der Diagnostik sind neben der Bestimmung von Serum-Antikörpern die mikroskopische Untersuchung von Dickem Tropfen und Blutausstrich zum Nachweis der typischen Schraubenbakterien.

Therapeutisch können Penicilline oder Tetracycline wie Doxycyclin verwendet werden, wobei mit Herxheimer-Jarisch-Reaktion bzw. Kreislaufschock durch die massive Endotoxinfreisetzung beim Erregerzerfall gerechnet werden muß.

Rickettsien

Die sog. Zeckenbißfieber werden durch Rickettsien hervorgerufen, die von Schildzecken übertragen werden. Im Mittelmeerraum, aber auch in Indien und Teilen Afrikas und

Australiens spielt das durch **Rickettsia conori** hervorgerufene Boutonneuse Fièvre oder Mediterranean Spotted Fever eine Rolle. Reservoir sind Nager und Hunde.

Nach 5 - 7 Tagen Inkubationszeit tritt die für Rickettsienerkrankungen typische „FEE - Trias" auf: Fieber, Eschar, Exanthem. Letzteres ist zunächst roseolär, im weiteren Verlauf makulopapulös.

Rickettsia rickettsii ist der Erreger des durch Wald- und Hundezecken verbreiteten Rocky Mountain Spotted Fever (Zeckenbißfieber der Neuen Welt) mit Exanthem, Blutungsneigung und Encephalitis.

Zur Zeckenbißfieber - Gruppe (Reservoir größtenteils Nager) gehören außerdem noch das Queensland- (**R. australis**) und das Nordasiatische (**R. sibirica**) Zeckenbißfieber sowie das Japanische Fleckfieber (R. japonica) u.a.

Die Diagnostik stützt sich auf den Nachweis spezifischer Antikörper im Blut. Die Diagnose wird aus dem klinischen Bild gestellt, Laboruntersuchungen sind oft unauffällig, zuweilen tritt eine Thrombozytopenie auf. Es können laborchemische Zeichen einer Begleithepatitis oder einer interstitiellen Nephritis vorhanden sein. Auf die Erregeranzucht in Zellkulturen wird wegen der hohen Infektionsgefahr verzichtet. Obsolet ist auch die Weil-Felix-Reaktion.

Zur Therapie verabreicht man Tetracycline oder Chinolone.

Coxiella (früher Rickettsia) burnetii

Dermacentor marginatus ist die Zecke, die auch zur Übertragung des Q Fiebers durch **Coxiella burnetii** beiträgt. Das Q-Fieber („Query Fever" wegen der ursprünglichen Unklarheit der Entstehung) wird aber häufiger durch Tierurin, Milchprodukte oder aerogen durch Staub als durch Zecken übertragen. In der Bundesrepublik tritt die Erkrankung nur sporadisch auf (ca. 100-300 Fälle pro Jahr).

Nach 1 - 2 Wochen Inkubationszeit stehen klinisch Fieber, Schmerzen besonders an Rücken- und Brustmuskulatur und ZNS-Symptome im Vordergrund. Es kann zu „Blutkultur- negativer" Endokarditis, Pneumonie, Hepatitis und Glomerulonephritis kommen.

Die Sicherung der Diagnose erfolgt durch den Nachweis spezifischer Antikörper im IFT oder Immunoblot. Zur Therapie eignen sich Tetracycline oder Makrolide. Die Q-Fieber-Endokarditis hat einen oft monatelangen Verlauf und erfordert eine langdauernde antibiotische Therapie.

Tabelle 2: Stadienabhängiger Antikörpernachweis bei der Lyme-Borreliose (modifiziert nach Oschmann und Kraiczy: Lyme-Borreliose und Frühsommer-Meningoenzephalitis, Uni-Med Verlag Bremen, 1998)

Stadium	Seropos. Pat. (%)	IgM- Antwort (%)	IgG- Antwort (%)
I	20 – 80	bis zu 90	bis zu 70
II	50 – 90	30 – 80	65 – 100
III	95 – 100	5 – 48	100

Francisella tularensis

Neben Bremsen der Gattung Chrysops sind auch Zecken der Gattung Dermacentor an der Verbreitung der Tularämie (Hasenpest) durch **Francisella tularensis** beteiligt. Die Übertragung erfolgt auch durch Tierkontakt, Lebensmittel und Wasser. Reservoir sind Nager, besonders Feldhasen. Endemische Herde gibt es in Nordosteuropa und Nordamerika. In Europa ist F. tularensis subspecies tularensis mit hochvirulenten Stämmen vertreten. Epidemien wurden 1995 / 96 aus der westlichen Slowakei (213 Fälle) und 1997 / 98 aus Spanien (203 Fälle) berichtet. Die Prävalenz des Vorkommens von F. tularensis in den Zecken wurde 1998 für Niederösterreich mit 2,8% und für den Süden der Tschechischen Republik mit 2,2% angegeben.

Nach der 3 - 21 Tage dauernden Inkubationszeit entsteht lokal ein Primäraffekt, eventuell mit Lymphknoteneinschmelzungen. Im 2. Stadium (Generalisation) sind Konjunktivitis, Pneumonie und diverse metastatische Organmanifestationen möglich. Die schwersten Verläufe werden bei der abdominalen und pulmonalen Form beobachtet.

Zur Diagnosesicherung stehen neben serologischen Methoden (Serumantikörpernachweis, Widal-Agglutination) die Anzucht des Erregers aus Sputum bzw. Gewebe und der Direktnachweis (Immunfluoreszenz) zur Verfügung.

Zur Behandlung eignen sich Aminoglykoside (Streptomycin, Gentamicin), Tetracycline und Chloramphenicol.

Ehrlichia

Die Übertragung der Ehrlichiose ist ebenfalls Zecken anzulasten. Die hauptsächlich in den USA, aber auch in Südeuropa verbreitete Form wird durch **Ehrlichia chaffeensis** verursacht, die asiatische Ehrlichiose (das in Japan und Südostasien auftretende *Sennetsu-Fieber*) durch **E. sennetsu**. Ehrlichien sind den Chlamydien verwandte, obligat intrazelluläre Bakterien, die sich in mononukleären Zellen vermehren.

Das klinische Bild ist vielfältig mit Fieber, Kopf- und Gelenkschmerzen, gastrointestinalen und pulmonalen Symptomen und Exanthem. Charakteristisch ist eine Bizytopenie mit Leuko- und Thrombopenie.

Zur Diagnostik sind der Nachweis von Serumantikörpern (IgM, IgG), die Anreicherung in der Zellkultur, der mikroskopische Direktnachweis in Granulozyten bzw. die PCR geeignet. Kreuzreagierende Antikörper gegen humane granulozytäre Ehrlichiose (HGE) sind bei Patienten mit Lyme- Borreliose beschrieben worden.

Zur Behandlung werden Tetracycline verwendet.

Viren

Zeckenenzephalitisgruppe

Die **Zeckenenzephalitis - (Tick Borne Encephalitis) - Virusgruppe**, die zur Familie der Flaviviridae gehört, verursacht in Europa die milde „westliche" Zeckenenzephalitis (**FSME** = Frühjahrs - Sommer - Meningoenzephalitis), in Rußland, Japan und Nordko-

rea die schwere „östliche" (**RFSE** = Russische Frühjahrs - Sommer - Enzephalitis). Die
RFSE ist mit einer Letalität bis 30% weitaus gefährlicher als die FSME (ca. 1% Letalität).

In Risikogebieten sind bis zu 4,5% der Zecken mit Zeckenenzephalitisviren infiziert.
Die Weibchen geben die Infektion transovariell auf die Eier weiter, ca. 0,5% der Eier
sind infektiös.

In West-Europa lassen sich für die **FSME** Endemiegebiete abgrenzen; dies sind in
Deutschland v. a. östliche Teile Bayerns und südwestliche Teile Baden - Württembergs.
Es gibt Hinweise auf neue Verbreitungsgebiete, z. B. in Hessen. Das Übertragungsri-
siko in Naturherden Deutschlands liegt bei 1 : 50 bis 1 : 1000 Zeckenstiche, in osteuro-
päischen Ländern deutlich höher. 1995 z. B. gab es in Deutschland ca. 200 Fälle von
FSME.

Nach einer Inkubationszeit von 3-28 Tagen werden 40-60% der FSME-Infizierten
symptomatisch (Tab. 3). 20-40% der Erkrankten entwickeln durch hämatogene Streuung ins ZNS eine Meningitis, Meningoenzephalitis oder -myelitis. Lähmungen bis hin
zu Para- oder Tetraplegien und Hirnnervenparesen können die Folge sein. Nach 1-3
Wochen kommt es normalerweise zur Ausheilung, Residualschäden (Paresen, Ataxie
etc.) sind möglich.

Diagnostisch steht der Nachweis spezifischer IgM- und IgG- Antikörper im Serum
mittels ELISA im Vordergrund. Virusanzucht, Elektronenmikroskopie oder Komple-

Tabelle 3: Erkrankungsstadien der FSME (modifiziert nach Oschmann und Kraiczy: Lyme-Borreliose und
Frühsommer-Meningoenzephalitis, Uni-Med Verlag Bremen, 1998)

Prodromalstadium	Manifestationsstadium
■ Kopf- und Gliederschmerzen ■ Fieber, allgemeines Krankheitsgefühl ■ Gastrointestinale Beschwerden (Übelkeit, Durchfall etc.)	*Meningitis* ■ Kopfschmerzen, Fieber, Nackensteifigkeit, Übelkeit, Erbrechen
	Enzephalitis ■ Bewußtseinsstörungen ■ Hirnnervenparesen ■ Gleichgewichtsstörungen, Schwindel ■ Hemiparesen ■ epileptische Anfälle ■ vegetative Regulationsstörungen ■ zentrale Atem- und Kreislaufregulationsstörungen ■ Konzentrations- und Gedächtnisstörungen ■ Tremor
	Myelitis/Radikulitis ■ proximal betonte Mono- und Paraparesen ■ Tetraparesen ■ Blasenentleerungsstörungen ■ radikulär verteilte Sensibilitätsstörungen

mentbindungsreaktion bzw. der Nachweis spezifischer Virus- DNA mit der Polymerase- Kettenreaktion (PCR) sind ebenfalls möglich, aber nicht praxisrelevant.

Eine kausale Behandlung der FSME ist zur Zeit nicht gegeben. Bis zum 4.Tag nach Stich kann die Gabe von FSME- Hyperimmunglobulin von Vorteil sein, ansonsten erfolgt die symptomatische Therapie. Eine passive Immunglobulin - Prophylaxe vor Reisen in Risikogebiete ist obsolet, da die aktive Impfung mit einem Schnellimmunisierungsschema bereits 14 Tage nach der 1. Injektion Impfschutz bietet (Abb.4). Die FSME- Erkrankung untersteht in Deutschland der gesetzlichen *Meldepflicht*.

Zur Zeckenenzephalitis - Virusgruppe zählen auch das **Louping-ill-Virus**, das als Erreger der Schafenzephalitis (Großbritannien, Irland, Rußland, Südafrika) von Nagern, bodenlebenden Vögeln und Schafen oder über Laborinfektionen auf den Menschen übertragen werden kann (grippeähnlicher, z. T. schwerer Verlauf mit (Meningo-) Enzephalitis, Ataxie, Paralyse und Tod) sowie das in den USA und Kanada unter Waldmurmeltieren und Eichhörnchen verbreitete **Powassan-Virus**, das japanische **Negishi-Virus**, das **Langat-Virus** aus Malaysia oder z. B. das Nagetiere und Rinder befallende **Kyanasur-Forest-Virus**. Letzteres ist wie das auch zu den Flaviviren gehörige **Omsk-Hämorrhagische-Fieber-Virus**, in der Lage, ein hämorrhagisches Fieber hervorzurufen: In Indien erkrankten 1982 innerhalb eines Vierteljahres 563 Menschen, 46 verstarben.

Krim-Kongo-Virusgruppe

Diese Virusgruppe (Familie der Bunyaviridae) ist auf dem Balkan, in Rußland, Asien und Südafrika verbreitet, es wird durch Halomma-Zecken übertragen und verursacht fieberhafte Erkrankungen mit Myalgien. 1944 wurde das Krim - Kongo - Hämorrhagische Fieber (CCHF) bekannt, dem 200 Erntehelfer auf der Krim zum Opfer fielen. Beobachtet wurde die Krankheit auch in Europa (Griechenland und Frankreich).

Das CCHF beginnt nach einer Inkubationszeit von 5 - 12 Tagen plötzlich mit Fieber, Schüttelfrost und grippalen Symptomen, gefolgt von Petechien, Exanthem, subkutanen und Schleimhaut-Blutungen. Die wegen abdomineller Krämpfe gestellte Differentialdiagnose „Akutes Abdomen" hat in einigen Fällen zur tödlichen Ansteckung von Operateuren geführt.

Die Letalität des CCHF wird mit 30 - 50% angegeben. Im Überlebensfall tritt nach 8 Tagen ein Fieberrückgang ein; aus Afrika werden auch inapparente Infektionen berichtet.

Ein Impfstoff (für Risikopersonen) ist erhältlich, eine spezifische Therapie ist nicht bekannt.

Colorado - Zeckenfieber

Das **Colti-(Colorado tick fever)-Virus** (Endwirt Maus oder Eichhörnchen) kommt in Nordamerika vor. Nach einer Inkubationszeit von 6 Tagen beginnt eine fieberhafte Erkrankung mit initialen Glieder- und retroorbitalen Schmerzen. Das Fieber verläuft biphasisch. Nach 2 - 7 Tagen rasanter Virusvermehrung in Lymphknoten, Milz, Leber

Tabelle 4: FSME-Prophylaxe: Langzeit- und Schnellimmunisierungsschema

	Normales FSME-Impfschema (Chiron-Behring, Baxter-Immuno)	**FSME-Schnellimmunisierung** (Chiron-Behring)
1. Teilimpfung	Tag 0	Tag 0
2. Teilimpfung	nach 1 – 2 Monaten	Tag 7
3. Teilimpfung	nach 9 – 12 Monaten	Tag 21
4. Teilimpfung	–	nach 12 – 18 Monaten
Booster	alle 3 – 5 Jahre	alle 3 – 5 Jahre

und Knochenmark kann es zu (tödlicher) Meningitis, Enzephalitis bzw. Verbrauchskoagulopathie kommen. Bei nichtletalen Verläufen folgt eine langwierige Rekonvaleszenz.

Eine ähnliche, prognostisch jedoch günstigere Symptomatik wird durch das **Eyach-Virus** oder durch das zu den **Orbiviren** zählende **Kemerovo-Virus** hervorgerufen, die im Westen der USA, in Neufundland, auf den Macquarie- Inseln in der Südsee, in Schottland, Rumänien und auch in der Slowakei verbreitet sind.

Protozoen

Babesien

Bei den durch Zecken übertragenen Protozoen sind **Babesia bovis** und **B. bigemina** zu nennen. Beide sind tierpathogen, bekannt als Erreger der „Rindermalaria" oder des Texasfiebers der Rinder. Reservoir sind Mäuse, Rinder, Pferde und Hunde. In Ausnahmefällen kann der Mensch Fehlwirt sein.

B. microti und **B. divergens,** verbreitet in Europa und Nordamerika, lösen ein grippeähnliches Krankheitsbild mit Fieber, Anämie, Hämolyse, Hämoglobinurie und Splenomegalie aus. Tödliche Verläufe sind bei Zustand nach Splenektomie beschrieben.

Zur Diagnose führt der Nachweis von intraerythrozytären Ringformen im Blutausstrich und im dicken Tropfen, die den Malaria-Plasmodien sehr ähneln. Eine andere diagnostische Möglichkeit bietet der Nachweis spezifischer Antigene, wobei mit Kreuzreaktionen zu Plasmodienantigenen zu rechnen ist.

Für die Behandlung eignen sich Diamidin (bzw. Diazoaminobenzamidin), Pentamidin, Azithromycin, Clindamycin und Chinin. In den USA kombiniert man Atovaquone mit Clindamycin. Chlorochin und Pyrimethamin/Sulfadiazin sind unwirksam.

Theilerien (meist **Theileria parva**) sind tierpathogene Protozoen, bekannt als Erreger von Rinderkrankheiten (Tropische Theileriose und afrikanisches „Ostküstenfieber") oder Taubenzeckenfieber. Eine Impfung für Rinder existiert. Die Erreger sind morphologisch den Babesien sehr ähnlich und vermehren sich in Erythrozyten und Lymphozyten. Beim Menschen können sich nach dem Zecken-Stich anaphylaktische Reaktionen und fieberhafte Krankheitszustände entwickeln. Therapie-Studien zur Therapie der

Tabelle 5: In Deutschland relevante durch Zecken übertragene Erreger

Erreger	Krankheit	Erkrankungsrisiko	Prävention
Borrelia burgdorferi	Lyme-Borreliose	1 - 5% nach Zeckenstich	a) Expositionsprophylaxe: lange Kleidung, Repellents, sofortige u. sachgemäße Zeckenentfernung; b) Impfung: in der Österreich nicht verfügbar
Coxiella burnetii	Q-Fieber	1998 in Deutschland ca. 100 Fälle	Expositionsprophylaxe wie oben; keine Impfung
Francisella tularensis	Tularämie	1998 in Deutschland kein Fall	Expositionsprophylaxe wie oben; keine Impfung
Zecken-enzephalitisviren	FSME	30 – 50% nach Zeckenstich durch infizierte Zecke in Endemiegebieten	Expositionsprophylaxe wie oben Immunisierung: – aktiv: 2 Impfstoffe s. Tab. 4 – passiv: Human-Ig
Babesia microti u. B. divergens	Babesiose	sehr gering	Expositionsprophylaxe wie oben; keine Impfung

menschlichen Theileriose sind bisher nicht durchgeführt worden. Die Therapie wird in Anlehnung an die Therapie der Babesien durchgeführt.

Obwohl die Angst vor Zeckenstichen häufig übertrieben wird, ist - durch die Zunahme des Reiseverkehrs, durch eingeführte Hunde (z. B. aus dem Mittelmeerraum) etc. - eine wachsende Bedeutung zeckenübertragener viraler, bakterieller und protozoaler Erkrankungen hierzulande zu erkennen und auch weiter zu erwarten.

Literatur:

Dattwyler RJ, Luft BJ, Kunkel MJ, Finkel MF, Wormser GP et al. Ceftriaxone compared with Doxycycline for the treatment of acute disseminated Lyme disease. New England Journal of Medicine 1997; 337: 289- 94.

Gasser R, Dusleag CJ, Fruhwald F, Klein W, Reisinger EC. Early antimicrobial treatment of dilated cardiomyopathy associated with borrelia burgdorferi. The Lancet, 1992; 340 (8825): 982.

Graninger W, Reisinger EC. Infektionskrankheiten. In: Harrisoǹs Principles of Internal Medicine. 14. deutsche Ausgabe. Mc Graw Hill. New York, Mailand 1999.

Hunfeld KP, Brade V. Prevalence of antibodies against the human granulocytic ehrlichiosis agent in Lyme borreliosis patients from Germany. Eur. J. Clin. Microbiol. Infect. Dis. 1999; 18: 221-224.

Kahl O, Janetzki-Mittmann C, Gray JS, Jonas R, Stein J et al. Risk of infection with Borrelia burgdorferi sensu lato for a host in relation to the duration of nymphal Ixodes feeding and the method of tick removal. Zentralblatt Bakteriologie 1998; 287: 41-52.

Janata O, Reisinger EC (Herausgeber). Infektiologie - Aktuelle Aspekte, Jahrbuch 1999. Österreichische Verlagsgesellschaft, Wien 1999.

Knobloch J. Tropen- und Reisemedizin. Gustav Fischer Verlag Jena 1998

Labayru C, Palop A, Lopez-Urrutia L, Avellaneda C, Mazon MA, et al. Francisella tularensis: update on microbiological diagnosis after an epidemic outbreak. Enferm. Infecc. Microbiol. Clin. 1999; 17: 458-62.

Gurycova D, Varga V, Vyrostekova V, Gacikova E, Peci J. A tularaemia epidemic in western Slovakia 1995-96. Epidemiol. Microbiol. Immunol. 1999; 48: 97-101.

Miller LH, Neva FA, Gill F. Failure of chloroquine in human babesiosis (Babesia microti). Ann. Intern. Med. 1978; 88: 200-202.

Oschmann P, Kraiczy P. Lyme-Borreliose und Frühsommer-Meningoenzephalitis. Uni- Med Verlag Bremen, 1998.

Reisinger EC, Wendelin I, Gasser R. Trimethoprim is active against Borrelia burgdorferi in vitro. European Journal of Clinical Microbiology and Infectious Diseases 1997; 16: 458-460.

Reisinger EC, Wendelin I, Gasser R, Halwachs G, Truschnig M, Krejs GJ. Antibiotics and increased temperature against *Borrelia burgdorferi* in vitro. Scandinavian Journal of Infectious Diseases 1996; 28: 155-157.

Robertson J, Guy E, Andrews N, Wilske B, Anda P. Granstrom M, Hauser U, Moosmann Y, Sambri V, Schellekens J, Stanek G, Gray J. A European multicenter study of immunoblotting in serodiagnosis of lyme borreliosis. J. Clin. Microbiol. 2000 38: 2097-2102.

Neue Impfstoffe

T. Löscher, M. Hölscher

In den letzten zwei Jahrzehnten ermöglichte die rasante Fortentwicklung der Molekularbiologie und Immunologie erhebliche Verbesserungen unserer Kenntnisse über Pathogenese, Erreger-Wirts-Interaktionen und Abwehrmechanismen bei Infektionskrankheiten. Damit wurden auch wesentliche Voraussetzungen für zahlreiche neue Impfstoffentwicklungen geschaffen. Die Anwendung innovativer Technologien (Tabelle 1) läßt in nächster Zeit eine Reihe neuer bzw. verbesserter Impfungen und Kombinationsimpfungen erwarten, von denen einige bereits in fortgeschrittener klinischer Erprobung oder schon in der Zulassung sind.

Tabelle 1: Neue Technologien bei der Entwicklung von Impfstoffen (Auswahl)

- Neue Adjuvantien (MF59, MPL, QS21, ISCOMs, Montanide, Zytokine u.a.)
- Liposomale und virosomale Impfstoffe
- Synthetische Peptid-Impfstoffe
- Rekombinante Antigene
- Antigen-Expression durch transgene Pflanzen (Bananen, Kartoffeln u.a.)
- Rekombinante
- Mikroorganismen (gezielte genetische Attenuierung, Vektor-Vakzine)
- Polynukleotid-Impfstoffe (DNS-Vakzine)

Die Entwicklung neuer Impfstoffe gegen Infektionskrankheiten läßt zudem erwarten, daß in Zukunft nicht nur prophylaktische Vakzinen, sondern auch therapeutisch wirksame Impfstoffe (sog. Pharmaccines) zur Verfügung stehen werden, etwa bei der Immuntherapie der HIV-Infektion und chronischer Virushepatitiden (HBV, HCV). Schließlich werden Impfstoffe derzeit nicht nur gegen Infektionskrankheiten sondern auch zur Therapie und Prophylaxe von Tumorerkrankungen, Autoimmunerkrankungen und Drogenabhängigkeit sowie zur Geburtenkontrolle entwickelt.

Da es hier nicht möglich ist alle derzeitigen Impfstoffentwicklungen darzustellen, beschränkt sich diese Übersicht auf eine Auswahl wichtiger Beispiele aus der großen Zahl

Tabelle 2: Neue Impfstoffe gegen Infektionskrankheiten in klinischer Entwicklung (Auswahl)

In fortgeschrittener klinischer Entwicklung (Phase III):	*In früher klinischer Prüfung (Phase I/II):*
– Hepatitis B (verbesserte Impfstoffe)[1, 2] – Herpes simplex Typ 2[3] – Influenza (verbesserte Impfstoffe)[1, 2] – Japanische Enzephalitis (verbessert)[1] – Rotavirus-Enteritis[1]	– CMV-Infektion – Denguefieber – EBV-Infektion – HIV-Infektion[2, 3] – Hepatitis E – Hepatitis C[3] – Humanes Papillomvirus[3] – RSV-Infektion
– Cholera (orale Impfstoffe)[1] – E.coli (ETEC)-Enteritis[1] – Lyme-Borreliose[1] – Meningokokken-Infektionen (Konjugatimpf-stoffe, B-Meningokokken-Impfstoffe)[1] – Pneumokokken-Infektionen (Konjugatimpf-stoffe)[1]	– B-Streptokokken – Campylobacter-Enteritis – Helicobacter pylori-Infektion – Lepra – Shigellosen – Tuberkulose
	– Malaria[2]

[1] in einigen Ländern bereits zugelassen
[2] auch als DNS-Impfstoff in Erprobung
[3] therapeutische Vakzine

neuer und in fortgeschrittener klinischer Entwicklung befindlicher Impfstoffe gegen Infektionskrankheiten (Tabelle 2).

Kombinationsimpfungen

Bei den Impfungen nach dem Impfkalender für Säuglinge, Kinder und Jugendliche haben sich Kombinationsimpfungen bereits seit vielen Jahren bewährt. Sie reduzieren die Zahl der Einzelinjektionen bzw. -applikationen und verbessern wesentlich die Akzeptanz bei Kindern und Eltern. Dies trägt dazu bei, Impflücken zu vermeiden bzw. zu schließen und somit die Vollständigkeit der Durchimpfung des Einzelnen wie die der Bevölkerung zu erhöhen.

Seit kurzem sind Sechsfach-Impfstoffe (HEXAVAC®, Infanrix hexa®) gegen *Haemophilus influenzae* Typ b, Diphtherie, Tetanus, Poliomyelitis, Pertussis und Hepatitis B zugelassen[20, 21]. Damit ist die dreimalige Grundimmunisierung mit den derzeit allgemein empfohlenen Impfungen im Säuglingsalter sowie die Auffrischung ab dem 12. Lebensmonat jeweils mit einer einzigen Injektion durchführbar (DTaP-Hib-IPV-HB). Immunogenität und Reaktogenität unterschieden sich in umfangreichen klinischen Prüfungen nicht von denen der Einzelimpfungen bzw. der Kombination der bereits länger verfügbaren Fünffach-Impfstoffe mit der Hepatitis-B-Impfung als letztem, neu hinzugefügten Kombinationspartner[36, 49].

Tabelle 3: Kombinationsimpfstoffe für Jugendliche und Erwachsene

In Deutschland bereits zugelassen:	*In fortgeschrittener klinischer Entwicklung:*
Tetanus / Diphtherie (d)	Typhus Vi / Hepatitis A *
Tetanus / Diphtherie (d) / IPV	Typhus Vi / Hepatitis A / Hepatitis B
Tetanus / Diphtherie (d) / Pertussis (aP)	Cholera CVD 103-HgR / Typhus Ty21a *
Hepatitis A / Hepatitis B	

* in einigen Ländern bereits zugelassen

Ein Siebenfach-Kombinationimpfstoff mit einer zusätzlichen Hepatitis-A-Impfstoff-komponente ist bereits in klinischer Erprobung.

Weiterhin sind Kombinationsimpfstoffe gegen Masern, Mumps, Röteln und Varizellen (MMR-V) in fortgeschrittener klinischer Erprobung. Die Kombination des bisherigen Varizellen-Lebendimpfstoffes (Oka-Stamm) mit verschiedenen MMR-Impfstoffen ergab deutlich niedrigere Serokonversionsraten und Antikörperspiegel im Vergleich zur separaten Verabreichung. Dieses Problem konnte durch verbesserte Kombinationsimpfstoffe mit höher potenten Formulierungen von Varianten des attenuierten Oka-VZV-Impfstammes weitgehend gelöst werden[43, 62]. Derartige MMRV-Kombinationen von zwei verschiedenen Herstellern werden zur Zeit in Phase III-Studien geprüft.

Neben den verschiedenen Impfstoffkombinationen für den Kinder-Impfkalender stehen nun auch Kombinationsimpfstoffe für Auffrischungs-, Indikations- und Reiseimpfungen im Jugend- und Erwachsenenalter zur Verfügung (Tabelle 3). Ein parenteraler Hepatitis-A/ Typhus-Vi-Antigen-Impfstoff (Hepatyrix®) ist in England bereits zugelassen. Ein Dreifach-Impfstoff gegen Hepatitis A und B + Typhus (Vi-Antigen) zeigte in der klinischen Prüfung eine Immunogenität und Reaktogenität wie die der Einzelkomponenten[35]. In der Schweiz ist seit kurzem ein oraler Kombinationsimpfstoff (Colertif®) gegen Cholera und Typhus zugelassen, der sowohl den rekombinanten Cholera-Lebendimpfstoff CVD 103-HgR (s.u.) wie die attenuierte Typhus-Lebendvakzine Ty21a enthält.

Polysaccharid-Konjugatimpfstoffe

Impfstoffe aus den Kapselpolysacchariden verschiedener Bakterien können die Bildung protektiver Antikörper induzieren, sie führen im Gegensatz zu Protein-Antigenen je-

Tabelle 4: Nachteile und Einschränkungen von Polysaccharid-Impfstoffen

- Keine Stimulation von T-Zellen
- Nur Induktion von Antikörpern (bes. IgM-Ak)
- Fehlen von Gedächtnis-Zellen
- Keine langdauernde Immunität
- Schlechte Immunogenität bei Kleinkindern, Älteren und Immunkompromittierten
- Fehlen eines Booster-Effekts
- Immunologische Refraktärphänomene möglich

Tabelle 5: Neue Polysaccharid-Protein-Konjugatimpstoffe

- **Pneumokokken-Impfstoffe**
  bereits zugelassen:
  - 7-valente Vakzine (*Prevnar®, Prevenar®*)
    [CRM_{197}-Konjugat der Serotypen 4, 6B, 9V, 14, 18C, 19F, 23F]
  in Entwicklung:
  - 9- und 11-valente Vakzine

- **Meningokokken-Impfstoffe**
  bereits zugelassen:
  - Serogruppe C-Impfstoff (*Meningitec®, Menjugate®, NeisVac-C®*)
    [D- oder T-Konjugate]
  in Entwicklung:
  - Serogruppe A-Impfstoff
  - Kombinations-Impfstoffe (A + C, A/C/W135/Y)

---

doch nicht zur Stimulation einer T-Zellantwort (keine Prozessierung über das MHC II- und MHC I-System). Ihre Schutzwirkung ist daher nur von begrenzter Dauer, ein Booster-Effekt bei Wiederimpfung fehlt und die Immunantwort ist unzureichend innerhalb der ersten beiden Lebensjahre (Tabelle 4). Diese Nachteile konnten erstmals bei den Impfstoffen gegen *Haemophilus influenzae* Typ b (Hib) durch die Entwicklung von Konjugatimpfstoffen (Protein-Polysaccharid-Konjugate) erfolgreich umgangen werden. Mittlerweile wurden neue Konjugatimpfstoffe gegen Infektionen mit Pneumokokken und Meningokokken entwickelt (Tabelle 5).

Pneumokokken-Konjugatimpfstoffe

In einigen Ländern bereits zugelassen ist eine heptavalente Pneumokokken-Konjugat-vakzine (PCV7, Handelsnamen: Prevnar®, Prevenar®), die gereinigte Kapselpolysaccharide von 7 verschiedenen Serotypen von *Streptococcus pneumoniae* enthält, von denen jedes an die atoxische Diphtherietoxin-Variante CRM-197 (CRM = cross-reactive material) konjugiert ist. Im Gegensatz zu der bislang verfügbaren 23-valenten Polysaccharid-Vakzine gelang es bisher nur bei den Konjugatimpfstoffen eine begrenzte Anzahl der insgesamt 90 verschiedenen Kapselantigen-Serotypen in einer Impfstoffzubereitung erfolgreich zu kombinieren. PCV7 deckt das Spektrum der Serotypen incl. kreuzreagierender Serotypen ab, die bei 65% der Fälle von akuter Otitis media, 83% von Meningitis und 86% von bakteriämischen Infektionen bei Kindern unter 6 Jahren in den USA in der Periode von 1978-1994 festgestellt wurden[4, 5]. 9- und 11-valente Pneumokokken-Konjugatimpfstoffe sind in Entwicklung.

PCV7 wird in den USA derzeit für alle Kinder zwischen 2 Monaten und 2 Jahren empfohlen sowie für Kinder zwischen 2 und 5 Jahren mit erhöhtem Risiko wie HIV-Infektion, Sichelzellanämie, Immundefizienz und chronische Grunderkrankungen[39]. Bei Säuglingen sind mehrfache Impfungen erforderlich (Impfschema: 2., 4., 6. und 12.-15.

Lebensmonat). Ab dem 2. Lebensjahr wird derzeit nur eine einmalige PCV7-Impfung empfohlen, gefolgt von einer Auffrischungsimpfung mit dem 23-valenten Polysaccharid-Impfstoff in einem Abstand von mindestens 2 Monaten. PCV7 ist gut verträglich und zeigte in den bisher vorliegenden prospektiven Doppelblind-Studien eine Wirksamkeit von ca. 90% gegen invasive Pneumokokken-Erkrankungen und von 94-100% gegen Infektionen durch die im Impfstoff enthaltenen Serotypen[5]. Die Reduktionsraten von Pneumonien und akuter Otitis media lagen bei Kleinkindern je nach Definitionskriterien zwischen 11-73% bzw. 6-34%[4, 5, 31]. Die Schutzdauer ist noch unklar. Ausreichende Daten für eine Empfehlung bei Kindern über 5 Jahren und bei Erwachsenen liegen noch nicht vor. Hier wird derzeit unverändert die 23-valente Polysaccharidvakzine empfohlen[39].

Meningokokken-Konjugatimpfstoffe

Ebenfalls bereits in einigen Ländern zugelassen sind neue Meningokokken-Konjugatvakzinen, die aus Kapselpolysacchariden von *Neisseria meningitidis* der Serogruppe C bestehen, welche an Tetanus- oder Diphtherietoxoid konjugiert sind (Meningitec®, Menjugate®, NeisVac-C®). Diese Impfstoffe sind im Gegensatz zu den Polysaccharid-Impfstoffen bereits bei Säuglingen immunogen und bereits nach 2-maliger Impfung lassen sich in über 95% protektive Antikörper nachweisen. Im Oktober 1999 begann in Großbritannien ein Impfprogramm, bei dem alle Säuglinge ab dem 2. Lebensmonat im Rahmen des Kinderimpfkalenders mit der Meningokokken C-Konjugatvakzine geimpft werden (Schema: 2., 3. und 4. Lebensmonat). Ab dem 12. Lebensmonat genügt eine einmalige Gabe. Die bisherigen Untersuchungen zur Persistenz der Antikörper sprechen für eine langdauernde Schutzwirkung (> 10 Jahre). Im Rahmen des Impfprogramms in Großbritannien konnte die Zahl der Erkrankungs- und Todesfälle durch Meningokokken der Seroguppe C bereits um über 70% reduziert werden[7].

Weitere Konjugatimpfstoffe gegen Meningokokken der Serogruppe A sowie polyvalente Kombinationsimpfstoffe (Serogruppen A + C, Serogruppen A, C, W135 + Y) sind in klinischer Erprobung.

Impfungen gegen Atemwegsinfektionen

Im allgemeinen Gebrauch sind bislang nur parenterale Influenza-Spaltvakzinen, *Haemophilus influenzae* Typ b-Impfung und Pneumokokkenimpfung (s.o.). In fortgeschrittener klinischer Entwicklung befinden sich verbesserte bzw. neue Impfstoffe gegen Influenza und Respiratory Syncytial Virus-Infektion.

Influenza

Es werden verschiedene Strategien zur Verbesserung der Wirksamkeit der derzeitig angewandten Influenza-Impfung mit Spaltimpfstoffen verfolgt (Tabelle 6). In Italien be-

Tabelle 6: Strategien zur Verbesserung der Influenza-Impfung

- Neue Adjuvantien (Squalen, ETEC-LT u.a.)
- virosomale Impfstoffe
- rekombinante Antigene
- synthetische Oligopeptidantigene
- reassortierte Lebendvakzine
- Kälte-adaptierte Influenza-Lebendvakzine (CAIV)
- DNS-Impfstoffe

reits seit 1997 und jetzt auch in Deutschland und anderen europäischen Ländern zugelassen ist ein trivalenter Spaltimpfstoff mit dem neuen Squalen-haltigen Adjuvans MF59 (Fluad®), der vor allem bei älteren Menschen und Abwehrgeschwächten eine verbesserte Immunogeniät aufweist[16]. In der Schweiz wurde im Oktober 2000 ein als Nasenspray anwendbarer virosomaler Totimpfstoff registriert (Nasalflu Berna®). Dieser besteht aus den Oberflächenproteinen Hämagggglutinin und Neuraminidase der aktuell empfohlenen Influenza-Impfstämme, die in die Membranen von Phosphatidylcholin-Liposomen inkorporiert sind und aus dem Hitze-labilen Toxin (LT) enterotoxigener *Escherichia coli* als Adjuvans. Der Impfstoff ist für Erwachsene und Kinder ab dem 5. Lebensjahr zugelassen und wird zweimal im Abstand von 1 Woche intranasal appliziert. Die Bildung neutralisierender IgG-Antikörper im Blut entspricht der parenteralen Impfung; zudem sind bereits 1 Woche nach Sprayimpfung sekretorische IgA-Antikörper im Nasen-Rachenraum nachweisbar[24]. Es wird eine Impfschutzdauer von 6-12 Monaten angenommen.

In Zulassung befindet sich derzeit eine Kälte-adaptierte Influenza-Lebendvakzine (CAIV). Diese basiert auf einem durch Passagen attenuierten Influenza-A-Stammvirus, dessen Replikation bei 37°C eingeschränkt ist. Der als Nasenspray applizierbare trivalente Lebendimpfstoff (voraussichtlicher Handelsname: FluMist®) besteht aus Reassortanten des Kälte-adaptierten Stammvirus mit den Hämagglutinin- und Neuraminidase-Genen der aktuell zirkulierenden Influenza-A- und B-Wildviren. In Placebo-kontrollierten Challenge-Versuchen ergab sich nach einmaliger Verabreichung eine Schutzrate von 85%[60] gegenüber 71% bei der herkömmlichen parenteralen Spaltvakzine. Eine 2 Jahre dauernde Placebo-kontrollierte Feldstudie bei Kindern ergab eine Reduktion von Kultur-bestätigter Influenza um 92%[2]; zudem wurden auch Häufigkeit von Otitis media und Antibiotikagebrauch signifikant reduziert.

Respiratory Syncytial Virus-Infektion

RSV ist weltweit das wichtigste virale Pathogen bei Atemwegserkrankungen im Kleinkindalter mit signifikanter Morbidität und Mortalität vor allem bei Frühgeborenen und Immunkompromittierten. Eine Immunprophylaxe mit Hyperimmunglobulin oder dem vor kurzem zugelassenen humanisierten monoklonalen Antikörper (Palivizumab) ist auf Kinder mit besonders hohem Risiko beschränkt[28]. Die antivirale Therapie ist umstritten und nur begrenzt wirksam. Studien mit einer parenteralen Formalin-inaktivierten RSV-

Vakzine in den 60er Jahren führten bei Säuglingen zum gehäuften Auftreten schwerer Verläufe bei nachfolgender natürlicher RSV-Infektion[28]. Neben dieser Vakzine-induzierten Verstärkung der Immunpathogenese ergaben sich bei der Impfstoffentwicklung weitere Probleme wie unzureichende Wirksamkeit von Totvakzinen und zu hohe Restvirulenz attenuierter Lebendimpfstoffe. Neue Subunit-Impfstoffe und ein durch Kältepassagen attenuierter Lebendimpfstoff (cpts-248/404), der auch als Nasenspray angewandt werden kann, erwiesen sich als immunogen und sicher bei Erwachsenen, Kindern und Säuglingen[25, 28, 64] und befinden sich derzeit in klinischer Prüfung der Phase II/III.

Impfungen gegen gastrointestinale Infektionen

Zugelassen und in allgemeinem Gebrauch sind bislang nur Impfstoffe gegen Typhus abdominalis (orale Lebendimpfung mit dem attenuierten Ty21a-Stamm, parenterale Vi-Antigen-Vakzine, parenterale Ganzzell-Vakzine in den USA) sowie die unzureichend wirksame, parenterale Cholera-Totvakzine. Impfstoffe gegen Shigellosen[13, 15, 32], Campylobacter-Enteritis[50] und *Helicobacter pylori*-Infektion[1, 17, 37] stehen noch am Beginn der klinischen Entwicklung. Weiter fortgeschritten ist die klinischer Erprobung von Impfstoffen gegen Rotavirus-Enteritis und Enteritis durch enterotoxinbildende *Escherichia coli* sowie von verbesserten Cholera-Impfstoffen.

Rotavirus-Enteritis

1998 wurde in den USA sowie in einigen anderen Ländern (europäische Zulassung) ein tetravalenter oraler Lebendimpfstoff gegen Rotavirus-Enteritis (RotaShield®, ROTA-MUNE®) zugelassen (Impfschema: 2., 4. und 6. Lebensmonat). Kontrollierte Studien bei Säuglingen ergaben einen Schutz von 30 bis 60% vor Erkrankung und von 60 bis über 90% vor schweren Verläufen[9, 12]. Die Zulassung ruht derzeit, da bei der breiten Anwendung nach der Zulassung eine Häufung von Dünndarminvaginationen bei Säuglingen im zeitlichen Zusammenhang mit der Impfung beobachtet wurde[38]. Es wird angenommen, daß der aus einem Rhesus-Rotavirus (Serotyp 3) and 3 Rhesus-Human reassortierten Viren (Serotypen 1, 2 und 4) bestehende Impfstoff entzündliche Schwellungen intestinaler lymphatischer Gewebe (Peyer'sche Plaques, mesenteriale Lymphknoten) auslösen kann, die eine Intussusception begünstigen. Weitere Rotavirus-Impfstoffkandidaten (attenuierte humane Rotaviren u.a.), bei denen diese Nebenwirkung nicht erwartet wird, sind derzeit in Erprobung[9, 12].

Cholera und enterotoxinbildende Escherichia coli (ETEC)

Zwei neue orale Impfstoffe gegen Cholera sind bereits in einigen Ländern zugelassen und wiesen während ihrer Erprobung eine bessere Wirksamkeit und Verträglichkeit als die bisherigen parenteralen Impfstoffe auf:

(1) Ein oraler Totimpfstoff aus Ganzzell-Antigenen (WC, whole cell) von abgetöteten Choleravibrionen verschiedener Bio- und Serotypen, kombiniert mit der atoxischen Untereinheit B des Choleratoxins (CTB), zeigte in umfangreichen Placebo-kontrollierten Feldstudien Schutzraten von 85% während der ersten 6 Monate nach 3-maliger Impfung[11] und von ca. 60% innerhalb einer Nachbeobachtung von 1-2 Jahren[11, 59]. Dabei ergab sich kein wesentlicher Unterschied zwischen Impfstoffen, die konventionell (affinitätschromatographisch) oder rekombinant hergestelltes CTB (rCTB) enthalten. Der WC/rCTB-Impfstoff ist in Schweden und Norwegen bereits seit einigen Jahren zugelassen (Dukoral®, SBL Cholera vaccin®). Es wird eine 3-malige Gabe in Abständen von 2-6 Wochen empfohlen sowie einmalige Auffrischungen alle 2 Jahre (vor dem 6. Lebensjahr bereits nach 6 Monaten). Impfstoffe, die CTB bzw. rCTB enthalten, geben aufgrund antigenetischer Verwandtschaft mit dem hitzelabilen Toxin (LT) von *Escherichia coli* auch einen Schutz (50-79%) vor Erkrankungen durch (LT-) enterotoxinbildende *E.coli* (ETEC), den häufigsten Erregern der Reisediarrhoe[10, 40, 48, 63]. Weiterentwickelte ETEC-Impfstoffe, die rBS in Kombination mit Kolonisationsfaktor-Antigenen (CFA) der verbreitetsten ETEC-Stämme enthalten (CFA I, II und IV), werden derzeit klinisch geprüft.

(2) Ein rekombinanter Cholera-Lebendimpfstoff (CVD 103-HgR), bei dem das für die toxische Untereinheit A1 des Choleratoxins codierende Gen durch zielgerichtete Mutagenese deletiert ist, zeigte in Placebo-kontrollierten Expositionsversuchen bei erwachsenen Freiwilligen Schutzraten zwischen 62 und 100%[33, 57]. Der CVD 103-HgR-Impfstoff ist unter dem Namen Orochol® in der Schweiz zugelassen und wird einmalig oral gegeben (Schutzdauer 6-12 Monate). Die Ergebnisse der ersten umfangreichen Placebo-kontrollierten Feldstudie in Indonesien sind mit einer Schutzrate von nur 13,6% allerdings enttäuschend[44]. Weitere A1-Gen-deletierte Impfstoffkandidaten wurden ausgehend von *V. cholerae* El Tor-Stämmen (Peru-15, CVD 111) und einem *V. cholerae* O139-Stamm (Bengal-15, CVD 112) entwickelt und zeigten in Placebo-kontrollierten Challenge-Studien bei kleinen Kollektiven Schutzraten zwischen 60 und 84%[14, 30, 55, 56].

Hepatitis-Impfungen

Hepatitis B

Trotz des großen Erfolges der Hepatitis-B-Impfung werden verschiedene Strategien zur Verbesserung verfolgt (z.B. liposomale Vakzinen, neue Adjuvantien zur Verbesserung der T-Zellantwort, Pre-S-Vakzinen) mit dem Ziel, eine langdauernde protektive Immunantwort bereits nach ein- oder zweimaliger Gabe zu erhalten sowie eine zuverlässige Serokonversion auch bei Personengruppen mit bisher teilweise unzureichender Immunantwort (Nonrespondern) zu erreichen.

Vor kurzem zugelassen wurde ein neuer rekombinanter Hepatitis B-Impfstoff, der neben dem bisher verwendeten HBs-Antigen auch die Pre-S1- und Pre-S2-Antigene enthält (Hepacare®, Hepagene®). Der bislang nur für Erwachsene zugelassene Impfstoff wird wie der bisherige HB-Impfstoff in der Regel 3 mal verabreicht (Impfschema: 0, 1, 6 Monate) und weist insgesamt eine bessere Immunogenität auf. So zeigten bereits 3 Monate nach 2-maliger Impfung 71-85% der Geimpften eine protektive Immunantwort[19] im Vergleich zu 75-78% bei der bisheriger Vakzine mit beschleunigtem 3fach Impfschema (0, m1, m2). In verschiedenen Studien bei Erwachsenen mit fehlender oder unzureichender Immunantwort nach Grundimmunisierung mit dem bisherigen HB-Impfstoff (Nonresponder) kam es nach 2-maliger Gabe des Pre-S1/S2-Impfstoffs in 70-93% der Fälle zu einer protektiven Immunantwort[19, 65, 66]. Die bisherigen Daten zur Immunisierung von Dialysepatienten zeigten allerdings keine signifikanten Vorteile des neuen Impfstoffes[19].

Weiterhin laufen derzeit verschiedene klinische Studien zur Verbesserung der Immunantwort (bes. der T-Zellantwort) bei der HBsAg-Vakzine mittels neuer Adjuvantien (z.B. MPL, Monophosphoryl-Lipid A). Die simultane Verabreichung von GM-CSF ergab zwar einen immunpotenzierenden Effekt bei der Impfung Gesunder, nicht jedoch bei Hämodialysepatienten mit fehlender bzw. unzureichender Immunantwort gegen die Standard-Hepatitis-B-Impfung[22].

Schließlich gelang es in den letzten Jahren transgene Pflanzen (z.B. Kartoffeln, Tabak, Bohnen, Salat) zu konstruieren, die HBsAg synthetisieren[29, 45]. Dies eröffnet nicht nur neue Möglichkeiten zur kostengünstigen Impfstoffgewinnung, sondern auch zur oralen Immunisierung. So konnte tierexperimentell wie bei ersten menschlichen Probanden gezeigt werden, daß sich durch den Verzehr transgener, HBsAg-produzierender Pflanzen spezifische Antikörper (Anti-HBs) im Blut induzieren lassen[29].

Hepatitis C und E

Vor kurzem begannen erste klinische Prüfungen von Impfstoffkandidaten gegen Hepatitis C (polyvalente rekombinante Vakzine aus E2, E1, pC, NS3 u.a. Virusproteinen) und Hepatitis E (rekombinante ORF2-Viruscapsid-Proteine). Während bei der Hepatitis C zunächst nur die Entwicklung einer therapeutischen Vakzine (ggf. in Kombination mit antiviraler Therapie) angestrebt wird, erscheint die Entwicklung einer prophylaktisch wirksamen Vakzine gegen Hepatitis E realistischer[52].

Impfung gegen Lyme-Borreliose

Der in den USA seit 1998 zugelassene parenterale Impfstoff gegen Lyme-Borreliose (LYMErix®) besteht aus dem lipidierten, rekombinant in *E. coli* exprimierten Oberflächenprotein OspA von *Borrelia burgdorferi* sensu stricto. Es wird eine 3malige Impfung im Abstand von 1 Monat und nach einem Jahr empfohlen. Nach vorläufigen Daten erscheinen einmalige jährliche Auffrischungen zur Aufrechterhaltung einer Immunität angezeigt. Die Schutzrate vor gesicherter Lyme-Erkrankung (vorwiegend Erythema migrans) lag in einer randomisierten, Placebo-kontrollierten Studie bei 49% (nach 2 Dosen) und 76% (nach 3 Dosen). Die Schuzrate vor asymptomatischer Infektion (nur Serokonversion) betrug 83% im ersten Jahr nach Beginn der Impfung und 100% im 2. Jahr[51]. Die Impfung schützt nur vor Infektionen mit *B. burgdorferi* sensu stricto, nicht jedoch vor den zusätzlich in Europa vorkommenden Genospezies (*B. afzelii, B. garinii* u.a.). Europäische Lyme-Vakzinen, die rekombinante OspA- und OspC-Antigene mehrerer Isolate verschiedener Genospecies enthalten, sind derzeit in klinischer Erprobung.

Impfung gegen HIV-Infektion und AIDS

Seit 1987 wurden über 40 Impfstoffkandidaten einschließlich verschiedener DNS-Vakzinen (s.u.) in klinischen Prüfungen bei HIV-Infizierten und gesunden, HIV-negativen Probanden getestet. Zudem ist eine große Zahl von Impfstoffkandidaten in präklinischer Entwicklung. Verschiedene auf die HIV-Impfstoffentwicklung spezialisierte Internet-Informationsnetzwerke geben den aktuellen Stand wieder, z.B. die Homepage der International AIDS Vaccine Initiative (http://www.iavi.org).

Trotz der teilweise guten Immunogenität der geprüften Kandiaten, ist die erfolgreiche Entwicklung prophylaktisch wirksamer Impfstoffe gegen die HIV-Infektion derzeit nicht abzusehen. Demgegenüber bestehen jedoch Hoffungen auf immunotherapeutisch wirksame Vakzinen[42]. So führte die Immunisierung von HIV-Infizierten mit einer gp120-deletierten HIV-1-Ganzvirus-Totvakzine (Remune®) zu einem Anstieg der CD4+-Lymphozyten und einer Abnahme der Viruslast[8]. Zudem konnte bei HIV-Infizierten durch rekombinante virale Vektor-Lebendvakzinen, die verschiedene HIV-Peptide exprimieren (Canarypox-Virus, hochattenuiertes Vaccinia-Virus), eine Reduktion der HIV-Replikation erreicht werden[42]. Diese Impfstoffe werden derzeit in umfangreicheren Studien zur Immunotherapie in verschiedenen Stadien der HIV-Infeektion geprüft (z.T. in Kombination mit antiretroviraler Therapie).

Impfungen gegen Tropenkrankheiten

Während die klinische Prüfung verschiedener Impfstoffkandidaten gegen Malaria und Denguefieber bereits in einem fortgeschrittenen Stadium ist, steht die Entwicklung von Impfstoffen gegen Schistosomiasis[26], Leishmaniosen und Chagas-Krankheit ganz am Beginn der klinischen Erprobung. Impfstoffe gegen Ebola- und Lassfieber sind noch in präklinischer Entwicklung[23, 54].

Denguefieber

Mit Unterstützung der WHO werden verschiedene Impfstoffkandidaten geprüft. Ein attenuierter tetravalenter Lebendimpfstoff hat sich in den bisherigen Prüfungen als immunogen gegen alle 4 Dengue-Serotypen und als gut verträglich erwiesen. Die Schutzrate scheint nach vorläufigen Ergebnissen bei mindestens 80% zu liegen; Schutzdauer und Schutzrate vor schwerwiegenden Erkrankungen (z.B. hämorrhagisches Dengue-

Tabelle 7: Tetravalenter Dengue-Lebendimpfstoff[3, 47]
Entwicklung seit 1981 (Mahidol, WRAI, Aventis Pasteur)

Klinische Entwicklung	*Probanden*	*Ergebnisse*
Phase I	Freiwillige (n=6)	NT-Antikörper gegen DEN 1-4 bei 4/6, gegen DEN 1-3 bei 2/6
Phase II	Freiwillige (n=59)*	NT-Antikörper gegen DEN 1-4 in 35% (100% gegen DEN-3), nach Booster (Monat 6) in 71% NT-Ak gegen DEN 1-4
Phase II	bei Kindern (5-14 J.)	Beginn November 1999
Phase III	Feldstudien	geplant

fieber oder Dengue-Schocksyndrom) und Todesfällen sind Gegenstand derzeitiger Prüfungen (Tabelle 7).

Malaria

Enttäuschend verlief bisher die Entwicklung dieser so dringend benötigten Impfung. So zeigte der zunächst erfolgversprechende, von Pattaroyo entwickelte Impfstoff SPf66 bei klinischen Prüfungen in afrikanischen Hochendemiegebieten und in Thailand enttäuschende Schutzraten von 0 bis 31%. Neue Impfstoffkandidaten wie der RTS,S-Impfstoff, ein rekombinantes Fusionsprotein aus *Plasmodium-falciparum*-Circumsporozoitenprotein (CSP) und HBsAg sowie ein DNS-Impfstoff (CSP-Gen) bewiesen protektive Wirkungen in ersten Expositionsversuchen[53] und befinden sich am Beginn der klinischen Prüfungen[18].

DNS-Impfstoffe

Ein völlig neuer Weg der Immunisierung wurde mit der Verwendung rekombinanter DNS als Impfstoff beschritten. Plasmid-DNS, die das Gen für das Impfantigen enthält, wird in die Muskulatur injiziert. Dabei gelangt DNS auch in Körperzellen, die nun das entsprechende Protein synthetisieren. Dadurch wird einerseits die Bildung spezifischer Antikörper induziert, andererseits kommt es aber auch zur Prozessierung des gebildeten Proteins als zytosolisches Antigens in der Zelle. Die entstehenden Peptide werden gemeinsam mit MHC Klasse I-Molekülen an der Zelloberfläche präsentiert und können somit auch die Bildung spezifischer zytotoxischer T-Zellen auslösen. Zahlreiche DNS-Vakzinen gegen Antigene verschiedener Infektionserreger konnten in tierexperimentellen Studien bereits erfolgreich eingesetzt werden.

Die erste Anwendung beim Menschen erfolgte im Juni 1995 mit einem HIV-1-DNS-Impfstoff (cDNS verschiedener HIV-Gene) bei asymptomatischen HIV-Infizierten.

Tabelle 8: Bisherige Prüfung von DNS-Impfstoffen beim Menschen

PATHOGEN	ANTIGEN	POPULATION	ERGEBNISSE	REF.
HIV	env + rev	15 asymptomatische HIV-Infizierte	immunogen (CTL+Ak) kein Einfluß auf Virämie oder CD4+	MacGregor et al. 1998[33]
HIV	nef, ref oder tat	9 asymptomatische HIV-Infizierte	immunogen (CTL+Ak) kein Einfluß auf Virämie	Calarota et al. 1998[6]
HBV	HBsAg	7 gesunde Probanden (6 seronegativ)	protektive AntiHBs-Spiegel bei 1 von 6	Tacket et al. 1999[57]
HBV	HBsAg	12 seronegative gesunde Probanden	protektive AntiHBs-Spiegel bei 12 von 12	Roy et al. 2000[45]
Plasmodium falciparum	PfCSP	20 Malaria-naive gesunde Probanden	immunogen (CTL+Ak)	Wang et al. 1998[60]

Derzeit sind DNS-Vakzinen gegen HIV-Infektion, Hepatitis B, Influenza und Malaria in klinischer Erprobung und weitere werden folgen. Erste Ergebnisse zeigen, daß die Hepatitis-B-DNS-Vakzine die Bildung protektiver Antikörper auslösen kann und daß Malaria-DNS-Vakzinen vor einer Infektion schützen können (Tabelle 8). Vor einer Einführung von DNS-Impfstoffen sind allerdings noch umfangreiche Prüfungen erforderlich. Insbesondere müssen mögliche Bedenken (Tabelle 9) sicher ausgeschlossen sein.

Ausblick

Obwohl wir derzeit bereits über zahlreiche hocheffiziente Schutzimpfungen verfügen, besteht ein dringender Bedarf nach wirksamen Impfungen gegen zahlreiche weitere Infektionskrankheiten. Die Erprobung und Einführung bereits jetzt verfügbarer Technologien wie neue Carrier und Adjuvantien, rekombinante Subunit-Impfstoffe und gezielte Mutation von Mikroorganismen zu ihrer Attenuierung und Verwendung als Lebendvakzinen lassen eine Reihe neuer und verbesserter Impfstoffe erwarten. Ein weiterer, möglicherweise entscheidender Durchbruch zeichnet sich durch die derzeitige Entwicklung von DNS-Impfstoffen ab. Sollten sich die hohen Erwartungen bestätigen, könnten in näherer Zukunft zahlreiche Probleme bei der Impfprophylaxe von Infektionskrankheiten gelöst oder zumindest entscheidend verbessert werden.

Tabelle 9: DNS – Impfstoffe und mögliche Bedenken

- Integration der Fremd-DNS in das Wirtszellgenom
- Insertionale Mutagenese / Tumorinduktion
- Immuntoleranz / Autoimmunphänomene
- Antikörperbildung gegen DNS

Literatur

1. Angelakopoulos H, Hohmann EL: Pilot study of phoP/phoQ-deleted Salmonella enterica serovar typhimurium expressing Helicobacter pylori urease in adult volunteers. Infect Immun 68 (2000) 2135-2141

2. Belshe RB, Mendelman PM, Treanor J, King J, Gruber WC, Piedra P, Bernstein DI, Hayden FG, Kotloff K, Zangwill K, Iacuzio D, Wolff M: The efficacy of live attenuated, cold-adapted, trivalent, intranasal influenzavirus vaccine in children. N Engl J Med 338 (1998) 1405-1412

3. Bhamarapravati N, Sutee Y: Live attenuated tetravalent dengue vaccine. Vaccine 18 (2000) Suppl 2:44-47

4. Black S, Shinefield H, Fireman B, Lewis E, Ray P, Hansen JR, Elvin L, Ensor KM, Hackell J, Siber G, Malinoski F, Madore D, Chang I, Kohberger R, Watson W, Austrian R, Edwards K: Efficacy, safety and immunogenicity of heptavalent pneumococcal conjugate vaccine in children. Northern California Kaiser Permanente Vaccine Study Center Group. Pediatr Infect Dis J 19 (2000) 187-195

5. Black S, Shinefield H, Ray P, et al.: Efficacy of heptavalent conjugate pneumococcal vaccine (Wyeth Lederle) in 37,000 infants and children: impact on pneumonia, otitis media, and an update on invasive disease - Results of the Northern California Kaiser Permanente Efficacy Trial [Abstract 1398]. 39th Interscience Conference on Antimicrobial Agents and Chemotherapy, San Francisco, CA 379 (1999)

6. Calarota S, Bratt G, Nordlund S, Hinkula J, Leandersson AC, Sandstrom E, Wahren B: Cellular cytotoxic response induced by DNA vaccination in HIV-1-infected patients. Lancet 351 (1998) 1320-1325

7. CDR weekly: National enhanced surveillance of suspected meningococcal disease. Communicable Disease Report 47 (2000) 419-420

8. Churdboonchart V, Sakondhavat C, Kulpradist S, Na Ayudthya BI, Chandeying V, Rugpao S, Boonshuyar C, Sukeepaisarncharoen W, Sirawaraporn W, Carlo DJ, Moss R: A double-blind, adjuvant-controlled trial of human immunodeficiency virus type 1 (HIV-1) immunogen (Remune) monotherapy in asymptomatic, HIV-1-infected thai subjects with CD4-cell counts of >300. Clin Diagn Lab Immunol 7 (2000) 728-733

9. Clark HF, Glass RI, Offit PA: Rotavirus vaccines. In: Vaccines (Eds.: Plotkin SA, Orenstein OA) WB Saunders, Philadelphia (1999)

10. Clemens JD, Sack DA, Harris JR, Chakraborty J, Neogy PK, Stanton B, Huda N, Khan MU, Kay BA, Khan MR, et al Cross-protection by B subunit-whole cell cholera vaccine against diarrhea associated with heat-labile toxin-producing enterotoxigenic Escherichia coli: results of a large-scale field trial. J Infect Dis158 (1988) 372-377

11. Clemens JD, Sack DA, Harris JR, Van Loon F, Chakraborty J, Ahmed F, Rao MR, Khan MR, Yunus M, Huda N, et al: Field trial of oral cholera vaccines in Bangladesh: results from three-year follow-up. Lancet 335 (1990) 270-273

12. Coffin SE: Rotavirus vaccines: current controversies and future diections. Curr Infect Dis Rep 2 (2000) 68-72

13. Cohen D, Ashkenazi S, Green MS, Gdalevich M, Robin G, Slepon R, Yavzori M, Orr N, Block C, Ashkenazi I, Shemer J, Taylor DN, Hale TL, Sadoff JC, Pavliakova D, Schneerson R, Robbins JB: Double-blind vaccine-controlled randomised efficacy trial of an investigational Shigella sonnei conjugate vaccine in young adults. Lancet 349 (1997) 155-159

14. Coster TS, Killeen KP, Waldor MK, Beattie DT, Spriggs DR, Kenner JR, Trofa A, Sadoff JC, Mekalanos JJ, Taylor DN Safety, immunogenicity, and efficacy of live attenuated Vibrio cholerae O139 vaccine prototype. Lancet 345 (1995) 949-952

15. Coster TS, Hoge CW, VanDeVerg LL, Hartman AB, Oaks EV, Venkatesan MM, Cohen D, Robin G, Fontaine-Thompson A, Sansonetti PJ, Hale TL: Vaccination against shigellosis with attenuated Shigella flexneri 2a strain SC602. Infect Immun 67 (1999) 3437-3443

16. De Donato S, Granoff D, Minutello M, Lecchi G, Faccini M, Agnello M, Senatore F, Verweij P, Fritzell B, Podda A: Safety and immunogenicity of MF59-adjuvanted influenza vaccine in the elderly. Vaccine 17 (1999) 3094-3101

17. DiPetrillo MD, Tibbetts T, Kleanthous H, Killeen KP, Hohmann EL: Safety and immunogenicity of phoP/phoQ-deleted Salmonella typhi expressing Helicobacter pylori urease in adult volunteers. Vaccine 18 (1999) 449-459.

18. Doherty JF, Pinder M, Tornieporth N, Carton C, Vigneron L, Milligan P, Ballou WR, Holland CA, Kester KE, Voss G, Momin P, Greenwood BM, McAdam KP, Cohen J: A phase I safety and immunogenicity

trial with the candidate malaria vaccine RTS,S/SBAS2 in semi-immune adults in The Gambia. Am J Trop Med Hyg 61 (1999) 865-868

19. EMEA (European Agency for the Evaluation of Medicinal Products): Hepacare - European Public Assessment Report (EPAR), London 2000, [http://www.eudra.org/humandocs/Humans/EPAR/Hepacare/ Hepacare.htm]

20. EMEA (European Agency for the Evaluation of Medicinal Products): Hexavac - European Public Assessment Report (EPAR), London 2000, [http://www.eudra.org/humandocs/Humans/EPAR/Hexavac/ Hexavac.htm]

21. EMEA (European Agency for the Evaluation of Medicinal Products): Infanrix Hexa - European Public Assessment Report (EPAR), London 2000, [http://www.eudra.org/humandocs/Humans/EPAR/Infanrixhexa/ Infanrixhexa.htm]

22. Evans TG, Schiff M, Graves B, Agosti J, Barritt ML, Garner D, Holley JL: The safety and efficacy of GM-CSF as an adjuvant in hepatitis B vaccination of chronic hemodialysis patients who have failed primary vaccination. Clin Nephrol 54 (2000) 138-142

23. Fisher-Hoch SP, Hutwagner L, Brown B, McCormick JB: Effective vaccine for lassa fever. J Virol 74 (2000) 6777-6783

24. Glück U, Gebbers JO, Glück R: Phase 1 evaluation of intranasal virosomal influenza vaccine with and without Escherichia coli heat-labile toxin in adult volunteers. J Virol 73 (1999) 7780-7786

25. Gonzalez IM, Karron RA, Eichelberger M, Walsh EE, Delagarza VW, Bennett R, Chanock RM, Murphy BR, Clements-Mann ML, Falsey AR: Evaluation of the live attenuated cpts 248/404 RSV vaccine in combination with a subunit RSV vaccine (PFP-2) in healthy young and older adults. Vaccine 18 (2000) 1763-1772

26. Gryseels B: Schistosomiasis vaccines: a devils' advocate view. Parasitol Today 16 (2000) 46-48

27. Joensuu J, Koskenniemi E, Pang XL, Vesikari T: Randomised placebo-controlled trial of rhesus-human reassortant rotavirus vaccine for prevention of severe rotavirus gastroenteritis. Lancet 350 (1997) 1205-1209

28. Kahn JS: Respiratory syncytial virus vaccine development. Curr Opin Pediatr12 (2000) 257-262

29. Kapusta J, Modelska A, Figlerowicz M, Pniewski T, Letellier M, Lisowa O, Yusibov V, Koprowski H, Plucienniczak A, Legocki AB: A plant-derived edible vaccine against hepatitis B virus. FASEB J 13 (1999) 1796-9

30. Kenner JR, Coster TS, Taylor DN, Trofa AF, Barrera-Oro M, Hyman T, Adams JM, Beattie DT, Killeen KP, Spriggs DR, et al: Peru-15, an improved live attenuated oral vaccine candidate for Vibrio cholerae O1. J Infect Dis 172 (1995) 1126-1129

31. Kilpi T, Jokinen J, Herra E, et al. Effect of heptavalent pneumococcal conjugate vaccine (PNCCRM) on pneumococcal acute otitis media (AOM) by serotype [Abstract O20]. 2nd International Symposium on Pneumococci and Pneumococcal Diseases, Sun City, South Africa, 2000.

32. Kotloff KL, Noriega FR, Samandari T, Sztein MB, Losonsky GA, Nataro JP, Picking WD, Barry EM, Levine MM: Shigella flexneri 2a strain CVD 1207, with specific deletions in virG, sen, set, and guaBA, is highly attenuated in humans. Infect Immun 68 (2000) 1034-1039

33. Levine MM, Kaper JB, Herrington D, Ketley J, Losonsky G, Tacket CO, Tall B, Cryz S: Safety, immunogenicity, and efficacy of recombinant live oral cholera vaccines, CVD 103 and CVD 103-HgR. Lancet 2 (1988) 467-470

34. MacGregor RR, Boyer JD, Ugen KE, Lacy KE, Gluckman SJ, Bagarazzi ML, Chattergoon MA, Baine Y, Higgins TJ, Ciccarelli RB, Coney LR, Ginsberg RS, Weiner DB: First human trial of a DNA-based vaccine for treatment of human immunodeficiency virus type 1 infection: safety and host response. J Infect Dis 178 (1998) 92-100

35. Maiwald H, Nothdurft HD, Pröll S, Collard F, Sänger R, Vollmar J, von Sonnenburg F: Gleichzeitige Immunisierung gegen Typhus, Hepatitis A und B: Immunogenität bei Mischung des Typhusimpfstoffs mit dem Hepatitis A/B Kombinationsimpfstoff in einer Injektion. [Abstract Sy 17.3] 5. Deutscher Kongress für Infektions- und Tropenmedizin, München (1999)

36. Mallet E, Fabre P, Pines E, Salomon H, Staub T, Schodel F, Mendelman P, Hessel L, Chryssomalis G, Vidor E, Hoffenbach A: Immunogenicity and safety of a new liquid hexavalent combined vaccine compared with separate administration of reference licensed vaccines in infants. Hexavalent Vaccine Trial Study Group.Pediatr Infect Dis J 19 (2000) 1119-1127

37. Michetti P, Kreiss C, Kotloff KL, Porta N, Blanco JL, Bachmann D, Herranz M, Saldinger PF, Corthesy-Theulaz I, Losonsky G, Nichols R, Simon J, Stolte M, Ackerman S, Monath TP, Blum AL: Oral immunization with urease and Escherichia coli heat-labile enterotoxin is safe and immunogenic in Helicobacter pylori-infected adults. Gastroenterology 116 (1999) 804-812.

38. MMWR: Withdrawal of Rotavirus Vaccine Recommendation. MMWR 48 (1999) 1007

39. MMWR: Preventing Pneumococcal Disease Among Infants and Young Children Recommendations of the Advisory Committee on Immunization Practices (ACIP) MMWR 49, RR09 (2000) 1-38

40. Peltola H, Siitonen A, Kyronseppa H, Simula I, Mattila L, Oksanen P, Kataja MJ, Cadoz M: Prevention of travellers' diarrhoea by oral B-subunit/whole-cell cholera vaccine. Lancet 338 (1991) 1285-1289

41. Perez-Schael I, Guntinas MJ, Perez M, Pagone V, Rojas AM, Gonzalez R, Cunto W, Hoshino Y, Kapikian AZ: Efficacy of the rhesus rotavirus-based quadrivalent vaccine in infants and young children in Venezuela. N Engl J Med 337 (1997) 1181-1187

42. Peters BS: HIV immunotherapeutic vaccines. Antivir Chem Chemother 11 (2000) 311-320

43. Reuman PD, Sawyer MH, Kuter BJ, Matthews H and The MMRV Study Group: Safety and immunogenicity of concurrent administration of measles-mumps-rubella-varicella vaccine and PedvaxHIB vaccines in healthy children twelve to eighteen months old. Pediatr Infect Dis J 16 (1997) 662-667

44. Richie EE, Punjabi NH, Sidharta YY, Peetosutan KK, Sukandar MM, Wasserman SS, Lesmana MM, Wangsasaputra FF, Pandam SS, Levine MM, O'Hanley PP, Cryz SJ, Simanjuntak CH: Efficacy trial of single-dose live oral cholera vaccine CVD 103-HgR in North Jakarta, Indonesia, a cholera-endemic area. Vaccine18 (2000) 2399-2410

45. Richter LJ, Thanavala Y, Arntzen CJ, Mason HS: Production of hepatitis B surface antigen in transgenic plants for oral immunization. Nat Biotechnol 18 (2000) 1167-1171

46. Roy MJ, Wu MS, Barr LJ, Fuller JT, Tussey LG, Speller S, Culp J, Burkholder JK, Swain WF, Dixon RM, Widera G, Vessey R, King A, Ogg G, Gallimore A, Haynes JR, Heydenburg Fuller D: Induction of antigen-specific CD8+ T cells, T helper cells, and protective levels of antibody in humans by particle-mediated administration of a hepatitis B virus DNA vaccine. Vaccine 19 (2000) 764-778

47. Sabchareon A Lang J Chanthavanich P Yoksan S Forrat R Attanath P Sirivichayakul C Pengsaa K Pojjaroen-Anant C Chokejindachai W Jagsudee A Saluzzo JF Bhamarapravati N: Safety and immunogenicity of tetravalent live-attenuated dengue vaccines in thai adults volunteers. Abstract No. 1840, 49th Annual Meeting of th American Society of Tropical Medicine and Hygiene, 2000

48. Scerpella EG, Sanchez JL, Mathewson III JJ, Torres-Cordero JV, Sadoff JC, Svennerholm AM, DuPont HL, Taylor DN, Ericsson CD: Safety, Immunogenicity, and Protective Efficacy of the Whole-Cell/Recombinant B Subunit (WC/rBS) Oral Cholera Vaccine Against Travelers' Diarrhea. J Travel Med 2 (1995) 22-27

49. Schmitt HJ, Knuf M, Ortiz E, Sanger R, Uwamwezi MC, Kaufhold A: Primary vaccination of infants with diphtheria-tetanus-acellular pertussis-hepatitis B virus- inactivated polio virus and Haemophilus influenzae type b vaccines given as either separate or mixed injections. J Pediatr 137 (2000) 304-312

50. Scott DA: Vaccines against Campylobacter jejuni. J Infect Dis 176 (1997) Suppl 2:S183-188

51. Steere AC, Sikand VK, Meurice F, et al.: Vaccination against Lyme disease with recombinant Borrelia burgdorferi outer-surface lipoprotein A with adjuvant. N Engl J Med 339 (1998) 209-215.

52. Stevenson P: Nepal calls the shots in hepatitis E virus vaccine trial. Lancet 355 (2000) 1623

53. Stoute JA, Slaoui M, Heppner DG, Momin P, Kester KE, Desmons P, Wellde BT, Garcon N, Krzych U, Marchand M: A preliminary evaluation of a recombinant circumsporozoite protein vaccine against Plasmodium falciparum malaria. RTS,S Malaria Vaccine Evaluation Group. N Engl J Med 336 (1997) 86-91

54. Sullivan NJ, Sanchez A, Rollin PE, Yang ZY, Nabel GJ: Development of a preventive vaccine for Ebola virus infection in primates. Nature 408 (2000) 605-609

55. Tacket CO, Losonsky G, Nataro JP, Comstock L, Michalski J, Edelman R, Kaper JB, Levine MM Initial clinical studies of CVD 112 Vibrio cholerae O139 live oral vaccine: safety and efficacy against experimental challenge. J Infect Dis 172 (1995) 883-886

56. Tacket CO, Kotloff KL, Losonsky G, Nataro JP, Michalski J, Kaper JB, Edelman R, Levine MM: Volunteer studies investigating the safety and efficacy of live oral El Tor Vibrio cholerae O1 vaccine strain CVD 111. Am J Trop Med Hyg 56 (1997) 533-537

57. Tacket CO, Cohen MB, Wasserman SS, Losonsky G, Livio S, Kotloff K, Edelman R, Kaper JB, Cryz SJ,

Giannella RA, Schiff G, Levine MM: Randomized, double-blind, placebo-controlled, multicentered trial of the efficacy of a single dose of live oral cholera vaccine CVD 103-HgR in preventing cholera following challenge with Vibrio cholerae O1 El tor inaba three months after vaccination. Infect Immun 67 (1999) 6341-6345

58. Tacket CO, Roy MJ, Widera G, Swain WF, Broome S, Edelman R: Phase 1 safety and immune response studies of a DNA vaccine encoding hepatitis B surface antigen delivered by a gene delivery device. Vaccine 1999 Jul 16;17(22):2826-9

59. Taylor DN, Cardenas V, Sanchez JL, Begue RE, Gilman R, Bautista C, Perez J, Puga R, Gaillour A, Meza R, Echeverria P, Sadoff J: Two-year study of the protective efficacy of the oral whole cell plus recombinant B subunit cholera vaccine in Peru. J Infect Dis 181 (2000) 1667-1673

60. Treanor JJ, Kotloff K, Betts RF, Belshe R, Newman F, Iacuzio D, Wittes J, Bryant M: Evaluation of trivalent, live, cold-adapted (CAIV-T) and inactivated (TIV) influenza vaccines in prevention of virus infection and illness following challenge of adults with wild-type influenza A (H1N1), A (H3N2), and B viruses.Vaccine 18 (1999) 899-906

61. Wang R, Doolan DL, Le TP, Hedstrom RC, Coonan KM, Charoenvit Y, Jones TR, Hobart P, Margalith M, Ng J, Weiss WR, Sedegah M, de Taisne C, Norman JA, Hoffman SL: Induction of antigen-specific cytotoxic T lymphocytes in humans by a malaria DNA vaccine. Science 282 (1998) 476-480

62. White CJ, Stinson D, Staehle B, Cho I, Matthews H, Ngai A, Keller P, Eiden J, Kuter B: and The MMRV Study Group: Measles, mumps, rubella, and varicella combination vaccine: safety and immunogenicity alone and in combination with other vaccines given to children. Clin Infect Dis 24 (1997) 925-931

63. Wiedermann G, Kollaritsch H, Kundi M, Svennerholm AM, Bjare U: Double-blind, randomized, placebo controlled pilot study evaluating efficacy and reactogenicity of an oral ETEC B-subunit-inactivated whole cell vaccine against travelers' diarrhea (preliminary report). J Travel Med 7 (2000) 27-29

64. Wright PF, Karron RA, Belshe RB, Thompson J, Crowe Jr JE, Boyce TG, Halburnt LL, Reed GW, Whitehead SS, Anderson EL, Wittek AE, Casey R, Eichelberger M, Thumar B, Randolph VB, Udem SA, Chanock RM, Murphy BR: Evaluation of a live, cold-passaged, temperature-sensitive, respiratory syncytial virus vaccine candidate in infancy. J Infect Dis 182 (2000) 1331-1342

65. Yap I, Chan SH: A new pre-S containing recombinant hepatitis B vaccine and its effect on non-responders: a preliminary observation. Ann Acad Med Singapore 25 (1996) 120-122

66. Zuckerman JN: Hepatitis B third-generation vaccines: improved response and conventional vaccine non-response--third generation pre-S/S vaccines overcome non-response. J Viral Hepat 5 (1998) Suppl 2:13-15

Antibakterielle Therapie der nosokomialen Pneumonie

M. Lademann, H. Burgmann, E. C. Reisinger

Pneumonien sind die häufigsten zum Tode führenden Infektionskrankheiten und stehen weltweit an sechster Stelle der WHO-Todesursachenstatistik. Als nosokomiale Pneumonie (nosocomially acquired pneumonia, NAP) wird eine Lungenentzündung bezeichnet, die 48 Stunden nach Krankenhausaufnahme auftritt oder innerhalb einer Woche nach Entlassung aus der stationären Behandlung diagnostiziert wird. Die Inzidenz in Deutschland beträgt ca. 5-10 Fälle pro 100.000 Krankenhausaufnahmen. Bei künstlich beatmeten Patienten kommt es 6-20 mal häufiger zu einer nosokomialen Pneumonie. Insgesamt hat die NAP eine hohe Letalität von ca. 20-70%. Insbesondere bei *Pseudomonas aeruginosa* wird eine Letalität von 50-70% beschrieben[1].

In den USA zeigten Studien bei 73,3% der beatmeten Intensivpatienten mit Pneumonie eine initial inadäquate Antibiotikatherapie. In über der Hälfte der Fälle mußte die Antibiotikatherapie aufgrund eines gramnegativen Erregers mit Resistenz gegenüber Cephalosporinen der 3. Generation geändert werden[2].

Die früher übliche Einteilung in typische und atypische Pneumonie für therapeutische Entscheidungen wurde weitestgehend verlassen, da die Zuordnung der in Frage kommenden Erreger nach klinischen und radiologischen Befunden nicht sicher möglich ist.

Die Haupterreger der leichten bis mittelschweren nosokomialen Pneumonie ohne Risikofaktoren und unabhängig von der Krankenhaus-Aufenthaltsdauer sind:

Streptococcus pneumoniae, Klebsiella pneumoniae, Methicillin sensibler Staphylococcus aureus (MSSA), Escherichia coli, Haemophilus influenzae, Proteus spp und *Serratia marcescens.*

Für den Erwerb einer nosokomialen Pneumonie wurden drei Hauptrisikofaktoren aufgezeigt[3]:

1. Der klinische Schweregrad der Pneumonie
2. Vorhandene Risikofaktoren (Tab. 1)
3. Die Aufenthaltsdauer im Krankenhaus

Die American Thoracic Society (ATS) und die Paul-Ehrlich Gesellschaft (PEG) be-

Tabelle 1: Risikofaktoren, die das Auftreten einer nosokomialen Pneumonie begünstigen (nach PEG).

Risikofaktor	Erreger
Störung des Schluckaktes Regurgitation Chirurgische Eingriffe (Oropharynx oder Abdomen) Gesicherte Aspiration Bewußtseinsstörung Koma	Anaerobier
Neurochirurgische Eingriffe Koma Kopftrauma Nierenversagen Diabetes mellitus	*Staphylococcus aureus*
Strukturelle Lungenerkrankungen Antibiotische Vorbehandlung Lange Verweildauer auf einer Intensivstation	*Pseudomonas aeruginosa*
Hohe Kortison-Dosen Hämatologische Systemerkrankungen	*Legionella spp.*

rücksichtigen diese Einteilung in ihren Empfehlungen bzw. Richtlinien zur Behandlung der nosokomialen Pneumonie (Abb. 1; Tab. 2)[4, 5].

In den PEG Empfehlungen fällt auf, daß fast alle Antibiotikagruppen breite Anwen-

Flußdiagramm zur Einteilung der Patienten mit nosokomialer Pneumonie (NAP)

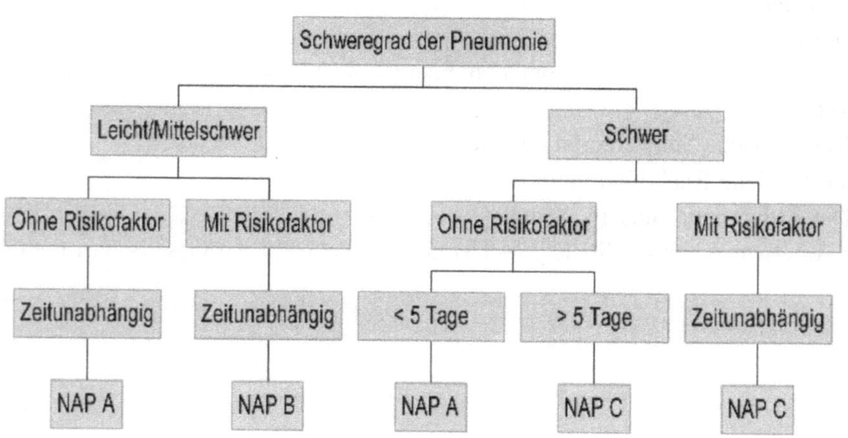

Abbildung 1: Algorhythmus zur Klassifizierung von Patienten mit nosokomialer Pneumonie (nach PEG und ATS Richtlinien)

Tabelle 2: Initiale Antibiotikatherapie bei nosokomialer Pneumonie.

Nosokomiale Pneumonie Gruppe A (NAP Gruppe A)
Leichte/mittelschwere Pneumonie ohne Risiko und zeitunabhängig oder
schwere Pneumonie früh erworben (bis 5. Tag)

Haupterreger:
Streptococcus pneumoniae, Klebsiella pneumoniae, Methicillin sensibler Staphylococcus aureus (MSSA), Escherichia coli, Haemophilus influenzae, Proteus spp. und *Serratia marcescens.*

Intravenöse Therapie:
Cephalosporin 2. oder 3. Gruppe ohne Pseudomonas-Aktivität oder
Acylaminopenicillin plus β-Lactamase-Inhibitor oder
Fluorchinolon Gruppe 2 oder 3 plus Clindamycin oder
Fluorchinolon Gruppe 4 (i.v. derzeit noch nicht verfügbar)

Nosokomiale Pneumonie Gruppe B (NAP Gruppe B)
Leichte/mittelschwere Pneumonie mit Risiko und zeitunabhängig
Haupterreger (s.o.) plus
Anaerobier, *Pseudomonas aeruginosa*, Legionellen, *Staphylococcus aureus* (MRSA)

Intravenöse Therapie:
Koma, Chirurgische Intervention im Oropharynx
Acylaminopenicillin/ β-Lactamase-Inhibitor, Carbapenem, Fluorchinolon Gruppe 4 (i.v. derzeit noch nicht verfügbar), Cephalosporin Gruppe 3a + Clindamycin, Fluorchinolon Gruppe 2 oder 3 + Clindamycin
Antibiotische Vorbehandlung, strukturelle Lungenerkrankung oder langer Aufenthalt auf der Intensivstation
Cephalosporin Gruppe 3b oder Acylaminopenicillin/β-Lactamase-Inhibitor oder Carbapenem **plus**
Fluorchinolon Gruppe 2, 3 oder 4 oder Aminoglykosid
Hohe Cortison-Dosis, hämatologische Systemerkrankung
Empirische Therapie wie NAP Gruppe A **plus** Makrolid ± Rifampicin
Neurochirurgie, Koma, Kopftrauma, Nierenversagen, Diabetes mellitus
Empirische Therapie wie NAP Gruppe A **plus** Glykopeptid bei MRSA

Nosokomiale Pneumonie Gruppe C (NAP Gruppe C)
Schwere Pneumonie mit Risiko oder spät erworben (nach 5 Tagen)

Haupterreger (s.o.) plus
Pseudomonas aeruginosa, Acinetobacter spp., Stenotrophomonas maltophilia

Intravenöse Kombinationstherapie:
Cephalosporin Gruppe 3 b (mit Pseudomonas-Aktivität) oder
Acylaminopenicillin plus β-Laktamase-Inhibitor oder
Carbapenem
plus
Fluorchinolon Gruppe 2, 3 oder 4 (Gruppe 4 i.v. derzeit noch nicht verfügbar)

dung finden. Die Empfehlung, daß für die Gruppe NAP A (Patienten ohne Risikofaktor mit kurzer Verweildauer) Pseudomonas-wirksame Antibiotika verwendet werden können entspricht nicht der bekannten Datenlage.

Im klinischen Alltag wird die kalkulierte initiale Antibiotikatherapie der nosokomialen Pneumonie durch die Einteilung in leichte bzw. mittelschwere Pneumonie und schwere Pneumonie erleichtert. Kriterien der schweren Pneumonie sind Beatmungspflichtigkeit, kontinuierliche Sauerstoffgabe um die Sauerstoffsättigung $> 90\%$ aufrechtzuerhalten, rapide radiologische Verschlechterung und Sepsis.

Als Risikofaktoren wurden Alter, Begleiterkrankungen, ambulanter oder stationärer Beginn, Schwere der Erkrankung, Zeitfaktor und klinischer Verlauf, Unterernährung

Tabelle 3: Zur Therapie der nosokomialen Pneumonie verwendete Antibiotika.
Unter Verwendung der in Deutschland üblichen Handelsnamen.

Penicilline
Aminopenicillin + β-Laktamase-Inhibitor
      Ampicillin + Sulbactam (Unacid[R])
      Amoxicillin + Clavulansäure (Augmentan[R])
Acylaminopenicillin + β-Laktamase-Inhibitor
      Piperacillin + Tazobactam (Tazobac[R])
β-Laktamase-Inhibitor zur freien Kombination mit β-Lactam-Antibiotika
      Aztreonam (Azactam[R])

Cephalosporine
2. Generation:
      Cefuroxim (Zinacef[R])
      Cefotiam (Spizef[R])
      Cefamandol (Mandokef[R])
3. Generation (3a):
      Cefotaxim (Claforan[R])
      Ceftriaxon (Rocephin[R])
3. und 4. Generation (3 b und 4: Pseudomonas-aktiv):
      Ceftazidim (Fortum[R])
      Cefoperazon (Cefobis[R])
      Cefepim (Maxipime[R])
      Cefpirom (Cefrom[R])

Fluorchinolone
Gruppe 2: Ciprofloxacin (Ciprobay[R]), Ofloxacin (Tarivid[R])
Gruppe 3: Levofloxacin (Tavanic[R])
Gruppe 4: Moxifloxacin (Avelox[R])

Makrolide
Erythromycin (Erythrocin[R], Erycinum[R])
Clarithromycin (Klazid[R], in Deutschland zur i.v. Therapie nicht zugelassen)

Aminoglykoside (Pseudomonas-aktiv)
Amikacin (Biklin[R])
Tobramycin (Gernebcin[R], Tobrasix[R], Tobra-cell[R], Brulamycin[R])

Carbapeneme
Imipenem (Zienam[R])
Meropenem (Meronem[R])

---

und Koma identifiziert[5]. Zusätzlich bestehen behandlungbedingte Risikofaktoren wie Dauermedikation, Akutmedikation, chirurgische Eingriffe oder Intubation. Mit Antibiotika vorbehandelte Patienten zeigten einen Wechsel der Keimbesiedelung und hatten NAP mit mehr gramnegativen Erregern[6].

Ein entscheidender Risikofaktor für die Entwicklung einer NAP mit Problemkeimen ist die Aufenthaltsdauer im Krankenhaus. In der spät erworbenen NAP (Krankenhausaufenthalt von mehr als 5 Tagen) finden sich Keime wie *Pseudomonas aeruginosa, Acinetobacter spp. oder Stenotrophomonas maltophilia* in besonders hohem Maße (Erregerwechsel).

Anhand der obengenannten Faktoren werden insgesamt fünf Patientenkollektive unterschieden. Da sich bei jeweils zwei Kollektiven die Erregerspektren gleichen, ist es möglich mit nur drei Therapiestrategien zur kalkulierten Antibiotikatherapie auszukommen (Abb. 1; Tab. 2; Tab. 3).

Nosokomiale Pneumonie Gruppe A (NAP Gruppe A)

Handelt es sich um eine „nicht schwere" Pneumonie ohne weitere Risikofaktoren oder um eine „schwere" Pneumonie die innerhalb der ersten 5 Tage des Krankenhausaufenthaltes erworben wurde, so kann man als Ursache Bakterien aus dem Haupterregerspektrum annehmen.

In beiden Situationen ist eine Antibiotikatherapie mit Cephalosporinen der 2. oder 3. Generation möglich. Zweit-Generations-Cephalosporine sind stärker wirksam gegen Staphylokokken, 3. Generations-Cephalosporine sind stärker wirksam gegen Enterobacteriaceae (= Enterobakterien = gramnegative Stäbchen des Darmes).

Die Aminopenicilline Ampicillin und Amoxicillin erweitern das Spektrum von Penicillin gegen *Enterococcus spp., Listeria spp., Escherichia coli, Proteus mirabilis, Haemophilus influenzae* und *H. parainfluenzae*. In Kombination mit einem β-Laktamase-Inhibitor wird die Wirksamkeit der Aminopenicilline gegen Staphylokokken, Enterobacteriaceae, Moraxella catarrhalis und Anaerobier (z.B. *Bacteroides fragilis*) erweitert.

Fluorchinolone wie Levofloxacin (Gruppe 3) oder Moxiflocacin (Gruppe 4) haben eine gute Wirksamkeit im gramnegativen Bereich und im Vergleich zu Gruppe 2 verbesserte Aktivität gegen grampositive und „atypische" Erreger.

Nosokomiale Pneumonie Gruppe B (NAP Gruppe B): leichte bis mittelschwere Pneumonie mit Risikofaktoren

Hier ist zusätzlich zu den Haupterregern der NAP mit Anaerobiern (Aspiration), *Pseudomonas spp.* (Vorantibiose, Intensivstation, Beatmung, COPD, Steroide), *Legionella spp.* (Kortisontherapie, Hämatologische Systemerkrankung) und *Staphylococcus aureus* (Schädeltrauma, Nierenversagen, Diabetes mellitus) zu rechnen.

Anaerobier verursachen nekrotisierende Pneumonien und sind bei Aspiration oder nach Bauchoperationen vermehrt zu erwarten. Eventuell wird die Häufigkeit der Anaerobier bei Aspirationspneumonien überschätzt[7]. Bei Verdacht auf Anaerobierinfektion sollten Acylaminopenicilline plus β-Laktamase-Inhibitor oder Carbapeneme verwendet werden. Auch Fluorchinolone der Gruppe 4 sind indiziert, diese sind derzeit zur intravenösen Therapie jedoch noch nicht verfügbar. Alternativen sind Cephalosporine der 3. Generation oder Fluorchinolone der Gruppe 2 jeweils in Kombination mit Clindamycin.

Wenn Legionellen vermutet werden, so muß ein intravenöses Makrolid oder ein Fluorchinolon zur Initialtherapie hinzugefügt werden.

Patienten mit hohem Risiko für eine Besiedelung mit *Pseudomonas aeruginosa* sollten initial schon eine Kombination von Acylaminopenicillin plus β-Laktamase-Inhibitor oder einem Cephalosporin 3 b (mit Pseudomonas Aktivität) oder einem Carbapenem jeweils in Kombination mit einem Fluorchinolon der Gruppe 2, 3 oder 4 oder einem Aminoglykosid erhalten.

Bei Verdacht auf *Staphylococcus aureus* Infektion wird eine empirische Therapie mit einem Cephalosporin der 2. Generation oder einem Acylaminopenicillin plus β-Laktamase-Inhibitor oder einem Fluorchinolon der Gruppe 2 oder 3 plus Clindamycin begonnen und abhängig von der lokalen Glykopeptid-Resistenzsituation mit einem Glykopeptid kombiniert.

Nosokomiale Pneumonie Gruppe C (NAP Gruppe C): schwere Pneumonie mit Risikofaktoren oder > 5 Tage nach stationärer Aufnahme

Zusätzlich zu den Haupterregern finden sich *Pseudomonas spp.*, *Acinetobacter spp.* und *Stenotrophomonas maltophilia*. Das Keimspektrum einer frühen Pneumonie (> 96 Stunden) auf Intensivstation unterscheidet sich nicht wesentlich von der späten Pneumonie (> 96 Stunden). Die häufigsten Keime der frühen Pneumonie sind: *Pseudomonas aeruginosa* (25,1%), Methicillin sensibler *Staphylococcus aureus* (17,9%), Methicillin resistenter *Staphylococcus aureus* (17,9%) und *Enterobacter spp.* mit 10,2%. Bei der spät auftretenden Pneumonie wurden folgende Keime nachgewiesen: *Pseudomonas aeruginosa* (38,4%), Methicillin resistenter *Staphylococcus aureus* (21,1%), *Stenotrophomonas maltophilia* (11,4%), Methicillin sensibler *Staphylococcus aureus* (10,8%) und *Enterobacter spp.* mit 10,3%[8].

Dementsprechend sollte empirisch eine Kombinationstherapie mit einem Acylaminopenicillin plus β-Laktamase-Inhibitor oder einem Cephalosporin der 3. Generation oder einem Carbapenem jeweils in Kombination mit einem Fluorchinolon der Gruppe 2, 3 oder 4 begonnen werden. Wenn Legionellen keine Rolle spielen, dann können Aminoglykoside anstelle von Fluorchinolonen mit einem der genannten β-Lactam-Antibiotika kombiniert werden. Allerdings wird der Einsatz von Aminoglykosiden bei der nosokomialen Pneumonie wegen geringer Anreicherung in der Lunge kontrovers diskutiert.

Allgemeine Resistenzsituation

Epidemiologische Daten zur Antibiotikaresistenz bei den klinisch wichtigen Bakterien sind eine wichtige Entscheidungshilfe für oder gegen das einzusetzende Antibiotikum.

In Deutschland und Österreich liegt die Penicillin Resistenz von Pneumokokken bei 1%. Daher kann Penicillin G bei Infektionen durch Streptokokken und Pneumokokken immer noch zur Initialtherapie empfohlen werden. Die Methicillinresistenz ist bei *Staphylococcus aureus* und bei koagulase negativen Staphylokokken zwar angestiegen, gegenüber Vancomycin und Teicoplanin ist die Resistenzlage jedoch weiterhin günstig. *Enterococcus faecium* ist nur zu 3,8% resistent gegen die beiden Glykopeptidantibiotika, jedoch sind ca. 50% der getesteten Stämme gegen Ampicillin, ca. 75% gegen Ciprofloxacin, ca. 60% gegen Erythromycin und ca. 75% gegen Imipenem resistent[9].

Zunehmende Resistenzen finden sich bei Enterobacteriaceae, *Pseudomonas aeruginosa* und Staphylokokken gegenüber den Fluorchinolonen. Bei *Pseudomonas aeruginosa* nahm auch die Imipenemresistenz deutlich zu[10].

Entscheidend für die kalkulierte Antibiotikatherapie ist die Kenntnis der Erreger und deren Resistenzverhalten in der eigenen Klinik.

Ob die Penetration des Antibiotikums ins Bronchialsekret für die Wirksamkeit einer Therapie von Bedeutung ist, ist noch nicht geklärt. Aminoglykoside und Chinolone haben einen starken postantibiotischen Effekt (PAE). Sie sind also in der Lage das bakterielle Wachstum noch zu unterdrücken, wenn die Antibiotikakonzentration bereits unter der minimalen Hemmkonzentration liegt. Chinolone reichern sich besonders gut in den Bronchial-Epithelzellen an, während Aminoglykoside nur sehr schlecht in diese Zellen penetrieren. Daher sollte ein Aminoglykosid niemals allein bei gramnegativer Pneumonie eingesetzt werden.

Spezielle Resistenzprobleme
Extended Spectrum Betalactamasen (ESBL)

Die Prävalenz von gramnegativen Stäbchen mit ESBL (insbesondere *E. coli* und *Klebsiella spp.*) in holländischen Krankenhäusern war mit 6 von 767 Isolaten zwar unter 1%[11] aber es sind hier starke regionale Unterschiede und Epidemien in Krankenhäusern möglich[12].

Methicillinresistenter Staphylococcus aureus (MRSA)

Der Anteil von MRSA-Stämmen bei hospitalisierten Patienten in den Vereinigten Staaten lag Anfang der 90er Jahre schon bei ca. 30%[13]. Für Deutschland, Österreich und die Schweiz wird der Anteil in einer 1995 durchgeführten Studie mit 1,3% für den ambulanten Bereich, 7,6% für die Normalstation und 12,8% für die Intensivstation angegeben[14]. Diese Prozentsätze differieren jedoch erheblich in den einzelnen Fachrichtungen und auch regional. Methicillin-resistente *Staphylococcus aureus* Stämme werden mit Glykopeptiden behandelt. Mögliche Alternativen sind Fusidinsäure, Rifampicin, Fosfomycin und Clindamycin. Linezolid und Quinupristin/Dalfopristin sind neue Antibiotika, die auch gegen MRSA wirksam sind[15].

Vancomycin intermediär-resistenter *Staphylococcus aureus* (VISA)
Glycopeptid intermediär-resistenter *Staphylococcus aureus* (GISA)

1996 wurde erstmals ein MRSA isoliert, der auf die Therapie mit Vancomycin nicht ansprach und eine minimale Hemmkonzentration (MHK) gegen Vancomycin von 8 mg/l aufwies[16]. Bisher wurde weltweit noch kein Stamm isoliert, der eine höhere MHK hatte. Ausgehend von der erhöhten MHK wurde der Begriff Vancomycin- intermediär-resistenter *Staphylococcus aureus* (VISA)- bzw. Glycopeptid-intermediär-resistenter *Staphylococcus aureus* (GISA) geprägt, da alle VISA Stämme auch gleiche oder höhere Hemmkonzentrationen gegen Teicoplanin zeigten. Eine Untersuchung aus dem Düsseldorfer Raum ergab im Zeitraum von 1992-1998 bei 85 MRSA-Stämmen nach Untersuchung mit einem Spezialnährboden (brain heart infusion) 7 Stämme mit heterogenen VISA. Alle diese Stämme waren in der Routinetestung Vancomycin empfindlich und bei keinem Patienten hatte die Therapie mit Vancomycin versagt[17].

Zur Therapie bei VISA-Stämmen eignen sich hoch dosiertes Vancomycin in Kombination mit einem zweiten Staphylokokken-wirksamen Antibiotikum (nach Antibiogramm). Die neuen Antibiotika Linezolid und Quinupristin/Dalfopristin zeigen bei VISA-Stämmen gute Aktivität[15,18].

Penicillin-non-susceptible Streptococcus pneumoniae (PNSP)

Ende der 60er Jahre wurden die ersten PNSP Stämme beschrieben. Interessanterweise haben durch PNSP hervorgerufene Pneumonien einen milderen klinischen Krankheitsverlauf als Pneumonien die durch penicillin-sensible Pneumokokken hervorgerufen werden. Möglicherweise entsteht hier Resistenz auf Kosten der Virulenz[19].

Diagnostik:

Derzeit gibt es noch keinen „Goldstandard" zur Diagnostik der nosokomialen Pneumonie. Die Reproduzierbarkeit der bronchoalveolären Lavage (BAL) innerhalb von 30 Minuten gelingt in nur 26,7%[20]. Es konnte gezeigt werden, daß auch die Keimzahl eines nicht-invasiv gewonnenen Bronchialsekretes im Vergleich zu Keimzahlen einer quantitativen BAL mit geschützter Bürste klinisch wichtige Informationen liefert und somit invasive Methoden oftmals nicht notwendig sind[21]. In einem Editorial zu dieser Studie wurde kritisiert, daß der Großteil der Patienten mit negativen Kulturen weiter mit Antibiotika behandelt wurde, da Antibiotika nach dem Vorliegen einer negativen Kultur abgesetzt werden können[22].

Mono- oder Kombinationsantibiotikatherapie bei nosokomialer Pneumonie

Hier liegen bisher nicht genügend Daten vor. In zwei Studien[23, 24] wurde kein signifikanter Unterschied zwischen der Mono- versus der Kombinationstherapie bei nosokomialer Pneumonie gefunden. In einer 1989 durchgeführten Studie war ein Vorteil der Kombinationstherapie nur für Patienten mit Pneumonien durch *Pseudomonas spp.* gefunden worden[25].

Nichtansprechen der Therapie bei nosokomialer Pneumonie

Bei Patienten, die sich unter der Initialtherapie verschlechtern oder innerhalb von 48 Stunden nicht ansprechen, sollte das Antibiotika-Spektrum erweitert werden. Gleichzeitig müssen alle Anstrengungen unternommen werden um Abstriche, Sekrete oder Gewebeproben auf Erregerwachstum untersuchen zu lassen.

Therapiedauer bei nosokomialer Pneumonie

Unkomplizierte nosokomiale Pneumonien sollten über einen Zeitraum von 7-10 Tagen behandelt werden. Handelt es sich jedoch um Problemkeime so ist die intravenöse Therapie 14-21 Tage fortzuführen. Insbesondere Pneumonien mit *Pseudomonas aeruginosa* oder *Acinetobacter spp.* zeigen in einem hohen Prozentsatz Therapieversagen, Rezidive und hohe Letalität.

Literatur

1. Torres A, Aznar R, Gatell JM et al. Incidence, risk and prognostic factors of nosokomial pneumonia in mechanical ventilated patients. Am Rev Respir Dis 1990, 142:523-528.

2. Kollef MH, Ward S. The influence of mini-BAL cultures on patient outcomes: implications for the antibiotic management of ventilator associated pneumonia. Chest 1998 Feb; 113(2):412-20

3. Niederman MS. An approach to empiric therapy of nosocomial pneumonia. Med Clin North Am 1994; 78 (5):1123-41

4. American Thoracic Society. Hospital aquired pneumonia in adults: diagnosis, assessment of severity, initial antimicrobial therapy and preventive strategies. Am. J. Resp. Crit. Care Med. 1995; 153:1711-1725

5. Vogel F, Naber KG et al und eine Expertengruppe der Paul-Ehrlich-Gesellschaft für Chemotherapie e.V. Parenterale Antibiotika bei Erwachsenen. Chemotherapie J 1999; 8:17-22

6. Ewing S, Kleinfeld T, Bauer T et al. Comparative validation of prognostic rules for community-aquired pneumonia in an elderly population. Eur Respir J 1999; 14:370-375

7. Marik PE, Careau P. The role of anaerobes in patients with ventilator-associated pneumonia and aspiration pneumonia: a prospective study. Chest 1999 Jan;115(1):178-83

8. Ibrahim EH, Ward S, Sherman G, Kollef MH. A comparative analysis of patients with early onset-vs late-onset nosocomial pneumonia in the ICU setting. Chest 2000 May; 117(5):1434-427

9. Kresken M, Hafner D, Rosenstiel. Zeitliche Entwicklung der Antibiotikaresistenz bei klinisch wichtigen Bakterienspezies in Mitteleuropa. Bundesgesundheitsblatt-Gesundheitsforschung-Gesundheitsschutz 1999, (42); 1:17-25

10. Krause R, Mittermayer H, Feierl G, Allerberger F, Wendelin I, Hirschl A, Reisinger EC. In vitro activity of newer broad spectrum beta-lactam antibiotics against enterobacteriaceae and non-fermenters: A report from Austrian Intensive Care Units. Wiener Klinische Wochenschrift 1999; 111:549-554

11. Stobberingh EE, Arends J, Hoogkamp-Korstanje JA, Goessens WH, Visser MR, Buiting AG, Debets-Ossenkopp YJ, van Ketel RJ, van Ogtrop ML, Sabbe LJ, Voorn GP, Winter HL, van Zeijl J. Occurrence of extended-spectrum betalactamases (ESBL) in Dutch hospitals. Infection 1999 Nov-Dec;27(6):348-54

12. Reisinger EC, Allerberger F. Bacterial resistance, beta-lactam antibiotics and gramnegative bacteria at ICUs. (Editorial). Wiener Klinische Wochenschrift 1999; 111:537-38

13. Emori TG, Gaynes RP. An overview of the nosocomial infections, including the role of the microbiology laboratory. Clin Microbiol Rev 1993, 6:428-442

14. Kresken M, Hafner D, Witte W, Reinert RR. Resistenzentwicklung bei Staphylokokken und anderen grampositiven Erregern gegenüber Chemotherapeutika im mitteleuropäischen Raum. Chemother J 1999, 4:136-145

15. Korn SJ, Stille W. Infektionen durch glykopeptidresistente Erreger. Internist 2000, 41(12):1344-1352

16. Hiramatsu K, Hanaki H, Ino T, Yabuta K, Oguri T, Tenover FC. Methicillin-resistant Staphylococcus aureus strain with reduced vancomycin susceptibility. JAC 1997, 40:135-146

17. Geisel R, Schmitz FJ, Thomas L. et al. Emergence of heterogenous intermediate vancomycin resistance in Staphylococcus aureus isolates in the Düsseldorf area. J Antimicrob Chemother 1999, 43:846-848

18. Rybak MJ, Hershberger E, Moldovan T, Grucz RG. In vitro activities of Daptomycin, Vancomycin, Linezolid and Quinupristin/Dalfopristin against Staphylococci and Enterococci, including Vancomycin-intermediate and –resitant strains. Antimicrob Agents Chemother 2000, 44:1062-1066

19. Einarsson S, Kristjansson M, Kristinsson KG, Kjartansson G, Jonsson S. Pneumonia caused by penicillin-non-susceptible and penicillin-susceptible pneumococci in adults: a case-control study. Scand J Infect Dis 1998; 30(3):253-6

20. Gerbeaux P, Ledoray V, Boussuges A, Molenat F, Jean P, Sainty JM Diagnosis of nosocomial pneumonia in mechanically ventilated patients: repeatability of the bronchoalveolar lavage. Am J Respir Crit Care Med 1998 Jan;157(1):76-80

21. Sanchez Nieto JM, Carillo Alcaraz A The role of bronchoalveolar lavage in the diagnosis of bacterial pneumonia.Eur J Clin Microbiol Infect Dis 1995 Oct;14(10):839-50

22. Croce MA, Fabian TC, Shaw B, Stewart RM, Pritchard FE, Minard G, Kudsk KA, Baselski VS. Analysis of charges associated with diagnosis of nosocomial pneumonia: can routine bronchoscopy be justified? J Trauma 1994 Nov;37(5):721-7

23. La Force FM. Systemic antimicrobial therapy of nosocomial pneumonia: monotherapy versus combination therapy. Eur J Clin Microbiol Infect Dis 1989, 8(1):61-8

24. Schleupner CJ, Cobb DK. A study of the etiologies and treatment of nosocomial pneumonia in a community-based teaching hospital. Infect Control Hosp Epidemiol 1992; 13(9):515-25

25. Hilf M, Yu VL, Sharp J, Zuravleff JJ, Korvick JA, Muder RR. Antibiotic therapy for Pseudomonas aeruginosa bacteremia: outcome correlations in a prospective study of 200 patients. Am J Med. 1989 Nov;87(5):540-6

Die Infektion beim diabetischen Fuß-Syndrom

F. Thalhammer

Einleitung

Die Infektion im Rahmen eines Diabetischen Fuß-Syndroms (DFS) ist eine häufige Ursache für Körperbehinderung und Tod des diabetischen Patienten. Etwa ein Viertel aller Diabetiker entwickeln während ihrer Krankheitsgeschichte zumindest einmal ein schwerwiegendes DFS[1]. Infektionen bei diabetischen Fuß verursachen ungefähr 20% der Krankenhausaufnahmen dieser Patientengruppe mit einer durchschnittlichen Länge von einem Monat, und die häufigste Aufnahmeindikation darstellen[2,3]. Die Infektion ist bei 25 – 50% aller Diabetiker für alle nicht-traumatisch bedingten Amputationen der unteren Extremitäten verantwortlich[4]. Bei einer gleichzeitig bestehenden Ischämie erhöht sich das Risiko. In retrospektiven Studien bei Patienten mit DFS wurde aufgrund einer Fußinfektion bei 24 – 60% eine Minor- und bei 10 – 40% eine Majoramputation durchgeführt[4]. Zwei Drittel aller amputierten Diabetiker sterben innerhalb von fünf Jahren nach der ersten Amputation. Eine frühzeitige, aggressive Antibiotikatherapie kann das Amputationsrisiko senken[3,5]. Eine Verbesserung der Heilungschancen und eine Reduktion der Amputationsrate kann jedoch nur durch eine enge interdisziplinäre Zusammenarbeit erzielt werden.

Pathophysiologie

Ein DFS beginnt mit einer Läsion, die als Folge einer Ischämie aufgrund einer Makroangiopathie oder einer Neuropathie aufgrund einer Mikroangiopathie entstehen. Die Unterscheidung (Tab. 1) in ischämische bzw. neuropathische Fußläsion ist zwar therapeutisch wichtig, jedoch bestehen bei den meisten Patienten beide Ursachen[6]. Tritt das

Tabelle 1: Unterscheidung zwischen Ischämie und Neuropathie als Ursache des diabetischen Fuß-Syndroms

	Ischämie	**Neuropathie**
Schmerzen	ja	nein
	Claudicatio intermittens	
Haut	kalt, zyanotisch, atroph	warm, rosa, trocken
Pulse	fehlend	tastbar
Sensorik	vorhanden	beeinträchtigt
Atrophie	Muskulatur	subkutanes Fettgewebe
	akrale Nekrosen	Nekrosen unterhalb von Schwielen, Plantarulzera

typische neuropathische Ulkus, das Mal perforans, aufgrund falscher Druckbelastungen auf, kommt es zur Bildung einer Schwiele, die der Patient nicht bemerkt, und in weiterer Folge schlußendlich zu einer Infektion[7]. Im Rahmen einer peripheren arteriellen Verschlußkrankheit führt die Minderdurchblutung zu Hautveränderungen mit schlecht heilenden Wunden und somit zu einem erhöhten Infektionsrisiko.

Zusätzlich ist auch noch die Immunabwehr bei Patienten mit Diabetes mellitus einge-

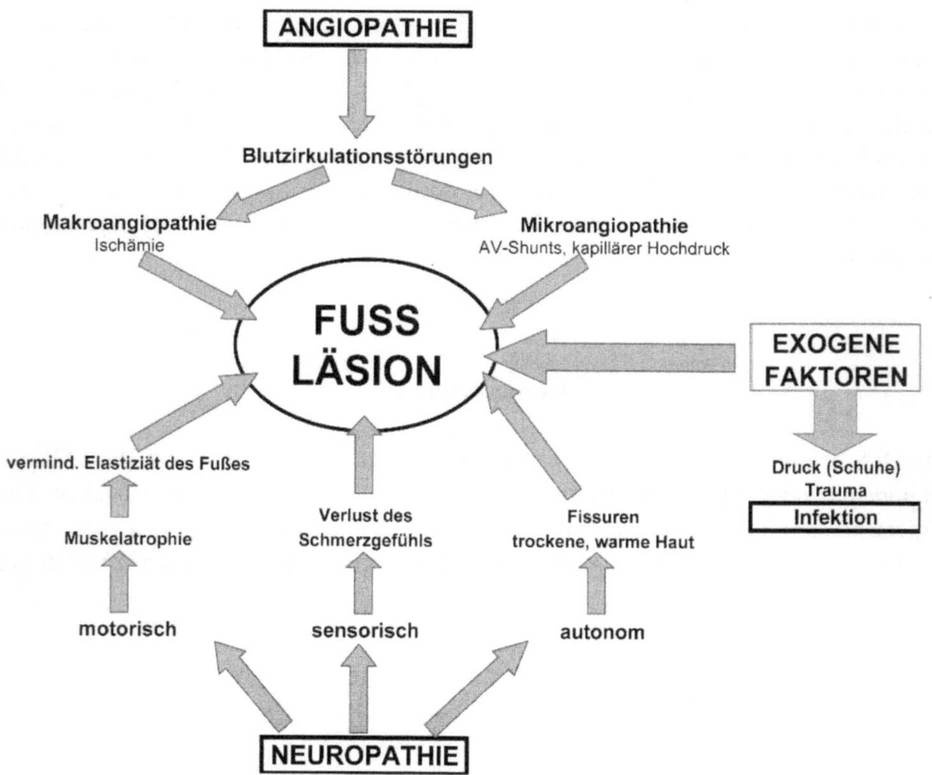

Abbildung 1: Entwicklung eines diabetischen Fuß-Syndroms

Tabelle 2: Einteilung der Läsionen beim diabetischen Fuß (nach Wagner)

Stadium	Läsion
0	Risikofuß, keine offenen Läsionen
I	oberflächliche Läsionen
II	Ulkus bis zur Gelenkskapsel, Sehnen oder Knochen
III	Ulkus mit Abszedierung, Osteomyelitis, Infektion
IV	Begrenzte Vorfuß- oder Fersennekrose
V	Nekrose des gesamten Fußes

schränkt (verminderte Chemotaxis bzw. Phagozytose aufgrund einer gestörten Granulozytenfunktion), sodaß Infektionen leichter entstehen könnten, wobei dies in der Literatur kontrovers diskutiert wird[8, 9, 10, 11]. Gesichert ist, daß die Therapie einer Infektion bei Diabetikern längere Zeit benötigt[12]. Weitere prädisponierende Faktoren sind schlechtes Schuhwerk, traumatisch bedingte Verletzungen sowie kleinste Hautverletzungen, die als Eintrittspforte für Infektionen dienen können (Abb 1). Kleinste Hautverletzungen können auch durch einwachsende Nägel, Paronychien oder Onchomykosen, die zur Fissurenbildung in den Zehenzwischenräumen sowie zu verdickten und dystrophen Zehennägel führen, enstehen. Die Prävalenz der Onchmycose steigt zwar mit zunehmenden Alter, die höchste findet sich jedoch bei Diabetikern (32 – 35%)[13].

Stadien des diabetischen Fuß-Syndroms

Die Diagnose einer Infektion bei diabetischen Fuß wird primär klinisch gestellt. Erythem, Weichteilschwellung und Ödem sind wichtige Anhaltspunkte für die Unterteilung. Nach Wagner und Harkless werden die Läsionen in sechs Stadien unterteilt (Tab. 2)[14, 15]. Die Stadieneinteilung von Armstrong berücksichtigt neben der Läsion auch das Vorliegen einer Infektion und/oder Ischämie (Tab 3)[16]. Je höher der Schweregrad des DFS, desto größer ist auch das Amputationsrisiko[16]. Eine weitere Stadieneinteilung unterscheidet lediglich zwischen Cellulitis, tiefe Weichteilinfektion mit Beteiligung der Faszie und die chronische Osteomyelitis[17]. Eine für die Antibiotikatherapie relevante Unterteilung differenziert zwischen oberflächliche, nicht-beinbedrohende („non limb threatening"), und lokalisierte, tiefe beinbedrohende („limb threatening") bzw. lebensbedrohliche beingefährdende Infektionen („life threatening").

Tabelle 3: Einteilung der Läsionen beim diabetischen Fuß (nach Armstrong)

Stadium	0	I	II	III
A	Risikofuß	oberflächliche Wunde	Läsion bis zur Gelenkskapsel oder Sehnen	Läsionen bis zum Knorpel oder in die Gelenkskapsel
B			plus Infektion	
C			plus Ischämie	
D			plus Infektion und Ischämie	

Tabelle 4: Nachweismethoden und deren Aussagekraft zum Nachweis einer Osteomyelitis

Untersuchung	Sensitivität	Spezifität	PPV*
„Probe-to-bone"	66%	85%	89%
Röntgen	60%	66%	74 – 87%
Knochenscan	86%	45%	43 – 87%
Leukozytenscan	89%	78%	75 – 85%
Magnetresonanz	99%	83%	50 – 100%

* Positive Predictive Value

Diagnose

Die Diagnostik des diabetischen Fußes beruht primär auf dem klinischen Erscheinungsbild und stützt sich zusätzlich auf laborchemische, radiologische und mikrobiologische Befunde.

Die klassischen Entzündungszeichen wie Fieber, Leukozytose oder ein erhöhtes C-reaktives Protein (CRP) fehlen oft und stellen daher keine Hilfe dar[18]. In einer schwedischen Studie hatten ungefähr 50% aller Patienten mit DFS keine Körpertemperatur > 37.8°C, keine Blutsenkung > 70 mm n.W./h bzw. keine Leukozytose[4]. Erst bei schweren Verlaufsformen werden auch signifikant erhöhte Entzündungsparameter gemessen.

Bei den bildgebenden Verfahren hat sich die Magnetresonanz-Tomographie (MRT) als Untersuchung der Wahl bei Verdacht auf eine Osteomyelitis etabliert. Die MRT kann zwischen Weichteilentzündung, Abzeß und Knochenödem als Hinweis auf eine Osteomyelitis unterscheiden[19, 20]. Im Nativröntgen werden Knochenveränderungen frühestens zwei Wochen nach Erkrankungsbeginn sichtbar, jedoch ist das konventionelle Röntgen für eine optimale Befundung des MRT empfehlenswert[21, 22]. Da auch im MRT die Diagnose Osteomeyelitis nicht immer problemlos gestellt werden kann, wird die Kombination mit einem Leukozytenscan empfohlen[23]. Die billigste und ebenfalls eine sehr zuverlässige Technik zum Nachweis einer Osteomyelitis ist die „probe-to-bone" Methode, bei der versucht wird, den Knochen mittels Knopfsonde durch das Ulkus zu erreichen (Tab. 4)[24].

Mikrobiologische Diagnostik

Der Erregernachweis aus der infizierten Wunde ist zwar wünschenswert, aber verwertbare mikrobiologische Befunde werden nur dann erhältlich sein, wenn die Probengewinnung und der Probentransport optimal vonstatten gehen. Eine korrekte mikrobiologische Diagnostik ist insofern von Bedeutung, um einerseits Kolonisations- bzw. Kontaminationskeime von Infektionserregern unterscheiden zu können.

Die ideale mikrobiologische Probe bei DFS stellt zweifellos eine Gewebeprobe (Hautstanze, Knochenbiopsie) dar. Die Wertigkeit anderer Untersuchungsmaterialien sind in abfallender Reihenfolge Aspirat aus der Tiefe und/oder vom Wundrand, Wund-

Tabelle 5: Erregerspektrum bei Infektionen des diabetischen Fußes (Häufigkeit)

| **Grampositive Aerobier** | **Gramnegative Aerobier** | **Anaerobier** |
60 – 70%	20 – 30%	4 – 15%
Staphylococcus aureus	*Escherichia coli*	*Bacteroides spp.*
koagulase-neg. Staphylokokken	*Proteus spp.*	Peptostreptokokken
Streptokokken	*Klebsiella spp.*	
Enterokokken	*Pseudomonas aeruginosa*	
Corynebakterien		

inhalt, Sekret und schlußendlich ein oberflächlicher Wundabstrich. Bei Verdacht auf Anaerobier-Infektion ist ein Aspirat aus der Tiefe (anaerobes Milieu!) einem oberflächlichen Wundabstrich vorzuziehen. Ein Wund-Abstrich ist nie das Wunschmaterial eines Mikrobiologen, wenn klinisch relevante Befunde erhoben werden sollen. Denn oberflächliche Wundabstriche spiegeln oft nur Kolonisationsflora wieder. Auch Debris oder Eiter (alleine eingesandt) sind nicht Proben der ersten Wahl, da bereits viele Erreger abgestorben sind.

Vor der Probenentnahme sollte unbedingt eine Wundreinigung mit sterilem 0,9% NaCl durchgeführt werden. Die Reinigung mit Betaisodona oder anderen Desinfektionsmitteln ist kontraproduktiv. Eine Probe aus der Tiefe und eine vom Rand der Läsion ist ausreichend. Ein oberflächlicher Wundabstrich sollte nicht in breiter Z-Technik abgenommen werden, sondern mit mäßigem Druck von einer 1 cm^2 großen Fläche, wobei der Auflagedruck so stark sein sollte, daß etwas Wundsekret austritt[25]. Die gewonnene Probe muß wegen möglicher Anaerobier in einem Transportmedium aufgenommen werden und kann dann bis zu einem Tag bei Raumtemperatur gelagert werden. Neben einem optimierten Probenmaterial ist auch eine suffiziente Information des mikrobiologischen Labors (Begleitschein!) notwendig, um eine optimale Verarbeitung des Untersuchungsmaterials (Anlegen auf individuelle Nährböden, Bebrütungsdauer, Befundung, Weiterverarbeitung, Antibiogrammerstellung, ect.) zu gewährleisten.

Erregerspektrum

Das Keimspektrum hängt neben der Lokalisation auch von der Ausdehnung und der Dauer der Infektion ab. Die dominante Flora der gesunden Haut sind grampositive Aerobier, vor allem koagulase-negative Staphylokokken mit geringer Virulenz, α-hämolysierende Streptokokken und Corynebakterien[26]. Die normale Hautflora weist im Regel-

Tabelle 6: Häufigkeit polymikrobieller Keimflora

Keimanzahl	Häufigkeit
1	30%
2 – 3	28%
≥ 4	42%

fall weder *Staphylococcus aureus* noch β-hämolysierende Streptokokken auf[27]. Bei Hauterkrankungen (z.B. Psoriasis), Diabetes mellitus oder Hautfissuren verändert sich die kolonisierende Hautflora rasch und die soeben erwähnten Erreger können nachgewiesen werden.

Erst kurzzeitig infizierte Läsionen sind meist monomikrobiell mit grampositiven Keimen besiedelt, während chronische Wundinfektionen meist eine polymikrobielle Flora aufweisen, die sich aus gramnegativen aeroben Stäbchen, Anaerobiern, Enterokokken zusätzlich zu Staphylokokken zusammensetzt. Selbstverständlich kann das Keimspektrum durch vorangegangene Antibiotikatherapien beeinflußt werden.

Im allgemeinen stellen grampositive Aerobier die häufigsten Erreger bei Infektionen des diabetischen Fußes dar, gefolgt von gramnegativen Stäbchen und Anaerobiern (Tab. 5)[28, 29]. Bei der Mehrzahl der Patienten wird eine polymikrobielle Mischflora nachgewiesen (Tab. 6), eine alleinige Anaerobier-Infektion ist in der Literatur nicht belegt[30]. Anaerobier werden zumeist im Rahmen einer aeroben-anaeroben Mischinfektion kultiviert; die Bedeutung der Anaeobier wurde lange Zeit überschätzt[3, 5, 30, 31]. Auch wenn koagulase-negative Staphylokokken bzw. Enterokokken lange Zeit mehrheitlich als Kolonisationskeime interpretiert wurden, müßen diese Erreger zunehmend auch als Infektionserreger beachtet werden (Tab. 7).

Staphylococcus aureus sowie Streptokokken der Gruppe A & B sind sowohl bei Patienten mit bzw. ohne Diabetes mellitus die häufigsten Erreger von oberflächlichen Haut- und Weichteilinfektionen[32]. Bei mit Antibiotika vorbehandelte Patienten werden öfters Methicillin-resistente *Staphylococcus aureus-Stämme* (MRSA), Enterokokken oder *Pseudomonas aeruginosa* nachgewiesen, jedoch seltener andere Enterobakterien bzw. Anaerobier[33]. Zahlreiche MRSA-positive Keimnachweise stammen von oberflächlichen Wundabstrichen und stellen Kolonisationsflora dar[17]. Einige Studien zeigten auch einen Zusammenhang zwischen langfristiger Ciprofloxacin-Gabe und der ansteigenden Prävalenz von Methicillin-resistenten Staphylokokken[34, 35]. Trotzdem können MR-Staphylokokken eine Osteomyelitis bei Diabetikern verursachen.

Enterokokken werden gewöhnlich im Wundabstrich von Patienten kultiviert, die früher mit einem Cephalosporin behandelt wurde. Enterokokken werden durch Cephalosporine selektioniert, da sie gegen diese Antibiotikagruppe jedoch primär resistent sind. In polymikrobiellen Mischinfektionen können Enterokokken sowie Koagulase-negative

Tabelle 7: Mögliche Kolonisationskeime beim DFS

Erreger
Koagulase-negative Staphylokokken
Enterokokken
Corynebakterien
Pseudomonas aeruginosa
Acinetobacter spp.
Stenotrophomonas maltophilia

Tabelle 8: Therapieoptionen beim diabetischen Fuß-Syndrom

Therapieoptionen	Infektiologie
➤ Angiologie	**Antibiotika**
➤ Dermatologie	Bier'sche Sperre
➤ Endokrinologie	intermittierend vs kontinuierlich
➤ Fliegenmaden	**VAC-System**
➤ Infektiologie	höhere Antibiotikakonzentration?
➤ Orthopädie	**Wachstumsfaktoren**
➤ Pflege	G-CSF
➤ Plastische Chirurgie	GM-CSF
➤ Radiologie	PDGF

Staphylokokken bzw. Corynebakterien möglicherweise ignoriert werden, außer sie stellen den dominierenden Erreger dar[27, 36, 37].

Pseudomonas aeruginosa ist, vorallem in tiefen Wundinfektionen, nahezu nie der die Infektion verursachende Erreger, auch wenn er oft in Wunddrainagen nachgewiesen wird. Er ist ein Kolonisationskeim ist, der keiner Antibiotikatherapie bedarf. *Pseudomonas*-Spezies werden häufig in Ulzera mit feuchten Wundverbänden gefunden[27]. Auch *P. aeruginosa* wird durch eine langfristige Therapie mit einem Chinolon selektioniert[33, 38].

Die Genese der Ulkuskrankheit (arterielles Ulkus, venöses Ulkus, diabetische Ulkus mit/ohne Ischämiezeichen) hat keinen Einfluß auf das Erregerspektrum. Allerdings weisen Ulzera mit einer ischämischen Komponente bei Nachweis von *S. aureus* eine schlechtere Heilungstendenz auf als diabetische Ulzera bei Infektionen mit gramnegativen Bakterien, während venöse Ulzera von einer Kolonisation mit physiologischer Hautflora profitieren dürften[39].

Zusammenfassend stehen bei oberflächlichen Infektionen Staphylokokken und Streptokokken der Gruppe A im Vordergrund, während bei tiefen Infektionen zumeist Mischinfektionen mit grampositiven Kokken und Enterobakterien zu finden sind. In nekrotisierenden Infektionslokalisationen können auch Anaerobier wie Peptostreptokokken oder Bacteroides-Arten nachgewiesen werden. Bei der Osteomyelitis zählen Staphylokokken zu den häufigsten Erregern, gefolgt von Streptokokken und Enterobakterien.

Therapieoptionen

Das diabetische Fuß-Syndrom ist ein multifaktorielles Geschehen, weshalb auch die Therapie nicht einseitig sein darf, sondern sie muß zur Erhaltung der Extremität alle zur Verfügung stehenden Therapiemöglichkeiten ausschöpfen (Tab. 8). Ohne auf nichtantimikrobielle Therapieoptionen (Hyperbare Sauerstofftherapie, Ketanserin, Wachstumsfaktoren (G-CSF, GM-CSF, rhPDGF (thrombozytärer Wachstumsfaktor), rbFGF (Fibroblastenwachstumsfaktor), chirurgische Intervention) näher einzugehen, sollte je-

Tabelle 9: Gewebegängigkeit ausgewählter Antibiotikagruppen

gut	mäßig	schlecht
Chinolone	Carbapeneme	Aminoglykoside
Clindamycin	Cephalosporine	Glykopeptide
Cotrimoxazol	Makrolide	
Fosfomycin	Penicilline	
Fusidinsäure	Rifampicin	
Metronidazol		
Trimethoprim		

doch die Bedeutung einer ausgezeichneten Pflegetherapie hervorgehoben werden[40]. Die Erfolgsrate suffizienter Pflege kann höher als die einer antibiotischen Breitspektrumtherapie sein[41].

Pharmakodynamik und Pharmakokinetik der Antibiotikatherapie

Für eine möglichst erfolgreiche Antibiotikatherapie bei diesen schwer zugänglichen Infektionen des diabetischen Fußes, müssen zahlreiche Gesichtspunkte beachtet werden: Verträglichkeit des Antibiotikums bei Langzeitgabe, Möglichkeit einer ambulanten parenteralen Antibiotikatherapie (OPAT – outpatient parenteral antibiotic therapy), Gewebegängigkeit des Antibiotikums, Resistenzverhalten, Interaktionen mit anderen Medikamenten, Pharmakodynamik des Antibiotikums, Wirksamkeit des Antibiotikums im sauren Milieu und die Bioverfügbarkeit oraler Antibiotika.

Pharmakodynamik

Betalaktamantibiotika wie die Penicilline, Cephalosporine oder Carbapeneme zeichnen sich durch eine zeitabhängige Erregerabtötung aus, während Aminoglykoside und Chinolone eine vorwiegend konzentrationsabhängige Keimelimination aufweisen[42, 43]. Je nach Betalaktam soll die Serum- bzw. Gewebekonzentration die 4- bis 5-fache minimale Hemmhofkonzentration (MHK) des Zielpathogens über mindestens 25% (Carbapeneme) bis 45% (Penicilline) des Dosierungsintervall erzielen[44, 45]. Als Folge dieser Überlegungen wurde in einigen Indikationen die kontinuierliche Antibiotikagabe als Dauerinfusion propagiert[46, 47, 48]. Entsprechende Studien liegen für Patienten mit chronischer Osteomyelitis vor[49, 50, 51]. Bei dialysepflichtigen Patienten kann dieses Prinzip durch eine entsprechende Betalaktamgabe jeweils am Tag der chronischen Hämodialyse umgesetzt werden[52].

Aminoglykoside, die lediglich bei lebensbedrohlichen Infektionen mit septischer Streuung indiziert sind, ist die tägliche Einmaldosierung die adäquate Dosierungsform. Chinolone zeigen mit steigender Dosis eine schnellere Keimabtötung ähnlich den Aminoglykosiden, daher ist eine Einmalgabe aus pharmakodynamischer Sicht empfehlenswert[53]. Allerdings werden bei hohen Einmaldosierungen vermehrt Nebenwirkungen (gastrointestinal, cerebrale) von Patienten angegeben, sodaß die Aufsplittung der Tagesdosis auf zwei Gaben notwendig wird.

Gewebepenetration

In der Therapie von Weichteil- bzw. Knocheninfektionen sind hohe Gewebespiegel notwendig, weshalb die Gewebepenetration der einzelnen Antibiotika zu berücksichtigen ist (Tab. 9). Die Beurteilung der Gewebegängigkeit eines Antibiotikums wurde entscheidend durch die Einführung der Mikrodialyse verbessert, da somit eine kontinuierliche Messung von Antibiotikakonzentrationen in der interstitiellen Flüssigkeit des infizierten Gewebes ermöglicht wird[54]. In diesen Studien konnte gezeigt werden, daß von der Serumkonzentration und hiervon abhängigen Surrogatmarkern nicht unbedingt die Gewebekonzentration des Antibiotikums abgeleitet werden kann[54, 55]. Vor Einführung der Mikrodialyse wurden Gewebekonzentrationen von Antibiotika aus homogenisierten Gewebeproben bestimmt, die jedoch aus mehreren Kompartimenten (intra- und extrazellulär) bestanden.

Die erste Studie bei diabetischen Patienten mit einem Ulkus, die mittels Mikrodialyse die Gewebekonzentrationen untersuchte, zeigte für Ciprofloxacin beispielsweise signifikant niedrigere Gewebespiegel als die entsprechenden Serumspiegel; es bestand jedoch kein Unterschied zwischen infizierten und nicht-infizierten Gewebe ($C_{maxSerum}$ 2.83 $\pm$ 1.21 µg/mL, $C_{maxUlkus}$ 2.18 $\pm$ 1.13 µg/mL, $C_{maxGesGewebe}$ 2.12 $\pm$ 0.55 µg/mL)[56]. Eine weitere Studie mit Fosfomycin bei schweren Weichteilinfektionen bestätigte die hervorragende Gewebegängigkeit von Fosfomycin aufgrund seiner kleinen Molekülstruktur, sodaß über das gesamte Dosierungsintervall optimale Gewebekonzentrationen erzielt werden konnten, obwohl die Serumkonzentrationen ebenfalls höher waren als die Gewebespiegel[57].

Signifikant höhere Gewebespiegel (z. B. Gentamicin 9x, Cefotaxim 13x, Clindamycin 42x höher als die entsprechenden Serumspiegel) werden auch bei Verabreichung der Antibiotika in Bier'scher Sperre erreicht, jedoch ist diese Applikationsform für den Patienten oft mit Schmerzen verbunden, eine massive lokale Antikoagulation ist notwendig und Antibiotika mit einer höheren Endothelzelltoxizität sollten nicht zur Anwendung gelangen[58].

Antibiotikatherapie

Zahlreiche klinische Studien verglichen verschiedene antimikrobielle Therapien, die ähnliche Erfolgsraten aufweisen. Erfolgsraten von 80% - 90% bei milden bis moderaten Infektionen sind zu erwarten[5]. Bei gleichzeitigem Vorliegen einer Osteomyelitis treten bei 20% – 30% der Patienten ein Rezidiv auf[59]. Eine Übersicht der publizierten Studien zeigt nur wenige kontrollierte Studien und die schwere Vergleichbarkeit derselben[27, 40].

Bei allen Antibiotikatherapien darf nicht auf andere Begleittherapien wie Debridement, Druckentlastung, Revaskularisation und einer fachgerechten lokalen Wundversorgung vergessen werden. Insbesondere den Patienten muß erklärt werden, daß Antibiotika keine Wundermittel sind, sondern auch entsprechende Präventionsmaßnahmen zu treffen sind[60]. Die Wahl der Antibiotika muß in Abhängigkeit der Schwere der Infektion erfolgen:

Oberflächliche, nicht „limb-threatening" Infektionen

Im Vordergrund stehen primär Staphylokokken- und Streptokokkeninfektionen, die ambulant behandelt werden können. Bei Vorliegen eines neuropathischen Ulcus wird die Indikation einer Antibiotikatherapie kontroversiell diskutiert, hingegen sollte bei ischämischer Ausgangssituation frühzeitig mit einer antimikrobiellen Therapie begonnen werden.

Lokalisierte, tiefe „limb-threatening" Infektionen (Abszesse)

Der Beginn mit einer frühzeitigen stationären Antibiotikatherapie ist unbedingt notwendig, das polymikrobielle Erregerspektrum (Gram-positive + Gram-negative Bakterien) muß in der Auswahl der Antibiotika berücksichtigt werden. Der Nachweis von Methicillin-resistenten Staphylokokken im Erregerspektrum bedingt eine entsprechende Adaptierung der Antibiotikatherapie (z.B. Oxazolidinone, Streptogramine).

Lebensbedrohliche und bein-gefährdende Infektionen (Phlegmone, Sepsis)

Eine chirurgische Intervention ist meist neben dem sofortigen Beginn einer hochdosierten Antibiotikatherapie unumgänglich. In der Antibiotikaauswahl müssen die Anaerobier inkludiert sein. Bei schweren Infektionen mit Streptokokken- und/oder Anaerobierbeteiligung (z.B. nekrotisierende Fasziitis) ist eine Kombination eines Beta-Laktamantibiotikums mit Clindamycin angezeigt.

Chronische Osteomyelitis

Bei der chronischen Osteomyelits stehen zumeist Staphylokokken im Vordergrund. Aufgrund der schlechten Penetrierbarkeit der Antibiotika in den Knochen ist eine mehrwöchige Therapie notwendig, die zumindest teilweise ambulant durchgeführt werden kann. Bei Infektionen mit Methicillin-resistenten Staphylokokken bzw. resistenten Enterokokken und/oder allergische Reaktionen gegen die entsprechenden Standardantibiotika ist der Einsatz von Streptograminen (Quinupristin/Dalfopristin) oder Oxazilidone (Linezolid) gerechtfertigt.

Zur Dauer der Antibiotikatherapie bei Infektionen im Rahmen des diabetischen Fuß-Syndroms gibt es keine kontrollierten Studien bzw. durch Studien belegbare Empfehlungen. Die meisten Literaturstellen empfehlen je nach Heilungsverlauf eine zwei- bis dreiwöchige Antibiotikatherapie, die anfangs bei schwereren Infektionen immer parenteral erfolgen sollte. Bei Knochenbeteiligung ist eine Mindesttherapiedauer von vier bis sechs Wochen empfehlenswert, wobei sich anschließend eine bis zu sechmonatige orale Antibiotikatherapie anschließen kann.

Aufgrund der teilweise langfristigen Antibiotikatherapien sind Applikationsmodi, die eine ambulante Betreuung des Patients ermöglichen aus Kostengründen wünschenswert. D. h. wenn keine entsprechende orale Antibiotikakombination möglich ist, muß auf eine parenterale Therapie, die ambulant verabreicht werden kann zurückgegriffen werden[61]. Entsprechende Antibiotikatherapien sind beispielsweise mit großem Erfolg für Teicoplanin beschrieben[62, 63].

Trotz aufwendiger Antibiotikatherapie erreichen zahlreiche Patienten nur eine „partielle Remission" oder erleiden bald nach dem Absetzen der Antibiotikatherapie ein Rezidiv. Zur Etablierung einheitlicher Management- und Präventionsmaßnahmen bei diesem Krankheitsbild wurden kürzlich ein internationaler Konsensus publiziert[64].

Tabelle 10: Auswahl einiger möglicher Antibiotikatherapien beim DFS

Antibiotikum		Dosierung
Oberflächliche, nicht-beinbedrohende Infektionen		
Cephalosporine I/II	Cefalexin	3×1.0 g
	Cefadroxil	2×1.0 g
	Cefaclor	2–3×0.75 g
	Cefuroximaxetil	3–4×0.5 g
Lincosamide	Clindamycin	2–4×0.3 g
Lokalisierte, tiefe bein-bedrohende Infektionen (Abszeß)		
Aminopenicilline/BLI	Amoxicillin/Clavulansäure	3×2.2–4.4 g
	Ampicillin/Sulbactam	3×3.0–6.0 g
Acylureidopenicilline/BLI	Piperacillin/Tazobactam	3×4.5 g
Cephalosporine II/III	Cefotiam	3×2.0–4.0 g
	Cefotaxim	3×2.0–4.0 g
	Cefodizim	1–2×2.0–4.0 g
Chinolone II/III	Ciprofloxacin	2–3×0.4 g
plus	Levofloxacin	1–2×0.5 g
Lincosamide	Clindamycin	2–4×0.9–1.2 g
Chinolone IV*	Moxifloxacin	1–2×0.4 g

Lebensbedrohliche, bein-gefährdende Infektionen (Phlegmone)

Aminopenicilline/BLI	Amoxicillin/Clavulansäure	3×2.2–4.4 g
	Ampicillin/Sulbactam	3×3.0–6.0 g
Acylureidopenicilline/BLI	Piperacillin/Tazobactam	3×4.5–9.0 g
plus		
Fosfomycin	Fosfomycin	2–3×8.0 g

Cephalosporine IIIb	Cefepime	3×2.0–4.0 g
plus	Cefpirom	3×2.0–4.0 g
Fosfomycin	Fosfomycin	2–3×8.0 g
± Nitroimidazole	Metronidazol	1–2×1.5 g

Lebensbedrohliche, septische Infektionen

Carbapenem	Imipenem/Cilastatin	3–4×1.0 g
plus	Meropenem	3×1.0–3.0 g
Fosfomycin	Fosfomycin	2–3×8.0 g
± Aminoglykoside	Amikacin	abhängig von
	Gentamicin	Alter, Gewicht,
	Netilmicin	Nierenfunktion

Monobactame	Azactam	3–4×2.0 g
oder		
Chinolone II/III	Ciprofloxacin	2×0.8 g
plus	Levofloxacin	1×1.0 g
Lincosamide	Clindamycin	3×1.2–1.8 g
± Fosfomycin	Fosfomycin	2–3×8.0 g
± Aminoglykoside	Amikacin	abhängig von
	Gentamicin	Alter, Gewicht,
	Netilmicin	Nierenfunktion

Nekrotisierende Fasziitis (Verdacht)

Penicillin G	Penicillin G	3×10 Mio E
plus		4×10 Mio E
Lincosamide	Clindamycin	3×1.2–1.8 g

Cephalosporine II/III	Cefotiam	3×4.0 g
	Cefotaxim	3×4.0 g
plus	Cefepime, Cefpirom	3×2.0–4.0 g
Lincosamide	Clindamycin	3×1.2–1.8 g

* Dzt. gibt es noch keine entsprechenden klinischen Studien, weshalb der Einsatz von Moxifloxacin in dieser Indikation zwar sinnvoll, aber noch nicht uneingeschränkt empfohlen werden kann.

Literatur

1 Gerding DN, et al. Saving the diabetic foot. *Patient Care* 1991; 25: 84 – 108

2 Bild DE, et al. Lower-extremity amputation in people with diabets: epidemiology and prevention. *Diabetes Care* 1989; 12: 24 – 31

3 Diamantopoulos EJ, et al. Management and outcome of severe diabetic foot infections. *Exp Clin Endocrinol Diabetes* 1998; 106: 346 – 352

4 Eneroth M, et al. Clinical characteristics and outcome in 223 diabetic patients with deep foot infections. *Foot & Ankle Int* 1997; 18: 716 – 722

5 Lipsky BA, et al. Outpatient management of uncomplicated lower-extremity infections in diabetic patients. *Arch Int Med* 1990; 150: 790 – 797

6 Schömig M, et al. The diabetic foot in the dialyzed patient. *J Am Soc Nephrol* 2000; 11: 1153 – 1159

7 Delbridge L, et al. The aetiology of diabetic neuropathic ulceration of the foot. *Br J Surg* 1985; 72: 1 – 6

8 West NJ. Systemic antimicrobial treatment of foot infections in diabetic patients. *Am J Health-Sys Pharm* 1995; 52: 1199 – 1207

9 Delamaire M, et al. Impaired leucocyte functions in diabetic patients. *Diab Med* 1997; 14: 29 – 34

10 Gallacher S, et al. Neutrophil bactericidal function in diabetes mellitus: evidence for association with blood glucose control. *Diab Med* 1995; 12: 916 - 920

11 Fontana G, et al. Type-2 diabetes mellitus and lymphocytes in periodontal disease. *Abstr Diabetologia* 1994; 37 (Suppl. 1): 89

12 Currie CJ, et al. The epidemiology and cost of inpatient care for peripheral vascular disease, infection, neuropathy, and ulceration in diabetes. *Diabetes Care* 1998; 21: 42 – 48

13 Gupta K, et al. The prevalence and management of onchomycosis in diabetic patients. *Eur J Dermatol* 2000; 10: 379 – 384

14 Wagner FW. *Foot and Ankle* 1981; 2: 64

15 Harkless LB, et al. Diabetic ulceration: classification and management. In Bakker K, et al. Proceedings of the first international symposium on the diabetic foot. *Excerpta Medica* 1991; 78 - 82

16 Armstrong DG, et al. Validation of a diabetic wound classification system. The contribution of depth, infection, and ischemia to risk of amputation. *Diabetes Care* 1998; 21: 855 - 859

17 Cunha BA. Antibiotic selection for diabetic foot infections: A review. *J Foot Ankle Surg* 2000; 39: 253 – 257

18 Armstrong DG, et al. Value of white blood cell count with differential in the acute diabetic foot infection. *J Am Podiatr Med Assoc* 1996; 86: 224 – 227

19 Craig JG, et al. Osteomyelitis of the diabetic foot: MR imaging-pathologic correlation. *Radiology* 1997; 23: 849 – 855

20 Weinstein D, et al. Evaluation of magnetic resonance imaging in the diagnosis of osteomyelitis in diabetic foot infections. *Foot and Ankle* 1993; 14: 18 – 22

21 Lipman BT, et al. Detection of osteomyelitis in the neuropathic foot: nuclear medicine, MRI, and conventional radiography. *Clin Nucl Med* 1998; 23: 77 – 82

22 Di Gregorio F, et al. Diagnostic imaging of the diabetic foot. *Rays* 1997; 22: 550 – 561

23 Tomas MB, et al. The diabetic foot. *Br J Radiol* 2000; 73: 443 – 450

24 Grayson ML, et al. Probing to bone in infected pedal ulcers. A clinical sign of underlying osteomyelitis in diabetic patients. *JAMA* 1995; 273:721 – 723

25 Levine NS, et al. The quantitative swab culture and smear: A quick and simple method for determining the number of viable aerobic bacteria on open wounds. *J Trauma* 1976; 16: 89.

26 Lipsky BA, et al. Principles and practice of antibiotic therapy of diabetic foot infections. *Diabetes Metab Res Rev* 2000; 16 (Suppl. 1): 42 – 46

27 Lipsky BA. Evidence-based antibiotic therapy of diabetic foot infections. *FEMS Immunol Med Microbiol* 1999; 26: 267 – 276

28 Caballero E, et al. Diabetic foot infections. *J Foot Ankle Surg* 1998; 37: 248 – 255

29 Landgraf R, et al. Allgemeine Therapie der Menschen mit diabetischem Fußsyndrom (DFS). *Internist* 1999; 40: 1018 – 1023

30 Wheat LJ, et al. Diabetic foot infections: Bacteriologic analysis. *Arch Int Med* 1986; 146: 1935 – 1940

31 Graninger W. Die Infektion bei diabetischen Fuß. *Antibiotika Monitor* 2000; 16 (½): 12 – 16

32 Cunha BA. Diabetic foot infections. *Emerg Med* 1997; Oct: 115 – 124

33 Goldstein EJC, et al. Diabetic foot infections: bacteriology and activity of 10 antimicrobial agents against bacteria isolated from consecutive cases. *Diabetes Care* 1996; 19: 638 – 641

34 Day MR, et al. Factors associated with methicillin resistance in diabetic foot infections. *J Foot Ankle Surg* 1997; 36: 322 – 331

35 Armstrong DG, et al. Methicillin-resistant coagulase-negative staphylococcal osteomyelitis and its relationship to broad-spectrum oral antibiosis in a predominately diabetic population. *J Foot Ankle Surg* 1995; 34: 563 – 566

36 Lipsky BA, et al. The diabetic foot: soft tissue and bone infection. *Infect Dis Clin North Am* 1990; 4: 409 – 432

37 Karchmer AW, et al. Foot infections in diabetes: evaluation and management. *Curr Clin Top Infect Dis* 1994; 14: 1 – 22

38 Hendershot EF. Fluoroquinolones. *Infect Dis Clin North Am* 1995; 9: 715 - 730

39 Schmidt K, et al. Bacterial population of chronic crural ulcers: is there a difference between the diabetic, the venous, and the arterial ulver ? *VASA* 2000; 29: 62 – 70

40 Mason J, et al. A systematic review of foot ulcer in patients with type 2 diabetes mellitus: treatment. *Diabetic Med* 1999; 16: 889 – 909

41 Chantelau E, et al. Antibiotic treatment for uncomplicated neuropathic forefoot ulcers in diabetes: A controlled trial. *Diabetic Med* 1996; 13: 156 – 159

42 Soriano F. Optimal dosage of beta-lactam antibiotics: time above the MIC and inoculum effect. *J Antimicrob Chemother* 1992; 3: 566 – 569

43 Lode H, et al. Pharmacodynamics of fluoroquinolones. *Clin Infect Dis* 1998; 27: 33 – 39

44 Craig WA. Pharmacokinetic/pharmacodynamic parameters: Rationale for antibacterial dosing of mice and men. *Clin Infect Dis* 1998; 26: 1 – 12

45 Turnidge JD. The pharmacodynamics of β-lactams. *Clin Infect Dis* 1998; 27: 10 – 22

46 Craig WA, et al. Continuous infusion of β-lactam antibiotics. *Antimicrob Agents Chemother* 1992; 36: 2577 – 2583

47 Benko AS, et al. Continuous infusion versus intermittent administration of ceftazidime in critically ill patients with suspected Gram-negative infections. *Antimicrob Agents Chemother* 1996; 40: 691 – 695

48 Thalhammer F, et al. Continuous infusion versus intermittent administration of meropenem in critically ill patients. *J Antimicrob Chemother* 1999; 43: 523 -- 527

49 Bernard E, et al. Efficacy and safety of vancomycin constant-rate infusion in the treatment of chronic Gram-positive bone and joint infections. *Clin Microbiol Infect* 1997; 3: 440 – 446

50 Martin C, et al. Comparison of concentrations of sulbactam-ampicillin administered by bolus injections or bolus plus continuous infusion in tissues of patients undergoing colorectal surgery. *Antimicrob Agentes Chemother* 1998; 42: 1093 – 1097

51 Leder K, et al. The clinical efficacy of continuous-infusion flucloxacillin in serious staphylococcal sepsis. *J Antimicrob Chemother* 1999; 43: 113 – 118

52 Schmaldienst S, et al. Multiple-dose pharmacokinetics of cefepime in long-term hemodialysis with high-flux membranes. *Eur J Clin Pharmacol* 2000; 56: 61 –64

53 Wright DH, et al. Application of fluoroquinolone pharmacodynamics. *J Antimicrob Chemother* 2000; 46: 669 – 683

54 Müller M, et al. Application of microdialysis to clinical pharmacokinetics in humans. *Clin Pharmacol Ther* 1995; 57: 371 – 380

55 Müller M, et al. Characterization of peripheral compartment kinetics of antibiotics by in vivo microdialysis in humans. *Antimicrob Agents Chemother* 1996; 40: 2703 – 2709

56 Müller M, et al. Penetration of ciprofloxacin into the interstitial space of inflammed foor lesions in non-insulin-dependent diabetes mellitus patients. *Antimicrob Agents Chemother* 1999; 43: 2056 – 2058

57 Maier A, et al. ...

58 Burgmann H, et al. Tissue concentration of clindamycin and gentamicin near ischaemic ulcers with transvenous injection in Bier's arterial arrest. *Lancet* 1996; 348: 781 – 783

59 Grayson ML, et al. Use of ampicillin/sulbactam versus imipenem/cilastatin in the treatment of limb-threatening foot infections in diabetic patients. *Clin Infect Dis* 1994; 18: 683 – 693

60 Mason J, et al. A systematic review of foot ulcer in patients with type 2 diabetes mellitus: prevention. *Diabetic Med* 1999; 16: 801 – 812

61 Tice A. The use of outpatient parenteral antimicrobial therapy in the management of osteomyelitis: Data from the outpatient parenteral antimicrobial therapy outcomes registries. *Chemotherapy* 2001; 47 (Suppl. 1): 5 – 16

62 Graninger W, et al. Management of serious staphylococcal infections in the outpatient setting. *Drugs* 1997; 54 (Suppl 6): 21 – 28

63 Graninger W, et al. Experience with outpatient intravenous teicoplanin therapy for chronic osteomyelitis. *Eur J Clin Microbiol Infect Dis* 1995;14: 643 – 647

64 Apelquist J, et al. International consensus and practical guidelines on the management and the prevention of the diabetic foot. *Diabetes Metab Res Rev* 2000; 16 (Suppl. 1): 84 – 92

Infektionen bei Wirbelsäulenchirurgischen Eingriffen

C. Wimmer, S. Trobos, C. Bach

Einleitung

In den letzten 10 Jahren hat die Entwicklung von neuen minimal invasiven Operationen an der Wirbelsäule rasant zugenommen. Hierbei müssen wir zwei unterschiedliche Methoden unterscheiden. Einmal wurden traditionelle Zugänge an die Wirbelsäule verkleinert durch den Einsatz von neu entwickelten Spreizern und Lichtquellen[3], zum anderen hat auch die Laparoskopie Einzug in die Wirbelsäulenchirurgie genommen[11]. Jedoch treten bei diesen Operationsverfahren nach wie vor Infektionen auf. Eine postoperative Infektion an der Wirbelsäule ist eine schwerwiegende Komplikation, die sofort diagnostiziert und behandelt werden muß.

Die Infektionsrate ist abhängig von der Art der Operation. Bei Eingriffen ohne Instrumentation, wie zum Beispiel die Bandscheibenoperation tritt ein Infektionsrisiko von 1% auf. Wird bei diesem Eingriff zusätzlich eine reine knöcherne Spanfusion angelegt erhöht sich das Infektionsrisiko auf 2% und steigt auf 6% an, wenn zusätzlich noch ein Instrumentarium eingebracht wird[1, 5, 6, 7, 10]. Der unterschiedliche Zugang zur Wirbelsäule läßt die Infektionsrate unterschiedlich ansteigen. Bei den ventralen Zugängen an der Wirbelsäule liegt die Infektionsrate bei 1%, erhöht sich jedoch mit dem Einbringen von einem Instrumentarium auf 3%[6].

Prädisponierende Faktoren

Eine Vielzahl von Faktoren sind für das Auftreten von Infektionen nach Wirbelsäulenchirurgischen Eingriffen bekannt. Als etablierte Faktoren gilt der Diabetes mellitus, Unterernährung, Rheumatoide arthritis, Nikotinabusus, Adipositas, die langjährige Einnahme von Cortison und bereits vorangegangene Infektionen. Durch den Einsatz von Antibiotika und die Verbesserung der Hygienischen Maßnahmen bei der Operation konnte die Infektionsrate gesenkt werden, jedoch noch nicht zur Gänze. So haben sich

Wimmer et al[6] in einer Studie mit der Fragestellung von weiteren Prädisponierenden Faktoren für die Entstehung von Wirbelsäulenchirurgischen Infektionen beschäftigt. In der Studie wurden 850 Eingriffe hinsichtlich ihres Auftretens von Infektionen untersucht. Man konnte weitere Faktoren, die das Auftreten von Infektionen begünstigen, finden. Hier spielt eine wesentliche Rolle die präoperative Hospitalisierung, falls dies länger als eine Woche andauert. Die Dauer der Operation spielt in diesen Zusammenhang ebenfalls eine Rolle, wird sie mehr als drei Stunden überschritten, so steigt das Infektionsrisiko signifikant an ($p<0.001$). Ein weiterer wesentlicher Punkt ist der Blutverlust. Zeigt eine wirbelsäulenchirurgische Operation einen Blutverlust von mehr als 1000ml, so steigt das Infektionsrisiko signifikant an ($p<0.05$).

Frühinfekte

Darunter versteht man Infektionen, die bis zu 20 Wochen nach dem chirurgischen Eingriff entstehen[6]. Bei den Frühinfekten muß man oberflächliche von tiefen Infektionen unterscheiden. Die oberflächlichen Infektionen betreffen die Haut und Subcutis. Im Gegensatz zu den tiefen Infektionen, diese betreffen die Faszie, die Muskulatur oder den Knochen.

Klinik: Von der klinischen Seite geben die Patienten zunehmende Schmerzen im Wundbereich an. Es kommt zu einer Rötung und Überwärmung der Wunde. Ein Temperaturanstieg von mehr als 38.5°C sollte immer als suspekt für einen Wundinfekt gesehen werden. Die Entzündungsparameter (CRP, BSG, Leukozyten) sind meist immer erhöht.

Therapie: Bei den oberflächlichen Infektionen sollte zuerst ein Wundabstrich entnommen werden, bevor mit einem Antibiotikum die Behandlung begonnen wird. In Tabele 1 sind die wesentlichen Keime zusammengefaßt, die eine Infektion nach einen wirbelsäulenchirurgischen Eingriff verursachen können. In einigen Fällen muß die Wunde gespalten werden. Das Antibiotikum sollte mindestens 10 Tage i.v. verabreicht werden. Es empfiehlt sich primär ein Antibiotikum laut Antibiogram zu geben. Ist man sich bis zu dem Erhalt unsicher um welchen Keim es sich handelt, so kann mit einer zweifachen Antibiose begonnen werden, wie zum Beispiel ein Cephalosporin in Kombination mit Fosfomycin.

Bei den tiefen Infektionen, bei denen es nicht selten schon zur Ausbildung einer Fistel gekommen ist, muß rasch gehandelt werden. Es sollte unverzüglich die Wunde debridiert und mit einer Spül-Saugdrainage versorgt werden. Dies kann natürlich nur im Rahmen einer neuerlichen Operation erfolgen. Meistens tritt dies bei langstreckigen dorsalen Fusionen mit Instrumentation auf. Hier ist es wichtig das Instrumentarium soweit als möglich zu belassen. Es hat sich gezeigt, daß manchmal eine neuerliche Implantation einer Spül-Saugdrainage notwendig wird, um nicht das Instrumentarium entfernen zu müssen[6]. Denn zu jenem Zeitpunkt übt die Instrumentation eine Haltefunktion aus, bis die angelagerten Knochenspäne durchgebaut sind. Erst dann ist die knöcherne Fusion abgeschlossen und es könnte das Instrumentarium entfernt werden. Die Spülung kann sowohl mit einer einfachen Ringerlösung oder mit einem beigemengtem Antibiotikum erfolgen. Ein Unterschied bezüglich der Rezidivrate konnte nicht festgestellt werden[8]. Die Drainage wird durchschnittlich 7 Tage belassen.

Tabelle 1: Erreger von Infektionen nach wirbelsäulenchirurgischen Eingriffen [4, 9]

Erreger	Frühinfekte	Spätinfekte
Staphylokokkus aureus	häufigste	Sekundärinfektion
Enterobakter aeruginosa	häufig	nie
Pseudomonas aeruginosa	häufig	nie
Enterokokkus	selten	nie
Proteus morganii	selten	nie
Propiniobakterium acnes	nie	häufig
Staphylokokkus epidermidis	nie	häufig
Mikrokokkus varians	nie	selten

Spätinfekte

Spätinfekte sind Infektionen, die frühestens 20 Wochen nach dem operativen Eingriff auftreten. Man unterscheidet zwischen oberflächlichen und tiefen Infektionen. Die Ursache für das Auftreten wird kontrovers diskutiert. Es gibt eine Gruppe um Richards et al[4], die von einer „slow virulent infection,, sprechen (Tabelle 1). Die Erreger werden bereits bei dem chirurgischen Eingriff eingebracht und bleiben eine latente Zeit klinisch stumm bis es zu einer Ausbildung von einer Fistel und damit verbundenen Erhöhung der Entzündungsparameter kommt. Andererseits gibt es Autoren[2, 9], die von einer sekundären Infektion sprechen. Es kommt durch die Instrumentation verursacht zu einen Metallabrieb und in weiterer Folge zu einer Fremdkörper Reaktion mit dem Einwandern von Riesenzellen und Ausbildung von Pseudomembranen um das Instrumentarium (Bild 1). Es entsteht wiederum eine Fistel. Allmählich kommt es zu einen Anstieg der Entzündungsparameter.

Klinik: Bei der Spätinfektion steht immer die Ausbildung von Schmerzen an der Wirbelsäule, die streng lokalisiert angegeben werden, im Vordergrund. Erst in weiterer Folge kommt es zu Ausbildung von einer Fistel und Anstieg der Entzüdungsparameter.

Therapie: Die Therapie besteht in einer Entfernung des Instrumentariums und einer i.v. Antibiose für 7 Tage. Das Instrumentarium kann jetzt entfernt werden, da zu diesen Zeitpunkt meistens schon eine knöcherne Konsolidierung stattgefunden hat[6].

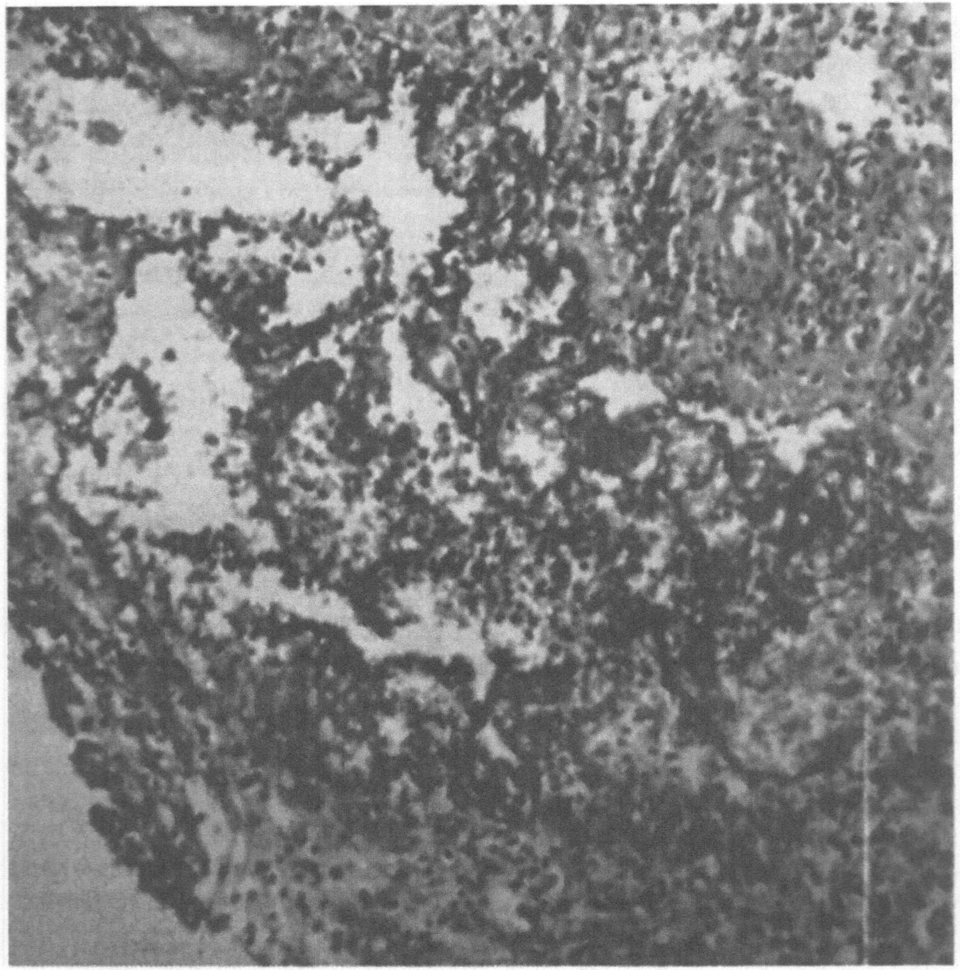

Bild 1: Hämatoxylin Eosin Färbung (x130, Öl Immersion). Fibrinoide Nekrosen, unspezifisches granulomatöses Gewebe mit Riesenzellen.

Prophylaxe

Die frühe tiefe Infektion nach wirbelsäulenchirurgischen Eingriffen stellt eine schwerwiegende Komplikation dar. Das Auftreten ist mit bis zu 6% als häufig zu betrachten. So ist es notwendig geworden, daß man sich bereits vor den Eingriff Gedanken über eine sinnvolle Prophylaxe macht. Hier konnte in einer prospektiven Studie gezeigt werden, daß eine perioperative Antibiose mit einer einmaligen Gabe eines Cephalosporins zu wenig ist[8] Durch die prolongierte Gabe von bis zu 3 Tagen konnten Infektionen an der Wirbelsäule bis auf 0.1% gesenkt werden. So kann als eine ausreichende Prophylaxe bei der Existenz von prädisponierenden Faktoren eine Antibiose von bis zu 3 Tagen nach der Operation betrachtet werden. Dies gilt für Eingriffe bei denen ein Instrumentarium verwendet wird. Bei der Nucleotomie ist eine einmalige Gabe perioperativ völlig ausreichend.

Literatur

1. Abbey DM, Turner DM, Warson JS, Wirt TC, Scalley RD. Treatment of postoperative wound infections following spinal fusion with instrumentation. J Spinal Disord 4:278-283, 1995.
2. Dubousset J, Shuffelberger H, Wenger D. Late infection with CD instrumentation. Orthop Trans 18:121, 1994.
3. Mayer M. A new mircrosurgical technique for minimally invasive anterior lumbar interbody fusion. Spine 15:691-9, 1997.
4. Richards BS. Delayed infections following posterior spinal instrumentation for the treatment of adolescent idiopathic scoliosis. J Bone Joint Surg [Am] 77: 524-529, 1995.
5. Roy-Camile R, Benazet JP, Desorge JP, Kratz F. Lumbosacral fusion with pedicle screw instrumentation. A 10 year follow-up. Acta-Orthop scand 64:100-103, 1993.
6. Wimmer C, Gluch H. Management of postoperative wound infection in posterior spinal fusion with instrumentation. J Spinal Disord 6:505-508 1996.
7. Wimmer C, Gluch H, Ogon M, Franzreb M. Predisposing factors for infection in spine surgery. A survey of 850 spinal procedures. Accepted in J Spinal Disord 9/97.
8. Wimmer C, Nogler M, Frischhut B. Influence of antibiotics on infection in spinal surgery. A prospective study of 110 patients. J Spinal Disord 6: 498-500, 1998.
9. Wimmer C, Gluch H. Aseptic loosening following CD-Instrumentation in the treatment of scoliosis. J Spinal Disord 11: 440-443, 1998.
10. Zuckerman J, Hsu K, White A, Wynne G. Early results of spinal fusion using variable spine plating systems. Spine 13:570-579, 1988.
11. Zuckermann J. Instrumented laparoscopic spinal fusion. Preliminary results. Spine 20 (1995), 2029-2035.

Anaerobierinfektionen

A. Lechner

Einleitung:

Infektionen durch Anaerobier begegnen uns im stationär-klinischen Alltag häufig als Appendizitis, Peritonitis, als Lungenabszess oder als infizierte diabetische Gangraen, um nur einige zu nennen. Im niedergelassenen Bereich sind sie uns weniger gegenwärtig, da die zum Teil anspruchsvolle mikrobiologische Diagnostik hier in geringerem Masse realisierbar ist und damit die Beteiligung von Anaerobiern an der Genese von Infektionen weniger ersichtlich ist. Ausserdem resultieren relevante Infektionen mit Anaerobiern häufig in Spitalseinweisungen und entziehen sich damit in ihrem weiteren klinischem Verlauf dem Blickfeld der/s praktisch tätigen Ärztin/Arztes.

Das Spektrum von Anaerobierinfektionen umfasst ein breites Feld von Erkrankungen, sodass in der Abfassung dieses Beitrages eine gewisse Selektion erforderlich war. Diese wurde einerseits nach den Gesichtspunkten der Häufigkeit und des Schweregrades getroffen, andererseits wurde bewusst auf einige Entitäten wie antibiotika- induzierte Clostridium difficile- Colitis, Tetanus und peri/endodentale Infektionen verzichtet, da ansonsten der Umfang dieses Kapitels den Rahmen dieses Buches überschritten hätte. Auch in bezug auf Details der Mikrobiologie, der Nomenklatur und der Abnahme und des Transportes von Proben war eine Beschränkung unumgänglich und somit sei auf einige einschlägige Quellen verwiesen[1-5]. Da es sich bei zahlreichen Anaeobierinfektionen um Mischinfektionen handelt, war es im folgenden Text naheliegend, gegebenfalls auch die aerobe Seite eines Infektgeschehens zu erörtern.

Bakteriologie:

Grundsätzlich besteht ein fliessender Übergang zwischen Bakterien, die Sauerstoff für ihr Wachstum unbedingt benötigen (obligate Aerobier) und solchen, die Sauerstoff keinesfalls tolerieren (obligate Anaerobier). Zwischen diesen Extremen existieren bakterielle Mikroorganismen, die als fakultative, mikroaerophile und aerotolerante Anaerobier bezeichnet werden können, je nachdem, wie diese sich in ihrem Wachstum in mehr oder minder sauerstoffhaltigem Milieu verhalten[5]. Allerdings ist diese pragmatische Einteilung nicht völlig befriedigend, da sie nicht das gesamte biologische Verhalten anaerober Bakterien gegenüber Sauerstoff beschreibt; so kommt es beispielsweise bei aerotoleranten, sog. sulfat-reduzierenden Bakterien wie *Disulfovibrio*, in Anwesenheit von Sauerstoff zu einer Form der „Energiekonservierung", die sich biologisch vorteilhaft auswirkt[6]. Die Diskussion über die Präzisierung dessen, was anaerobes Verhalten ausmacht, hält an, ist aber für die praktisch klinischen Belange häufig irrelevant.

Die Gründe für die unterschiedliche Toleranz gegenüber Sauerstoff sind mannigfaltig und nur in Teilaspekten geklärt. Der Gehalt an Superoxid- Dismutase und Katalase bestimmt u.a. die Kapazität einer bakteriellen Zelle, toxische Sauerstoffradikale abzubauen[5]. Demzufolge besteht eine mögliche Definition für Anaerobier darin, ob und in welchem Ausmass diese Enzyme in einer bakteriellen Zelle vorhanden sind.

Ein weiterer Aspekt von allerdings geringerer Bedeutung liegt im biologischen Verhalten gegenüber unterschiedlichen Redoxpotentialen, das im Fall von Anaerobiern bei niedrigen oder negativen Werten, wie sie bei Hypoxie und Gewebsdestruktion vorkommen, günstigere Wachstumsbedingungen zur Folge haben kann. Studien über den Einfluss von des Redox-potentials bei *Bacteroides fragilis* weisen darauf hin, dass bakterieller Metabolismus und Expression diverser Gene sich wechselweise beeinflussen können und wesentlich von der Höhe des Redox-potentials der Mikroumgebung abhängen[7].

Die Taxonomie von Anaerobiern hat in den vergangenen Jahren durch Einführung gentechnologischer Methoden wie Bestimmung des Guanin-Cytosin-Gehaltes, DNA-DNA-hybridisierungen sowie Sequenzierung von 16S und 23S rRNA wesentliche Modifikationen erfahren. Letzteres ermöglicht taxonomische Klassifikationen auf Basis phylogenetischer Verwandtschaft, was nicht immer mit phänotypischen Charakteristika wie Verhalten in der Gram-Färbung, Morphologie oder atmosphärische Wachstumserfordernisse einhergeht[8]. Folgende pragmatisch orientierte Einteilung von anaeroben Erregern lässt sich - ohne Anspruch auf Vollständigkeit- treffen: Tabelle 1 (gekürzt und modifiziert nach[9]).

Pathophysiologie

Infektionen durch Anaerobier weisen in bezug auf ihre Pathogenese grundsätzlich drei allgmeine Aspekte auf[10]: Erstens ist der mikrobiologischer Ausgangspunkt in der Regel die körpereigene Flora des Gastrointestinal- und Urogenitaltraktes, des Oropharynx und der Haut. Zweitens werden Adhärenz, Invasion und Keimvermehrung als Teilaspekte eines beginnenden Infektionsgeschehens durch Gewebsschädigungen wie Traumen oder Hypoxie begünstigt und ermöglicht. Drittens besteht häufig ein polymikrobielles

Tabelle 1: Klinisch relevante anaerobe Gram- positive und Gram- negative Bakterien (gekürzt und modifiziert nach Ref. 9)

Gram- negative Bazillen
Bacteroidaceae
   Bacteroides fragilis-Gruppe
      Bacteroides caccae
      Bacteroides fragilis
      Bacteroides thetaiotaomikron
   Bacteroides species
Fusobacterium
   Fusobacterium mortiferum
   Fusobacterium necrophorum
   Fusobacterium nucleatum

Porphyromonas
Prevotella
   Prevotella bivia
   Prevotella intermedia
   Prevotella melaninogenica
   Prevotella oralis
andere *Bacteroidaceae*
Bilophila wadsworthia
Leptotrichia buccalis
Selemonas

Gram- negative Kokken
Veillonellaceae

Gram- positive nicht- sporen bildende Bazillen
Actinomyces
Arcanobacterium
Bifidobacterium
Eubacterium

Lactobacillus
Mobiluncus
Propionibacterium

Gram- positive sporen- bildende Bazillen
Clostridium
   Clostridium botulinum
   Clostridium difficile
   Clostridium histolyticum
   Clostridium novyi

   Clostridium perfringens
   Clostridium septicum
   Clostridium septicum
   Clostridium tetani

Gram- positive Kokken
Gemella morbillorum
Ruminococcus
Peptococcus niger
  Peptostreptococcus
   Peptostreptococcus anaerobius
   Peptostreptococcus magnus
   Peptostreptococcus micros
   Peptostreptococcus vaginalis

Staphylococcus saccharolyticus
  Streptococcus
   Streptococcus anginosus
   Streptococcus constellatus
   Streptococcus intermedius

Geschehen, in dem synergistische Mechanismen von Aerobiern und Anaerobiern pathogenetisch zum Tragen kommen.

Bei einigen Infektionen durch anaerobe Erreger sind diese exogener Natur, wie zum Beispiel Clostridieninfektionen und Weichteilinfektionen durch *Bacillus cereus*.

Die normale, zum grössten Teil anaerobe, Schleimhautflora des Menschen umfasst Organismen, die physiologischerweise Mucosa von Mund, Nase, Rachen, unterem Intestinaltrakt, Vagina und äusserem Anteil der Urethra besiedeln. Die Hautflora konstituiert sich aus Aerobiern (davon in erster Linie Staphylokokken und Corynebakterien) und Anaerobiern, wobei *Propionibacterium spp.* dominieren[11]. Die physiologische Funktion der Haut/Schleimhautflora besteht in erster Linie in der Verhinderung von

Kolonisation und Infektion durch pathogene Erreger. Unspezifische Stimulation des Immunsystems, Produktion von Bakteriocin, Erniedrigung des pH-Wertes der Haut, Verhinderung der Adhärenz von pathogenen Erregern an der Haut und Schleimhaut tragen wesentlich zu dieser biologischen Schutzfunktion bei[1]. Es liess sich nachweisen, dass Propionibakterien, die den überwiegenden Anteil der anaeroben Hautflora darstellen, Triglyceride aus freien Fettsäuren produzieren, die das Wachstum von *Staphylococcus aureus* und *Streptococcus pyogenes* hemmen, während koagulase-negative Staphylokokken diesbezüglich jedoch relativ unempfindlich sind[12].

Neben den oben angeführten allgemeinen Voraussetzungen für die Etablierung eines Infektionsgeschehens durch Anaerobier lassen sich zusätzlich keimspezifische Virulenzfaktoren beschreiben, die im Einzelfall ein komplexes Bild der Pathogenese entstehen lassen.

So wird die Adhäsivität von *B. fragilis* gegenüber Epithel- und peritonealen Mesothelzellen durch die Komposition der Kapsel- Polysaccharide vermittelt[13], was zusätzlich zum Schutz gegenüber Phagozytose und zur Ausbildung von Abszessen beiträgt[14]. Bei mit ca. 4% vergleichsweise geringem Anteil an der anaeroben Flora der Faeces, ist dieser mit 65% an der Colon- Schleimhautflora wesentlich auf die Adhäsionseigenschaften von *B. spp.* zurückzuführen. Dies erklärt auch zum Teil die Dominanz von *B. fragilis* bei intraabdominellen Infektionen nach Läsionen des Colonepithels[15]. In vitro liessen sich zusätzlich Beeinträchtigungen der Funktion von neutrophilen Granulozyten wie Chemotaxis, Phagozytose, intrazelluläre killing-Kapazität durch *Bacteroides* spp. belegen[16], ebenso ist die in vitro nachgewiesene Freisetzung von tumor-necrosis-factor durch *B.spp.* als möglicher Virulenzfaktor zu werten[17]. Anaerobier verursachen durch lokale Fibrinablagerungen, Ausbildung von Nekrosen und daraus resultierender Drosselung der Perfusion ein hypoxisches, azidophiles Milieu, was ideale Wachstumsbedingungen schafft[18] und die Entstehung von polymikrobiellen Infekten fördert.

Bei Anaerobiern der Mundhöhle (*Porphyromonas spp., Prevotella spp.*) wurden in besonderer Weise Hämagglutination sowie die Fähigkeit zur Aggregation beschrieben, was zur Etablierung von oropharyngealen Mischinfektionen beiträgt[19]. Am Beispiel des Lemierre's Syndromes (post- Angina Nekrobazillose) zeigt sich, dass *Fusobacterium necrophorum* hinsichtlich der Etablierung eines lokalen Infektionsgeschehens und dessen systemischer Ausbreitung eine Sonderstellung einnimmt[19], da diese Erkrankung in erster Linie nicht prämorbide Personen betrifft[20]. Neben zahlreichen weiteren, komplex interagierenden Virulenzfaktoren, die zur Pathogenität von Anaerobiern beitragen, sei noch ein möglicher Zusammenhang zwischen vorzeitiger Wehentätigkeit und Amnionitis durch *Prevotella bivia* erwähnt, wobei *P. bivia* den endometrialen Stoffwechsel von Phospholipiden stimuliert, was zur Freisetzung von Arachidonsäure durch Phospholipase A2[21] und damit zur Frühgeburtlichkeit führen kann[22].

Klinisch-diagnostisch ist es gegebenfalls erforderlich, gezielt nach Hinweisen für das Bestehen einer Anaerobier-Infektion zu fahnden, zumal die mikrobiologisch-kulturelle Diagnostik gelegentlich schwierig und zeitaufwendig ist. Infektionen, die Areale mit üblicherweise anaerober Flora miteinschliessen (also Oropharynx, Colon, weiblicher Genitaltrakt) kommen häufig durch Anaerobier zustande. Eitrige Einschmelzung,

Tabelle 2: Erkrankungen und Zustände mit erhöhter Disposition gegenüber Anaerobierinfektionen

Diabetes mellitus	Corticosteroide
Neutropenie	Malignome (Colon, Uterus, Lunge)
Immunsuppression, Chemotherapie	Hypogammaglobulinämie
vasculäere Insuffizienz	Gewebsanoxie und -nekrose
Bisswunden	Aspiration

Abszessbildung und andere Gewebsdestruktionen[1], fauliger Geruch, schwärzliche Verfärbung von serös- sanguinösen Exsudaten[4] sowie Krepitation durch lokale Gasbildung und Ausbildung von septisch- streuender Thrombophlebitis sind als klinische Verdachtsmomente zu werten.

Weiters disponieren Diabetes mellitus, Malignome des Colons, des Uterus und der Lunge, Steroid- Therapie, u. a. m. (sh.Tabelle 2- modifiziert nach Ref.1 zu Infektionen durch Anaerobier).

Anaerobierinfektionen

1) Sepsis

Die Inzidenz von Sepsis und Bakteriämie durch Anaerobier hat in den vergangenen zwei Jahrzehnten einen Rückgang erfahren und wird mit Anteilen von 6,2%[21] sowie unter 5%[1] angegeben, dies gegenüber einem Prozentsatz von zuvor 10 - 25 %[22, 23]. Dieser Trend hatte mancherorts zur Folge, dass mit Rücksicht auf ökonomische Ueberlegungen bei klinischem Verdacht auf Sepsis Anaerobierkulturen aus Blutproben routinemässig nicht mehr angelegt wurden[24]. Allerdings wurde kürzlich ein Fall von FUO (fever of unknown origin) durch Bakteriämie mit *B. fragilis* berichtet[25], bei dem es nachweislich durch diese eingeschränkte Diagnostik zu erheblicher Verzögerung der Abklärung kam. Ursächlich für den Rückgang der Beteiligung von Anaerobiern an septischen Zuständen werden die Verwendung von Antibiotika mit auch anaeroben Wirkungsspektrum in der chirurgischen Prophylaxe und die rasche Diagnosestellung und Therapie von anaeroben Infektionen angesehen[1].

Ätiologisch finden sich in in erster Linie gram-negative Anaerobier der *B. fragilis*-Gruppe (hauptsächlich *B. fragilis* und *B. thetaiotaomicron*) gefolgt von *Peptostreptococcus* und *Clostridium* spp. Nach einer Studie im Jahre 1991[21] waren von 7397 Blutkulturen 48 positiv in bezug auf obligate Anaerobier, 30% davon im Rahmen eines polymikrobiellen Geschehens. Anteilsmässig lagen *B. fragilis*-Gruppe bei 45%, *Peptostreptocccus* bei 23%, *Clostridium spp.* bei 15%. Die Hälfte der Patienten erhielten schon vor Mitteilung des Ergebnisses der Blutkultur eine anaerob wirksame antibiotische Therapie, allerdings wurde in 56% der Patienten mit positiver Blutkultur die antibiotische Therapie modifiziert. Relativ häufig ist die Sepsis durch Anaerobier mit einem infektiösen Herdgeschehen- meist im Gastrointestinal-Trakt- assoziiert. In einer

1991 durchgeführten Studie wird berichtet, dass von 855 Bakteriämien 52% der Gastrointestinaltrakt, 20% der weibliche Genitaltrakt und das bronchopulmonale System, Kopf- und Halsbereich sowie Haut und Weichteilgewebe jeweils mit 5% Ausgangspunkt für das aktuelle septische Geschehen darstellen[23]. Klinisch weist die Sepsis durch Anaerobier keine wesentlichen Unterschiede zu sonstigen septischen Zuständen auf, lediglich das Vorhandensein einer suppurativen Thrombophlebitis und das Bestehen eines metastatischen Infektionsmusters können als Hinweise für eine eine ätiologische Beteiligung von Anaerobiern gewertet werden.

Die Mortalität durch anaerobe Bakteriämien ist trotz rascher empirischer antibiotischer Therapie unverändert hoch. Als Risikofaktoren für erhöhte Mortalität sind Alter > 60 Jahre, fehlende oder inadäquate chirurgische Therapie, Immunkompromittierung und polymikrobielle Ätiologie zu werten[25].

Neben der häufig erforderlichen und therapeutisch entscheidenden chirurgischen Sanierung ist die Verabreichung anaerob wirksamer Antibiotika mit bakterizidem Wirkprofil wie Metronidazol, Carbapeneme, entsprechende β-Lactam-Antibiotika erforderlich. Cefoxitin und Cefotetan haben demgegenüber eine schwächere Wirksamkeit[27] und sind daher in dieser Indikation nicht sinnvoll. Clindamycin weist aufgrund des bakteriostatischen Profils und schwächerer bakterizider Kapazität (geringere area under the bactericidal curve) Nachteile bei septischen Situationen auf[20, 28].

2) intrabdominelle Infektionen

Der Grossteil intraabdomineller Infektionen resultiert aus sekundärer bakterieller Kontamination der Bauchhöhle im Rahmen perforierender oder ischämischer Prozesse des Magen- Darmtraktes, wobei letztere im wesentlichen thrombembolischer, entzündlicher oder tumorbedingter Genese sind. Typische Beispiele sind die spontane Darmperforation im Rahmen einer Appendicitis oder Divertikulitis, Magen- oder Duodenum-Perforation, spontane mikrobielle Translokation bei gastrointestinalen Karzinomen, Darminfarzierung, Cholangitis und Pankreatitis.

Ein erheblicher Anteil von intraabdominellen Infektionen kommt postoperativ nach Colon-(teil)resektionen und elektiven gynäkologischen Eingriffen zustande[29].

So schwierig die frühzeitige Diagnosestellung intraabdomineller Infektionen sein kann, so klar ist auch die Tatsache, dass vor allem rasche chirurgische Intervention, aber auch effiziente Antibiose Voraussetzung niedriger Mortalität und Morbidität sind. So liegt die Mortalität bei frühen Infektionen im Rahmen penetrierender Bauchtraumen bei etwa 3,5% gegenüber > 65% bei etablierten intraabdominellen Infektionen mit Multiorganversagen[30]. Mikrobiologisch handelt es sich zum weitaus grössten Teil um aerob/anaerobe Mischinfektionen, bei denen durchschnittlich 1,4-2,0 Aerobier und 2,4-3,0 Anaerobier isoliert werden können[31]. Eine neuere Studie über Ätiologie und Pathogenese bei gangränöser und perforierter Appendizitis bei Erwachsenen ergab, dass durchschnittlich 11,6 Erreger, davon 8,5 Anaerobier aus Gewebsmaterial und Peritonealflüssigkeit kultiviert werden konnten[32]. Als Anaerobier kommen in erster Linie *Bacte-*

roides, Peptostreptococcus und *Clostridium* in Betracht, bei den Aerobiern handelt es sich zum grössten Teil um *E. coli, Klebsiella spp., Streptococcus, Proteus* und *Enterobacter spp.* Im Gegensatz dazu werden im Rahmen einer spontanen bakteriellen Peritonitis kaum Anaerobier, sondern lediglich *E. coli* und *K. pneumoniae* und in geringerem Ausmass Gram-positive Kokken isoliert [33]. Ebenso überwiegen bei der akuten Cholangitis *E. coli* und *Klebsiella spp.*, während Anaerobier (*Bacteroides* und *Clostridium*) nur zu einem Anteil von 5-13% im Aszitesisolat gefunden werden[34].

Prognostisch entscheidend ist neben der raschen Diagnosestellung die umgehende chirurgische Intervention, die auf Identifikation und Eliminierung der Kontaminationsquelle, Entfernung von nekrotischem Gewebe und freier peritonealer Flüssigkeit abzielt. Lavage, Drainage abszedierender Formationen sowie Beseitigung eventueller Fremdkörper ergänzen diese Massnahmen[29]. Die antibiotische Therapie sollte noch vor dem chirurgischen Eingriff begonnen werden und das vorwiegend Gram-negative, aerobe sowie das anaerobe Spectrum von Erregern erfassen. Zahlreiche antibiotische Regimes sind in dieser Indikation effektiv und beinhalten beispielsweise als empirische Monotherapie bei unkomplizierter Peritonitis Cefoxitin[35,36], bei gravierender Peritontitis β-lactam/Inhibitor-Kombinationen[37,38], Imipenem/Cilastatin[38,39,40] und Meropenem[41]. Kombinationstherapien bestehend aus Cefepim/Metronidazol[40], und Clindamycin/ Gentamycin wurden ebenso studienmässig gut belegt. Die Dauer der antibiotischen Therapie sollte weniger nach starren Schemata, sondern differenziert nach Diagnose und Grad des intraabdominellen Infektionsgeschehens orientiert werden[42].

3) gynäkologisch- geburtshilfliche Infektionen

Das Erregerspektrum gynäkologisch- geburtshilflicher Infektionen ist komplex und spiegelt im wesentlichen die bakterielle Kolonisierung von Vagina und Cervix wider[43]; dabei ist festzuhalten, dass diese je -nach Lebensabschnitt- unterschiedlich konstituiert ist: im gebährfähigen Alter sind im Vergleich zu postmenopausalen Frauen und präpubertären Mädchen fakultative Laktobazillen, *Gardnerella vaginalis, Ureaplasma urealyticum, Mycoplasma hominis,* Candida und – von den Anaerobiern – *Prevotella bivia* häufiger und in grösserer Menge zu finden[44].

Anaerobier sind wesentlich an der Genese von bakterieller Vaginose (BV), Chorioamnionitis, der Post-partum-Endometritis, der gynäkologisch- operativen Wundinfektion, der pelvic-inflammatory-disease (PID), und der Frühgeburtlichkeit beteiligt.

Die bakterielle Vaginose (BV) ist mit einem Anteil von etwa 45% die häufigste Ursache der Vaginitis. Im Gegensatz zur physiologischen Vaginalflora, die von H_2O_2- produzierenden Laktobazillen dominiert ist, ist bei Patientinnen mit BV die Konzentration an anaeroben und fakultativen Bakterien massiv erhöht; dies trifft bei ersteren im besonderen auf *Prevotella* und *Porphyromonas* zu, die sich zusätzlich durch erhebliche Virulenz auszeichnen[45]. *Gardnerella vaginalis* und *Mycoplasma hominis* sind als fakultative Mikroorganismen häufiger und in höherer Konzentration zu finden. Die Hälfte der betroffenen Frauen weist keine Symptome auf, allerdings modifiziert die BV die lokale Abwehrlage und begünstigt dadurch aufsteigende Infektionen. Die BV – und damit ein anaerobes Keimspektrum – ist ätiologisch wesentlich an der Entstehung der PID, der Chorioamnionitis, der Post-Sectio- und Post-Partum-Endometritis, der Frühgeburtlichkeit, vorzeitiger Wehentätigkeit und des vorzeitigen Blasensprunges beteiligt[46, 47, 48]. Die pathogenetische Rolle anaerober Erreger findet in den therapeutischen Empfehlungen ihren Niederschlag, in denen Metronidazol peroral und vaginal, sowie Clindamycin vaginal ampfohlen werden[49].

Pelvic inflammatory disease (PID): *Chlamydia trachomatis* and *Neisseria gonorrhoica* sind als Pathogene der PID seit langem etabliert, während die ätiologische Position von Anaerobiern wesentlich unklarer ist[50]. Anaerobier werden von Patientinnen mit PID zwar mit einer Häufigkeit von 13- 78% isoliert[51, 52] und es gibt Hinweise dafür, dass Anaerobier das Angehen einer Infektion begünstigen und in dieser Region selbständig lokale Gewebsdestruktionen verursachen können. Andererseits sind auch manche nichtanaerob wirksame antibiotische Regimes bei der Behandlung der PID ausreichend effizient[53]. Die derzeit von den Centers for Disease Control and Prevention empfohlenen antibiotischen Regime für die Behandlung der PID inkludieren das anaerobe Spektrum, optional sind allerdings auch zwei Regime ohne spezifische Anaerobierwirksamkeit (Ceftriaxon i.m. oder Cefotaxim i.m. gefolgt von 2-wöchiger Einnahme von Doxycyclin) zulässig[54]. Bei gleichzeitig bestehendem tubo-ovariellem Abszess (7-16% der Fälle von PID) ist die Inkludierung des anaeroben Spektrums obligat, da hier in der Regel Mischinfektionen unter Beteiligung von *B. fragilis, B.spp.* und *Prevotella spp.* bestehen. Ebenso trifft dies bei gleichzeitig bestehender bakterieller Vaginose zu, da diese, wie erwähnt, als Disposition für das Zustandekommen und Persistenz der PID anzusehen ist.

Neben *Neisseria gonorrhoica, Chlamydia trachomatis,* Streptkokken der Gruppe B und *Trichomonas vaginalis* wurde in den vergangenen Jahren die Korrelation zwischen BV und Frühgeburtlichkeit nachgewiesen. Dabei liegen u.a. Studien über die kausale Rolle von *Prevotella spp.*[21, 22, 55], *Porphyromonas spp.* und *Fusobacterium spp.*[56] vor.

Allerdings zeigte eine umfangreiche, vor kurzem publizierte Studie, dass zwischen der 16. und 24. Schwangerschaftswoche bei asymptomatischer BV die Verabreichung von Metronidazol keinen Einfluss auf die Frühgeburtlichkeit hat[57].

Die Einbeziehung des anaeroben Erregerspektrums in die antibiotische Therapie gynäkologisch- geburtshilflicher Infektionen ist als Standard anzusehen[58], wenngleich festzuhalten ist, dass bei schwerwiegenden Infektionen mit ARDS, disseminierter intravasaler Gerinnungstörung oder septischem Schock aerobe Erreger wie Streptokokken der Gruppe A, *E. coli* und *Hämophilus influenzae* ätiologisch im Vordergrund stehen[45]. Mit Ausnahme von *Clostridium perfringens* sind Infektionen durch Anaerobier in diesem Bereich klinisch durch eine eher schleichende Manifestation charakterisiert.

4) pleuro-pulmonale Infektionen

Anaerobe Bakterien sind die vorherrschenden Mikroorganismen der normalen Flora der Mundhöhle und des oberen Respirationstraktes. Disponierende Faktoren für anaerobe pleuropulmonale Infektionen stellen Aspiration und Aspirationsneigung dar, weiters Intubation, Obstruktion, schlechte Mund- und Zahnhygiene sowie Nekrose von Lungenparenchym unterschiedlicher Genese[59]. Anaerobier sind in etwa 90% der Fälle von auswärts erworbener Aspirationspneumonie und etwa 35% der nosokomialen Pneumonie beteiligt, wobei *Prevotella, Porphyromonas spp, Peptostreptoccus* und *Fusobacterium nucleatum* ätiologisch im Vordergrund stehen; dies trifft auch für das mikrobiologische Spektrum des anaeroben Empyems und des Lungenabszesses zu. Angesichts der Tatsache, dass zwischen 50 und 70% der auswärts erworbenen Pneumonien in der aerob durchgeführten Sputumdiagnostik kein auslösendes Agens dargestellt werden kann, liegt die Annahme nahe, dass eine erhebliche Anzahl von atypischen Pneumonien (auch) anaerobe Genese hat[60].

In einer Vergleichsstudie zwischen Patienten mit anaerober Pneumonie und solchen mit Pneumokokken-Pneumonie zeigten sich klinisch lediglich hinsichtlich des Vorhandenseins von Rigor, längerer Symptomdauer bis zur Hospitalisierung und Wahrscheinlichkeit von Aspiration aufgrund disponierender Erkrankungen signifikante Unterschiede[61, 62]. Weiters zeigte sich in einem Prozentsatz von 97% Fieber, bei Lungenabszess und Empyem eine verzögerte, bis zu zwei Wochen dauernde Symptomphase, sowie – ebenfalls in dieser Patientengruppe – eine relativ hohe Frequenz an Gewichtsverlust und Anaemie – also ein klinisches Erscheinungsbild, das stark an Lungentuberkulose erinnert.

Im Falle anaerober Bakteriämie oder eines Pleurämpyems gestaltet sich der Nachweis der anaeroben Ätiologie relativ einfach; schwieriger ist die bakteriologische Diagnostik in allen anderen Fällen anaerober pulmonaler Infektionen, da nur invasive diagnostische Methoden wie transtracheale und transthorakale Aspiration und durch Thorakotomie gewonnenes Material als verlässlich angesehen werden kann. Die Zahl von Erregern von Punktaten liegt im Durchschnitt bei 3,0 anaeroben und 0,6 aeroben Organismen[63]. In einer Zusammmenstellung von anaeroben Isolaten, die im Rahmen pleuraler und pulmonaler Infektionen gewonnen wurden, dominierten *Prevotella spp., Peptostreptococcus, Bacteroides spp.* und *Veillonella*[4].

Aufgrund der oben genannten diagnostischen Schwierigkeiten wird die antibiotische Therapie meist empirisch gewählt, wobei generell bei auswärts erworbener Aspirationspneumonie das Spektrum auch schmal sein kann (Clindamycin, Cefoxitin) gegenüber Pneumonien hospitalisierter Patienten, bei denen β-lactam/-Inhibitor-Kombinationen und Carbapeneme indiziert sind. Trotz der breiten und bakeriziden Wirksamkeit von Metronidazol im anaeroben Bereich erwies dieses sich in bis zu 43% der Fälle als ineffizient[64,65], sodass es auch bei mikrobiologisch nachgewiesener anaerober Genese Metronidazol nicht als Monotherapie akzeptiert werden kann[59]. Metronidazol-Resistenz mikroaerophiler and aerober Streptokokken erklären zum Teil diese hohe Versagerquote.

Erwähnenswert ist ebenso die hohen Anteile an β-Lactamase-Positivität von Vertretern der *B. fragilis*-Gruppe (85%) und mancher Spezies von *Prevotella* (42%)[64].

5) chronische Sinusits

Die ätiologische Beteiligung von Anaerobiern an der chronischen Sinusitis wurde in den vergangenen Jahren um einiges geringer angesetzt als in einer vielzitierten Referenzstudie Mitte der 70er Jahr[66]. So wurden Anaerobier bei Proben, die während endoskopisch- chirurgischer Eingriffe gewonnen wurden in einem Prozentsatz von unter 20% gefunden[67], weitere Studien zeigten eine ätiologische Beteiligung von Anaerobiern zu einem Anteil von 25% bzw. lediglich 6,4%[68,69]. Das anaerobe Erregerspektrum der chronischen Sinusitis umfasst *Peptostreptococcus, Prevotella spp., Bacteroides spp., Fusobacterium spp.*[70]. Die komplexe und häufig multifaktorielle Genese der chronischen Sinusits erfordert eine eingehende oto-rhino-laryngologische Abklärung und häufig entsprechende chirurgische Intervention. Daher ist der Stellenwert und die Effizienz der antibiotischen Therapie bei der chronischen Sinusitis schwer festzulegen. Die akute Exacerbation der chronischen Sinusitis ist demgegenüber wie eine akute Sinusitis zu behandeln, wobei Anaerobier dabei eine noch geringere Rolle spielen.

6) chirurgische Wund- und Weichteilinfektionen

Im Gegensatz zu chirurgischen Wundinfektionen nach „reinen" aseptischen Eingriffen, bei denen Staphylokokken vorherrschen, finden sich Anaerobier nach „rein/kontaminierten" Eingriffen, bei denen eine Kontaminierung durch die endogene mikrobielle Flora nicht zu vermeiden war. Dabei liegen in der Regel aerob/anaerobe Mischinfektionen vor, wobei die isolierten Erreger im wesentlichen die lokale Flora der operativ versorgten Region darstellen. Die Beteiligung von Anaerobiern bei schweren Weichteilinfektionen wie infizierte vaskuläre Gangraen, nekrotisierende Cellulitis, Fasziitis und Myositis liegt zwischen 22% und 72%[71] und ist mit beträchtlicher Morbidität und einer Mortalität von bis zu 60% belastet. Hauptsächlich handelt es sich dabei ebenfalls um aerob/ anaerobe Mischinfektionen, die Patienten mit disponierenden Erkrankungen wie Diabetes mellitus, vaskuläre Erkrankungen und Immunsuppression betreffen. Aetiologisch finden sich an anaeroben Erregern in erster Linie *Bacteroides, Clostridium* und *Peptostreptococcus,* bei Clostridien- Myonekrose *Clostridium perfringens,* bzw. *Clostridium septicum* im Falle eines gleichzeitig bestehenden Colonmalignoms.

Klinische Hinweise sind die Ausbildung eines Weichteilemphysems, Gewebsnekrose, Abszessbildung, fauliger Geruch, Schmerz und Zeichen der Toxämie, weiters im Falle der Clostridien- Myonekrose verstärkte Oedembildung sowie hämorrhagische Exsudation. Die Reduktion der Fälle postoperativer Wundinfektion nach reinen/kontaminierten Eingriffen von 5-15 % in den Sechzigerjahren[72] auf 3,9 % Mitte der Achtzigerjahre[73] ist wesentlich auf die auch anaerobe präoperative Prophylaxe zurückzuführen. Im Falle schwerer Weichteilinfektionen sind die frühzeitige Diagnosestellung sowie rasche und aggressive chirurgische Intervention, die ein Debridement aller beteiligten Gewebsareale beinhaltet, therapeutisch entscheidend. Tägliche Wundrevisionen gehören zur therapeutischen Routine, häufig sind operative Redos erforderlich.

Antibiotisch ist Penicillin G wegen optimaler Clostridienwirksamkeit unabdingbar, durch Metronidazol oder Clindamycin wird ein breiteres anaerobes Spektrum erfasst. In Hinblick auf aerobe Erreger kommen β-lactame oder Aminoglycoside zur Anwendung; monotherapeutisch stehen β-lactam /Inhibitor-Kombinationen sowie Carbapeneme zur Verfügung.

7) Hirnabszess

Anaerobier sind bei der Entstehung von Hirnabszessen im Rahmen polymikrobieller Genese bis zu 40% beteiligt, wobei hauptsächlich mikroärophile Streptokokken (*Streptococcus milleri, Bacteroides spp., Fusobacterium spp.,* und *Peptostreptococcus spp.*) zu finden sind. Generell lassen sich aufgrund der Lokalisation von abszedierenden Läsionen Rückschlüsse auf die Infektquelle und damit auch auf das wahrscheinliche Erregerspektrum ziehen[74]: so sind frontale Hirnabszesse vorwiegend mit Infektionen im Bereich der Nasennebenhöhlen assoziiert, bakteriologisch finden sich aerobe und anaerobe Streptokokken, Hämophilus, *Bacteroides spp.* und Fusobakterien. Otogene Infektionen streuen in die Temporallappen und das Kleinhirn und weisen ätiologisch Streptokokken, *Bacteroides* und Enterobakterien auf. Multiple cerebrale Läsionen, vornehmlich im Versorgungsgebiet der A. cerebri media, entstehen bei metastatisch- bakteriämischer Streuung wie bei Endocarditis, intraabdominellen oder pulmonalen Infektionen. Dementsprechend stellt sich das Keimspektrum mit *Staphylococcus aureus* und Viridans-Streptokokken, Gram-negativen Stäbchen, Streptokokken und Anaerobiern, sowie Streptokokken, Actinomyces und Fusobakterien dar.

Gemessen an der Häufigkeit von bakteriämischen Zuständen ist das Gehirn verhältnismässig selten von embolisch- metastatischen Infektereignissen betroffen, was durch die massive Versorgung mit Blut und durch das Bestehen der Blut- Hirnschranke erklärbar ist. Dies trifft auch für die relativ geringe Frequenz von Hirnabszessen nach penetrierenden Schädel- Hirnverletzungen zu. Zustände nach apoplektischem Insult, intracerebralem Hämatom sowie ein bestehendes cerebrales Malignom stellen zwar eine gewisse Disposition dar, in den meisten Fällen entwickeln Hirnabszesse allerdings unabhängig von einer zuvor bestehenden umschriebenen Hirnläsion. In etwa 20-30% der Fälle kann keine Infektionsquelle identifiziert werden, wobei okkulte Bakteriämien abdomineller Genese bei cardialen Septumdefekten als mögliche Quelle gelegentlich in Frage kommen[75].

Das klinische Erscheinungsbild hängt von Lokalisation und Grösse der abszedierenden Läsion sowie von der Virulenz der vorhandenen Erreger ab; regelmässig findet sich Cephalea, die als dumpf und schlecht lokalisierbar beschrieben wird. Symptome erhöhten Hirndruckes wie Uebelkeit, Erbrechen und Bewusstseinsstörungen entwickeln sich im weiteren Verlauf, Fieber ist lediglich in einem Anteil von unter 50% vorhanden[76], was zu Verzögerung der Diagnosestellung beitragen kann. Die Verfügbarkeit von Computertomographie und MRI hat Diagnostik und damit den Beginn therapeutischer Massnahmen entscheidend erleichtert und verbessert; dennoch ist es gelegentlich erforderlich eine definitive, mikrobiologische Klärung der Ätiologie zu erreichen. Entsprechende Proben werden im Rahmen stereotaktischer Entlastung gewonnen.

Bei Vorliegen einer sog. Cerebritis, dem entzündlichen Frühstadium eines Hirnabszesses, einer Abszessgrösse unter 2,5 cm und bei stabiler neurologischer Situation kann auf eine primäre operative Drainage verzichtet werden. Bei bewusstlosen Patienten oder neurologischer Verschlechterung ist eine umgehende chirurgische Drainage erforderlich. Mit Ausnahme von Hirnabszessen, die durch penetrierende Schädel- Hirntraumen und postoperativ entstanden sind, können Anaerobier kausal beteiligt sein, weshalb die empirische Initialtherapie neben einem 3-Generations-Cephalosporin Metronidazol beinhalten muss. Entsprechende Modifikationen der antibiotischen Therapie erfolgen nach kulturellem Befund, der aus dem intra-operativ gewonnenen Material erstellt wird. Ergänzend sei gesagt, dass bei otogenen und postoperativen Abszessen Pseudomonas beteiligt sein kann.

8) Infektionen des diabetischen Fusses

Die Infektion „des diabetischen Fusses" ist in den USA die häufigste infektbedingte Ursache für Hospitalisierungen von Diabetespatienten[77]. Einige Studien belegen eindeutig die pathogenetische Rolle von Anaerobiern bei der Infektion des diabetischen Fusses[78, 79], wobei grossteils Mischinfektionen mit durchschnittlich 3,2 Aerobiern und 2,6 Anaerobiern bestehen. Im Vordergrund der Anaerobier steht *Peptostreptococcus*, weiters werden auch *B. fragilis*, *P. melaninogenica* und *Clostridium spp.* häufig isoliert. Das Vorhandensein von Anaerobiern ist gehäuft mit vasculären Schäden, mit Fieber, schwererem Verlauf und einer höheren Frequenz der Amputation verbunden. Generell lassen sich je nach mikrobiologischem Resultat drei Formen unterscheiden[59]:

1) In etwa 25% der Patienten sind in erster Linie *Staphylococcus aureus* oder Streptokokken vorhanden; in diesen Fällen ist die chirurgische Behandlung unkompliziert, Amputationen sind verhältnismässig selten erforderlich. Auch die antibiotische Therapie kann im Vergleich zu den anderen Gruppen kürzer gehalten werden.

2) In weiteren 25% sind Gram-negative aerobe Stäbchen involviert, was prolongierte antibiotische Therapie und vermehrt chirurgisches Debridement erforderlich macht.

3) Etwa 50% weisen Anaerobier, meist im Rahmen von Mischinfektionen auf, was wie oben erwähnt mit einem aggravierten klinischen Verlauf assoziiert ist.

Therapeutisch ist häufig ein kombiniertes chirurgisches und antibiotisch- konservatives Vergehen erforderlich: üblicherweise sollte die antibiotische Therapie ein breites Spektrum umfassen und *S.aureus*, *Enterobacteriaceae* und Anaerobier miteinschliessen. Dies trifft für Monotherapien mit Carbapenemen, β-Lactam/Inhibitorkombinationen und Cefoxitin zu. Andere Antibiotika sollten mit Clindamycin oder Metronidazol kombiniert werden.

Referenzen:

1) Finegold SM. Anaerobic bacteria: general concepts. p 2156- 73. In: Principles and practice of infectious diseases. eds. Mandell GL, Benett JE, Dolin R. 4th ed.**1995**. Churchill Livingstone Inc, New York, NY.

2) Bartlett JG, Finegold SM, Hatheway CL, Gorbach SL. p1555-96. In: Infectious diseases. Gorbach SL, Bartlett JG, Blacklow NR. **1992**. W.B. Saunders Comp, Philadelphia, PA.

3) Murray PR, Baron EJ, Pfaller MA, Tenover FC, Yolken RH. Manual of clinical microbiology. **1995**. American Society of Microbiology, Washington, DC.

4) Summanen P, Baron EJ, Citron DM, Strong CA, Wexler HM, Finegold SM. Wadsworth anaerobic bacteriology manual. 5th ed. **1993**. Star publishing company, Belmont, CA.

5) Koneman EW, Allen SD, Janda WM, Schreckenberger PC, Winn WC Jr. Color atlas and textbook of diagnostic microbiology. 5th ed. **1997**. Lippincott- Raven Publishers, Philadelphia, PA.

6) Le Gall J, Xavier AV. Anaerobes response to oxygen: the sulfate- reducing bacteria. Anaerobe **1996**; 1-9.

7) Goldner M, Mingot N, Emond JP, Dublanchet A. Influence of different levels of redox potential on fermentative products formed by *Bacteroides fragilis*. Clin Inf Dis **1997**; 25 (suppl 2): S 147-150.

8) Jousimies- Somer H. Recently described clinically important anaerobic bacteria: taxonomic aspects and update. Clin Inf Dis **1997**; 25 (suppl 2): S 78-87.

9) Jousimies- Somer H, Summanen P. Microbiology terminology update: clinical significant anaerobic Gram-positive and Gram-negative bacteria (excluding spirochetes). Clin Inf Dis **1999**; 29: 724- 727.

10) Duerden BI. Virulence factors in anaerobes. Clin Inf Dis **1994**; 18 (suppl 4): S 253- 259.

11) Roth RR, James WD. Microbiological ecology of the skin. Ann Rev Microbiol. **1988**; 42: 441-464.

12) Ushijama T, Takahashi M, Ozaki J. Acetic, propionic and oleic acid as possible factors influencing the predominant residence of some soecies of *Propionibacterium* and coagulase- negative *Staphylococcus* on normal skin. Can J Microbiol **1984**; 30: 647- 652.

13) Onderdonk AB, Moon NE, Kasper DL, Bartlett JG. Adherence of *Bacterium fragilis* in vivo. Infect Immun **1978**; 19: 1083- 1087.

14) Tzianabos AO, Onderdonk AB, Smith RS, Kasper DL. Structure- function relationship for polysaccharide-induced intra- abdominal abscesses. Infect Immun **1994**; 62: 3590- 3593.

15) Onderdonk AB, Cisneros RL, Finberg R, Crabb RH, Kasper DL. Animal model system for studying virulence of and host response to *Bacteroides fragilis*. Rec Infect Dis **1990**; 12 (suppl 2): S169- 177.

16) Rotstein OD. Interactions between leukocytes and anaerobic bacteria in polymicrobial surgical infections. Clin Inf Dis **1994**; 16 (suppl 4): S 190- 194.

17) Nagy E, Mandi Y, Szoeke I, Kocsis B. Induction of release of tumor necrosis factor and IL- 6 from human mononuclear cells by *Bacteroides* strains. Anaeobe **1998**; 4: 133- 138.

18) Finegold SM, George WL, Mulligan ME. Anaerobic infections, part 1. Dis Mon **1985**, 31 (10): 17-69.

19) Duerden BI. Virulence factors in anaerobes. Clin Inf Dis **1994**; 18 (suppl 4): S 253- 259.

20) Lechner A, Bender M, Mittermayer H. Lemierre's syndrome: two cases of septicemia due to *Fusobacterium necrophorum*. Anaerobe **2000**; 6: in press.

21) Mikamo M, Kawazoe K, Sato Y, Imai A, Tamaya T. Preterm Labor and intra- amniotic infection: arachidonic acid liberation by phospholipase A2 of *Prevotella bivia*. Anaerobe **1998**; 4: 209- 212.

22) Romero R, Avila C, Sepulveda W. The role of systemic and intrauterine infection in preterm labor. In: Fuchs A-R, Fuchs F, Stubblefield PG eds. Preterm Birth: causes, prevention, and management, 2nd ed. **1993** : McGraw- Hill, New York, NY, U.S.A.

21) Peraino VA, Cross SA, Goldstein EJC. Incidence and clinical significance of anaerobic bacteriemia in a community hospital. Clin Inf Dis **1993** (suppl. 4): 288-291.

22) Sutter VM, Citron DM, EdelsteinMAC, Finegold SM. Wadsworth anaerobic bacteriology manual. 4th ed. **1984**; Star Publishing, Belmont, CA.

23) Dorsher CW, Rosenblatt JE, Wilson WR, Ilstrup DM. Anaerobic bacterienia: decreasing rate over a 15-year period. Rev Infect Dis **1991**; 13: 633-636.

24) Murray PR, Traynor P, Hopson D. Critical assessmnet of blood culture techniques: analysis of recovery of obligate and facultative anaerobes, strict aerobic bacteria, and fungi in aerobic and anaerobic blood culture bottles. J Cli Microbiol **1992**; 30: 1462-1468.

25) O'Donnell JA, Asbell LE. *Bacteroides fragilis* bacteriemia and infected aortic aneurysm presenting as fever of unknown origin: diagnostic delay without routine anaerobic blood cultures. Clin Inf Dis **1999**; 29: 1309-1311.

26) Vazquez F, Mendez FJ, Perez F, Mendoza MC. Anaerobic bacteriemia in a general hospital: retrospective 5- year analysis. Ref Infect Dis **1887**; 9: 1038-1043.

27) Finegold SM, Wexler HM. Present status of therapy for anaerobic infections. Clin Inf Dis **1996**; 23 (suppl 1): S9- S14.

28) Kowalsky SF, Echols RM, McCormick EM. Comparative serum bactericidal activity of ceftizoxime/ metronidazole, ceftizoxime, clindamycine, and imipenem against obligate anaerobic bacteria. J Antimicrob Chemother **1990**; 25: 767-775.

29) Giamarellou H, Kanellakopoulou K. Bacteriologic and therapeutic considerations in intra- abdominal surgical infections. Anaerobe **1997**; 3: 207-212.

30) Nichols RL. Manaegenent of intraabdominal sepsis. Am J Med **1986**; 80 (suppl 6B): 204-209.

31) Nichols RL, Smith JW. Anaerobes from a surgical perspective. Clin Inf Dis **1997**; 18 (suppl 4): S 280-286.

32) Bennion RS, Thompson JE, Baron EJ, Finegold SM. Gangrenous and perforated appendicitis with peritonitis: treatment and bacteriology. Clin Ther **1990**; 12 (suppl C): 31-44.

33) Such J, Runyon BA. Spontaneous bacterial peritonitis. Clin Inf Dis **1998**; 27: 669- 674.

34) van den Hazel SV, Speelman P, Tytgat GNJ, Dankert J, vanLeeuwen DJ. Role of antibiotics in the treatment and preventiom of acute and recurrent cholangitis. Clin Inf Dis **1994**; 19: 279- 286.

35) Malangoni MA, Condon RE, Spiegel CA. Treatment of intra- abdominal infections is appropriate with single agent or combination antibiotic therapy. Surgery **1985**; 9: 457- 461.

36) Wilson SE, Boswick CA Jr, Duma RJ et al. Cephalosporin therapy in intraabdominal infections: a multicenter randomized, comparative study of cefotetan, moxalactam, and cefoxitin. Am J Surg **1988**; 155: 61-66.

37) Walker AP, Nichols RL, Wilson RF, et al. Efficacy of a beta- lactamase inhibitor combination for serious intraabdominal infections. Ann Surg **1993**; 217: 115-121.

38) Brismar B, Malmborg AS, Tunevall G, et al. Piperazillin- tazobactam versus imipenem- cilastatin for treatment of intraabdominal infections. Antimicrob Agents Chemother **1992**; 36: 2766- 2773.

39) Eckhauser FE, Knol JA, Rasper SE, Mulholland MW, Helzerman P. Efficacy of two comparative antibiotic regimes in the treatment of serious intra-abdominal infections: results of a multicenter study. Clin Ther **1992**; 14: 97- 109.

40) Barie PS, Vogel SB, Dellinger EP, Rotstein EP, Solomkin JS, Yang JY, Baumgartner TF. A randomized, double- blind clinical trial comparing cefepime plus metronidazole with imipenem- cilastatin in the treatment of complicated intra- abdominal infections. Cefepime Intra- abdominal Infection Group. Arch Surg **1997**; 132: 1294- 1302.

41) Garau J, Blanquer J, Cobo L, Corcia S, Daguerre M, de Latorre FJ, Leon C, Del Nogal F, Net A, Rello J. Prospective, randomized, multicentre study of meropenem versus imipenem/ cilastsatin as empiric monotherapy in severe nosocomial infections. Eur J Clin Micro Inf Dis **1997**; 16: 789- 796.

42) Wittmann DH, Schein M. Let us shorten antibiotic prophylaxis and therapy in surgery. Am J Surg **1996**; 172 (6A): 26S- 32S.

43) Zambrano D. Recent advances in antibiotic regimens for the treatment of obstetric- gynecological infections. Clin Ther **1996**; 18: 214- 217.

44) Hillier LH, Lau RJ. Vaginal Microflora in postmenopausal women who have not received estrogen replacement therapy. Clin Inf Dis **1997**; 25 (suppl 2): S 123- 126.

45) Eschenbach DA. Bacterial vaginosis and anaerobes in obstetric- gynecologic infection. Clin Inf Dis **1993**. 16 (suppl 4): S 282-287.

46) Faro S, Philips LE, Martens MG. Perspectives on the bacteriology of postoperative obstetric- gynecologic infections. Am J Obstet Gynecol **1988**; 158 (suppl): 694- 700.

47) Hillier SL, Martius J, Krohn MA, Kiviat MB, Holmes KK, Eschenbach DA. Case- control study of chorioamnionic infection and chorioamnionitis in prematurity. N Engl J Med **1990**; 319: 972- 975.

48) Newton ER, Prihoda TJ, Gibbs RS. A clinical and microbiological analysis of risk factors for puerperal endometritis. Obstet Gynecol **1986**; 75: 402- 406.

49) Josoef MR, Schmid GP, Hillier SL. Bacterial vaginosis: review of treatment options and potential clinical indications for therapy. Clin Inf Dis **1999**; 28 (suppl 1): S 57- 65.

50) Walker CK, Workowski KA, Washington AE, Soper D, Sweet RL. Anaerobes in pelvic inflammatory disease: implications for the Centers for Disease Control and Prevention's Guidelines for treatment in sexually transmitted diseases. **1999**. Clin Inf Dis 28 (suppl 1): S 29-36.

51) Soper DE, Brockwell NJ, Dalton HP, Johnson D. Observations concerning the microbial etiology of acute salpingitis. Am J Obstet Gynecol **1994**;170: 1008- 1017.

52) Heinonen PK, Teisale K, Punnonen R, Miettinen A, Lehtinen M, Paavoven J. Anatomic sites of upper genital tract infection. Obstet Gynecol **1985**. 384- 390.

53) Arredondo JL, Diaz V, Gaitan H, et al. Oral clindamycin and ciprofloxacin versus intramuscular ceftriaxone and oral doxycycline in the treatment of mild-to-moderate pelvic inflammatory disease in outpatients. Clin Inf Dis **1997**. 24: 170- 178.

54) Centers for Disease Control and Prevention. Pelvic inflammatory disease: guidelines for prevention and management. MMWR. **1998**; 47 (RR-1): 79- 85.

55) Krohn MA, Hiellier SL, Lee ML, Rabe LK, Eschenbach DA. Vaginal *Bacteroides* species are associated with an increased risk of preterm delivery among women with preterm labor. J Inf Dis **1991**; 164: 88- 93.

56) Hillier SL, Krohn MA, Kiviat NB, et al. Microbial etiology and neonatal outcome associated with chorioamnion infection. Am J Obstet Gynecol **1991**; 165: 955- 960.

57) Carey JC, Klebanoff MA, Hauth JC, Hillier SL, et al. Metronidazol to prevent preterm delivery in pregnant women with asymptomatic bacterial vaginosis. N Engl J Med **2000**; 8: 534- 540.

58) Anonymus. Antimicrobial therapy for gynecologic infection. American College of Obstetrics and Gynecology Technical Bulletin (no 153), March **1991**.

59) Goldstein EJC. Selected nonsurgical anaerobic infections: therapeutic choices and the effective armarmentarium. Clin Inf Dis **1994**; 18 (suppl 4): S 273- 279.

60) Bartlett JG. Anaerobic infections of the lung and the pleural space. CID **1993**; 16 (suppl 4): S 248- 255.

61) Bartlett JG. Anaerobic infections of the lung. Chest **1987**; 91: 901- 909.

62) Bartlett JG. Anaerobic bacterial pneumonitis. Am Rev Resp Dis **1979**; 119: 19- 23.

63) Marina M, Strong CA, Civen R, Molitoris E, Finegold SM. Bacteriology of pleuropulmonary infections: preliminary report. Clin Inf Dis **1993**; 16 (suppl 4): S 256- S262.

64) Perlino CA. Metronidazole vs. clindamycin treatment of anaerobic pulmonary infection: failure of metronidazole therapy. Arch Int Med **1981**; 141: 1424- 1427.

65) Sanders CV, Hanna BJ, Lewis AC. Metronidazole in the treatment of anaerobic infections. Am Rev Respir Dis **1979**; 120: 337- 343.

66) Frederick J, Braude AI. Anaerobic infection of the paranasal sinuses. N Engl J Med **1974**; 290: 135- 137.

67) Rontal M, Bernstein JM, Rontal E, Anon J. Bacteriologic findings from the nose, ethmoid, and bloodstream during endoscopic surgery for chronic rhinosinusitis: implications for antibiotic therapy. Am J Rhino **1999**; 13: 91- 96.

68) Klossek JM, Dubreuil L, Richet B, Beutter B. Bacteriology of chronic purulent secretions in chronic rhinosinusitis. J Laryng Otol **1998**, 112: 1162- 1166.

69) Biel MA, Brown CA, Levinson RM, Garvis GE, Paisner HM, Sigel ME, Tedtford TM. Evaluation of the microbiology of chronic maxillary sinusitis. Ann Otol Rhino Laryng **1998**; 107: 942- 945.

70) Lorbeer B. Bacteroides, Prevotella, and Fusobacterium species (and other medically important Gram- negative bacilli). In: Principles and practice of infectious diseases. eds: Mandell GL, Benett JE, Dolin R. 4th ed.**1995**. Churchill Livingstone Inc, New York, NY.

71) Voros D. Anaerobic infections of the soft tissue and bones. Anaerobe **1997**; 3: 117- 119.

72) Ad hoc Committee on trauma, Division of Medical Sciences, National Academy of Sciences- National Research Council. Factors influencing the incidence of wound infections. Ann Surg **1964**; 160 (suppl 1): 32- 81.

73) Haley RW, Culver DH, Morgan WM, White JW, Emori TG, Hooton TM. Identifying patients at high risk of surgical wound infections: a simple multivariate index of patient susceptibility and wound contamination. Am J Epidemiol **1985**; 121: 206- 215.

74) Gortvai P, De Louvois J, Hurley R. The bacteriology and chemotherapy for acute pyogenic brain abscess. Br J Neurosurg **1987**; 1: 189- 203.

75) Mathisen GE, Johnson JP. Brain abscess. Clin Inf Dis **1997**; 25: 763- 779.

76) Chun CH, Johnson JD, Hofstetter M, Raff MJ. Brain abscess- a study of 45 consecutive cases. Medicine (Baltimore) **1986**; 65: 415- 431.

77) Centers for Disease Control. Impact of policy and procedure changes on hospital days among diabetic nursing- home residents- Colorado. MMWR Morb Mort Wkly Rep **1984**; 33: 621- 629.

78) Louie TJ, Bartlett JG, Tally FP, Gorbach SL. Aerobic and anaerobic bacteria in diabetic foot ulcers. Ann Intern Med **1976**; 85: 461- 463.

79) Sapico FL, Witte JL, Canawatti HN, Montgomerie JZ, Bessman AN. The infected foot of the diabetic patient: quantitative bacteriology and analysis of clinical features. Rev Inf Dis **1984**; 6 (suppl 1): S 171- 176.

Bioterrorismus – eine reale Bedrohung?

H. Tomaso

Einleitung

Terror durch politische, religiöse und andere Gruppierungen ist weltweit nahezu alltäglich geworden. Bisher war der Einsatz von biologischen Kampfstoffen die Ausnahme, doch schon alleine der Kostenfaktor könnte B-Waffen für Terroristen und manche Staaten attraktiv machen. Eine Studie der Vereinten Nationen 1969 ergab, daß die Kosten eines vernichtenden Angriffs auf eine Stadt pro Quadratkilometer mit konventionellen Waffen etwa 2000 $, mit nuklearen Waffen 800 $, mit Nervengas 600 $, mit biologischen Waffen jedoch nur 1 $ betragen würden[1]. Keime und Toxine können als Staub, Aerosol, direkte Kontaminierung oder über Vektoren unbemerkt ausgebracht werden. Impfungen und medikamentöse Prophylaxen ermöglichen Attentätern das Arbeiten mit einigen B-Kampfstoffen auch ohne eigene Gefährdung.

Charakteristika biologischer Kampfstoffe

Biologische Kampfstoffe sind hochinfektiös und hochpathogen, müssen aber nicht unbedingt letal sein. B-Waffen müssen kostengünstig in großen Mengen produzierbar und für Lagerung und Verbreitung stabil genug sein. Keime können als Aerosol oder Pulver mit einer Partikelgröße von 1-5 Mikrometer Durchmesser mit Flugzeugen, Hubschraubern, Raketen oder Lastkraftwagen ausgebracht werden. In geschlossenen Räumen wie Stadien, Flughäfen oder Untergrundbahnstationen können hohe Keimkonzentrationen mit stationären Ausbringungssystemen erreicht werden. Die Verteilung der Keime im Freien ist sehr von meteorologischen und geographischen Bedingungen abhängig. Ab ca. 50 km/h Windgeschwindigkeit kommt es zu starker Wirbelbildung und inhomogener Verteilung der Partikel, wodurch wesentlich weniger Menschen infiziert würden. In Abhängigkeit vom ausgebrachten Keim ist die Zahl der zu erwartenden Erkrankten und die der Toten sehr unterschiedlich. Auch die Distanz vom Ausbringungsort, bei der noch Krankheitsfälle auftreten können, variiert stark (Tab.1). Andere Übertragungsmöglichkeiten sind die Kontamination von Nahrungsmitteln, Kleidung und Gegenstän-

Tabelle 1: Zahl der Toten und Erkrankten nach der Ausbringung von 50 kg Krankheitserregern mit einem Flugzeug 2 km windaufwärts einer Stadt mit 500.000 Einwohnern. Ergebnisse einer Expertenkommission der WHO in Genf 1970[32]

	Reichweite	Tote	Erkrankte
Rift Valley Fever	1 km	400	35.000
Typhus	5 km	19.000	85.000
Brucellose	10 km	500	100.000
Q-Fieber	> 20 km	150	125.000
Tularämie	> 20 km	30.000	125.000
Anthrax	> 20 km	95.000	125.000

den[2]. Gegen Nutztiere und -pflanzen gerichtete Keime könnten dazu führen, daß ganze Herden geschlachtet werden müssen oder Ernten ausfallen[3]. Dies könnte die wirtschaftliche Destabilisierung einer Region oder gar Hungersnöte verursachen. Hinweise auf einen Einsatz von B-Waffen sind ein plötzlicher großer Anfall von Patienten mit ähnlichen Symptomen, besonders schwere Erkrankungsverläufe (mit ungewöhnlich häufiger Lungenbeteiligung), seltene oder nicht endemische Keime sowie Erreger mit ungewöhnlichem Resistenzmuster[4].

Auswirkungen eines Bioterroranschlages

Bei einem Bioterroranschlag würden aufgrund des Massenanfalls von Patienten und beunruhigten Gesunden die medizinischen Einrichtungen überlastet, eine möglicherweise entstehende Massenhysterie würde das normale Leben lahm legen und entsprechende wirtschaftliche Auswirkungen nach sich ziehen. Bei Orthopoxvirusinfektionen und Lungenpest könnte es sogar zu Pandemien kommen. Im militärischen Einsatz ist die Wirkung biologischer Waffen aufgrund unterschiedlicher geographischer und meteorologische Bedingungen schwer voraus zu sagen, eine Gefahr für eigene Truppen kann bestehen. Die Wirkung setzt im Gegensatz zu konventionellen Waffen oder chemischen Kampfstoffen erst nach Tagen ein, läßt jedoch die Infrastruktur des Gegners intakt und nutzbar. Durch den Einsatz von Anthraxsporen kann ein Gebiet jedoch für Jahre bis Jahrzehnte unbewohnbar werden[5,6]. Unter Krisenbedingungen mit schlechter allgemeiner Hygiene kann das natürliche gehäufte Auftreten endemischer Keime schwer von einer Epidemie nicht natürlichen Ursprungs differenziert werden[7].

Bakterien

Anthrax: Bacillus anthracis ist ein grampositiver aerober Sporenbilder, der für viele Nutztiere gefährlich ist. Virulenzfaktoren sind die von einem Plasmid kodierte Kapsel (verhindert Phagozytose) und zwei von einem anderen Plasmid kodierte Exotoxine[8]. Die meisten Infektionen beim Menschen entstehen durch Kontakt mit infizierten Tieren bzw. deren Fellen und betreffen die Haut oder die Augen, selten erfolgen Infektionen durch kontaminiertes Fleisch oder die Inhalation der Sporen (woolsorter's disease). Bei Inhalation treten nach 1-5 Tagen zunächst grippeartige Symptome mit Fieber, Schwäche, trockenem Husten und eventuell Schmerzen in der Brust auf. Charakteristisch ist eine Verbreiterung des Mediastinums am Röntgenbild, die jedoch nicht immer auftritt. Nach 2-3 Tagen kommt es zu schwerer Atemnot, septischem Schock und in einem Teil der Fälle zu Meningitis. Der Tod innerhalb der nächsten 2 Tage ist meist trotz intensiver Therapie unvermeidlich[9, 10, 11].

Brucellose: Brucella melitensis ist ein langsam wachsendes gramnegatives aerobes kurzes Stäbchen, das keine Sporen bildet, aber Wochen in Staub und Erde überleben kann. Es ist gegen herkömmliche Desinfektionsmittel und Hitze empfindlich. Auch Brucella suis, B. abortus und B. canis sind humanpathogen. Normalerweise erfolgt die Infektion über kontaminierte Nahrung, jedoch auch Aerosole sind sehr infektiös. Die Inkubationszeit beträgt 3-60 Tage. Das Krankheitsbild ist vielfältig: Fieber, Gelenksentzündungen, Osteomyelitis, Pleuritis, Endocarditis, Hepatitis, Meningitis, multiple Lungenabszesse, hämatologische Abnormitäten bis hin zur Panzytopenie. Die Letalität ist gering, die Therapie dauert mehrere Wochen[12, 13, 14].

Melioidose: Burkholderia pseudomallei ist ein aerob wachsendes gramnegatives Stäbchen, das in Staub, Erde und Oberflächenwasser (Reisfelder) in den Tropen vorkommt. Es kann zu multiplen Abszessen mit zentraler Nekrose und hämorrhagischem Saum oder Granulomen mit Riesenzellen führen. Der septische Verlauf ist mit einer hohen Letalität verbunden. Die Inkubationszeit beträgt 2-14 Tage[15].

Pest: Yersinia pestis ist ein gramnegatives fakultativ anaerobes Stäbchen, das keine Sporen bildet, aber in getrockneten Sekreten und Blut ca. 3 Wochen infektiös bleibt. Bei Inhalation der Bakterien entsteht die primäre Lungenpest, die durch Tröpfcheninfektion rasch verbreitet werden kann. Nach 2-3 Tagen Inkubationszeit beginnen Fieber, Kopfschmerzen, Myalgien, Hämoptysen, Atemnot. Im weiteren Verlauf kommt es zu disseminierter intravasaler Gerinnung mit hämorrhagischer Diathese, Meningitis, respiratorischer Insuffizienz und septischem Schock[16]. Eine Prophylaxe kann mit Doxycyclin durchgeführt werden. Die Pest ist endemisch in Tansania, Zaire, Madagaskar, Peru, Brasilien, Vietnam, Birma, Indien[17] und den USA[18, 19].

Q-Fieber: Coxiella burnetii ist ein kurzes gramnegatives Stäbchen, das obligat intrazellulär wächst und wenig empfindlich gegen Hitze und Austrocknung ist. C. burnetii kann von asymptomatischen Haustieren ausgeschieden werden und bleibt in Staub monatelang infektiös. Nach 10-40 Tagen kommt es meist zu heftigen Myalgien, Cephalea, Gewichtsverlust und einer interstitiellen Pneumonie. Chronische Verläufe mit Endocarditis und Todesfälle sind selten[20].

Rotz: Burkholderia mallei ist ein aerobes gramnegatives Stäbchen, das zu Erkrankungen bei Einhufern führt, aber als Aerosol auch für Menschen hoch infektiös ist. Ein bis 21 Tage nach Inhalation kommt es zu Fieber, Myalgien, Cephalea, vergrößerten Halslymphknoten, Splenomegalie[21].

Tularämie: Francisella tularensis ist ein aerobes gramnegatives Stäbchen, das sich schlecht anfärbt und fakultativ intrazellulär wächst. In kühlem, feuchten Milieu überlebt es Monate. Reservoir dieser Erkrankung sind verschiedene Nagetiere, die Übertragung kann durch Vektoren (Zecken, Flöhe, Läuse, Stechfliegen), Haut-/Schleimhautkontakt, orale Aufnahme[22] und Inhalation[23] erfolgen. Bei Inhalation genügen 10 – 50 Keime für eine Infektion, die meist nach 3-6 Tagen mit hohem Fieber, Myalgien und Cephalea beginnt[24]. Je nach Aufnahmeart kann es zu verschiedenen Verläufen kommen, die innere Tularämie hat unbehandelt eine Letalität bis zu 35%[25].

Viren

Orthopoxviren

Pocken und Affenpocken sind als B-Waffen geeignet, weil sie hoch infektiös sind, in großen Mengen produziert werden können, gefriergetrocknet sehr stabil sind und die Infektion mit einer hohen Mortalität verbunden ist[26]. Impfungen gegen Pocken werden kaum mehr durchgeführt, daher ist ein Großteil der Menschen ungeschützt. Die Erkrankung beginnt nach 7-17 Tagen mit Fieber, Erbrechen, Cephalea und Rückenschmerzen. 2-3 Tage später entsteht ein Enanthem im Oropharynx, danach folgt ein Exanthem, das mit Maculae beginnt. Daraus entwickeln sich synchron am ganzen Körper Papeln und schließlich Pusteln, die narbig abheilen. Das Virus kann bereits während der Prodromalphase aus dem Blut isoliert werden, Nasopharyngealsekrete und Hautläsionen sind infektiös. Der Nachweis der Infektion kann durch PCR, ELISA und Virusisolation erfolgen[25].

Virale hämorrhagische Fieber

Virale hämorrhagische Fieber (VHF) werden durch verschiedene RNA Viren (Lassa, Ebola, Marburg, Rift Valley hämorrhagisches Fieber, Krim-Kongo hämorrhagisches Fieber) verursacht, die normalerweise von infizierten Tieren oder Arthropoden übertragen werden. Einige VHF sind auch als Aerosol übertragbar und somit als B-Waffen geeignet[27]. Nach 4-21 Tagen Inkubationszeit kommt es zu grippeartigen Symptomen mit Fieber, Cephalea, Myalgien, Hämorrhagien und beim Vollbild zu multiplen Organschäden und Schock[25]. Eine Impfung ist nur gegen das Gelbfiebervirus zugelassen. Die Therapie ist primär symptomatisch, eine antivirale Therapie mit Ribavirin (initial 30 mg/kg, dann 15 mg/kg alle 6 Stunden intravenös) scheint den Verlauf bei Lassa-Fieber, Bolivianischem hämorrhagischem Fieber und Krim-Kongo hämorrhagischem Fieber mildern zu können und die Mortalität zu senken[28]. Der Nachweis der Infektionen erfolgt durch Serologie, Reverse Transkriptase – Polymerase-Kettenreaktion oder Virusisolation.

Alpha-Viren:

Eastern-Equine-Encephalitis, Western-Equine-Encephalitis, Venezuelan-Equine-Encephalitis

Alpha-Viren gehören zur Familie der Togaviridae, haben eine einsträngige infektiöse RNA, ein ikosaedrisches Kapsid und eine durch Budding gebildete Außenhülle. Sie können durch Moskitos übertragen werden, sind aber auch als Aerosol hoch infektiös. Der Nachweis der Infektionen erfolgt serologisch oder durch Virusisolation.

Eastern-Equine-Encephalitis (EEE): Diese Virusinfektion ist im Osten der USA bei Pferden endemisch, bei der Übertragung auf den Menschen kann es zu einer Enzephalitis mit 50-75% Letalität kommen. Bis zu 30% der Überlebenden haben neurologische Spätfolgen[25].

Western-Equine-Encephalitis (WEE): Diese Virusinfektion ist im Westen und Südwesten der USA sowie in Südamerika bei Pferden endemisch. Besonders bei Kindern kommt es zu schweren Verläufen mit sehr hohem Fieber. Neurologische Symptome und Todesfälle sind seltener als bei der EEE[25].

Venezuelan-Equine-Encephalitis (VEE): Diese Virusinfektion ist in Zentral- und Südamerika endemisch, die Klinik entspricht der WEE[29].

Biologische Toxine

Tiere, Pflanzen und Mikroben bilden einige Gifte, deren Toxizität wesentlich größer ist als die chemischer Kampfstoffe. Biologische Toxine wirken meist erst nach einer Latenzzeit von Stunden bis Tagen, einige haben aber eine hohe Letalität. Eine Vermehrung im Wirtsorganismus findet nicht statt. In der Regel werden die Toxine durch Inhalation aufgenommen.

Botulismustoxin: Dieses stärkste bekannte Toxin wird von Clostridium botulinum gebildet und blockiert die Freisetzung von Azetylcholin an den Synapsen. 100 ng des Toxin A sind für den Menschen tödlich. Nach einer Latenzzeit von einigen Stunden bis 5 Tagen nach Inhalation beginnt eine absteigende Paralyse mit Doppelbildern, Akkomodationsstörungen, Ptosis, Schlucklähmung, progredienter Paralyse der Skelettmuskulatur bis hin zur Atemlähmung nach 1-3 Tagen. Antitoxine gibt es, für einen Massenanfall von Patienten ist jedoch eine zu geringe Menge verfügbar[30].

Staphylococcus aureus Enterotoxin B (SEB): 3-12 Stunden nach Inhalation treten grippeartige Symptome mit Fieber und Hustenreiz auf, aber auch Durchfall und Erbrechen. In seltenen Fällen kann es zu Schock und Tod kommen[30].

Ricin: Ricin ist ein Protein aus der Pflanze Ricinus communis, die zur Produktion von Castor-Öl gezüchtet wird. Nach einer Latenzzeit von 18-24 Stunden beginnen Fieber, Husten und Lungenödem. Weiters kommt es zu Nephritis, hämolytischer Anämie und fettiger Leberdegeneration. Der Tod tritt nach 10-12 Tagen durch respiratorische

Insuffizienz ein. Die Letalität ist sehr hoch, das Toxin sehr stabil, Impfungen oder Antitoxine gibt es keine.

Trichothecen Mycotoxin T2: Dieses Produkt von Pilzen ist sehr stabil und führt nach einer Latenzzeit von 2–4 Stunden als einziger biologischer Kampfstoff bei Hautkontakt zu Rötung, Blasenbildung und Nekrosen. Bei Inhalation kommt es zu Atemnot, blutigem Auswurf und schließlich Tod durch respiratorische Insuffizienz. Es gibt weder Impfung noch Antitoxin, die Letalität ist mittelgradig[27].

Tabelle 2: Chemoprophylaxe und Therapie bei bakteriellen Kampfstoffen; Streptomycin ist über die Internationale Apotheke erhältlich (modifiziert nach Franz DR et al.[25])

Bakterien	Probenmaterial	Chemotherapie	Chemoprophylaxe
Anthrax	Blut, Liquor	Ciprofloxacin 400 mg i.v. alle 8-12 h Doxycyclin 200 mg i.v.,dann 100 mg alle 8-12 h Penicillin G 2 Mio IE alle 2 h i.v. plus Streptomycin 30 mg/kg i.m. /Tag oder Gentamicin	Ciprofloxacin 500 mg p.o. alle 12 h 4 Wo + Impfg. oder Doxycyclin 100 mg p.o. alle 12 h für 4 Wo + Impfg.
Brucellosen	Blut, Knochenmark, Liquor, Serologie	Doxycyclin 200 mg/d p.o. + Rifampicin 600 - 900 mg/d p.o. 6 Wo	Doxycyclin + Rifampicin 3 Wo
Melioidose	Blut, Sputum, Biopsiematerial	Tetracyclin 500 mg alle 6 h 5-7d (bis 3 g/d) oder Doxycyclin 100 mg p.o. alle 12 h 10 d bis 4 Wochen (+Chloramphenicol)	Doxycyclin 100 mg p.o. alle 12 h 7d
Pest	Blut, Lymphknoten-aspirat	Streptomycin 30 mg/kg/d i.m. Doxycyclin 200 mg i.v., dann 100 mg i.v. alle 12 h + Chloramphenicol 25mg/kgKg initial, dann 50mg/kgKg alle 6 h	Doxycyclin 100 mg p.o. alle 12 h 7d oder Tetracyclin 500 mg p.o. 4x1 7 d
Q-Fieber	Serum	Tetracyclin 500 mg alle 6 h 5-7d oder Doxycyclin 100 mg p.o. alle 12 h 5-7 d	Tetracyclin 500 mg alle 8-12h 5-7d oder Doxycyclin 100 mg p.o. alle 8-12 h 5-7 d
Rotz	Eiter, Sputum, Nasensekret, Blut	TMP-SMX & Ceftazidim +/- Gentamicin, Chloramphenicol, Tetracyclin	Doxycyclin 100–200 mg p.o. alle 12 h 7d oder TMP-SMX 1,6-3,2 g alle 12 h
Tularämie	Blut, Serologie	Streptomycin 30 mg/kg/d i.m. 10-14d oder Gentamicin 3-5 mg/kg/d i.v. 10-14d	Doxycyclin 100 mg p.o. alle 12 h 14d oder Tetracyclin 500 mg p.o. alle 6 h 14 d

Schutzmöglichkeiten

Patienten mit Verdacht auf Ebola- oder Marburgvirusinfektion, Krim-Kongo-hämorr-hagischem-Fieber und Orthopoxvirusinfektionen müssen in Biosafety Level 4 (BSL 4) Räumlichkeiten behandelt werden. Das bedeutet Isolation des Patienten in Räumen mit Luftfiltern und Unterdruck gegenüber der Umgebung und Schutzanzüge mit positiven Innendruck für das behandelnde Personal[31]. Diese Bedingungen erfüllt in Österreich derzeit keine medizinische Einrichtung (Stand 29.1.2001). Bei der Behandlung anderer B-Waffen-Opfer genügen Isolation in normalen Räumen und die üblichen Barriere-schutzvorkehrungen wie z.B. bei infektiöser Lungentuberkulose[30]. Vor einer stationären Aufnahme muß eine Reinigung mit Wasser und Seife erfolgen, um anhaftende Partikel abzuwaschen. Die Dekontaminationsverfahren für C-Waffenopfer mit 0,5% Hypochlo-ritlösung (z.B. Klorix®) sind ebenfalls ausreichend. Bei den bakteriellen Kampfstoffen besteht die Möglichkeit der antibiotischen Therapie und Prophylaxe (Tab. 2). Impfun-gen gegen biologische Kampfstoffe sind in Österreich nicht am Markt erhältlich. Im Anlaßfall kann man sich an das Bundesministerium für soziale Sicherheit und Genera-tionen und das Bundesministerium für Landesverteidigung (Sanitätsabteilung) wenden.

Tabelle 3: Einige Institutionen, an denen Keime und Toxine bestimmte werden können, die potentielle B-Kampfstoffe sind.

Keime und Toxine	Untersuchungsanstalten
Aflatoxine in Nahrungsmitteln	Bundesanstalt für Lebensmitteluntersuchungen Wien; Dr. Kräutler: Tel. 014049027850
Aflatoxine, Trichothecen Mycotoxin T2, Fusarientoxine (aus Patientenproben)	Veterinärmedizinische Universität Wien, Inst. f. Ernährung, Veterinärplatz 1, 1210 Wien, Dr. J. Böhm: Tel.: 01250773215
Anthrax, Staphylokokken Enterotoxin B	BBSUA Innsbruck, Schöpfstraße 41, 6020 Innsbruck; Univ.-Prof. Dr. Franz Allerberger: Tel.: 0512583391, Fax.: 0512574414
Bruzellose, Tularämie	Bundesanstalt für Tierseuchenbekämpfung Mödling, Robert Koch-Gasse 17, 2340 Mödling, Univ.-Prof. HR Dr Walter Schuller, Dr. Erwin Hofer; Tel.: 0223646640311, Fax.: 0223624716
Ebola-, Lassa-, Marburg - Virus	Bernhard-Nocht-Institut Hamburg, Bernhard-Nocht-Straße 74, 20359 Hamburg, Univ.-Prof. Dr. Schmitz, Tel 0049 40 31182460, Fax.: 0049 4031182400
Hämorrhagische Fieber (Flavi- und Arbo-Viren)	Klinisches Inst. f. Virologie der Universität Wien, Kinderspitalgasse 15, 1095 Wien, Univ.-Prof. Dr. Hanns Hofmann; Tel.: 014049079501
Pest	BBSUA Wien, Univ.-Prof. HR Dr. Günther Wewalka, Währingerstr. 25a, 1096 Wien, Tel.: 014051557
Melioidose, Rotz (für Abklatschuntersuchungen)	Amt für Wehrtechnik, Heidestraße 8, 1110 Wien, DI Helga Plicka Tel.: 017674501 46

Probenmaterial kann je nach vermutetem Keim oder Toxin an verschiedene in Tabelle 3 angeführte Institutionen eingesandt werden.

Schlußfolgerungen

B-Waffen können billig und - verglichen mit nuklearen Waffen - einfach hergestellt werden, ihre Ausbringung kann unbemerkt erfolgen und die Inkubationszeit läßt Attentätern Zeit zur Flucht. Daher ist es vermutlich nur eine Frage der Zeit, daß wir mit einem Bioterroranschlag konfrontiert werden. Es ist von entscheidender Bedeutung, bei einer ungewöhnlichen Epidemie zumindest an die Möglichkeit eines Anschlages mit B-Waffen zu denken, um entsprechende Untersuchungen und Vorsichtsmaßnahmen einleiten zu können. Naturkatastrophen, Kriegswirren und Flüchtlingsströme können zu epidemischen Ausbrüchen endemischer Erkrankungen führen, absichtlich eingeschleppte Seuchen können sich unter solchen Bedingungen ebenso rasant verbreiten. Für Mitglieder von Non Governmental Organizations und Soldaten, die im Ausland in Krisengebieten eingesetzt sind, kann das Risiko zu erkranken daher erhöht sein. Auch durch Tourismus und Welthandel können wir mit Seuchen konfrontiert werden, die in anderen Ländern endemisch sind. Das Ausmaß öffentlicher Investitionen im Bereich Bioterrorismus wird kontroversiell diskutiert[33], die Nutzung bestehender Strukturen und Einrichtungen sowie die zivil-militärische Zusammenarbeit (wie auch sonst im Katastrophenschutz) können jedoch den erreichbaren Schutz maximieren und die Kosten minimieren.

Literatur

1 North Atlantic Treaty Organization. NATO Handbook on the Medical Aspects of NBC Defensive Operations. A-Med-P6, part 2, Biological. June 1992. Final draft.

2 Harbich H, Schlögel R, Medizinische Versorgung von Opfern biologischer Kriegsführung. SDB 146a, Mai 2000, BMLV Erlaß GZ: 55.210/250-4.4/99

3 Alibek K, Handelman S, Biohazard, Random House, New York 1999

4 Sidell FR, Takafuji ET, Franz DR. Medical aspects of chemical and biological warfare. 1997 Textbook of Military Medicine, Office of The Surgeon General, United States Army

5 Manchee R, Stewart W: The decontamination of Gruinard Island. Chem Br 1988; July:690-691

6 Manchee RJ, Broster MG, Melling J, Hendstridge RM, Stagg AJ. Bacillus anthracis on Gruinard Island. Nature 1981(294):254-255.

7 Grunow R., Finke E.-J.: Tularämieausbruch im Kosovo – Unterstützung der Labordiagnostik durch das Institut für Mikrobiologie. Wehrmed Mschr 44, Heft 10/2000

8 Pezard C, Berche P, Mock M. Contribution of individual toxin components to virulence of Bacillus anthracis. Infect Immun. 1991;59:3472-3477.

9 Ross JM. The pathogenesis of anthrax following the administration of spores by the respiratory route. J Pathol Bacteriol. 1957;73:485-494.

10 Abramova FA, Grinberg LM, Yampolskaya OV, Walker DH. Pathology of inhalational anthrax in 42 cases from the Sverdlovsk outbreak of 1979. Proc Natl Acad Sci U S A. 1993;90:2291-2294.

11 Centers for Disease Control and Prevention. Bioterrorism alleging use of anthrax and interim guidelines for management – United States. JAMA 1998;281:787-789.

12 Young EJ. Human brucellosis. Rev Infect Dis. 1983;5(5):821-842.

13 Mousa AR, Elhag KM, Khogali M, Marafie AA. The nature of human brucellosis in Kuwait: Study of 379 cases. Rev Infect Dis. 1988;10(1):211-217.

14 Luzzi GA, Brindle R, Sockett PN, Solera J, Klenerman P, Warrell DA. Brucellosis: Imported and laboratory-acquired cases and an overview of treatment trials. Trans R Soc Trop Med Hyg. 1993;87(2):138-141.

15 Leelarasamee A, Bovornkitti S: Melioidosis: Review and Update. Rev Infect Dis 1989(11): 413-425

16 Perry RD, Fetherston JD. Yersinia pestis- - etiologic agent of plague. Clin Microbiol Rev 1997(10):35-66.

17 Centers for Disease Conrol and Prevention. Update: Human Plague-India, 1994. MMWR. 1994;43(41):761-762

18 Human Plague in 1993. WHO Weekly Epidemiological Record. 17 Feb 1995;7:45-48

19 Heesemann J, Rakin A. Epidemiologie,Klinik und mikrobiologische Diagnostik der Pest. Antibiotika Monitor XIV. 1998;42-47

20 Raoult D, Marrie TJ. State-of-the-art clinical lecture: Q fever. Clin Inf Dis. 1995;20:489-496

21 Chin J, ed. Control of Communicable Diseases Manual, 17th edition 2000, American Public Health Association, Washington, DC

22 Everett DE, Templer JW. Oropharyngeal tularemia. Arch Otolaryngol.1980;106:237-238.

23 McCrumb FR Jr. Aerosol infection of man with Pasteurella tularensis. Bacteriol Rev.1961;25:262-267.

24 Evans ME, Gregory DW, Schaffner W, McGee ZA. Tularemia: A 30-year experience with 88 cases. Medicine. 1985;64:251-269.

25 Franz D. R. et al.: Clinical recognition and management of patients exposed to biological warfare agents. JAMA 1997;278:399-411

26 Fine PEM, Jezek Z, Grab B, Dixon J. The transmission potential of monkeypox virus in human populations. Int J Epidemiol. 1988;17(3):643-650.

27 First Responder Chem-Bio Handbook. Practical Manual for First Responders.Tempest Publishing; Alexandria, VA 22304-9257 USA

28 Huggins JW. Prospects for treatment of viral hemorrhagic fevers with ribavirin, a broad-spectrum antiviral drug. Rev Infect Dis. 1989; 11(4);750-761.

29 Dietz WH, Peralta PH, Johnson KM. Ten clinical cases of human infection with Venezuelan equine encephalomyelitis virus, subtype I-D. Am J Trop Med Hyg. 1979;28:329-334.

30 Medical management of biological casualties handbook. Fort Detrick, Md: US Army Medical Research Institute of Infectious Diseases; 1998

31 Centers for Disease Control and Prevention. Management of patients with suspected viral hemorrhagic fever. MMWR.1988;37(suppl3):1-16
32 World Health Organization. Health aspects of chemical and biological weapons: Report of a WHO group of consultants. Geneva, Switzerland: WHO 1970
33 Dove A. Is investment in bioterrorism research warranted? Nature 2001(1):9

Filoviren als biologische Waffen – Bedrohung, Fakt oder Fiktion?

J. H. Kuhn

Einleitung

Die Kleinstadt Kikwit in der afrikanischen Demokratischen Republik Kongo (früher Zaire) dürfte bis vor wenigen Jahren nur wenigen Leuten bekannt gewesen sein. Die internationalen Medien begannen sich jedoch für den Ort zu interessieren, als sich dort 1995 eine Infektion mit vielen Toten ausbreitete. Zwar sind solche Epidemien in Afrika keine Seltenheit. Malaria, Lepra, Tuberkulose und zahlreiche andere Infektionskrankheiten betreffen jährlich Millionen Menschen auf dem Kontinent. Jedoch starben in Kikwit 77 Prozent der 317 betroffenen Einwohner – ein Prozentsatz, der unter Infektionskrankheiten bis heute seines Gleichen sucht[1]. Die Epidemie breitete sich zunächst schnell aus. Infizierte bluteten aus der Nase, dem Mund, den Augen, dem After und den Genitalien. Viele entwickelten einen fast den ganzen Körper umfassenden Ausschlag. Die meisten Infizierten starben innerhalb weniger Tage. Ein Ebola-Virus (*Zaire Ebola virus*) aus der Familie der Filoviren wurde als Verursacher der Epidemie identifiziert[1].

Die spektakulären Umstände riefen eine Faszination für das Virus unter der Bevölkerung und den Medien der Industriestaaten hervor, die bis heute ungebrochen ist[2]. Tatsächlich war die Bevölkerung der Vereinigten Staaten von Amerika bereits sensibilisiert. Nur ein Jahr vor dem Ausbruch in Kikwit veröffentliche der Schriftsteller Richard Preston „The Hot Zone"[3]. Mit prosaischen Mitteln beschreibt das erfolgreiche Buch die ersten bekannt gewordenen Ausbrüche von Ebola-Viren unter den Bevölkerungen der Städte Nzara im Sudan (*Sudan Ebola virus*) und Yambuku in Zaire (*Zaire Ebola virus*) im Jahr 1976. Anschließend beschreibt der Autor den Ausbruch des verwandten *Reston Ebola virus* unter importierten Affen im amerikanischen Staat Virginia 1989. Kurz vor dem Ausbruch in Kikwit lief dann die Hollywood-Produktion „Outbreak" in amerikanischen Kinos an[4]. Der sehr erfolgreiche Film handelt von einem Ebola-ähnlichen Virus, das in einer amerikanischen Kleinstadt ausbricht und dort die Bevölkerung dezimiert. Wie sich herausstellt, weiß das amerikanische Militär seit langem von dem Virus. Um es als biologische Waffe einsetzen zu können, entwickelten Wissenschaftler unter höchster Geheimhaltung einen Impfstoff. Um das Geheimnis zu bewahren behindert das Militär die Versuche des Filmhelden (Dustin Hofmann), den Ausbruch zu untersuchen und zu beenden. Erst am Ende kommt die Wahrheit ans Licht. Der Ausbruch wird gestoppt, zahlreiche Infizierte werden geheilt und die verantwortlichen Militärs werden bestraft.

Eine natürliche Quelle der Filoviren ist bisher tatsächlich nicht bekannt. Alle beschriebenen Ausbrüche begannen wie aus dem Nichts. Eine Infektion mit Filoviren ist so gut wie nicht behandelbar, Impfstoffe gibt es noch nicht, und im Vergleich zu anderen Viren sind die Filoviren auch nicht ausreichend charakterisiert (siehe Artikel „Hämorrhagische Fieber aufgrund von Marburg- und Ebola-Viren" in diesem Jahrbuch). Es verwundert daher nicht, dass Artikel mit der These publiziert wurden, die Filoviren seien von Menschen fabriziert worden und ihre Charakteristika seien als geheim klassifiziert[5]. Während des Ausbruchs in Kikwit verbreiteten sich tatsächlich zahlreiche Gerüchte, welche die Ursache des Ausbruchs beim amerikanischen Militär suchten[6].

Biologische Waffen

Die Vereinten Nationen definieren biologische Waffen unter anderem als sich in Menschen, Tieren oder Pflanzen vermehrende lebende Organismen (z.B.: Bakterien, Pilze und Parasiten) oder durch lebende Organismen produzierte Stoffe (z.B.: Toxine oder Viren), die absichtlich dazu eingesetzt werden, das Opfer zu schädigen oder zu töten[7]. Biologische Waffen wurden von vielen Nationen als potentielle Massenvernichtungswaffen erforscht, produziert oder aufbewahrt. Im Jahr 1969 erklärten die Vereinigten Staaten von Amerika den einseitigen Verzicht auf diese Waffengattung und begannen mit der Zerstörung ihrer Arsenale. Im Jahr 1975 trat die internationale Konvention für das Verbot der Entwicklung, Produktion und Lagerung von biologischen Waffen in Kraft (Convention on the Prohibition of the Development, Production and Stockpiling of Bacteriological (Biological) and Toxin Weapons and on Their Destruction). Diese Konvention verbietet den Unterzeichnern offensive Forschung[8]. Defensive Maßnahmen gegen einen Angriff mit biologischen Waffen waren weiterhin gestattet. 150 Staaten signierten und ratifizierten diese Konvention im Lauf der Zeit. Darunter fielen auch die Länder mit den bis dato größten biologischen Waffenprogrammen: die U.S.A., die Sowjetunion und Großbritannien. Allerdings räumte die Konvention den Signatoren keinerlei Möglichkeiten ein, die angebliche Abstinenz von biologischen Waffen in anderen Staaten zu verifizieren[8].

Um die Eignung eines bestimmten Agens als biologische Waffe abschätzen zu können, wäre es zunächst nötig dessen Charakteristika zu erforschen. Dabei wäre es für den Aggressor von Vorteil, wenn er das Agens besser erforscht hätte, als das potentielle Opfer. Eine „ideale" biologische Waffe würde eine möglichst große Personengruppe so gut wie unauffällig unter Verwendung geringster Mengen des Agens infizieren ohne den Aggressor zu befallen. Um dies erreichen zu können, sollte das Agens leicht zu produzieren und zu lagern sein. Die Produktionsstätte der biologischen Waffe sollte dabei entweder versteckt liegen oder unter dem Deckmantel der Tarnung agieren können. Die Produktion der biologischen Waffe müsste unter Bedingungen erfolgen, welche die involvierten Arbeiter nicht gefährden. Auch sollten dem Produzenten Mittel zur Behandlung oder Vorbeugung von Infektionen mit dem Agens zur Verfügung stehen, um bei Unfällen oder „fehlgeschlagenen" Angriffen die eigenen Arbeiter bzw. die eigene Bevölkerung behandeln oder schützen zu können.

Eine Diskussion darüber, welche Pathogene als biologische Waffen gefürchtet werden müssen, hat die Intentionen und Ressourcen des Aggressors in Betracht zu ziehen. Biologische Waffen könnten grundsätzlich für Verbrechen, terroristische Aktivitäten oder Kriege eingesetzt werden, wobei die Grenzen jedoch fließend sind. Im Zeitalter eines möglichen interkontinentalen Konflikts muss eine strategische biologische Waffe nicht unbedingt ein Agens enthalten, gegen welches ein Heilmittel existiert. Eine solche Waffe mag das Ziel haben, möglichst viele Opfer in weit entfernten Gebieten zu fordern. Taktische biologische Waffen könnten dagegen an Frontlinien während eines Konflikts eingesetzt werden. Hier wäre dann eine Prophylaxe oder ein Heilmittel für die Truppen des Aggressors notwendig. Die Waffe selbst könnte so ausgelegt sein, dass sie nur wenige Opfer fordert. Der psychologische Einschlag auf die Truppen des Gegners könnte eher gefragt sein. Terroristen könnten biologische Waffen einsetzen, um auf politische Ziele aufmerksam zu machen, oder Umstürze herbeizuführen. Für diese Zwecke kämen möglichst spektakuläre Angriffe in Frage. Kriminelle dagegen würden vermutlich eher biologische Waffen einsetzen, die möglichst wenig Aufmerksamkeit erzeugen. Zur Herstellung der biologischen Waffe würden je nach Nutzung unterschiedliche Mengen an Geldern, Materialien und Arbeitern benötigt werden. Da jedoch die Intentionen und Ressourcen von potentiellen Aggressoren schwer einzuschätzen sind, ist es zunächst ratsam, die Verfügbarkeit eines bestimmten Agens zu bestimmen.

Entdeckung und Distribution der Filoviren

Die Filoviren wurden 1967 entdeckt, als in Laboratorien in Deutschland und Jugoslawien mehrere Labor-Angestellte an einem bis dato unbekanntem hämorrhagischem Fieber erkrankten. 32 Menschen infizierten sich und sieben verstarben. Das verantwortliche Virus wurde nach dem Ort der ersten Isolation *Marburg virus* genannt. Wie sich herausstellte, hatten alle betroffenen Laboratorien infizierte grüne Meerkatzen aus Uganda importiert[9]. Zum selben Zeitpunkt exportierte Uganda auch grüne Meerkatzen nach Japan, Schweden, Italien, Holland, der Schweiz und den U.S.A. Jedoch sind keine Fälle von hämorrhagischem Fieber in diesen Ländern bekannt geworden[10]. Der Ausbruch in Marburg an der Lahn wurde von Vorwürfen überschattet, es hätte sich dabei um einen Unfall mit einer neu entwickelten biologischen Waffe gehandelt[5, 11]. Um diese Vorwürfe zu entkräften wurde daher Laboratorien in den U.S.A., Österreich, Südafrika, Senegal und Großbritannien Untersuchungsmaterial zu Forschungszwecken zur Verfügung gestellt[12]. Auch die ehemalige Sowjetunion erhielt Material, obwohl aus der Literatur nicht eindeutig hervorgeht, auf welchem Weg dies geschah. Bereits 1968 erschien jedoch ein in russischer Sprache verfasster Bericht über bestimmte Charakteristika des *Marburg virus*[13].

Obwohl es sich bei Marburg-Viren um Erreger mit erheblicher Pathogenität handelt, nahm das internationale wissenschaftliche Interesse daran mit den Jahren ab. Die wissenschaftlichen Aktivitäten wurden jedoch wieder verstärkt, als im Jahr 1976 während zweier größerer Epidemien in Sudan und Zaire die dem *Marburg virus* verwandten Ebola-Viren entdeckt wurden. Auch bei diesen Ausbrüchen wurden Stämme der Viren an verschiedene Nationen wie z. B. Belgien, Großbritannien, Deutschland, Südafrika und die U.S.A. weitergegeben[14]. 1989 kam es nach dem Import von Affen von den Philippinen in die U.S.A. zu Epizootien mit *Reston Ebola virus*. Menschen erkrankten nicht. Es ist jedoch bis heute unklar, ob dieser Umstand nur reines Glück war, oder einer geringen Humanpathogenität dieser Ebola-Spezies zu verdanken ist[15]. In Deutschland und der Schweiz wurden fast zum selben Zeitpunkt ähnliche Epizootien vermutet. Jedoch wurde von dort kein Material für Forschungszwecke zur Verfügung gestellt. Die Infektionen bleiben unbewiesen[16]. Wissenschaftler in Frankreich schließlich charakterisierten die vierte Ebola-Spezies (*Côte d'Ivoire Ebola virus*) nach einer Epizootie unter Schimpansen an der Elfenbeinküste 1994[17].

Zahlreiche Länder sind also im Besitz von Filovirus-Stämmen. Der Export von vielleicht infizierten Affen in Länder, die nicht von Infektionen berichteten, verursachte Gerüchte einer Vertuschung[5]. Die größeren Filovirus-Ausbrüche in Afrika boten Interessierten sicherlich Möglichkeiten, infiziertes Material (Blutproben, Seren, Leichenteile etc.) zu entwenden. So ist zumindest bekannt, dass die japanische terroristische Vereinigung Aum Shinrikyo versuchte, Ebola-Viren während des Ausbruchs in Kikwit zu erwerben. Sie war jedoch nicht erfolgreich[18]. Auch ist nicht komplett auszuschließen, dass Wissenschaftler Stämme an Dritte weitergegeben haben. So geht z. B. bis heute nicht eindeutig aus der Literatur hervor, wie die ehemalige Sowjetunion in den Besitz von *Zaire Ebola virus* kam. Inwieweit die Marburg-Viren in Jugoslawien erforscht wurden ist ebenfalls nicht bekannt, da nach der ursprünglichen Beschreibung des Ausbruchs in Belgrad 1967 (siehe[9]) keine weiteren jugoslawischen Artikel zum Thema veröffentlicht wurden.

Insgesamt gesehen muss also damit gerechnet werden, dass die Filoviren heute auch in Laboratorien gelagert werden, die sich offiziell nicht mit ihnen beschäftigen. Damit muss weiterhin davon ausgegangen werden, dass die Filoviren in Hände von potentiellen Aggressoren gelangt sein könnten.

Waffentauglichkeit der Filoviren

Deutsche, britische, russische und amerikanische Experimente zeigen, dass Filoviren als potentielle biologische Waffe zu fürchten sind. Die dramatischen und häufig tödlich verlaufenden Infektionen mögen diese Viren als Kampfstoff interessant machen. Sowohl Marburg- als auch Ebola-Viren sind relativ stabil in Aerosolen. Auch eine Übertragung mittels Aerosolen konnte im Tierexperiment gezeigt werden, obwohl ein solcher Übertragungsweg während natürlicher Ausbrüche nicht beobachtet wurde. Die Filoviren lassen sich in Zellkulturen auch zu relativ hohen Titern anzüchten, was theoretisch eine Konzentration der Pathogene für den Waffenbau zuließe[19-21]. Allerdings sind Filoviren behüllte Partikel mit einem RNS-Genom (siehe entsprechender Artikel in diesem Jahrbuch). Dies bedeutet, dass sie im Vergleich zu Viren mit einem DNA-Genom oder zu Bakterien wesentlich instabiler sind. Die Herstellung, Lagerung und Konzentration von großen Mengen stabiler Filovirus-Suspensionen und –Aerosolen dürfte zahlreiche technische und logistische Probleme aufwerfen, die ein Laie oder eine Gruppe von Laien vermutlich nicht bewältigen kann. Inzwischen steht allerdings ein infektiöser cDNA-Klon von *Zaire Ebola virus* zur Verfügung[22]. Obwohl dieser in naher Zukunft sicherlich in erheblichem Maße zur besseren molekularen Charakterisierung der Filoviren beitragen wird, muss auch damit gerechnet werden, dass dieser Klon entwendet und in bösartiger Absicht manipuliert werden könnte. Punktgenaue künstliche eingeführte Mutationen könnten eine Selektion von noch virulenteren oder besser übertragbaren Ebola-Stämmen im kleinen Maßstab zulassen. Selektierte Stämme könnten dann später verwendet werden, um einige der technischen Hürden zu umgehen.

Wegen ihrer hohen Letalität, ihrer hohen Infektiösität und dem Fehlen von effektiven Behandlungs- und Prophylaxemaßnahmen wurden die Filoviren der Pathogenklasse des höchsten Sicherheitsrisikos (Klasse 4) zugewiesen. Gefahrloses Arbeiten mit diesen Viren ist nur in Hochsicherheitslaboratorien möglich[23]. Solche Laboratorien sind kostspielig und mehr oder weniger aufwendig. Spezialisiertes Personal ist notwendig, um unter erhöhten Sicherheitsbedingungen effektiv arbeiten zu können. Die Entwicklung einer auf Filoviren basierenden Waffe dürfte daher für Einzelpersonen nicht in Frage kommen.

Das Biowaffen-Programm der ehemaligen Sowjetunion

Die ehemalige Sowjetunion ratifizierte die Konvention für das Verbot der Entwicklung, Produktion und Lagerung von biologischen Waffen in den 80er Jahren. Nichtsdestotrotz wurde das sowjetische Programm zur Entwicklung biologischer Waffen nicht gestoppt. Tatsächlich wurde der Etat für das hochgeheime Unternehmen drastisch gesteigert. Obwohl es zu einigen Laborunfällen kam, blieb der Westen von der Einhaltung der Konvention durch die Sowjetunion überzeugt[24]. Dies änderte sich schlagartig, als der stellvertretende Direktor des zivilen Arms des Programms in die U.S.A. überlief. Es wurde bekannt, dass die ehemalige Sowjetunion auch die Filoviren als potentielle biologische Waffe evaluierte und einen Prototyp eines auf Filoviren basierenden Kampfstoffs testete[24]. Es ist bis heute nicht bekannt, seit wann die Filoviren in den sowjetischen Laboratorien erforscht wurden. Seit der bereits erwähnten ersten Publikation von 1968[13] bis zum Jahr 1989 wurden keine weiteren russischen wissenschaftlichen Artikel über Filoviren publiziert. Erst dann wurden Zusammenfassungen von Filovirus-Experimenten russischer Wissenschaftlern allgemein zugänglich gemacht (siehe z. B.[25]). Heute ist bekannt, dass es spätestens 1988 zu einer Laborinfektion mit *Marburg virus* in einem russischen Institut kam[24, 26]. 1993 wurde ein Artikel veröffentlicht, der sowjetische Experimente mit Filoviren an mindestens vier Instituten bestätigte. Eines der Institute unterliegt bis heute strikter militärischer Kontrolle[27]. Obwohl sich inzwischen die meisten der früher hochgeheimen Forschungsinstitute des biologischen Waffenprogramms nach außen hin geöffnet haben, gibt es bis heute noch keine Zugang zu den militärischen Instituten. Die Frage, welche Art von Filovirus-Forschung dort betrieben wird, bleibt also unbeantwortet und erlaubt beunruhigende Spekulationen[24]. Es bleibt weiterhin unklar, welche Fortschritte die sowjetischen Labors bei der Entwicklung einer filoviralen biologischen Waffe erzielen konnten. Ob es russischen Wissenschaftlern gelungen ist, die Filoviren besser als die westlichen Staaten zu charakterisieren, kann momentan nicht beantwortet werden. Um das Jahr 1991 begannen russische Wissenschaftler jedoch, Teile ihrer früheren Projekte in dem russischen Wissenschaftsjournal Voprosy Virusologii – Problems of Virology zu veröffentlichen. Das Journal wird von allgemein zugänglichen Datenbanken wie z. B. Medline ausgewertet und ist so auch westlichen Wissenschaftlern zugänglich. Es obliegt dem Leser, sich mit dem Inhalt dieser Artikel vertraut zu machen und Schlussfolgerungen darüber zu ziehen, welchen Hintergrund manche dieser Artikel haben mögen.

Fazit

Durch Filoviren verursachte Epidemien beeindrucken durch ihre hohe Anzahl an Toten. Theoretisch könnte eine solche Epidemie mittels eines künstlich erzeugten Aerosols ausgelöst werden, denn Filoviren haben sich als relativ stabil in Aerosolen gezeigt. Eine Übertragung durch die Luft konnte in Tierversuchen bewiesen werden[28]. Verbreitung durch Nahrungsmittel ist zumindest nicht ausgeschlossen, denn in Tiermodellen wurden orale Infektionen bereits verursacht[29]. Einer künstlichen Verbreitung von konzentrierten Filovirus-Suspensionen steht damit eigentlich nichts im Weg. Filoviren sind sehr selten auftretende Viren, auf die ein Routine-Krankenhaus nicht vorbereitet ist. Es kann sogar davon ausgegangen werden, dass eine Infektion mit diesen Viren einige Zeit lang übersehen wird. Auch können Infektionen nicht durch Impfungen vorgebeugt werden. Damit sind Filoviren umso interessantere Kandidaten für die Konstruktion einer biologischen Waffe[20]. Eine simultane Freisetzung dieser Viren an mehreren Stellen eines Landes könnte genügend Opfer fordern, um die lokalen Gesundheitssysteme zu überfordern. Aufgrund der Sensibilisierung der Bevölkerung durch die Medien könnte eine landesweite Panik ausbrechen. Für terroristische Zwecke dürften diese Effekte ausreichend sein. Allerdings fehlt Terroristen der Zugang zu den Viren. Selbst wenn Terroristen in den Besitz der Viren gelangten, so wären doch Sicherheitslaboratorien für deren Manipulation vonnöten. Es sollte diskutiert werden, inwieweit solche unentdeckt für längere Zeit zu unterhalten sind. Auch ist erhebliches technisches Know-how notwendig, um behüllte RNS-Viren zu konzentrieren, in Aerosolen zu stabilisieren und zu verbreiten. Die Sensitivität von Filoviren gegenüber Licht, Hitze und Austrocknung macht ihre dauerhafte Lagerung nahezu unmöglich. Allerdings muss beachtet werden, dass seit kurzen ein infektiöser cDNA-Klon von Zaire Ebola virus zur Vefügung steht[22]. Diese cDNA ist wesentlich stabiler als filovirale Partikel. Die Entwendung der DNA würde nicht so großen logistischen Aufwand erfordern wie die Entwendung von Viren, da letztere nur gekühlt ihre Infektiösität bewahren. Auch ist die geheime Lagerung der DNA sicherlich nicht so problematisch wie die Lagerung kompletter Viren.

Explosiva kommen zur Ausbreitung der Viren nicht in Frage, da die bei der Explosion freiwerdende Hitze die Viren abtötet. Um größere Epidemien erzeugen zu können, wären daher ausgeklügelte Freisetzungssysteme notwendig, die dann auch noch unbemerkt an Ort und Stelle transportiert werden müssten. Terroristen und erst recht Kriminelle dürften aufgrund all dieser Probleme die Idee schnell verwerfen, ihre Ziele mittels Filoviren durchzusetzen. Auf der anderen Seite ist klar, dass all die aufgeführten Probleme einer filoviralen biologischen Waffe durch jahrelange Forschung mit der nötigen finanziellen Unterstützung und dem entsprechend motivierten Personal durchaus überwunden werden könnten. Die ehemalige Sowjetunion arbeitete jahrelang auf dieses Ziel hin. Inwieweit ihre Bestrebungen „erfolgreich" waren bleibt ungewiss. Filoviren sind daher durchaus eine ernstzunehmende Bedrohung. Es muss damit gerechnet werden, dass Staaten oder von staatlicher Seite unterstütze Terrorgruppen sich mit diesen Viren gedanklich oder bereits experimentell beschäftigen.

Um eine weitere Verbreitung der Filoviren zu verhindern sollte die Weitergabe der Stämme und auch der Zugang zu entsprechenden Laboratorien strengstens kontrolliert werden. Die Entwicklung von Impfstoffen zur Vorbeugung von Epidemien und von Therapien zur Behandlung bereits Infizierter ist von höchster Dringlichkeit. Filoviren wären als biologischer Kampfstoff vor allem aufgrund ihrer Virulenz und ihres psychologischen Effekts auf die verängstigte Bevölkerung interessant. Allerdings ist erheblicher technischer Aufwand vonnöten, um einen filoviralen Kampfstoff zu entwickeln. Eine wirksame Prophylaxe und Therapie dürften Entwicklern solcher Kampfstoffe die Motivation rauben und den Filoviren ihren Schrecken nehmen.

Literatur

1. World Health Organization – Regional Office for Africa. Ebola viral haemorrhagic fever epidemic (VHF). Final Report. Kikwit (Bandundu), Zaire, 1995. Brazzaville, Congo; 1996.

2. Semmler IA. Ebola Goes Pop: The Filovirus from Literature into Film. Lit Med 1998; 17: 149-74.

3. Preston R. THE HOT ZONE – A TERRIFYING NEW STORY. New York, U.S.A.: Random House; 1994.

4. „Outbreak". A. Kopelson, Wolfgang Petersen, Gail Katz (Produzenten), Wolfgang Peterson (Regisseur). Warner Brothers. Burbank, U.S.A.; 1995.

5. Schär-Manzoli M. Apokalypse Ebola – B-Waffen-Forschung? In den Tierversuchs-Laboratorien erzeugtes Virus? Arbedo, Schweitz: ATRA/AG STG; 1995.

6. Kibari Ns, Lungazi M. Le virus ebola à Kikwit : mythe, mystère ou réalité? Dépôt légal No. 1262.9638. Kinshasa, Demokratische Republik Kongo: Editions Baobab; 1998.

7. Geissler E. Biological and Toxin Weapons Today. New York, U.S.A.: Oxford University Press; 1986.

8. Zabriskie D. Strengthening the Biological Weapons Convention and implications on the pharmaceutical and biotechnology industry. Curr Opin Biotechnol 1998; 9: 312-8.

9. Martini GA, Siegert R. Marburg Virus Disease. Berlin, Deutschland: Springer-Verlag; 1971.

10. Hennessen W. A Hemorrhagic Disease Transmitted From Monkeys to Man. In: Stantoc MF. Cell Cultures for Virus Vaccine Production. Session II: Characteristics of Cell Culture Systems. Bethesda, Maryland, U.S.A.: U.S. Department of Health, Education, and Welfare; Public Health Service; National Cancer Institute; 1968. p. 161-71.

11. Dem Marburg-Virus auf der Spur. Pharm Ztg 2000; 145: 3375.

12. Slenczka W. Marburg Virus: Die Geschichte seiner Entdeckung und aktuelle Probleme In: Köhler W, Kiefer J. Seuchen gestern und heute. Erfurt, Deutschland: Akademie Gemeinnütziger Wissenschaften; 1998. p. 153-90.

13. Chumakov MP, Belyaeva AP, Martyanova LI et al. Videleniye i izucheniye shtammov vozbuditelya zoonoznoi tserkopitekovoi gemorragicheskoi likhoradki (Cercopithecus borne Haemorrhagic Fever – CBHF). In: Materialy XV nauchnoi sessii instituta poliomielita i virusnykh entsefalitov. Moskau, U.S.S.R.; 1968. vol. 3; p. 86-8.

14. Pattyn SR, editor. Ebola virus haemorrhagic fever – Proceedings of an International Colloquium on Ebola Virus Infection and Other Haemorrhagic Fevers held in Antwerp, Belgium, December 6 – 8, 1977. Amsterdam, Holland: Elsevier/North-Holland Biomedical Press; 1978.

15. Jahrling PB, Geisbert TW, Dalgard DW et al. Preliminary report: isolation of Ebola virus from monkeys imported to USA. Lancet 1990; 335: 502-5.

16. Becker S, Feldmann H, Slenczka W. Evidence for filovirus infection in imported monkeys, abstract P70-016. In: Abstracts of the VIIIth Intenational Congress of Virology, August 24 – 31; 1990; Berlin, Germany; 1990.

17. le Guenno B, Formenty P, Wyers M et al. Isolation and partial characterisation of a new strain of Ebola virus. Lancet 1995; 345: 1271-4.

18. Atlas RM. Combating the Threat of Biowarfare and Bioterrorism – Defending against biological weapons is critical to global security. BioScience 1999; 49: 465-77.

19. Jahrling PB. Viral hemorrhagic fevers. In: Zajchuk R, Bellamy RF. Textbook of Military Medicine. Part I. Medical Aspects of Chemical and Biological Warfare. Washington, D.C., U.S.A.: Office of the Surgeon General, Department of the Army; 1997. p. 591-602.

20. Peters CJ. Are Hemorrhagic Fever Viruses Practical Agents for Biological Terrorism? In: Scheld WM, Craig WA, Hughes JM. Emerging Infections. Washington, D.C., U.S.A.: ASM Press; 2000. p. 201-9.

21. Belanov EF, Muntyanov VP, Kryuk VD et al. Sochraneniye infektsionnosti virusa Marburg na kontaminirovannykh poverkhnostyakh i v aerozolye. Vopr Virusol 1996; 41: 32-4.

22. Volchkov VE, Volchkova VA, Mühlberger E et al. Recovery of Infectious Ebola Virus from Complementary DNA: RNA Editing of the GP Gene and Viral Cytotoxicity. Science 2001; 291: 1965-9.

23. Richmond JY, Ruble DL, Brown B et al. Working Safely at Animal Biosafety Levels 3 and 4: Facility Design Implications. Lab Animal 1997; 26: 28-35.

24. Alibek K, Handelman S. Biohazard. The chilling true story of the largest covert biological weapons program in the world – told from inside by the man who ran it. New York, U.S.A.: Random House; 1999.

25. Petrova RV, Khaitov RM, editors. Pervyi vsesoyuznyi immunologicheskii cezd: Tezisy sektsionnykh i stendovykh soobshchenii [1st All-Union immunology congress: Abstracts of section reports and posters], November 15–17; Sochi, U.S.S.R.; vol. 1.

26. Beer B, Kurth R, Bukreyev A. Characteristics of Filoviridae: Marburg and Ebola Viruses. Naturwissenschaften 1999; 86: 8-17.

27. Pshenichnov VA, Makhlay AA, Mikhailov VV. Issledovaniya s virusami Marburg, Lassa i Ebola. Vopr Virusol 1993; 38: 54-8.

28. Jaax N, Jahrling P, Geisbert T et al. Transmission of Ebola virus (Zaire strain) to uninfected control monkeys in a biocontainment laboratory. Lancet 1995; 346: 1669-71.

29. Jaax NK, Davis KJ, Geisbert TW et al. Lethal Experimental Infection of Rhesus Monkeys With Ebola-Zaire (Mayinga) Virus by the Oral and Conjunctival Route of Exposure. Arch Pathol Lab Med 1996; 120: 140-55.

Hämorrhagische Fieber aufgrund von Marburg- und Ebola-Viren

J. H. Kuhn

Zusammenfassung

Marburg- und Ebola-Viren sind hochvirulente Pathogene aus der Familie der Filoviren. In den letzten drei Jahrzehnten haben diese seltenen Viren afrikanischen Ursprungs nur etwa 1700 Menschen infiziert. Etwa 950 verstarben an den Folgen. Aufgrund der hohen Letalität wurde den Filoviren großes Interesse in den Medien entgegengebracht. Die Angst, es könne zu einem Ausbruch in dichtbesiedelten Gebieten kommen, hat das wissenschaftliche Interesse an diesen Viren immens gefördert. Weltweit gibt es allerdings nur wenige Hochsicherheitslaboratorien, in denen die Filoviren genauer untersucht werden können. Neue Methoden in der Molekulargenetik erlauben es heute, bestimmte Aspekte innerhalb von Instituten mit geringerem Sicherheitsstandard zu untersuchen. Die molekulare Charakterisierung der filoviralen Genome und deren Expressionsprodukte hat in den letzten Jahren daher große Fortschritte gemacht. Trotzdem ist unser Wissen über die Filoviren limitiert. Die natürlichen Wirte der Viren, die Übertragungsweise auf den Menschen, die molekularen Ursachen der Pathogenität und Virulenz, sowie die adäquate Behandlung von Infizierten ist unbekannt. Die tatsächliche Verbreitung der Filoviren bleibt aufgrund widersprüchlicher serologischer Untersuchungen weiterhin im Dunkeln. Es ist jedoch anzunehmen, dass diese Viren seit langer Zeit in Afrika zirkulieren.

Einleitung

Marburg- und Ebola-Viren bilden die Familie *Filoviridae* in der Ordnung *Mononegavirales*. Man unterscheidet die Gattung der Marburg-ähnlichen Viren mit der Spezies *Marburg virus* und die Gattung der Ebola-ähnlichen Viren mit den vier Spezies *Sudan Ebola virus*, *Zaire Ebola virus*, *Reston Ebola virus* und *Côte d'Ivore Ebola virus*[1]. Mit der Ausnahme von *Reston Ebola virus*, welches bisher nur mit Primaten in Verbindung gebracht werden konnte, sind alle Filoviren pathogen für den Menschen. Sie wurden von Patienten mit hämorrhagischem Fieber isoliert. Jeder einzelne Ausbruch war durch eine hohe Letalität charakterisiert, die allerdings abhängig von der Filovirus-Spezies zwischen 50 und 90% schwankte[2-5]. Filovirale Epidemien größeren Ausmaßes sind sehr selten. Die Häufigkeit der Epidemien scheint jedoch seit einiger Zeit zuzunehmen. Es wird daher davon ausgegangen, dass es sich bei den Filoviren um Krankheitserreger handelt, die erst seit kurzer Zeit, aber mit steigender Tendenz im Kontakt mit menschlichen Populationen stehen[6].

Epidemiologie

Marburg virus wurde 1967 bei einem Ausbruch von hämorrhagischem Fieber in der deutschen Stadt Marburg an der Lahn entdeckt[7]. Angestellte eines lokalen Produzenten für Poliomyelitis-Impfstoffe infizierten sich mit dem Virus durch die Arbeit mit importieren Meerkatzen (*Cercopithecus aethiops*) aus Uganda. Nach der Einweisung der kranken Arbeiter in die Marburger Universitätsklinik kam es zur Infektion von Krankenhauspersonal. Insgesamt infizierten sich 24 Menschen und fünf davon verstarben[2, 8]. Nur wenige Wochen später kam es zu sechs Infektionen mit ähnlichem Krankheitsbild sowie zwei Todesfällen am Paul-Ehrlich-Institut der deutschen Stadt Frankfurt am Main[9], und zu zwei weiteren Infektionen am Institut „Torlak" im jugoslawischen Belgrad[10]. Wie sich herausstellte, hatten die beiden betroffenen Institute ebenfalls grüne Meerkatzen aus Uganda erhalten[2, 8].

In den folgenden Jahrzehnten verursachte *Marburg virus* nur einzelne Krankheitsfälle (siehe Tabelle 1). In den Jahren 1998 – 2000 kam es jedoch mehrmals zu größeren Ausbrüchen unter Goldschürfern der Stadt Durba in der Demokratischen Republik Kongo. Bisher wurden aufgrund des Bürgerkriegs in der Region keine entgültigen Statistiken zu den Epidemien veröffentlicht. Der erste Ausbruch umfasste aber mindestens 72 Menschen und 60 Todesfälle[11].

Ebola-Viren wurden 1976 bei nahezu simultanen Ausbrüchen in Sudan und Zaire entdeckt. Wie sich herausstellte, handelte es sich bei den Verursachern der Epidemien um unterschiedliche Viren, die jetzt den Gattungen *Sudan Ebola virus* bzw. *Zaire Ebola virus* zugeordnet werden. Mehr als 400 von 600 infizierten Menschen starben[3]. Zu weiteren größeren Epidemien aufgrund von *Zaire Ebola virus* kam es 1995 in der Demokratischen Republik Kongo[12] und zwischen 1994 und 1997 in Gabun[13]. *Sudan Ebola virus* verursachte 1979 eine kleine Epidemie in Sudan[14] und im Jahr 2000 mit 428 Fällen die bisher größte Filovirus-Epidemie in Uganda[15]. Die Verbreitung der Viren in den lokalen Krankenhäusern war charakteristisch für all diese Ausbrüche.

Die beiden anderen Ebola-Spezies, *Reston Ebola virus* und *Côte d'Ivoire Ebola virus*, wurden 1989 bzw. 1994 bei Epizootien unter Affen entdeckt[16, 17]. Ihr epidemiologisches Potential ist unbekannt. Bisher ist lediglich eine menschliche Infektion mit *Côte d'Ivoire Ebola virus* gesichert[17].

Obwohl es zahlreiche Studien gab, ist es bis heute nicht gelungen, die natürlichen Wirte der Filoviren zu identifizieren. Es bleibt daher weiterhin rätselhaft, wie es über-

Tabelle 1: Filovirus-Ausbrüche

Jahr des Ausbruchs	Ort des Ausbruchs	Anzahl der Fälle/ Todesfälle (% Letalität)	Filovirus-Spezies
1967	*Deutschland (Marburg/Lahn)*	*24/5 (21%)*	*Marburg virus*
1967	*Deutschland (Frankfurt/Main)*	*6/2 (33%)*	*Marburg virus*
1967	*Jugoslawien (Belgrade)*	*2/0 (0%)*	*Marburg virus*
1975	*Rhodesien/Südafrika (Johannesburg)*	*3/1 (33%)*	*Marburg virus*
1976	*Sudan (Maridi)*	*284/151 (53%)*	*Sudan Ebola virus*
1976	*Zaire (Yambuku)*	*318/280 (88%)*	*Zaire Ebola virus*
1976	*England (Porton Down)*	*1/0 (0%)*	*Sudan Ebola virus*
1977	*Zaire (Tandala)*	*1/1 (100%)*	*Zaire Ebola virus*
1979	*Sudan (Nzara)*	*34/22 (65%)*	*Sudan Ebola virus*
1980	*Kenia (Nzoia)*	*2/1 (50%)*	*Marburg virus*
1987	*Kenia (Mombassa)*	*1/1 (100%)*	*Marburg virus*
1988	*U.S.S.R. (Nowosibirsk)*	*2/2 (100%)*	*Marburg virus*
1989	*U.S.A. (Reston)*	*4/0 (0%)*	*Reston Ebola virus*
1989	*U.S.A. (Philadelphia)*	*0/0 (0%)*	*Reston Ebola virus*
1990	*U.S.S.R. (Nowosibirsk)*	*1/0 (0%)*	*Marburg virus*
1990	*U.S.A. (Alice)*	*0/0 (0%)*	*Reston Ebola virus*
1992	*Italien (Siena)*	*0/0 (0%)*	*Reston Ebola virus*
1994	*Elfenbeinküste (Guiglot)/ Schweiz*	*1/0 (0%)*	*Côte d'Ivoire Ebola virus*
1994-1995	*Gabun (Mékouka, Andock, Minkébé)*	*52/31 (58%)*	*Zaire Ebola virus*
1995	*Demokratische Republik Kongo (Kikwit, Mosango)*	*317/245 (77%)*	*Zaire Ebola virus*
1996	*Gabun (Mayibout 2)*	*3½1 (68%)*	*Zaire Ebola virus*
1996	*Gabun/Südafrika*	*2/1 (50%)*	*Zaire Ebola virus*
1996	*U.S.A. (Alice)*	*0/0 (0%)*	*Reston Ebola virus*
1996	*Philippinen (Luzon)*	*0/0 (0%)*	*Reston Ebola virus*
1996-1997	*Gabun (Booué)*	*60/45 (75%)*	*Zaire Ebola virus*
1998-2000	*Demokratische Republik Kongo (Durba)*	*?*	*Marburg virus*
2000-2001	*Uganda (Gulu, Masindi, Mbara)*	*428/173 (40%)*	*Sudan Ebola virus*

haupt zu den Ausbrüchen kommen konnte. Zwar lassen viele serologische Studien eine fast weltweite Verbreitung der Viren vermuten. Die Resultate vieler dieser Studien widersprechen sich jedoch, und die geringe Anzahl an Ausbrüchen bei der hohen Infektiösität dieser Viren stellt die angeblich große Ausbreitung in Frage[18].

Krankheitsbild

Virale hämorrhagische Fieber werden von geographisch mehr oder weniger restringierten Viren verschiedener Gattungen verursacht, die alle einen ausgeprägten Vasotropismus besitzen (siehe Tabelle 2). Obwohl sich das Gesamtbild der klinischen und pathologischen Veränderungen bei Infektionen mit den verschiedenen Viren gleicht, können diese doch oft untereinander abgegrenzt werden[19].

Tabelle 2: Verursacher viraler hämorrhagischer Fieber

Familie/Gattung/Art	Genom	Hämorrhagisches Fieber (HF)	Wirt	Vorkommen
Arenaviridae	bisegmentale (-)ssRNS			
Arenavirus				
Guanarito virus		*Venezuelanisches HF*	*Nager*	*Venezuela*
Junín virus		*Argentinisches HF*	*Nager*	*Argentinien*
Lassa virus		*Lassa-Fieber*	*Nager*	*Westafrika*
Machupo virus		*Bolivianisches HF*	*Nager*	*Bolivien*
Sabià virus		*Brasilianisches HF*	*?*	*Brazilien*
Whitewater Arroyo virus		*?*	*Nager*	*U.S.A.*
Bunyaviridae	trisegmentale (-)ssRNS			
Hantavirus				
Hantaan virus, Seoul virus,		*HF mit renalem Syndrom (HFRS)*	*Nager*	*Asien, Europa, Amerika,*
Dobrava-Belgrade virus		*HF mit renalem Syndrom (HFRS)*	*Nager*	*Mittlerer Osten*
Puumala virus		*Nephropathia epidedemica*	*Nager*	*Europa, Asien*
Sin Nombre virus, New York virus,		*Hanta-pulmonales Syndrom (HPS)*	*Nager*	*Amerika*
Tula virusund viele andere				
Phlebovirus				
Rift Valley fever virus		*Rifttal-Fieber*	*Mücken*	*Afrika*
Nairovirus				
Crimean-Congo hemorrhagic fever virus		*Krim-Kongo HF*	*Zecken*	*Balkan, Asien, Afrika*
Filoviridae	monosegmentale (-)-ssRNS	*Afrikanisches filovirales HF (AFHF)*	*?*	*Afrika, Philippinen?*
„*Marburg-like viruses*"				
Marburg virus				
„*Ebola-like viruses*"				
Côte d'Ivoire Ebola virus				
Reston Ebola virus				
Sudan Ebola virus				
Zaire Ebola virus				
Flaviviridae	monosegmentale (+)-ssRNS			
Flavivirus				
Dengue fever virus 1-4		*Dengue-Fieber*	*Mücken*	*weltweit*
Kyasanur Forest disease virus		*Kyasanursche Waldkrankheit*	*Zecken*	*Indien*
Omsk hemorrhagic fever virus		*Omsker HF*	*Zecken*	*Rußland*
Yellow fever virus		*Gelbfieber*	*Mücken*	*Afrika, Südamerika*

Ob die verschiedenen Spezies der Filoviren klinisch differenzierbare Syndrome verursachen ist unklar. Daher spricht man momentan nur von einem übergeordneten Syndrom, dem afrikanischen filoviralen hämorrhagischem Fieber (AFHF). Die Klinik des AFHF wurde 1995 während des Ausbruchs von *Zaire Ebola virus* in Kikwit in der Demokratischen Republik Kongo genauer definiert[5]. Nach einer Inkubationszeit von 5 – 16 Tagen bricht die Krankheit schlagartig aus. Die erste Phase ist durch Fieber, Schüttelfrost, Appetitlosigkeit, Myalgien, Arthralgien und Kopfschmerzen gekennzeichnet, gefolgt von Übelkeit mit oder ohne Erbrechen, Schmerzen im Abdomen mit oder ohne Durchfall, sowie Halsschmerzen. Innerhalb von etwa fünf Tagen entwickelt sich ein typisches makulo-papuläres Exanthem über den gesamten Körper unter Aussparung des Gesichts. Nach dieser Phase erholen sich die Patienten entweder, oder sie entwickeln die Symptome der prognostisch ungünstigen zweiten Krankheitsphase. Diese ist durch Anurie, Schluckauf, Petechien und Echymosen auf der Haut und den Schleimhäuten, gastrointestinalen und genitalen Blutungen, Hämatemesis, Hämoptysen, sowie anderen hämorrhagische Manifestationen gekennzeichnet. Spontanaborte sind häufig. Bei zahlreichen Patienten können neurologische Symptome wie Krämpfe, Verwirrung, Blindheit, Taubheit, Tinnitus, Meningitiden oder Dys- und Paraästhesien beobachtet werden. Tachypnöe und ein schlagartiger Abfall des Fiebers auf Normaltemperatur ist typisch für das Terminalstadium. Der Tod tritt 3 – 21 Tage nach Ausbruch der Krankheit durch Multiorganversagen im Schock ein[2, 3, 5]. Überlebende haben oft noch Monate mit den Folgen der Infektion zu kämpfen. Gewichtsverlust, Arthralgien der großen Gelenke, Konjunktivitis, Uveitis, Parotitis, unilaterale Orchitis, Dysästhesien, Perikarditis, Blindheit, Tinnitus und Taubheit gehören zu den beobachteten Langzeiteffekten einer überlebten Filovirus-Infektion[3, 5, 20].

Labor

Patienten mit AFHF zeigen erhöhte Spiegel an Fibrinspaltprodukten, sowie erhöhte sGOT- und sGPT-Aktivitäten. Verlängerte Prothrombin- und partielle Thromboplastin-Zeiten sind ebenfalls typische Laborbefunde. Das Blutbild ist durch eine frühe Leukopenie (bis 1000/ml) mit Linksverschiebung und spätere Leukozytose aufgrund bakterieller Superinfektionen, sowie Thrombozytopenie (bis 10000/ml) charakterisiert. Hyperproteinämie und Proteinurie sind weitere Befunde[21].

Pathologie und Pathogenese

Virale hämorrhagische Fieber sind Kapillaropathien, die oft mit Blutungen verbunden sind. In den terminalen Stadien findet oft eine disseminierte intravaskuläre Gerinnung (DIG) statt. Einzelne Thromben verstopfen die kleinen Blutgefäße. Es entwickeln sich lokalen Nekrosen, die später zum Multiorganversagen führen können[19].

In Tiermodellen fand man heraus, dass Filoviren während der Inkubationszeit zunächst Monozyten und zirkulierende Makrophagen infizieren. Mit der Zeit werden dann unter anderem auch Hepatozyten, Fibroblasten und zuletzt Endothel- und Epithelzellen befallen. Massive Zelllysen, verbunden mit einer starken Zytokinantwort und disseminierter intravaskulärer Gerinnung, führen dann zu klinischen Symptomen und im Extremfall zu Schock und Tod. Bei fatalen Infektionen erfolgt dies so schnell, dass das Immunsystem so gut wie gar nicht reagiert[22-24].

Filoviren verursachen massive Organschäden. Vor allem die Leber und das lymphatische Gewebe sind von Verfettung, ischämischen Nekrosen und Hämorrhagien betroffen. Der massive Verlust lymphoider Zellen charakterisiert die Veränderungen im lymphatischen Gewebe. In der Lunge findet man diffuse alveoläre Schäden. Tubuläre Nekrosen sind nierentypisch. Das Herz kann von myokardialen Ödemen betroffen sein[23].

Molekularbiologie und Morphologie

Die Genome von *Marburg virus* (Stamm Musoke und Popp) und von *Zaire Ebola virus* (Stamm Mayinga) wurden inzwischen vollständig sequenziert. Filoviren enthalten eine einzelsträngige RNS mit negativer Polarität ((-)ssRNS). Die etwa 19kb großen filoviralen Genome umfassen sieben Gene in der Reihenfolge 3'-NP-VP35-VP40-GP-VP30-VP24-L-5' (siehe Graphik 1). Das Nukleoprotein-Gen (NP) kodiert für Proteine, welche die Genome helikal verpacken. Das Nukleokapsid ist von einer von der Wirtszelle abstammenden Membran umgeben, welche die durch das Glykoprotein-Gen (GP) kodierten Peplomere enthält. Diese sind die Liganden für die bisher unbekannten Zellrezeptoren der Filoviren. Im Gegensatz zu Marburg-Viren editieren Ebola-Viren das GP-Transkript und exprimieren so zwei Produkte. Das primäre Transkript kodiert für ein solubles Glykoprotein (sGP), dessen Funktion unbekannt ist. Das editierte zweite Transkript kodiert für das eigentliche Glykoprotein[25].

Alle filoviralen Gene wurden inzwischen geklont. Sie stehen jetzt in eukaryontischen Expressionssystemen zur weiteren Erforschung zur Verfügung. Dank dieser Systeme ist es möglich, die Filoviren außerhalb von Hochsicherheitslaboratorien zu erforschen. Die Expressionsprodukte der GP- und NP-Gene der Filoviren sind inzwischen gut charakterisiert. Dagegen sind die Funktionen der viralen Proteine (VP) 35, 40, 30 und 24 immer noch mehr oder weniger unbekannt. VP35 soll den Phosphoproteinen der Paramyxoviren ähnlich sein. VP40 ist vermutlich ein essentieller Faktor für die Maturation und Exocytose der filoviralen Partikel. VP30 wird eine transkriptionsunterstützende Wirkung zugeschrieben, während die Funktion von VP24 gänzlich im Dunkeln liegt. Das L-Gen kodiert für eine RNS-anhängige RNS-Polymerase, welche die einzelnen Gene der Filoviren in mRNS transkribiert und das gesamte Genom über ein einzelsträngiges Antigenom mit positiver Polarität im Cytosol repliziert[25]. Die kompletten filoviralen Partikel (siehe Graphiken 2 und 3) sind pleomorphe, filamentöse und manchmal verzweigte U- oder 6-förmige Partikel von 80nm Breite und mit durchschnittlichen Längen um die 800 – 1000nm[26].

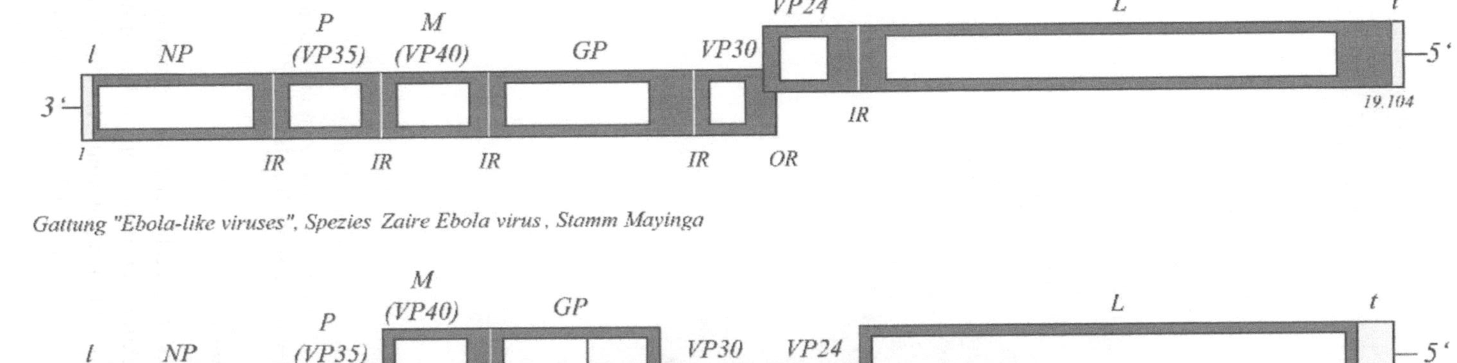

Grafik 1: Genom-Organisation der *Filoviridae*

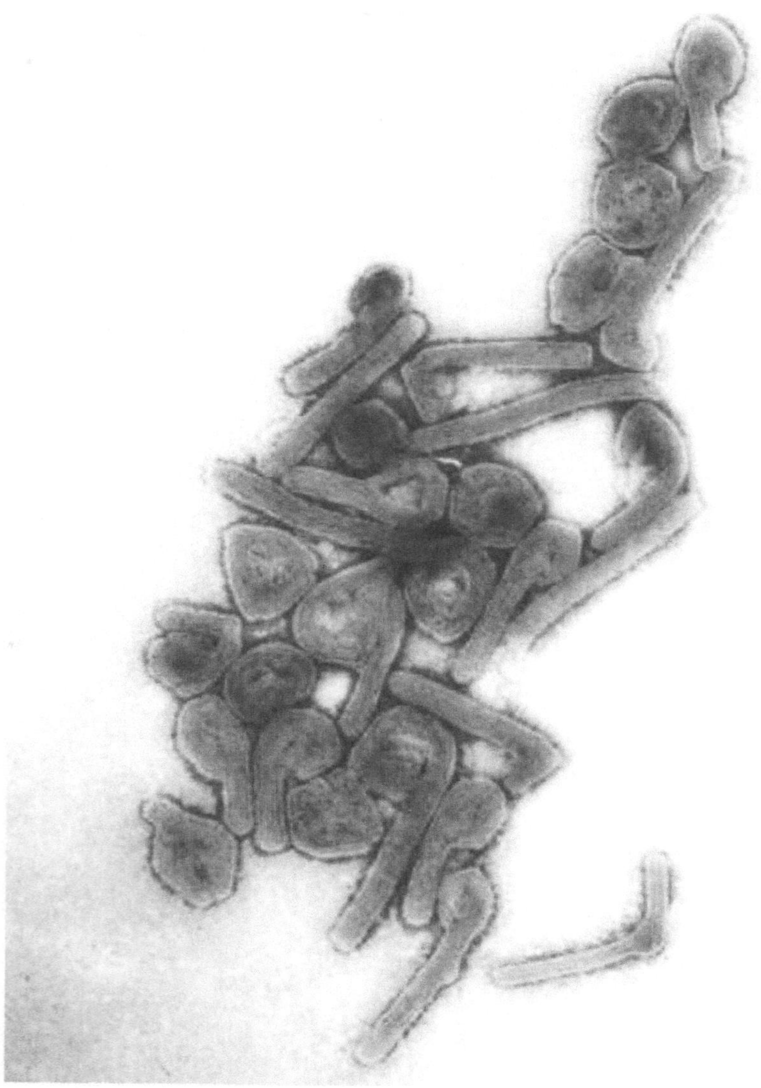

Grafik 2: Die Struktur von *Marburg virus (Stamm Musoke)*.
Transmissionelektronemmikroskopische Aufnahme des Überstands einer Vero-Zellkultur (mit freundlicher Genehmigung von Dr. Thomas W. Geisbert, USAMRIID, Maryland)

Prävention

Filoviren sind extrem virulente und hochinfektiöse Pathogene. In Tiermodellen reicht oft bereits ein Partikel aus, eine tödliche Infektion hervorzurufen. Während der Epidemien zeigte sich jedoch, dass Filoviren nicht sehr kontagiös sind. Nur direkter Körperkontakt mit einem Infizierten ist mit einem hohen Risiko der Übertragung behaftet. Zur Prävention und Eindämmung von Epidemien sind daher die üblichen Vorsichtsmaßnah-

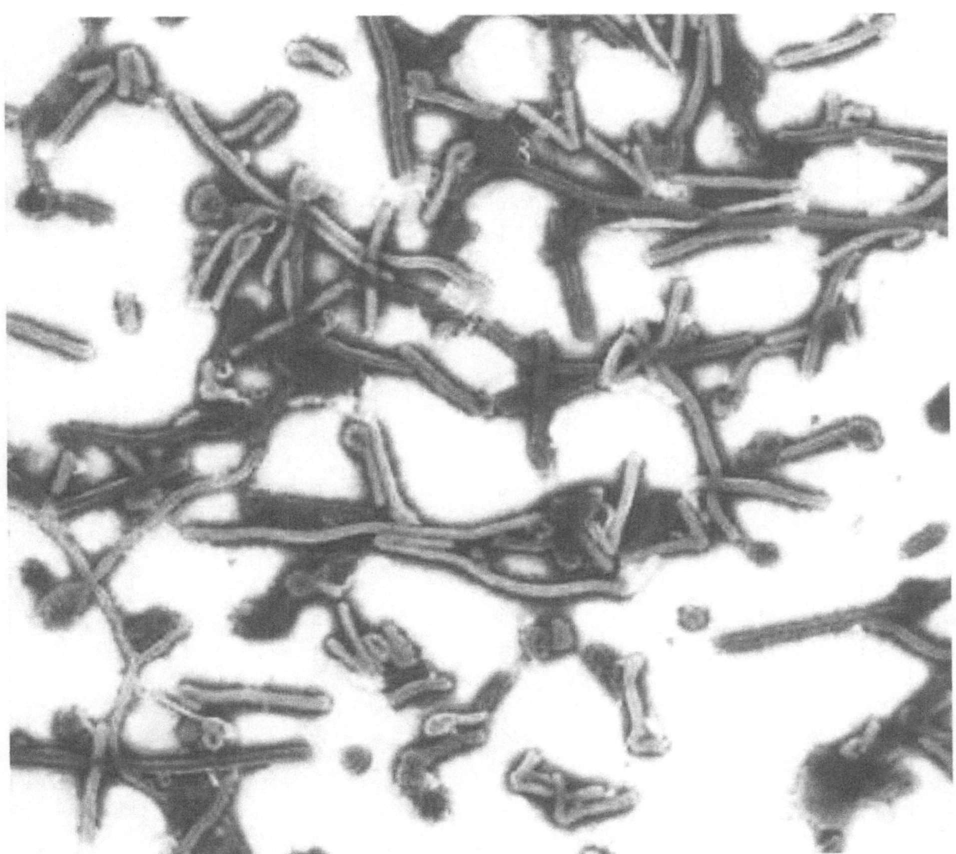

Grafik 3: Die Struktur von *Zaire Ebola virus (Stamm Mayinga).*
Transmissionelektronemmikroskopische Aufnahme des Überstands einer MA104-Zellkultur (mit freundlicher
Genehmigung von Dr. Thomas W. Geisbert, USAMRIID, Maryland)

men wie Handschuhe, Mundschutz und Desinfektion ausreichend. Hochsicherheits-
trakte mit strikter Patientenisolation sind, obwohl immer wieder gefordert, nicht notwendig[27]. Die Desinfektion und Sterilisation von filoviral kontaminierten Materialen ist
nicht weiter problematisch[28] und kann daher auch in Entwicklungsländern sicher durchgeführt werden.

Zum heutigen Zeitpunkt gibt es noch keinen Impfstoff zur Verhütung filoviraler Infektionen. In den letzten Jahren wurden in Tiermodellen jedoch enorme Fortschritte in
der Impfstoffentwicklung erzielt. Rekombinante Replikonsysteme und DNS-Vakzinie-
rungen sind vielversprechende Ansätze[29, 30], die bei Versuchen mit Affen bereits über-
zeugen.

Tabelle 3: Labordiagnose von filoviralen Infektionen

Diagnostischer Test	Nachweis	Probenmaterial	Vorteil	Nachteil
Indirekte Immunofluoreszenz (IFA) mit nativem oder rekombinantem filoviralem Antigen	Filovirus-Antikörper	Serum	einfach, sicher	subjektive Interpretation, Kreuzreaktionen, unspezifisch
IgG/IgM Capture ELISA mit nativem oder rekombinantem filoviralem Antigen	Filovirus-Antikörper	Serum	schnell, objektiv, spezifisch, sensitiv	benötigt besondere Ausrüstung
Western Blot	Filovirus-Antikörper	Serum	Protein-spezifisch	schwierige Interpretation
Reverse Transkriptase-Polymerase-Kettenreaktion (RT-PCR)	Filovirale subgenomische oder genomische Nukleinsäuren	Serum, Blut, Gewebe	schnell, sensitiv	benötigt besondere Ausrüstung, mögliche Kontamination
In situ Hybdridisierung (ISH)	Filovirale subgenomische oder genomische Nukleinsäuren	Gewebe		benötigt besondere Ausrüstung
Antigen-ELISA	Filovirales Antigen	Serum, Blut, Gewebe	schnell, objektiv, spezifisch, sensitiv	benötigt besondere Ausrüstung
Immunohistochemie (IHC)	Filovirales Antigen	Gewebe	geht mit fixiertem Gewebe	großer Zeitbedarf
Electronenmikroskopie (EM)	Filovirale Partikel	Serum, Blut, Gewebe	nahezu eindeutig	benötigt besondere Ausrüstung
Virusisolation	Filovirale Partikel	Blut, Gewebe	eindeutig	benötigt BSL-4-Institut

Diagnostik

Auch die Diagnostik von filoviralen Infektionen hat sich in den letzten Jahren stetig verbessert. Die indirekte und direkte Immunfluoreszenz stellt eine einfache und billige, allerdings auch sehr unspezifische Methode zur Diagnose von Marburg- und Ebola-Viren dar. ELISA und Western Blot ermöglichen eine wesentlich spezifischere und sensitivere Bestätigung von filoviralen Infektionen. Einfache Virusisolationstechniken, Elektronenmikroskopie, sowie *In situ*-Hybridisierung und Immunohistochemie runden die diagnostische Palette ab (siehe Tabelle 3). Referenzlaboratorien, wie die Centers for Disease Control and Prevention (CDC) in Atlanta, das United States Army Medical Research Institute of Infectious Diseases (USAMRIID) in Frederick, oder das Bernhard-Nocht Institut für Tropenmedizin in Hamburg haben diese Methoden perfektioniert[31, 32].

Therapie

Afrikanische filovirale hämorrhagische Fieber (AFHF) können noch immer nicht direkt therapiert werden. Immerhin gibt es erste Erfolge mit Hyperimmunseren, monoklonalen Antikörpern, *S*-Adenosylhydrolase-Inhibitoren, Interferon und anderen Therapieversuchen im Tierversuch[33]. Momentan können Patienten mit einer Filovirus-Infektion lediglich symptomatisch behandelt werden. Volumenersatz, Einstellung der Elektrolyte, Plättchenkonzentrate zur Therapie der Thrombozytopenie und andere allgemeine Maßnahmen sind die einzigen möglichen Therapieoptionen.

Schlussfolgerungen

Dank der Einführung der Molekulargenetik haben sich einige Rätsel um die Filoviren gelüftet. Die molekulare Struktur der Filoviren ist bekannt und die Funktion einiger Proteine konnte entschlüsselt werden. Die wenigen Ausbrüche in den letzten drei Jahrzehnten lassen auf einen in Afrika vorkommenden Wirt der Filoviren schließen. Aufgrund der geringen Kontagiösität wurden selbst während der größten Filovirus-Epidemien nicht mehr als 500 Menschen erfasst. Die immer wieder vorgetragenen Schreckensvisionen einer weltweiten Filovirus-Epidemie sind daher unglaubwürdig. In Industriestaaten würden es die verbesserten Diagnosemöglichkeiten heute bereits innerhalb von Stunden erlauben, eine Infektion mit Ebola-Viren zu diagnostizieren und einen Ausbruch effektiv zu verhindern oder einzudämmen. Erste Erfolge in der Therapie und der Impfstoffentwicklung in Tiermodellen lassen hoffen, dass bereits in naher Zukunft Methoden zur Behandlung oder Prevention von Infektionen zur Verfügung stehen werden. Trotz dieser Erfolge bleiben viele Fragen um die Marburg- und Ebola-Viren ungelöst. Weder ihre Replikation noch ihr Zelltropismus ist bisher ausreichend untersucht. Wie es die Filoviren schaffen, ganze Organsysteme zu zerstören, ist genauso rätselhaft wie ihr natürlicher Wirt. Weder Impfstoff noch Therapie sind vorhanden. Die Frage, ob Filoviren lediglich in Afrika endemisch sind, ist ebenfalls unbeantwortet. Neu entwickelte Methoden lassen auf eine Beantwortung dieser Fragen in naher Zukunft hoffen.

Literatur

1. Netesov SV, Feldmann H, Jahrling PB et al. Family *Filoviridae*. In: van Regenmortel MHV, Fauquet CM, Bishop DHL et al. Virus Taxonomy - Seventh Report of the International Committee on Taxonomy of Viruses. San Diego, U.S.A.: Academic Press; 2000. p. 539-48.

2. Martini GA, Siegert R. Marburg Virus Disease. Berlin, Deutschland: Springer-Verlag; 1971.

3. Pattyn SR, editor. Ebola virus haemorrhagic fever - Proceedings of an International Colloquium on Ebola Virus Infection and Other Haemorrhagic Fevers held in Antwerp, Belgium, December 6 - 8, 1977. Amsterdam, Holland: Elsevier/North-Holland Biomedical Press; 1978.

4. Klenk H-D, editor. Marburg and Ebola Viruses. Berlin, Deutschland: Springer-Verlag; 1999.

5. Peters CJ, LeDuc JW. Ebola: The Virus and the Disease. J Infect Dis (Chicago) 1999; 179(suppl. 1).

6. Lederberg J, Shope RE, Oaks SC, Jr. Emerging Infections - Microbial Threats to Health in the United States. Washington, D.C., U.S.A.: National Academy of Sciences, National Academy Press; 1992.

7. Siegert R, Shu H-L, Slenczka W et al. Zur Ätiologie einer unbekannten, von Affen ausgegangenen menschlichen Infektionskrankheit. Dtsch Med Wochenschr 1967; 92: 2343.

8. Slenczka W. Marburg-Virus-Epidemie 1967. Neuere Erkenntnisse über das Virus und seine Epidemiologie. Alma Mater Philipp 1988-1989; Wintersemester 1988/1989: 4-7.

9. Stille W, Böhle E, Helm E et al. Über eine durch Cercopithecus aethiops übertragene Infektionskrankheit („Grüne-Meerkatzen-Krankheit", „Green Monkey Disease"). Dtsch Med Wochenschr 1968; 93: 572-82.

10. Todorovic K, Mocic M, Klasnja R et al. Nepoznato virusno oboljenje preneto sa infitsiranich-obolelich majmuna na chobeka. Glas Srp Akad Nauka [Med] 1969; No. 22: 91-101.

11. Bertherat E, Talarmin A, Zeller H et al. République Démocratique du Congo : entre guerre civile et virus Marburg. Méd Trop 1999; 59: 201-4.

12. World Health Organization - Regional Office for Africa. Ebola viral haemorrhagic fever epidemic (VHF). Final Report. Kikwit (Bandundu), Zaire, 1995. Kikwit (Bandundu), Zaire, 1995. Brazzaville, Congo; 1996.

13. Georges A-J, Leroy EM, Renaut AA et al. Ebola Hemorrhagic Fever Outbreaks in Gabon, 1994-1997: Epidemiologic and Health Control Issues. J Infect Dis (Chicago) 1999; 179(suppl. 1): S65-S75.

14. World Health Organization. Viral haemorrhagic fever: Sudan. Wkly Epidemiol Rec 1979; 54: 319.

15. World Health Organization. Outbreak of Ebola haemorrhagic fever, Uganda, August 2000 - January 2001. Wkly Epidemiol Rec 2001; 76: 41-6.

16. Jahrling PB, Geisbert TW, Dalgard DW et al. Preliminary report: isolation of Ebola virus from monkeys imported to USA. Lancet 1990; 335: 502-5.

17. le Guenno B, Formenty P, Wyers M et al. Isolation and partial characterisation of a new strain of Ebola virus. Lancet 1995; 345: 1271-4.

18. Becker S, Feldmann H, Will C et al. Evidence for occurrence of filovirus antibodies in humans and imported monkeys: do subclinical filovirus infections occur worldwide? Med Microbiol Immunol 1992; 181: 43-55.

19. Smorodintsev AA, Kazbintsev LI, Chudakov VG. Virusnye gemorragicheskiye likhoradki. Leningrad, U.S.S.R.: Gosudarstvennoe Izdatelstvo Meditsinskoi Literatury; 1963.

20. Baltzer G, Slenczka W, Stöppler L et al. Marburg-Virus-Krankheit. Verlaufsbeobachtungen über 12 Jahre (1967-1979) In: Schlegel B. Verhandlungen der Deutschen Gesellschaft für Innere Medizin. München, Deutschland: J. F. Bergmann Verlag; 1979. p. 1203-6.

21. Martini GA, Knauff HG, Baltzer G et al. Das klinische Bild der Marburg-Virus-Krankheit, genannt „Marburger Affenkrankheit". Dtsch Ärztebl 1968; 65: 1675-80.

22. Ryabchikova EI, Kolesnikova LV, Netesov SV. Animal Pathology of Filovirus Infections. In: Klenk H-D. Marburg and Ebola Viruses. Berlin, Deutschland: Springer-Verlag; 1999. p. 145-73.

23. Zaki SR, Goldsmith CS. Pathologic Features of Filovirus Infections in Humans. In: Klenk H-D. Marburg and Ebola Viruses. Berlin, Deutschland: Springer-Verlag; 1999. p. 97-116.

24. Baize S, Leroy EM, Georges-Courbot M-C et al. Defective humoral responses and extensive intravascular apoptosis are associated with fatal outcome in Ebola virus-infected patients. Nat Med 1999; 5: 423-6.

25. Feldmann H, Kiley MP. Classification, Structure, and Replication of Filoviruses. In: Klenk H-D. Marburg and Ebola Viruses. Berlin, Deutschland: Springer-Verlag; 1999. p. 1-21.

26. Geisbert TW, Jahrling PB. Differentiation of filoviruses by electron microscopy. Virus Res 1995; 39: 129-50.
27. Fisher-Hoch SP. Stringent Precautions *Are not* Advisable when Caring for Patients with Viral Haemorrhagic Fevers. Rev Med Virol 1993; 3: 7-13.
28. Mitchell SW, McCormick JB. Physicochemical Inactivation of Lassa, Ebola and Marburg Viruses and Effect on Clinical Laboratory Analysis. J Clin Microbiol 1984; 20: 486-9.
29. Sullivan NJ, Sanchez A, Rollin PE et al. Development of a preventive vaccine for Ebola virus infection in primates. Nature 2000; 408: 605-9.
30. Hevey M, Negley D, Pushko P et al. Marburg Virus Vaccines Based upon Alphavirus Replicons Protect Guinea Pigs and Nonhuman Primates. Virology 1998; 251: 28-37.
31. Jahrling PB. Arenaviruses and Filoviruses. In: Lennette EH, Smith TF. Laboratory Diagnosis of Viral Infections. 3rd ed. New York, U.S.A.: Marcel Dekker; 1999. p. 333-59
32. Ksiazek TG. Laboratory diagnosis of filovirus infections in nonhuman primates. Lab Animal 1991; 20: 34-46.
33. Bray M, Huggins J. Antiviral therapy of haemorrhagic fevers and arbovirus infections. Antivir Ther 1998; 3: 53-79.

Impfplan 2000 Österreich

Stand 17. Juni 2000
Empfehlungen des Obersten Sanitätsrates (Impfausschuss)

Im folgenden finden sich die im Jahr 2000 aktualisierten Richtlinien zu den in Österreich empfohlen Impfungen.

Im weiten Teil wird auf spezielle Impfungen und deren Indikationen eingegangen.

A. ALLGEMEIN EMPFOHLENE IMPFUNGEN

Tabelle 1: Impfkalender für Säuglinge, Kinder und Jugendliche

	ALTER									
	1.Lebensjahr			2.Lebensjahr			Späteres Kindesalter			nach 15. Lj.
	3. Mo	4. Mo	5.Mo	im 2.Lj.	ab 14.Mo	15.-18.Mo	7.Lj.	13.Lj.	14.-15.Lj.	
Hepatitis B	1.HBV[a]		2.HBV	3.HBV				HBV[a,g]		[h]
Diphtherie, Tetanus, Pertussis[b]	1.DTaP	2.DTaP	3.DTaP			4.DTaP	dT		dT[f]	dT alle 10 Jahre
H. influenzae B	1.HIB[e]	(2.HIB[e])	3.HIB	4.HIB[e]						
Poliomyelitis[d]	IPV	IPV	IPV				OPV[d]		OPV[d,f]	alle 10 Jahre
Masern, Mumps, Röteln						1.MMR		2. MMR	c)	

Anmerkungen zur Durchführung der Impfungen

a) Wenn **Mutter HBsAg pos** erfolgt die aktive und passive Immunisierung unmittelbar nach der Geburt (>12 Std), vorzugsweise im Kreißsaal, die zweite Teilimpfung 1Monat später, weitere Impfungen wie im normalen Impfplan. Wenn der **HBsAg Status der Mutter unbekannt** ist, erfolgt die aktive Impfung sofort, sowie eine Untersuchung der Mutter auf HBsAg. Für die HBV-Impfung ab dem 3.LM gilt das Schema 0, 1, 6 bis12 Mo. Die HBV Impfung kann in jedem Alter nachgeholt werden, sollte aber spätestens zu Beginn des 13. Lebensjahres abgeschlossen sein.

Nach Möglichkeit sollte bei im Säuglings- und Vorschulalter Geimpften im 13.Lj eine Auffrischungsimpfung erfolgen.

b) Die DTaP-Impfung kann auch zu einem späteren Zeitpunkt nachgeholt werden, ab dem 7.Lebensjahr aber nur mehr dT verwenden.

c) **Röteln für Mädchen** in Form der 1. und/oder 2. MMR. Für Kinder, die 1x Masern-Mumps und 1x MMR erhalten haben, genügt Nachholen der 2. Rötelnimpfung (monovalent).

d) Wird IPV als Kombinationsimpfstoff verwendet, erfolgt das Impfschema nach Fachinformation. Sobald IPV als Kombinationsimpfstoff (z.B. als dT-IPV) in ausreichender Menge verfügbar ist, soll OPV nicht weiter verwendet werden.

e) Die HIB-Impfung wird gleichzeitig mit der DTaP–Impfung durchgeführt, ein solcher Kombinationsimpfstoff kann auch die inaktivierte Poliokomponente enthalten. Eine weitere Auffrischungsimpfung ist im 2. Lj empfohlen. Das Impfschema ist vom verwendeten Impfstoff bzw. der verwendeten Impfstoffkombination abhängig und der jeweiligen Fachinformation zu entnehmen. Im Jahr 2000 wird eine HIB-HBV Kombination verwendet, die drei Dosen im Alter von 3, 5, 12-15 Monaten erfordert. Die DTaP-Komponenten werden mit einer tetravalenten Vakzine (DTaP-IPV) abgedeckt.

f) Zur Aufrechterhaltung des Impfschutzes soll die Diphtherie-Tetanus Impfung (dT) und die Polioimpfung alle 10 Jahre wiederholt werden.

g) Auffrischungsimpfung mit HBV: Auch wenn keine Grundimmunisierung im Säuglings- und Vorschulalter erfolgt ist, sollte die Hepatitis B Impfung zu Beginn des 13. Lebensjahres abgeschlossen sein.

Termine für weitere Auffrischungsimpfungen werden, wenn überhaupt notwendig, noch festgesetzt.

Tabelle 2: Spezielle Impfungen

Impfung gegen	Kategorie	Indikation bzw. Reiseziel	Anwendungshinweise
FSME	Indikationsimpfung Auffrischung	Da Österreich ein Land ist in dem virusinfizierte Zecken endemisch vorkommen, besteht für Personen die in Endemiegebieten leben, eine Impfindikation . Für alle anderen ist die FSME Impfung als Reiseimpfung bei möglicher Exposition in FSME-Endemiegebieten empfohlen. Derzeit alle 3-5 Jahre je nach verwendetem Impfstoff und Alter.	Derzeit sind 3 Impfstoffe zugelassen: FSME-IMMUN Inject TicoVac nach dem 3. Lebensjahr Encepur nach dem 12. Lebensjahr Wegen des gehäuften Auftretens von Fieberreaktionen, die gelegentlich mit Fieberkrämpfen einhergehen, ist bei Verwendung von TicoVac (Baxter) für die Erstimpfung vom 4. bis zum vollendeten 15. Lj nur die ½ Dosis zu geben.
Hepatitis A (HAV)	Indikationsimpfung	HAV gefährdetes Personal medizinischer Einrichtungen, auch SchülerInnen und StudentInnen z.B. Pädiatrie, Infektionsmedizin, Labor (Stuhluntersuchungen), inklusive Küchen und Reinigungspersonal Generell Personal von Großküchen, Großcatering, Spitalsküchen und vergleichbare Einrichtungen der Gemeinschaftsverpflegung. Personal von Kinderbetreuungseinrichtungen und Einrichtungen für geistig Behinderte Kanalisations- und Klärwerkpersonal, Personal plasmafraktionierender Unternehmen, Militärpersonal bei möglicher Exposition,	Grundimmunisierung je nach Impfstoff; ab 1. Lebensjahr, kombinierbar mit HBV-Impfstoff, wenn indiziert Für Personen älter als 50 und für Personen mit anamnestischer Hepatitis, sowie für Personen, die sich lange in endemischen Regionen aufgehalten haben, wird eine vorherige Antikörperbestimmung empfohlen.

Impfung gegen	Kategorie	Indikation bzw. Reiseziel	Anwendungshinweise
	Reiseimpfung	speziell unter Feld- oder Übungsbedingungen. Personen mit häufigem Bedarf an Plasmaprodukten (z.B.: Haemophile), nicht immune Personen mit chronischer Lebererkrankung wie z.B.: HCV Infizierte und HBV-Carrier Intravenös Drogenabhängige Kontaktpersonen zu an Hepatitis A Erkrankten oder HAV-Ausscheidern Personen mit Sexualverhalten, welches bezüglich Hepatitis A riskant sein kann Reisende (Tourismus, berufliche Reisen, aber auch diplomatischer Dienst und Entwicklungshilfe) in Gebiete mit hoher Hepatitis A Verbreitung oder bei Hepatitis A Ausbrüchen	
Hepatitis B	Indikationsimpfung	Die Impfung ist allen in medizinischen Berufen tätigen Personen zu empfehlen, auch SchülerInnen und StudentInnen dieser Berufe Personal von Einrichtungen für geistig Behinderte Personal plasmafraktionierender Unternehmen Personen mit Infektionsrisiko durch Blutkontakte mit möglicherweise infizierten Personen (Ersthelfer, Polizisten) Personen, die beruflich Injektionsnadeln einsammeln oder entsorgen Personen mit häufigem Bedarf an Plasmaprodukten (z.B.: Haemophile), Dialysepatienten, nicht immune Personen mit chronischer Lebererkrankung Kontaktpersonen zu an Hepatitis B Erkrankten oder HBsAg - Trägern, sofern sie nicht bereits immun oder nicht selbst HBsAG Träger sind	
	Reiseimpfung	Personen mit riskantem Sexualverhalten (Sexualpartner von HBsAg Trägern, häufiger Wechsel von Sexualpartnern) Intravenös Drogenabhängigen Reisende (Tourismus, berufliche Reisen, aber auch diplomatischer Dienst und Entwicklungshilfe) in Gebiete mit hoher Hepatitis B Verbreitung	
Varizellen (Windpocken)	Indikationsimpfung	Varizellenimpfstoff kann für alle Kinder verwendet werden, die suszeptibel sind (ab 9 Monaten). Der Impfstoff ist auch geeignet für suszeptible Betreuungspersonen. Bei Frauen soll eine Schwanger-	Bei Patienten mit Chemotherapie siehe Fachinformation.

Impfung gegen	Kategorie	Indikation bzw. Reiseziel	Anwendungshinweise
		schaft bei Impfung und drei Monate danach ausgeschlossen werden. Für das gesamte suszeptible Personal im Gesundheitswesen besonders pädiatrische Kliniken (auch SchülerInnen und StudentInnen), pädiatrische Onkologie, Betreuung von Schwangeren und Immundefizienten soll vor Arbeitsaufnahme Immunität durch die Infektion oder durch die Impfung bestehen. Indiziert auch für Personal in Kinderbetreuungseinrichtungen Besonders für Kinder mit Leukämie, soliden Malignomen, Kinder bei geplanter Immunsuppression wegen schwerer Autoimmunerkrankung, vor Organtransplantation, bei schwerer Niereninsuffizienz, Kinder mit schwerer Neurodermitis.	
Diphtherie	Auffrischung, Indikationsimpfung Reiseimpfung	Alle Erwachsenen 10 Jahre nach der letzten Auffrischung Bei Versäumen der Auffrischung wird diese mittels einer einzelnen Dosis nachgeholt Medizinisches Personal, welches Kontakt mit Infizierten haben kann. Personen mit häufigen Publikumskontakten Flüchtlinge, Asylanten, Immigranten aus Gebieten mit Diphtherie Risiko Personal der Grenzkontrollinstitutionen, diplomatisches Personal Reisen bzw.Aufenthalt in Ländern mit erhöhtem Diphtherie-Risiko	Alle 10 Jahre Auffrischung mit reduzierter Diphtheriekomponente(d), als Kombinationsimpfstoff dT.
Tetanus	Auffrischung Indikationsimpfung	Alle Erwachsenen 10 Jahre nach der letzten Auffrischung. Bei Versäumnis der Auffrischung wird diese mittels einer einzigen Dosis nachgeholt. Nach Verletzungen siehe Tab 3.	Alle 10 Jahre Auffrischung mit Tetanus als Kombinationsimpfstoff dT
Poliomyelitis	Auffrischung Indikationsimpfung Reiseimpfung	Erwachsene alle 10 Jahre mit OPV, Reiseimpfung auch mit IPV	Medizinisches Personal sollte grundsätzlich mit IPV geimpft werden.
Röteln	Indikationsimpfung	Grundsätzlich sollte der Immunstatus bei allen Frauen vor der Schwangerschaft bekannt sein. Zur Abklärung des Immunstatus soll jeder Arztbesuch genutzt werden, insbesondere gynäkologische Ordinationen , evtl. anlässlich der Verschreibung von Antikonzeptiva. Frauen mit besonders hohem Infektionsrisiko für sich und andere (Lehrerinnen,	Die Rötelnimpfung in der Schwangerschaft ist kontraindiziert. Bei Frauen soll eine Schwangerschaft bei Impfung und drei Monate danach ausgeschlossen werden.

Impfung gegen	Kategorie	Indikation bzw. Reiseziel	Anwendungshinweise
		Kindergärtnerinnen, Krankenpflegerinnen sowie Schülerinnen in diesen Berufen) sollten immun sein, ebenso wie das gesamte geburtshilflich-gynäkologische Personal (Frauen und Männer)	
Influenza	Indikationsimpfung	Kinder (ab 7. Lebensmonat) Jugendliche und Erwachsene mit erhöhter Gefährdung infolge eines Grundleidens (chronische Lungen- Herz- Kreislauferkrankungen, Erkrankungen der Nieren, Stoffwechselkrankheiten und Immundefekte (angeboren oder erworben). Ebenso ist die Impfung für Personen > 60 Jahren empfohlen. Betreuungspersonen (z.B. in Spitälern, Altersheimen und im Haushalt), die Risikogruppen (kranke Kinder, Altersheim) sollen ebenfalls geimpft werden. Personal mit häufigen Publikumskontakten.	
	Reiseimpfung	Bei Reisen in Epidemiegebiete für alle Reisenden.	
Pneumokokken	Indikationsimpfung	Kinder, Jugendliche und Erwachsene mit erhöhter Gefährdung infolge eines Grundleidens (chronische Lungen- Herz- Kreislauferkrankungen, Erkrankungen der Nieren und der Blutbildung, Diabetes mellitus, chronischer Alkoholismus, Leberzirrhose, Immunsuppression inkl. HIV-Infektion, Aspleniesyndrom. Ebenso ist die Impfung für Personen > 60 Jahren empfohlen.	Eine Injektion bei Kindern > 2 Jahren, Auffrischung nach 3-5 Jahren.
Meningokokken	Indikationsimpfung	In Österreich ist der Anteil der Meningokokken Typ C Erkrankungen angestiegen ca. 25%. Eine Impfung kann daher unter Berücksichtigung der Empfehlungen der Sanitätsbehörden bei Epidemien durch im Impfstoff enthaltene Stämme neben der antibiotischen Prophylaxe für gefährdete Personen empfohlen werden. Indiziert auch für exponiertes Personal (Labor, Intensivstation, Pädiatrie)	Tetravalenter Impfstoff $(ACW_{135}Y)$ wird empfohlen
	Reiseimpfung	Als Reiseimpfung in Endemiegebiete	
BCG (Tuberkulose)		Die Impfung mit dem derzeit verfügbaren BCG Impfstoff wird nicht empfohlen	
Tollwut	Indikationsimpfung	Praeexpositionell: Für Veterinärpersonal inkl. StudentInnen, Tierpräparatoren, Jäger, Tierhändler Postexpositionell: Da die Tollwut in Österreich nahezu ausgerottet ist, ist die	Praeexpositionell: 0, 7, 21 Tage Postexpositionell : 0, 0, 7, 21 Siehe Fachinformation

Impfung gegen	Kategorie	Indikation bzw. Reiseziel	Anwendungshinweise
	Reiseimpfung	postexpositionelle Impfung in den seltensten Fällen indiziert. CAVE: Hundeimporte aus endemischen Ländern. Bei erhöhter Expositionsgefahr durch Reiseart und -land.	
Gelbfieber	Reiseimpfung	Indiziert bei Reisen in die Endemiegebiete des tropischen Afrikas und Südamerikas.	Auffrischung alle 10 Jahre Siehe auch: Impfungen in der Schwangerschaft Die Impfung wird nur an dafür autorisierten Gelbfieber-Impfstellen verabreicht
Typhus	Reiseimpfung	Bei Reisen in Länder mit deutlich erhöhtem Typhusrisiko. Bei geplanter oder bereits bestehender Schwangerschaft ist unter Indikationsabwägung dem Vi-Polysaccharidimpfstoff der Vorzug zu geben.	

Tabelle 3: Tetanusprophylaxe nach Verletzungen

Impfstatus	saubere, kleine Wunden		alle anderen Wunden*	
	dT[†]	TIG	dT[†]	TIG
unbekannt oder < 3 Teilimpfungen	Ja	Nein	Ja	Ja
≥ 3 Teilimpfungen	Nein[§]	Nein	Nein[s]	Nein

dT   = Diphterie-Tetanus Toxoid Impfstoff mit vermindertem Diphtherietoxoid-Gehalt
TIG   = Tetanus Immunglobulin human
* Kontaminierte Wunden (z.B. mit Erde, Schmutz, Exkrementen, etc.), sowie Brandwunden, Schusswunden, Rissquetschwunden
[†] Bei Verletzungen in einem Alter, in dem die Kombinationsimpfung laut Impfplan noch nicht vollständig ist, soll diese vorgezogen werden.
[§] **Ja, falls mehr als 10 Jahre nach der letzten Impfung vergangen sind**
[s] **Ja, falls mehr als 5 Jahre nach der letzten Impfung vergangen sind**

Aus seroepidemiologischen Untersuchungen ist bekannt, dass die Tetanus Prophylaxe in Österreich in der Vergangenheit eher zu häufig angewendet wurde. Um bei den Tetanus Impfungen immer synchron mit der Diphtherie zu sein, wird nur mehr dT-Impfstoff empfohlen.

Medizin ganz anders – Gesundheitsdienste im Maasai-Land

W. W. Moll ·

Wasso Hospital, Loliondo, Tanzania

Zwei vergleichbare Lebenssituationen möchte ich voranstellen. Der Leser mag selbst den Aufwand vergleichen und seine Schlüsse ziehen.

Österreich, im September 2000. An einem sonnigen Nachmittag fällt Peter Kandlbauer, ein junger Mann von 21 Jahren, bei der Apfelernte von der Leiter. Er bricht sich den linken Oberschenkel. Das nächste Krankenhaus ist 44 km entfernt. Telefon und Notfallwagen ermöglichen, dass Peter nach knapp einer Stunde ärztlich versorgt wird. Drei Stunden nach dem Unfall ist der Knochenbruch genagelt. Nach zwei Wochen wird Peter gehfähig entlassen. Peter Kandlbauer hat eine private Krankenversicherung. Sein Bruder Karl hat am Tage nach dem Unfall die Versicherungskarte in der Verwaltung des Krankenhauses vorgelegt. Die Kosten der Krankenhausbehandlung werden von der Versicherung gezahlt, für den Patienten und die Krankenhausverwaltung ergeben sich keine Probleme.

Maasai-Land in Tanzania, im September 2000. An einem sonnigen Nachmittag fällt Ole Moko Lemeyan, ein Maasai-Krieger von 21 Jahren beim Honigsammeln von einem Baum. Er bricht sich den linken Oberschenkel. Das einzige Krankenhaus in mehr als 150 km Umkreis liegt in Wasso, 44 km entfernt. Kein Telefon, keine Funkverbindung, keine Strasse nahe bei. Seine Freunde tragen Moko bis zum nächsten Maasai-Kraal, eine knappe Stunde Marsch durch wildreiches, unbesiedeltes Land. Dort entscheidet man, bis zum nächsten Morgen zu warten, da die Sonne bald untergehen wird. Es wird Stunden dauern, den Verletzten durch Dornbusch und Steppe bis an die Strasse zu bringen, wo vielleicht ein Allradfahrzeug aus der Stadt Arusha auf dem Weg nach Wasso und Loliondo ist. Am nächsten Tag Aufbruch. Die Träger mühen sich, Erschütterungen zu vermeiden. Keine Klage, ein Maasai-Krieger hat gelernt, Schmerzen lautlos zu ertragen. Vier Stunden später marschiert der Trupp auf der holprigen Naturstrasse, kein Auto weit und breit. Nach einer weiteren Stunde eine Staubwolke in der Ferne. Schliesslich rumpelt ein Landrover bereits voll beladen heran. Der Verletzte und seine

Freunde finden Platz oben auf der Ladung, Säcken voll Zucker, Mais und Kartoffeln aus Arusha zum Verkauf in Loliondo. Der Fahrer fährt nun langsamer. Trotzdem springt und tanzt der Wagen über Schlaglöcher und Rillen. Jeder Stoss verursacht heftige Schmerzen. Aber man ist froh, denn man kommt nach nur einer weiteren Stunde in Wasso an.

Im Krankenhaus wird der Generator angelassen, um Strom für die Röntgenaufnahmen zu haben. Im Operationssaal arbeitet man mit Solarlicht. 24 Stunden nach dem Unfall ist der Patient versorgt. Das Bein ist im Streckverband auf einer Schiene gelagert. Acht Wochen später ist der Bruch verheilt. Der Patient soll entlassen werden. Ein Problem muss jedoch vorher noch gelöst werden. Die Familie braucht Geld, um die bescheidenen Krankenhausgebühren zu entrichten und um ein Auto zu mieten. Ole Moko Lemeyan ist noch nicht in der Lage, weitere Strecken zu laufen. Von der Strasse sind es dann nur noch gut zwei Stunden Marsch bis nach Hause in den Kraal.

Zwei Wochen später, zehn Wochen nach dem Unfall von Ole Moko, ist Markttag im Dörfchen Wasso. Ein farbiges Bild. Viele Hundert überwiegend rot gekleidete Maasai sind in zum Teil mehrtägigem Marsch herbeigeströmt, um Kühe, Schafe und Ziegen zu verkaufen. Bei den Bauern auf dem Markt, meist Batemi aus dem Sonjo Tal, und in den kleinen Geschäften im Dorf können sie dann andere Güter des täglichen Bedarfs einkaufen. Auch Ole Marete Lemeyan, der ältere Bruder unseres Patienten, ist auf dem Markt, um drei Ziegen zu verkaufen. Am Vortage ist er mit seinem kleinen Bruder Ole Nianda und den Ziegen in ganztägigem Marsch auf Buschpfaden über Hügel und Täler nach Wasso gekommen.

Am Morgen nach dem Markttag soll Aufbruch mit dem Patienten sein. An einem Baum vor der Verwaltung ist eine Ziege angebunden und meckert lauthals. Zwei Ziegen hat Ole Marete auf dem Markt verkauft, die dritte kaufte ihm niemand ab. So zahlt er die Krankenhausgebühren und die Miete für den Landrover teils in bar, teils in Naturalien. Endlich, zehn Wochen nach dem Unfall kann Ole Moko entlassen werden. Als der Landrover mit unserem Patienten und seiner Familie aufbricht, zerrt der Koch die meckernde Ziege zur Spitalsküche.

Wasso Hospital, das Buschspital im nördlichen Maasai-Land ist den Lesern des Jahrbuchs der Infektiologie nicht unbekannt. Frau Dr. med. Regina Watschinger, die Nichte des Gründerarztes Dr. Herbert Watschinger, schilderte eindrücklich die Geschichte des Krankenhauses „Wasso-Hospital – Geschichte eines Buschspitals im Maasailand in Tanzania" (Jahrbuch 1999) und berichtete über „Neuigkeiten aus dem Wasso Hospital" (Jahrbuch 2000). Inzwischen sind die 1997 begonnen Bau- und Rehabilitierungsarbeiten abgeschlossen. Eine offizielle Eröffnungs- bzw. Übergabefeier ist für Ende Januar 2001 geplant.

Ursprünglich ein katholisches Missionsspital blieb Wasso Hospital ein kirchliches Krankenhaus. Krankenhausträger heute ist die Erzdiözese Arusha. 1995 wurde das Krankenhaus auf Grund einer vertraglichen Vereinbarung zwischen Kirche und Staat (Diözese Arusha und tanzanisches Gesundheitsministerium) zum District Designated Hospital ernannt, das heisst, es wurden ihm in Ermangelung eines staatlichen Krankenhauses die Aufgaben eines District Hospital für den Ngorongoro District übertragen. Hiermit sind begrenzte staatliche Zuschüsse zu den laufenden Kosten des Krankenhauses verbunden, insbesondere für Personal, Medikamente, Krankenhausbedarf und Nahrungsmittel.

Die heutige Finanzierungs-Situation ist kritisch. Die Erzdiözese Arusha als Krankenhausträger hat kein Geld. Die Zuschüsse der tanzanischen Regierung sind begrenzt. Die österreichischen Regierungsstellen haben begonnen, die Gelder für das Krankenhaus und das Primary Health Care Programm zu reduzieren. Es besteht die Absicht, die finanzielle Unterstützung für die Gesundheitsdienste im Distrikt zu Gunsten anderer Aktivitäten auf dem Sektor der Entwicklungszusammenarbeit auslaufen zu lassen. Das lokale Einkommen des Krankenhauses, vornehmlich aus Krankenhausgebühren der Patienten, ist ebenfalls sehr begrenzt. Die laufenden Kosten des Krankenhauses können zwar bis Mitte 2002 noch gedeckt werden, notwendige Investitionen können aber bereits jetzt nicht mehr durchgeführt werden.

Es ist also dringend notwendig, die derzeitige Finanzierungslücke für Investitionen zu schliessen und nach anderen Finanzierungsmöglichkeiten der laufenden Kosten für die nähere Zukunft Ausschau zu halten. Tanzanische Regierungsreformen mit politisch strukturellen Änderungen, wie die bevorstehende Dezentralisierung der Distrikte sowie die Gesundheitsreform bringen weitere Faktoren ins Spiel, deren Auswirkungen auf die Finanzlage des Spitals und seiner Gesundheitsdienste in der Peripherie derzeit noch schwer abzuschätzen sind. So stellte die tanzanische Regierung 1998/99 lediglich 2,6 USD pro Kopf pro Jahr für den Gesundheits-Sektor zur Verfügung.

Die Beteiligung der Patienten an den Kosten der Behandlung (cost sharing / user fees) ist in Tanzania inzwischen voll akzeptiert und allenthalben eingeführt. Dabei muss man aber berücksichtigen, dass dieser Beitrag für die absehbare Zukunft sehr begrenzt bleiben wird, insbesondere in unserem weitabgelegenen, dünn besiedelten Gebiet ohne Einkommen aus cash crops. Auch der Verkauf von Vieh, insbesondere Rindern, ist eine sehr beschränkte Einkommensquelle. Denn zum einen sind die Absatzmärkte, vor allem Nairobi, zu weit entfernt und die Rinder müssen dort hingetrieben werden, was wenigstens eine Woche beansprucht. Zum anderen trennen sich die Maasai nur schwer von ihren Kühen, da die Groesse der Herde für sie auch Lebenssicherung und sichtbares Zeichen für Reichtum und Status bedeutet. Das durchschnittliche pro Kopf Einkommen der Bevölkerung des Distrikts beträgt etwa 120 US Dollar pro Jahr. Die Regierung und die Kirchen haben in ausgewählten Gebieten Tanzanias Pilot-Programme entwickelt, mit dem Ziel, verschiedenartige angepasste Krankenversicherungssysteme einzuführen. Die Erfahrungen reichen allerdings noch nicht aus, um solche Systeme auch in unserem Gebiet mit dünner Besiedlung und Wanderhirtentum einzuführen. Vielleicht ist es doch mehr als Zukunftsmusik: Krankenversicherungskarten im Maasai-Land!

Wasso Hospital (87 Betten) liegt im Ngorongoro Distrikt (15.431 qkm) auf 2000 m Höhe, wenige Kilometer vom historischen Sitz der Distriktverwaltung in Loliondo entfernt. Im Osten der Grabenbruch mit dem Natronsee, im Süden der Ngorongoro Krater, im Südwesten und Westen die Serengeti und ca 35 km weiter nördlich die Grenze nach

Kenya. Bei wechselnden Höhenlagen zwischen 610 und 3290 m ist das Gebiet noch weitgehend naturbelassen und wildreich. Die Gesamtbevölkerung wird auf über 100.000 geschätzt. Davon gehören etwa 90% dem seminomadischen Hirtenstamm der Maasai an und etwa 10% dem Ackerbau treibenden Stamm der Batemi im Sonjo Tal, sowie eine Minderheit anderen Stämmen, wobei die letzteren meist die Regierungsbeamten, Händler, Lehrer, und das qualifizierte Krankenhaus-Personal stellen. Abgesehen von den wenigen kleinen Ballungszentren wie Wasso, Loliondo und dem Sonjo Tal sind die Siedlungen weit verstreut. Die Besiedlungsdichte liegt bei nur 6 Menschen pro qkm. Im Einzugsgebiet des Krankenhauses leben etwa 100.000 Menschen, davon ca 40.000 im angrenzenden Kenya. Die nächsten Krankenhäuser liegen weit entfernt, Narok ca. 150 km weiter nördlich in Kenya und Endulen ca. 200 km entfernt an der Südgrenze unseres Distrikts.

Tayu Enole Lemereru, ein 12 jähriges hübsches Maasai Maedchen aus Maji Moto in Kenya, wird im November 1999 gehunfähig ins Krankenhaus gebracht. Die Diagnose: Chronisch sequestrierende Osteomyelitis der rechten Tibia. Gut ein Drittel des Schienbeinschafts ist abgestorben. Ein Knochenende hat die Haut durchbrochen und ragt nach außen vor. Die weite Entfernung, mangelhafte Erstbehandlung in einem Gesundheitsposten und die vergeblichen Behandlungen traditioneller Heiler haben zu dieser späten Versorgung im Krankenhaus geführt.

Die Folge: Eine mehr als einjährige Behandlung im Krankenhaus in Wasso. Operative Entfernung des abgestorbenen Knochens, langzeitige Behandlung mit Antibiotika und Ruhigstellung im Gips, eine Spongiosatransplantation und in einem weiteren Eingriff die freie Transplantation eines Segments des Wadenbeinschafts aus dem anderen Bein. Ein Transfixationsgips unter Verwendung von Steinmann-Nägeln muss ausreichen zur mehrmonatigen Ruhigstellung. Denn es ist uns bisher nicht gelungen, einen gebrauchten Fixateur externe aufzutreiben. Dabei wäre auch ein in Europa ausrangiertes älteres Modell für offene Knochenbrüche oftmals sehr nützlich. Inzwischen ist das Transplantat eingeheilt und Tayu lernt im Gipsverband an Unterarmgehstützen wieder gehen.

Das kleine Mädchen ist inzwischen 13 Jahre alt und wird in zwei bis drei Monaten gehfähig und ohne Gips nach Hause kommen. Sie wird wohl bald die Initiationsriten durchlaufen und auf die Circumcision vorbereitet werden. Danach wird sie auch heiraten und nach alter Maasai-Tradition einen neuen Namen erhalten. Im Kraal ihrer Mutter, bei den Freundinnen ihrer Kindheit und bei uns im Spital wird sie aber weiter Tayu heissen.

Olosimbai Olo Keronyi, ein siebenjähriger Maasai-Junge vom Ol Donyo Orok, dem Schwarzen Berg bei Arash, 60 km von Wasso, wird am späten Nachmittag des 13. Mai 2000 zu uns gebracht. Der rechte Unterschenkel weist nach einer Verletzung vom Vormittag grossflächige Defekte an Haut, Fettgewebe und Muskulatur auf.

Olosimbai und sein Freund Olomogia hüteten die Kühe ihrer Familien in den Ebenen am Fusse des Ol Donyo Orok. Es war Trockenzeit. Die Jungen trieben an diesem sonnigen Morgen die Herde von etwa 100 Kühen durch dorniges Buschland. Sie strebten zu einer Wasserstelle in dem ansonsten bereits ausgetrockneten Fluss. Dichtes Buschwerk und Bäume säumten den Flusslauf und versperrten die Sicht. Die durstigen Kühe eilten, um schneller ans Wasser zu kommen. Plötzlich ein wütendes Trompeten vom Fluss und schon kommt eine Herde von etwa zehn Elefanten hochgestürmt, flappende Ohren, riesige Leiber, doch sieht Olosimbai auch junge Elefanten dabei. Sie sind wütend über die Störung an ihrer Wasserstelle. Olosimbai hat panische Angst. Die Elefanten kommen rasch näher. Sein etwa zehnjähriger Freund ist schon längst auf und davon. Auch die Kühe sind in alle Richtungen davon galoppiert. Olosimbai rennt durch dichtes Dornengestrüpp zu einer grossen Gelbrinden-Akazie, hinter deren Stamm er sich verstecken möchte. Die Elefanten brechen durch dichtes Gebüsch an ihm vorbei. Olosimbai's Herz rast. Doch da ist noch der letzte, ein starker Elefantenbulle. Trompetend stampft er hinter dem Jungen her und auf die Akazie zu. Olosimbai versucht wegzurennen. Doch der Bulle schüttelt den Baum und wirft ihn um. Auch Olesimbai fällt, niedergerissen vom Astwerk des fallenden Baumes. Still und hilflos bleibt er liegen. Da wird auch der Elefant ruhiger. Er bricht Äste und Zweige aus der Krone, nimmt mit seinem Rüssel auch Erde und deckt den Jungen mehr und mehr zu. Olosimbai sieht den Elefanten über sich, sieht, dass es ein Bulle ist. Er liegt ganz still, wie gelähmt. Der Elefantenbulle trompetet noch einmal, schüttelt den Kopf, schlägt mit den Ohren und zieht schliesslich ab. Nun fühlt Olesimbai den Schmerz, sieht das Blut, sein rechtes Bein liegt eingequetscht zwischen zwei Aesten. Er verliert das Bewusstsein. Sein Freund hat Hilfe aus dem Kraal herbeigerufen, nach einer Stunde sind sie zur Stelle, tragen den Jungen zurück in den Kraal nach Ol Donyo Orok. Es gelingt, ein Auto zu mobilisieren. Am späten Nachmittag desselben Tages, nach etwa zwei stündiger Fahrt, kommt der Junge in Wasso an.

In Wasso im Spital die Behandlung: Schockbekämpfung, Bluttransfusion, Wundbehandlung, Antibiotika und später eine Hauttransplantation. Nach acht Wochen verlässt ein glücklicher kleiner Maasai-Junge geheilt das Krankenhaus. Inzwischen hütet Olosimbai wieder seine Kühe im Schatten des Ol Donyo Orok. Er hat dazugelernt, er wird nun vorsichtiger sein und den Elefanten rechtzeitig aus dem Wege gehen.

Ich könnte noch viele eindrückliche Krankengeschichten erzählen. Stattdessen möchte ich die häufigsten und wichtigsten Krankheiten erwähnen, die in unserem Spital in Wasso behandelt werden. Da sind einmal jene Krankheiten die häufig sind, zum anderen die Krankheiten, die eine hohe Mortalität aufweisen. Ein grundlegendes Problem ist, dass viele Patienten erst sehr spät und in kritischem Zustand zur Aufnahme kommen.

Zur stationären Aufnahme führen am häufigsten Malaria, Anämien und Pneumonien, wobei diese auch für die meisten Todesfälle insbesondere bei Kindern verantwortlich sind. Bei den Erwachsenen sind ausserdem die Tuberkulose und Schwangerschafts-Komplikationen zu nennen, wobei die Lungen-Tuberkulose die Haupttodesursache bei Erwachsenen im Krankenhaus darstellt. Auf Platz 6 und 7 der Diagnosen rangieren bei den Erwachsenen Geschlechtskrankheiten und Durchfallkrankheiten. Auch Wurmerkrankungen sind verbreitet, vor allem Rinderbandwurm, Hakenwürmer, Spulwürmer und Darmbilharziose. Die Verbreitung von HIV / AIDS nimmt zu, jedoch ist AIDS

noch nicht unter den zehn häufigsten Diagnosen zu finden. Osteomyelits im Kindes-
und Jugendalter ist oft zu beobachten. Leider sehen wir auch immer wieder schwere
Verbrennungen bei Kindern durch die offenen Feuerstellen in den Hütten. Nicht selten
lebensgefährlich ist die Einnahme von starken traditionellen Heilmitteln auf Kräuter-
Rinden- und Wurzelbasis, insbesondere wenn Chemikalien den traditionellen Heilmitteln beigemischt werden. Wir verloren mehrere Patienten nach Einnahme solcher
Mittel. Verletzungen durch menschliche Gewaltanwendung und durch Wild sind
ebenfalls häufig. Speere, Pfeile, Keulen und angeschärfte Wurfhölzer sowie hin und
wieder Schusswaffen sind verantwortlich für menschliche Gewalt. Die Verletzungen
durch wilde Tiere sind meist durch Löwen und Büffel, seltener durch Hyänen und
Leoparden verursacht. Dabei ist immer auch an Tollwut zu denken, insbesondere bei
Verletzungen durch Hyänen und streunende Hunde. Schlangenbisse sind relativ selten und kommen besonders in der Regenzeit zur Aufnahme. Die Bruzellose ist nicht
selten, besonders bei den viehhaltenden Maasai. Staub und Fliegen fördern bei langen Trockenzeiten das Vorkommen des Trachoms. Der enge Kontakt insbesondere
der Kinder und jungen Leute zu ihren Hirtenhunden führt relativ häufig zur Übertragung von Echinococcus granulosus. Die operative Entfernung der parasitären Zysten
mit bis zu mehreren Litern Flüssigket aus der Leber oder anderen Organen erfordert
besondere Sorgfalt.

Neben den Aktivitäten im Spital ist das Primary Health Care Programm mit den mobilen Kliniken von entscheidender Bedeutung. Das hat schon vor vielen Jahren der Begründer unseres Wasso Hospitals, Dr. Herbert Watschinger, erkannt, als er die Menschen in ihren Kraalen aufsuchte und begann, Kliniken unter Bäumen an entlegenen
Plätzen abzuhalten. Wir haben derzeit insgesamt 36 Klinikplätze, die wir regelmässig
einmal oder zweimal im Monat besuchen, davon 28 mit dem Auto, einem Allrad Landcruiser, und 8 mit dem Flugzeug, einer sechssitzigen Cessna des Flying Medical Service Arusha. Mit dem Flugzeug fliegen wir insbesondere zu entlegenen Plätzen, zu denen entweder sehr schlechte oder gar keine Fahrwege führen. Man muss wissen, dass
diese Klinikplätze mit dem Flugzeug kostengünstiger zu erreichen sind als mit dem
Auto. Die mobilen Kliniken, die teils im Freien unter einem Baum oder unter dem
Flugzeugflügel, teils in einfachen hierfür hergerichteten traditionellen Hütten abgehal-
ten werden, leistet das PHC Team wichtige Pionierarbeit. Ausdauer und Improvisa-
tionsgabe sind gefragt, wenn der Landcruiser im Schlamm stecken bleibt oder ein Fe-
derbruch provisorisch mit Astwerk geschient wird, um doch noch die Heimfahrt über
die schlechten Tracks zu Wege zu bringen.

Alle Kinder unter fünf Jahren werden untersucht, gewogen und gemessen. Die Impfungen werden entsprechend den staatlichen Impfprogrammen durchgeführt, Ernäh-
rungsratschläge und, wenn nötig, Behandlungen durchgeführt. Ein weiterer Schwer-
punkt sind die Schwangerenuntersuchungen mit Identifizierung der Schwangeren, bei
deren Entbindung im Kraal Komplikationen zu erwarten sind. Solche Risiko-Fälle werden beraten, einige Wochen vor dem erwarteten Termin nach Wasso zu kommen. Während jeder Klinik wird auch Gesundheitserziehung gegeben. Wichtige Themen der Hygiene und Krankheitsverhütung oder auch aktuelle Gesundheitsprobleme vor Ort wer-

den angesprochen und Ratschläge erteilt. Ausserdem werden Patienten behandelt, zumindest an den weit abgelegenen Klinikplätzen, zu denen immer auch ein Arzt oder Hilfsarzt (Clinical Officer, früher Medical Assistant) mitfährt oder mitfliegt. In dringenden Fällen werden Patienten evakuiert und mit dem Flugzeug oder Auto nach Wasso transportiert. Ohne diese mobilen Dienste wäre es in unserem Gebiet unmöglich, so viele Menschen zu erreichen und wirksame Impfprogramme durchzuführen.

Abgesehen von diesen mobilen Kliniken führen wir zweimal pro Jahr in allen Schulen Untersuchungen und die vorgeschriebenen Impfungen der Schüler durch, geben Gesundheitsunterricht und beraten die Lehrer z.B. in Fragen der Hygiene und sanitären Anlagen. Ausserdem führt das Team Aufklärungskampagen zu wichtigen Gesundheitsproblemen durch, wobei heute die Geschlechtskrankheiten und insbesondere HIV / AIDS einen besonderen Stellenwert haben. Zielgruppen sind hier neben älteren Schülern vor allem Dorfgemeinschaften und andere Gruppen wie Regierungs-Offizielle, Dorfälteste, einflussreiche Leiter und Wächter traditioneller Religion und Kultur, Polizisten und Gefängnisbeamte, Häftlinge und andere mehr. Dabei kommen auch geeignete Video-Filme zum Einsatz, wobei der Strom mit einem kleinen, transportablen Generator erzeugt wird. Zweimal im Jahr halten wir sowohl in Wasso als auch in Digodigo Fortbildungsseminare für alle traditionellen Hebammen (traditional birth attendants) und „Dorfgesundheitsarbeiter" (Village Health Worker) ab.

Einen wichtigen Aspekt möchte ich abschliessend noch ansprechen. Das Krankenhaus hat seit eh und jeh mit einer bescheidenen Zahl an qualifiziertem Personal und einer Mehrzahl an angelernten, nicht qualifizierten Kräften gearbeitet, vor allem auf dem Pflegesektor, aber auch im Labor, im Röntgen und in der Apotheke. Bis auf zwei Ausnahmen stammen auch heute noch alle qualifizierten Mitarbeiter aus anderen Distrikten Tanzanias. Die Ursache hierfür liegt im niedrigen Bildungsstand in unserem abgelegenen Gebiet. Weit entfernte und verstreute Siedlungen, der Mangel an erreichbaren Schulen und die nur allmählich wachsende Bereitschaft insbesondere der Maasai, ihre Kinder und vor allem die Mädchen in die Schule zu schicken sind hierfür verantwortlich.

Aber inzwischen gibt es mehr Schulen und mehr Eltern als zuvor, die bereit sind, ihre Kinder in die Schule und eine Ausbildung zu schicken. Auch fordert die Regierung in zunehmendem Masse die Einstellung qualifizierten Personals in Krankenhäusern und für Tätigkeiten im Gesundheitswesens. Da aber die Mehrheit der Maasai keine Schulbildung hat, sprechen sie auch kein Kiswahili, die Landessprache Tanzanias. Es ist daher falsch, den Bedarf an zusätzlichen Fachkräften nur durch Rekrutierung aus anderen Gebieten Tanzanias zu decken. Bisher sind unsere Ärzte, Hilfsärzte und Krankenschwestern auf die nicht qualifizierten Maasai-Mitarbeiter für die Übersetzung vom Kimaasai ins Kiswahili angewiesen. Das ist natürlich problematisch, nicht nur im medizinischen und Pflegebereich, sondern vor allem auch für die Aktivitäten des Primary Health Care Programms. Es ist von entscheidender Bedeutung für unsere Arbeit, dass zumindest ein Teil des Personals nicht nur qualifiziert ist, sondern auch in der Kultur und mit der Tradition und Sprache der Maasai aufgewachsen ist. Nur so kann wirksame Gesundheitserziehung, Aufklärung und zunehmendes Interesse, Beteiligung und Mitarbeit der Menschen in ihrem Dorf oder Kraal erreicht werden.

Daher muss in den nächsten Jahren die Ausbildung von jungen, fähigen Maasai, aber auch von Batemi, aus unserem Gebiet in Berufen des Gesundheitssektors Priorität haben. Wir haben daher im letzten Jahr begonnen, junge Frauen und Männer mit Sekundarschulabschluss (Form 4 bis Form 6) einzustellen. Wir fördern sie durch praktischen und theoretischen Unterricht (In Ward Training, Primary Health Care Praktikum und Class Room Teaching), sodass sie bessere Chancen haben, in einer der Ausbildungsstätten des Landes angenommen zu werden. So wird es hoffentlich binnen einiger Jahre gelingen, einen Stamm an bodenständigen qualifizierten Mitarbeitern, vor allem Krankenschwestern, Hilfsärzten und Primary Health Care Spezialisten (z.B. Public Health Nurse) für Wasso Hospital und die Menschen im noerdlichen Maasai-Land Tanzanias heranzubilden. Ein langfristig engagierter Maasai-Arzt für Wasso Hospital ist aber derzeit noch Zukunftsmusik.

Zusammenfassend möchte ich feststellen, dass hier im Wasso Hospital und in seinem Einzugsgebiet wertvolle Gesundheitsarbeit geleistet wird. Gesundheitsdienste – abgesehen von privatärzlichen Leistungen für Begüterte in den Städten – können nie profitabel sein. Angesichts der früher geschilderten schwierigen Finanzierungslage ist das Spital in Wasso auch in der absehbaren Zukunft auf die Unterstützung aus den weiter entwikkelten und besser gestellten Ländern angewiesen. Kontakte zu Menschen offenen Herzens, zu kirchlichen und anderen Organisationen müssen neu geknüpft oder wieder belebt werden. Vordringlich ist derzeit die Finanzierung einiger wichtiger Investitionen.

1. SOLAR BUFFER SYSTEM. Für den Betrieb des bereits vorhandenen Oxygen-Konzentrators auf der kleinen Wachstation. Dies würde vielen Kindern mit Pneumonien, schwerer Malaria und Anämien das Leben retten. Aber auch andere akut gefährdete, wie Thoraxverletzte und postoperative Patienten würden hiervon profitieren.

2. ALLRADFAHRZEUG FUER DIE MOBILEN KLINIKEN. Das alte Fahrzeug muss dringend ersetzt werden, wenn wir die unverzichtbaren Primary Health Care Programme im bisherigen Ausmass fortführen oder gar erweitern wollen. Toyota Landcruiser oder Landrover hat robuste und für unsere Busch Tracks geeignete Modelle.

3. FIXATEUR EXTERNE. Zur äusseren Fixierung offener Knochenbrüche oder bei Knochendefekten nach Osteomyelits. Ich erinnere an Tayùs Geschichte weiter oben. Auch ein älteres, allerdings komplettes, second hand Modell wäre für uns wertvoll.

4. KLEINER LASTWAGEN. 3 bis 5 t. Für die regelmässig erforderlichen Beschaffungsfahrten nach dem 400 km entfernten Arusha. Ein überholter, gebrauchter Lastwagen wäre durchaus geeignet. Das Krankenhaus hat eine Werkstatt mit einer Mannschaft, die den Wagen in Ordnung halten kann.

5. STIPENDIEN FUER DIE AUSBILDUNG VON MAASAI. Sicherlich die wertvollste Investition für die Zukunft der Gesundheitsdienste in unserem Gebiet. Gefördert werden soll die Ausbildung von Krankenschwestern, Hilfsärzten und speziellen Berufen auf dem Primary Health Care Gebiet. Aber auch qualifiziertes Labor-, Röntgen- und Apothekenpersonal wird benötigt.

Sollten Sie lieber Leser das eine oder andere Gerät für uns bereitstellen können, so wenden Sie sich bitte an die Herausgeber dieses Buches oder Regina Watschinger.

(Bilder zu diesem Artikel finden Sie im Farbbildteil.)

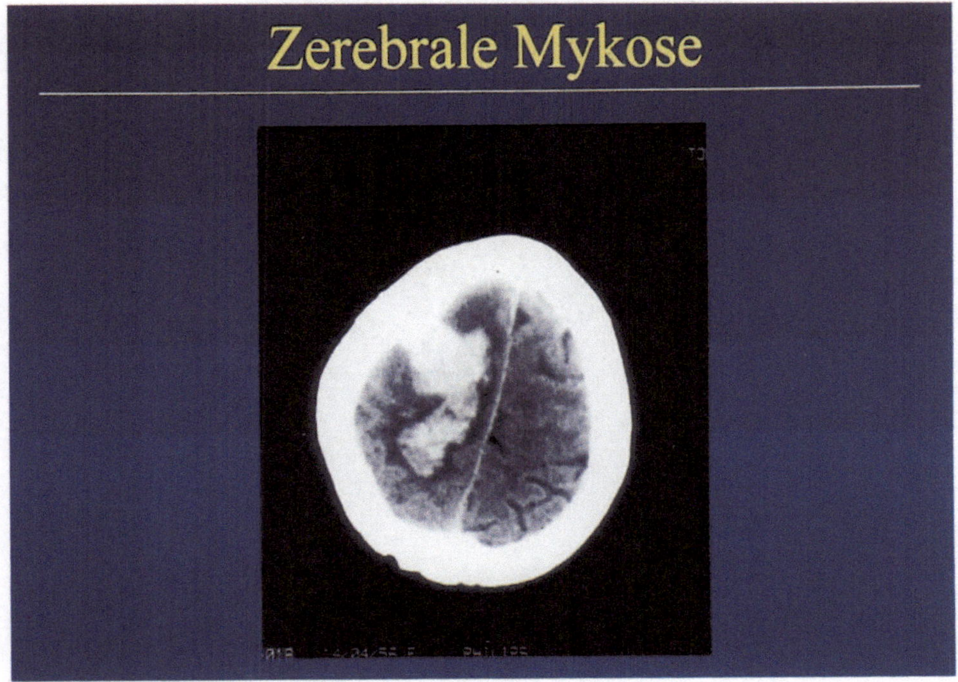

Abb. 1

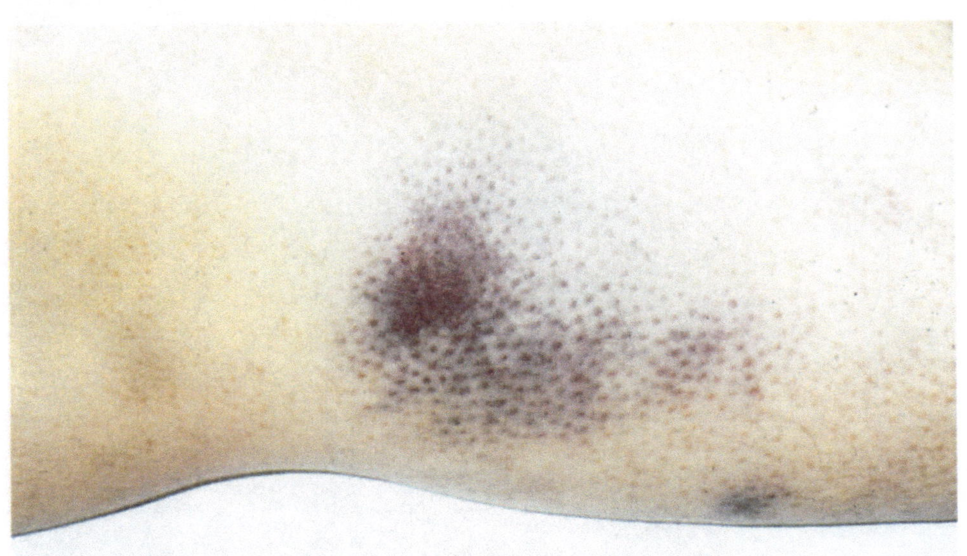

Abb. 2

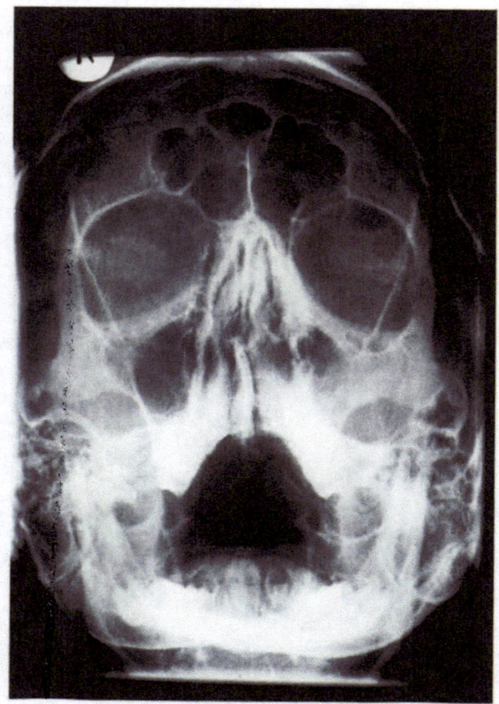

Abb. 3

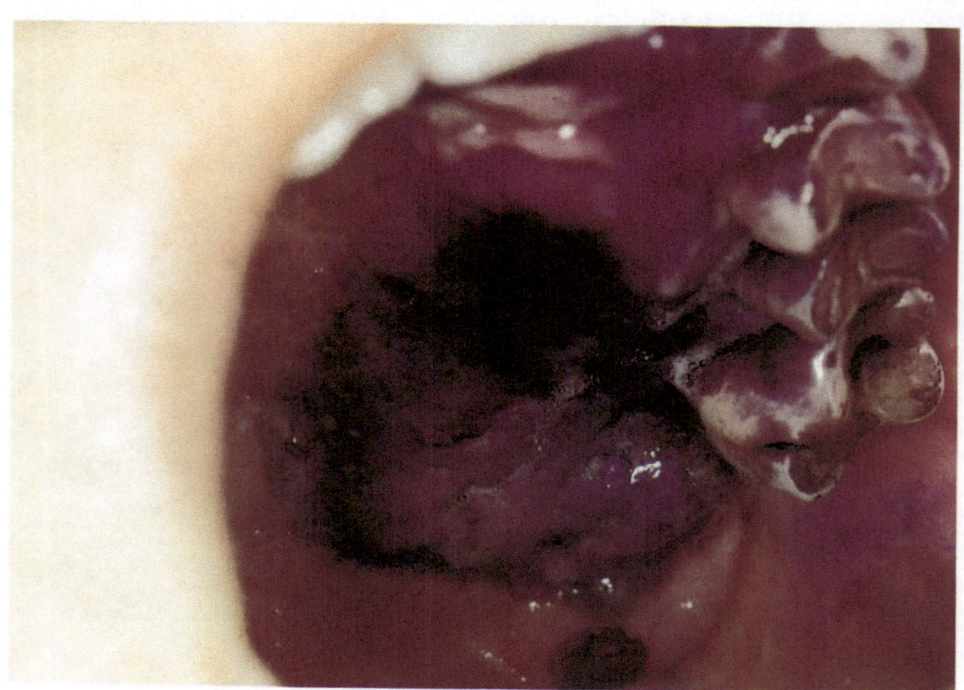

Abb. 4

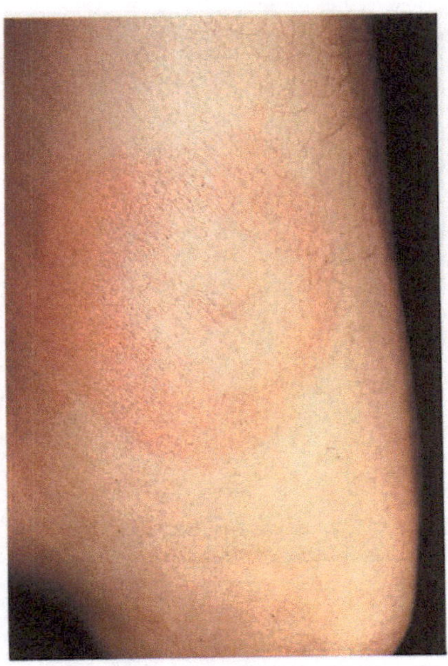

Abb. 1: Erythema migrans, zentral abblassend, im Zentrum Residuen des Zeckenbisses erkennbar

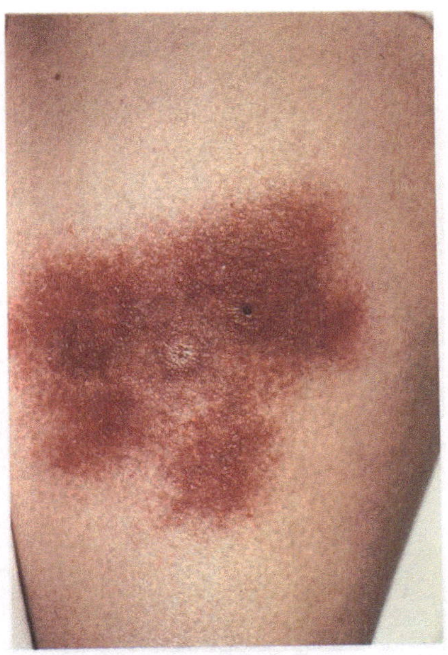

Abb. 2: Erythema migrans, Zentralläsionen durch Manipulationen zur Zeckenentfernung

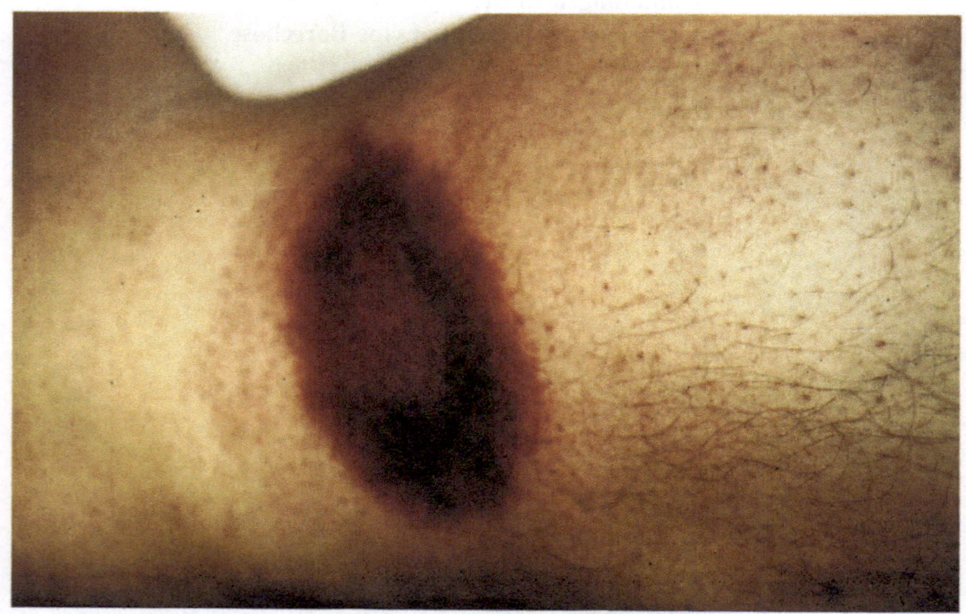

Abb. 3: Erythema migrans mit vereinzelten Einblutungen in die Haut

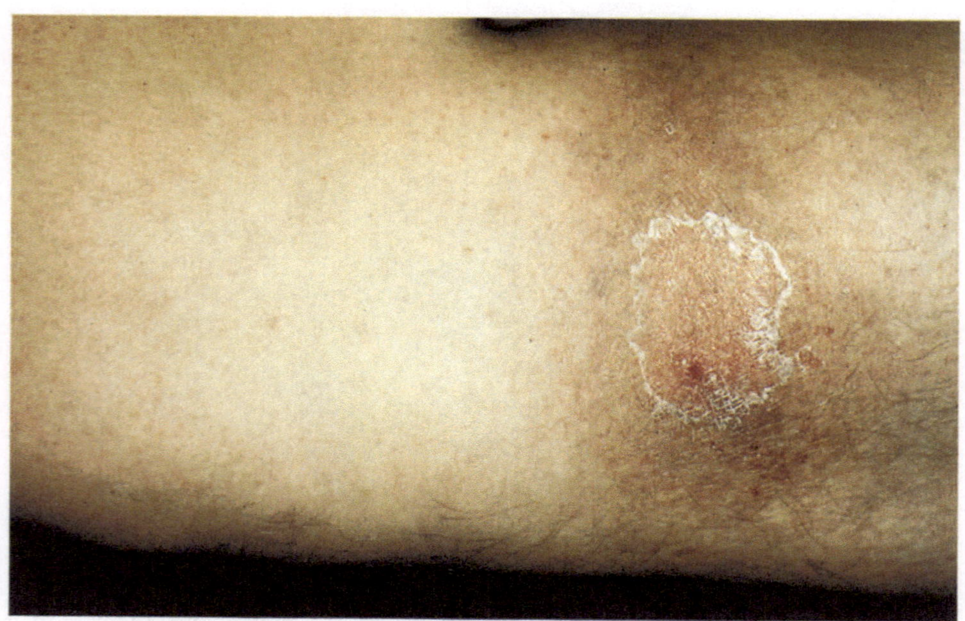

Abb. 4: Erythema migrans nach Therapie, zentral Zeckenbissstelle erkennbar

Abbildungen zu Beitrag N. Lilgenau, C. Heller-Vitouch, K. Rappersberger
Infektionen mit Herpes Simplex- und vraiazella Zoster Viren

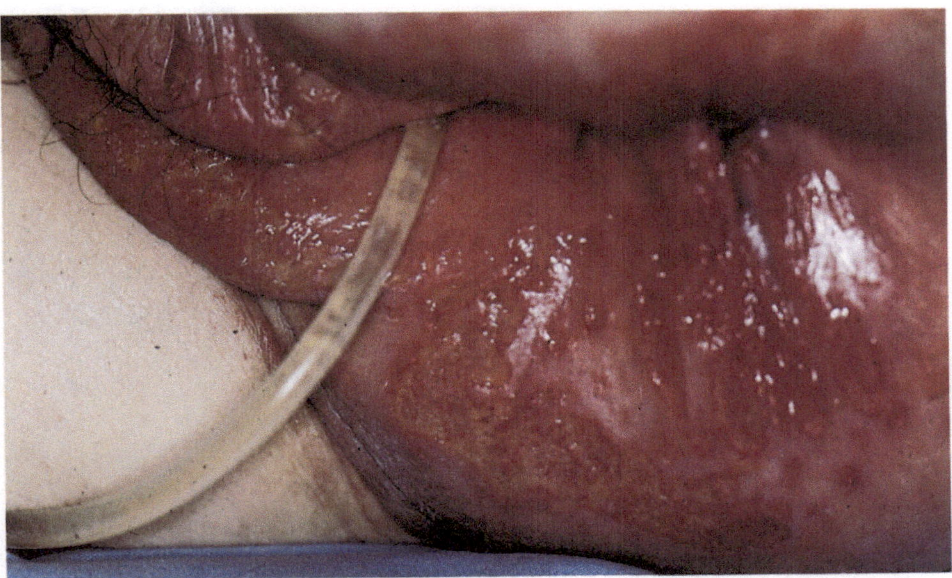

Abb.1: Cerebrale Mykose (Candidose) bei einem Patienten mit Z.n. intracerebraler Blutung nach allogener KMT bei AML

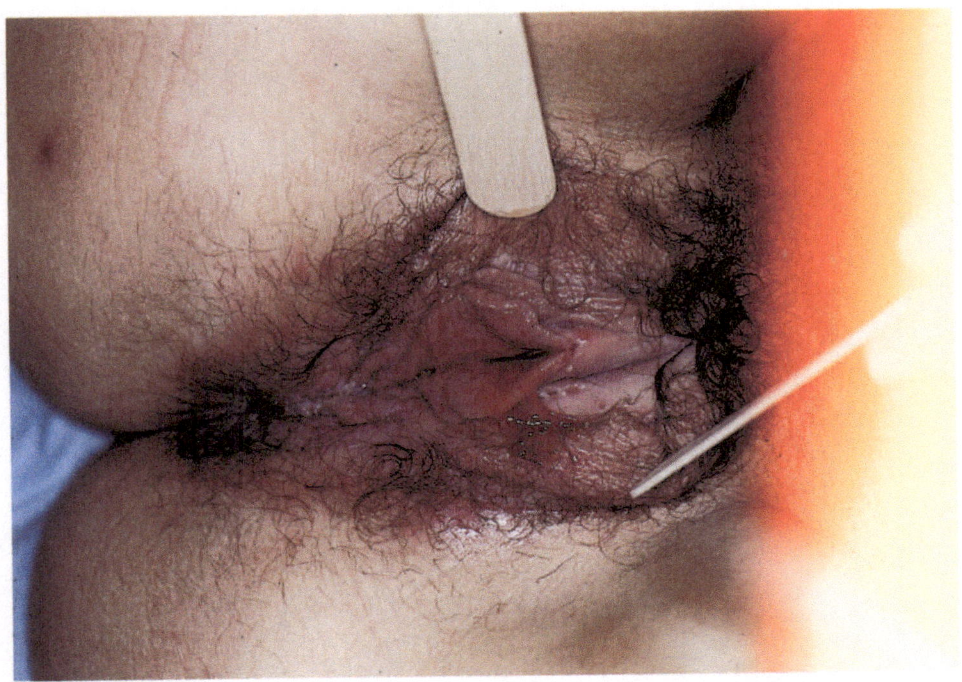

Abb.2: Hautmykose (Aspergillose) bei einer Patientin mit Z.n. allogener KMT bei CML

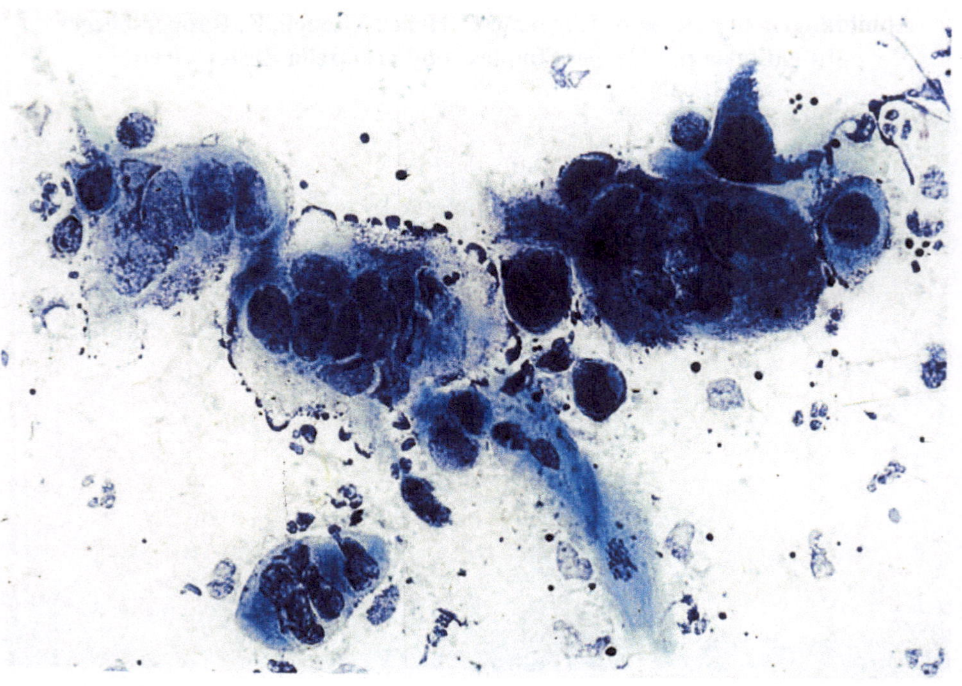

Abb.3: Mykose der NNH (Aspergillose) bei einem Patienten mit Z.n. allogener KMT bei AML

Abbildungen zu Beitrag J. P. Guggenbichler
Akute Otitis media

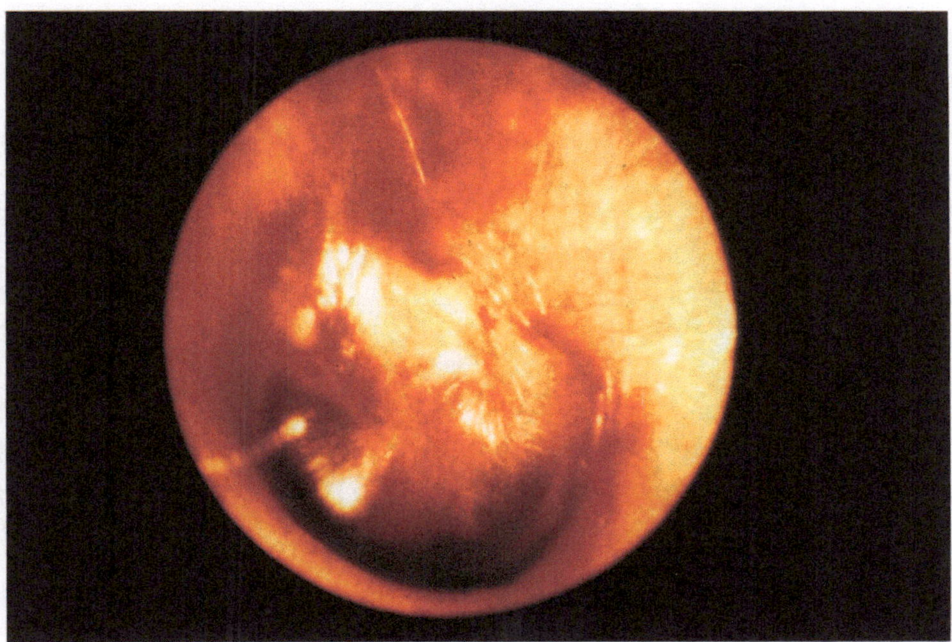

Abb. 1

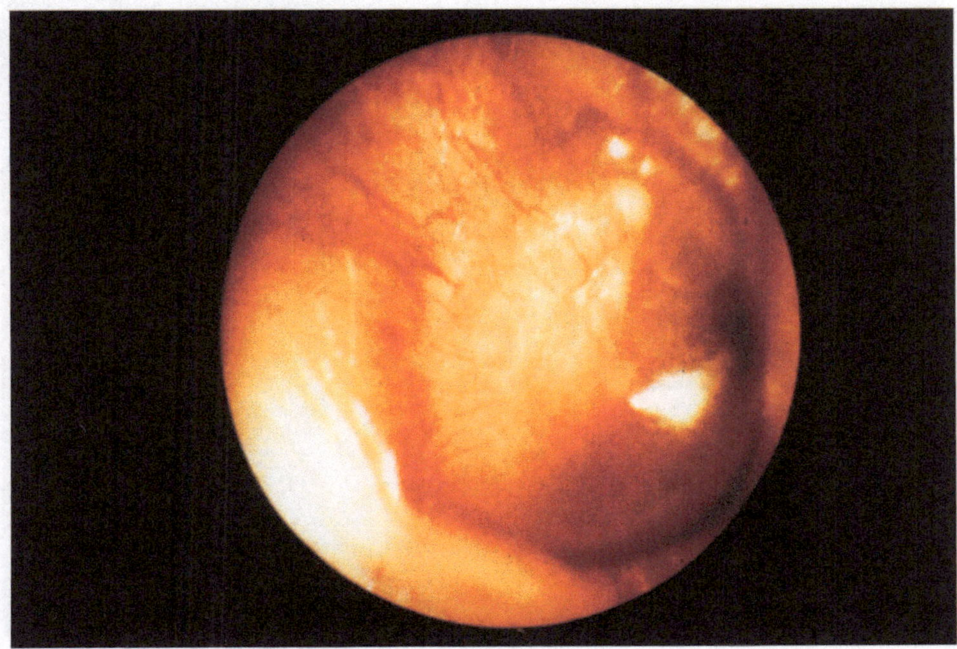

Abb. 2

Abbildungen zu Beitrag W. W. Moll
Medizin ganz anders – Gesundheitsdienste im Maasai-Land

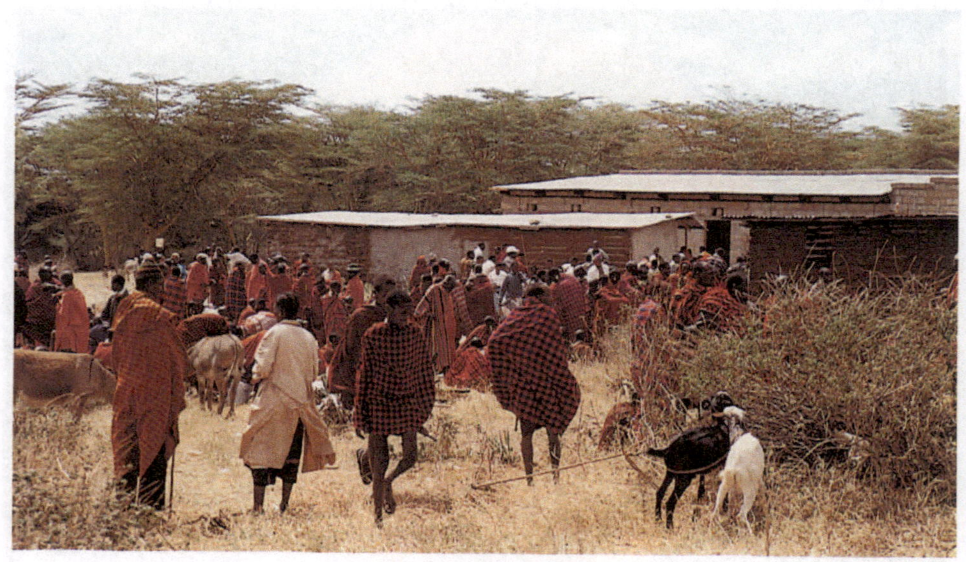

Abb. 1: Marktag in Wasso

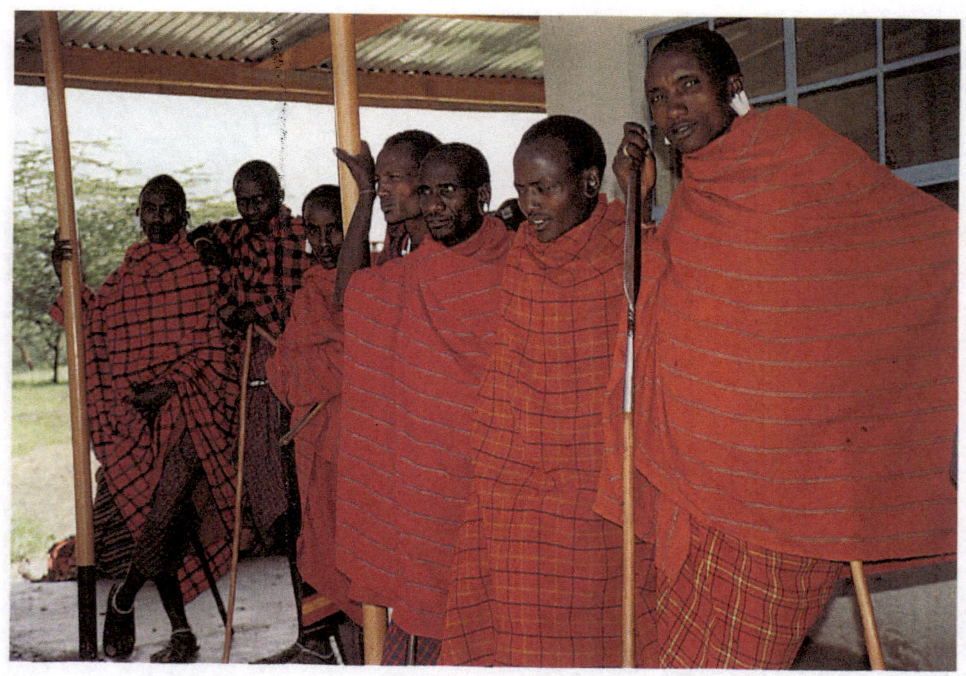

Abb. 2: Murrani - Krieger

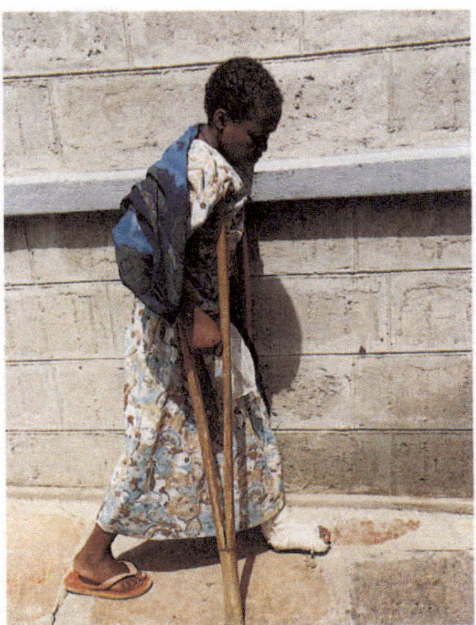

Abb. 3: Taju nach 3/4 jährigem Spitalsaufenthalt bei ersten Gehversuchen

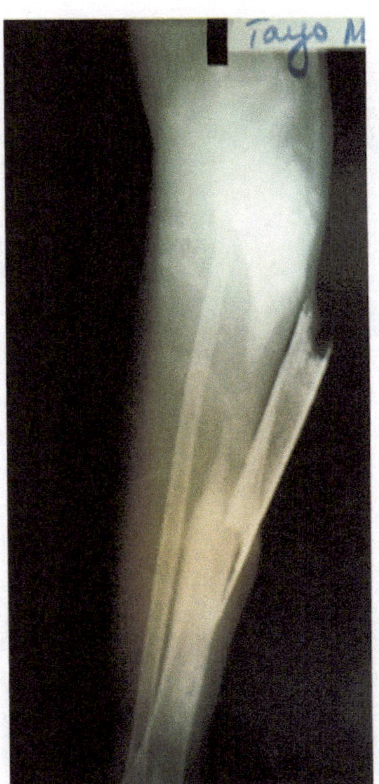

Abb. 4: Schwere Form einer Ostomyelitis der Fibula bei 12 jährigem Maasai Mädchen Taju

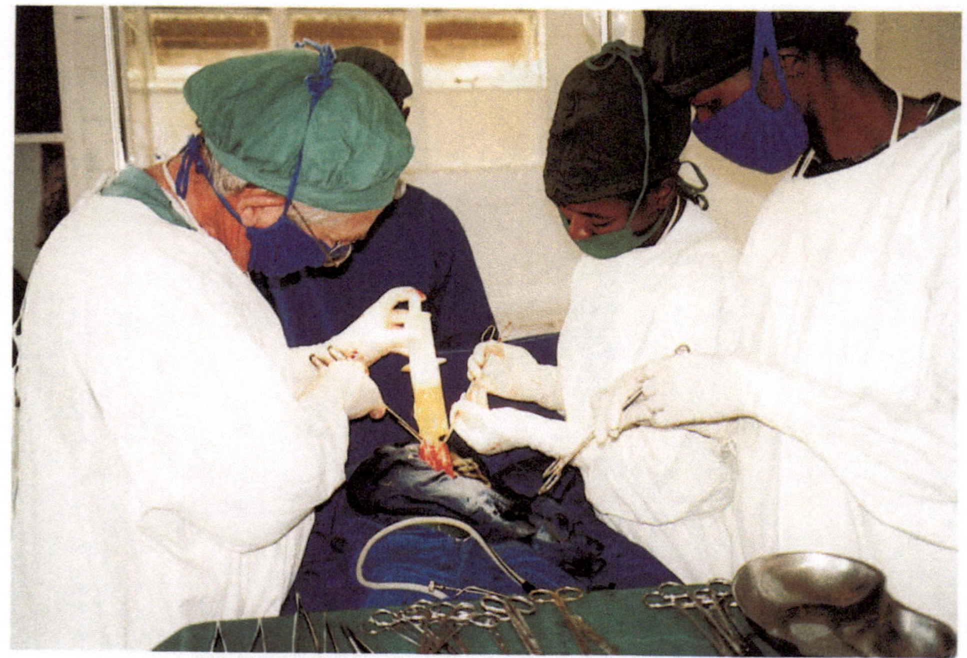

Abb. 5: Echinokokken Operation - Instillation mit Cetimide in Zyste

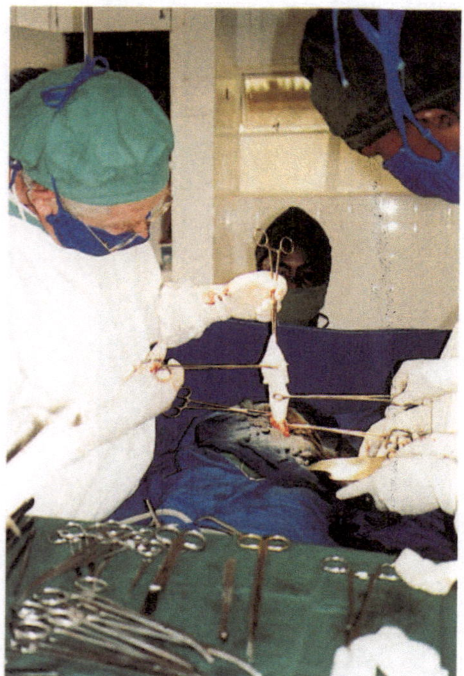

Abb. 6: Echinokokken Operation - Entfernung der Zystenwand in toto

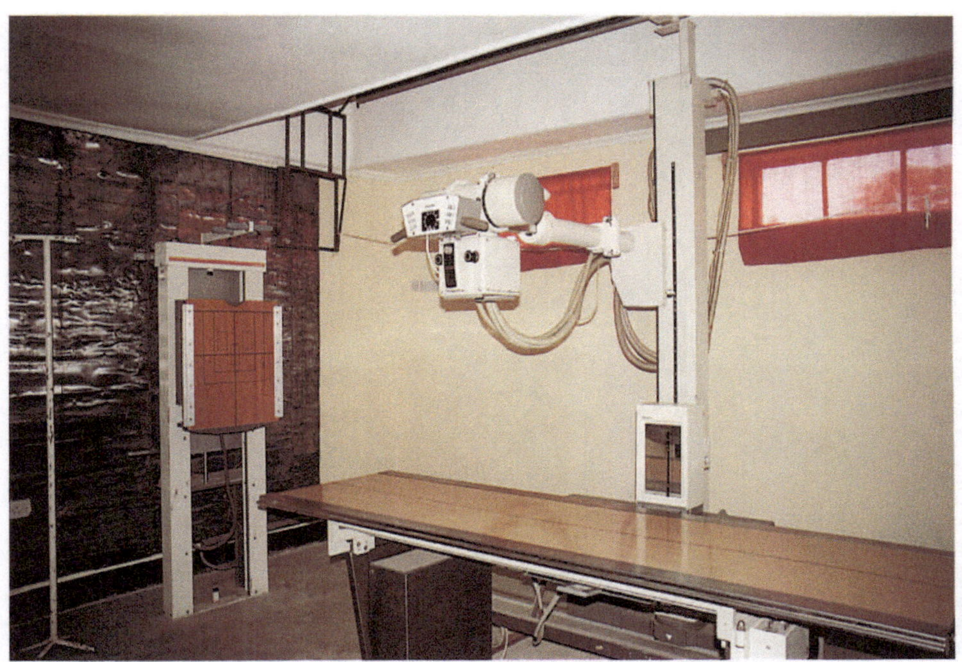

Abb. 7: Das neue-gebrauchte Röntgengerät vom Krankenhaus Puchberg OÖ

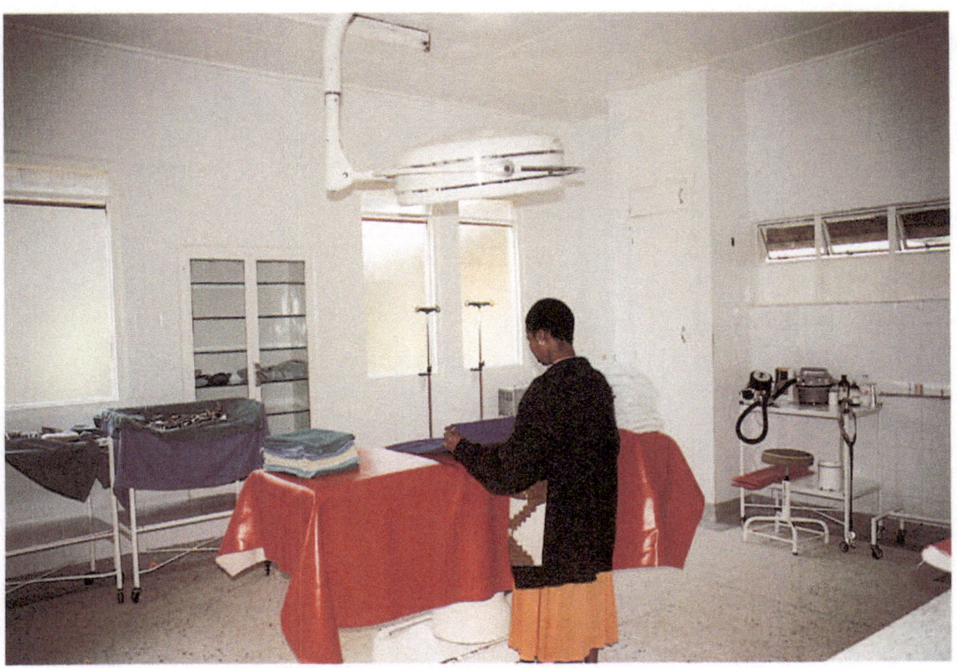

Abb. 8: Der revitalisierte Operationsaal

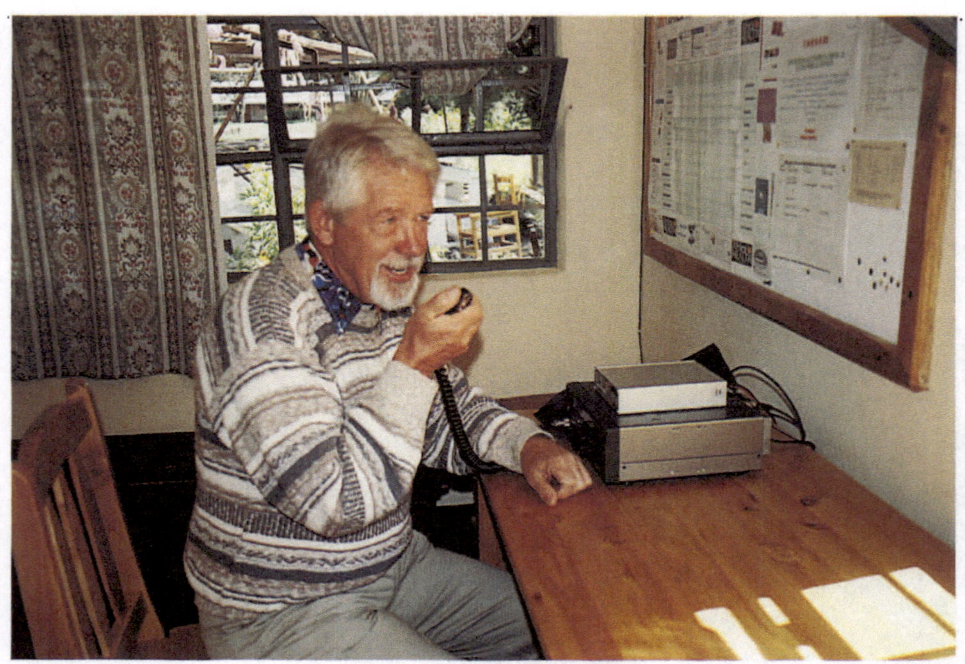

Abb. 9: Dr. Moll am Radiophone

Kongreßkalender 2001 / 2002 / 2003

16. – 21. Aug. 2001	Medical Management of AIDS: A Comprehensive Review of HIV Management	Sun Valley, USA
26. – 31. Aug. 2001	Interactions in the Microbial World – Ninth International Symposium on Microbial Ecology	Amsterdam, Holland
08. – 13. Sep. 2001	8th European Congress of the European Society of Pathology	Berlin, Germany
12. – 15. Sep. 2001	5th International Conference of the Hospital Infection Society	Lyon, France
22. – 25. Sep. 2001	41st Interscience Conference on Antimicrobial Agents and Chemotherapy	Chicago, USA
22. – 26. Sep. 2001	5th World Congress on Inflammation: Inflammation 2001	Edinburgh, Scotland
27. – 28. Sep. 2001	2nd International Conference on Infection in the Immunocompromised Child	Dublin, Ireland
10. – 12. Okt. 2001	Pneumococcal Vaccines for the World 2001	Berne, Switzerland
14. – 17. Okt. 2001	Congress on Resistance to Antimicrobial Agents	Milan, Italy
18. – 20. Okt. 2001	Trends in Invasive Fungal Infection Symposium	Prague, Czech Republic
20. – 23. Okt. 2001	2nd International European Society for Emerging Infections (ESEI) Congress	Budapest, Hungary
21. – 24. Okt. 2001	2nd International Meeting on Antimicrobial Chemotherapy in Clinical Practice (ACCP)	Portofino, Italy
28. Okt. – 01. Nov. 2001	8th World Congress of Intensive and Critical Care Medicine	Sydney, Australia

02. – 04. Nov. 2001	9th Annual Meeting of the European Society of Gene Therapy (ESGT)	Antalya, Turkey
16. – 16. Nov. 2001	7th Annual: Emerging Infections in Clinical Practice	Minneapolis, USA
16. – 20. Nov. 2001	16th International Symposium on Critical Care Medicine	Trieste, Italy
29. Nov. – 02.Dez. 2001	2001 International Conference on Immunology and Aging	Washington, USA
07. – 07. Jän. 2002	Infectious Diseases	Alexandria, Egypt
09. – 11. Feb. 2002	2nd Forum on Respiratory Tract Infections	Monte-Carlo, Monaco
09. – 12. Feb. 2002	Update 2002: Clinical Management of Viral Infections	Whistler, Canada
11. – 14. März 2002	10th International Congress on Infectious Diseases	Singapore, Singapore
19. – 22.März 2002	22nd International Symposium on Intensive Care and Emergency Medicine	Brussels, Belgium
20. – 22. März 2002	Focus on Fungal Infections	Phoenix, USA
24. – 27. April 2002	12th European Congress of Clinical Microbiology and Infectious Diseases	Milan, Italy
05. – 08. Mai 2002	4th European Congress of Chemotheraphy and Infection	Paris, France
23. – 26. Juni 2002	12th International Symposium on Infections in the Immunocompromised Host	Bergen, Norway
16. – 21. Juli 2002	10th Biennial Conference of the International Association for Research on Epstein-Barr Virus and Associated Diseases: Tumor Associated Herpes Viruses	Cairns, Australia

28. Jul. – **01. Aug. 2002**	Xth International Congress of Bacteriology and Applied Microbiology Sth International Congress of Mycology XIIth International Congress of Epidemiology	Paris, France
18. – 22. Aug. 2002	26th OEA World Congress of Epidemiology	Montreal, Canada
24. – 28. Aug. 2002	29th World Congress of the International Society of Hematology	Seoul, Korea (South)
15. – 18. Sep. 2002	5th International Conference of the Hospital Infection Society	Edinburgh, Scotland
27. – 30. Sep. 2002	42nd Interscience Conference on Antimicrobial Agents and Chemotherapy (ICAAC)	San Diego, USA
10. – 14. Nov. 2002	American Society of Tropical Medicine and Hygiene 51st Annual Meeting	Denver, United States
10. – 13. Mai 2003	13th European Congress of Clinical Microbiology and Infectious Diseases	Glasgow, United Kingdom
03. – 07. Aug. 2003	6th World Congress on Inflammation	Vancouver, Canada
21. – 23. Sep. 2003	43rd Interscience Conference on Antimicrobial Agents and Chemotherapy (ICAAC)	Toronto, Canada
28. Sep. – **01. Okt. 2003**	16th Annual Congress of the European Society of Intensive Care	Amsterdam, Netherlands
28. Okt – **01. Nov. 2003**	Therapeutics 2003	Caracas, Venezuela